suhrkamp taschenbuch
wissenschaft 1807

Was erfährt man über die Geschichte und Kultur der Moderne, wenn man sie aus der scheinbar marginalen Perspektive der Bakteriologie betrachtet? Und wie wird diese Wissenschaft selbst kulturgeschichtlich »lesbar«, wenn der enge Horizont traditioneller Wissenschaftsgeschichte zugunsten einer Geschichte des Wissens überschritten wird? Die in diesem Band versammelten Texte zeigen, wie die Bakteriologie als Wissenschaft nur unter ganz spezifisch modernen Verhältnissen – Diskursen, Institutionen und Techniken – entstehen konnte, und sie untersuchen, wie die Bakteriologie mit ihren Konzepten und Analyseverfahren das moderne Bild von Körper und Krankheit, aber auch von Grenzen und Migrationsbewegungen, von Nationen und Kriegen tiefgreifend geprägt hat. Dabei wird deutlich, daß die von den Bakteriologen wissenschaftlich fundierte Rede vom »unsichtbaren Feind« im 20. Jahrhundert zu einem zentralen Topos der Biopolitik wurde.

Die Herausgeberinnen und der Herausgeber arbeiten an der Forschungsstelle für Sozial- und Wirtschaftsgeschichte der Universität Zürich.

Bakteriologie und Moderne

Studien zur Biopolitik des Unsichtbaren 1870-1920

Herausgegeben von Philipp Sarasin, Silvia Berger, Marianne Hänseler und Myriam Spörri

Suhrkamp

Bibliografische Information Der Deutschen Nationalbibliothek
Die Deutsche Nationalbibliothek verzeichnet diese Publikation in der Deutschen Nationalbibliografie; detaillierte bibliografische Daten sind im Internet über http://dnb.d-nb.de abrufbar.

suhrkamp taschenbuch wissenschaft 1807
Erste Auflage 2007

Druck: Druckhaus Nomos, Sinzheim
Printed in Germany
Umschlag nach Entwürfen von
Willy Fleckhaus und Rolf Staudt
ISBN 3-518-29407-5
ISBN 978-3-518-29407-9

1 2 3 4 5 6 – 12 11 10 09 08 07

Inhalt

Bakteriologie und Politik

Repräsentationen des Anderen

Vorwort

Der vorliegende Band ist eine Sammlung von Lesefrüchten. Sie entstand im Rahmen unserer vierjährigen, vom Schweizerischen Nationalfonds zur Förderung der Wissenschaftlichen Forschung (SNF) finanzierten Zusammenarbeit zum Thema »Unsichtbare Feinde – infizierte Körper. Politische Metaphern der Bakteriologie/Immunologie 1880-1930«. Was wir hier präsentieren, sind ältere und neuere Texte – zum Teil bekannt, zum Teil eher abgelegen publiziert –, die in exemplarischer und oft auch überaus folgenreicher Weise bis heute wichtige Einsichten zur Geschichte der Bakteriologie bieten und die zugleich als Beiträge zu einer Geschichte der Moderne gelesen werden können. Die Auswahl orientiert sich an einem – allgemein gesagt – kultur- und sozialhistorisch geprägten Verstandnis von Wissenschaftsgeschichte. Dabei ist es unser Anliegen zu zeigen, daß Wissenschaftsgeschichte ebensoviel über die Geschichte einer Gesellschaft und einer Zeit erzählt wie über die Geschichte einer wissenschaftlichen Disziplin.

Wir danken dem SNF für die großzügige Förderung unserer Arbeit, und wir danken auch allen jenen, die uns an der Forschungsstelle für Sozial- und Wirtschaftsgeschichte der Universität Zürich vielfältig mit Rat, Tat und einem wunderbaren Arbeitsklima unterstützt haben. Dankbar sind wir auch allen anderen Freunden und Gesprächspartnerinnen innerhalb und außerhalb Zürichs, die unserer Obsession mit »unsichtbaren Feinden« mit Nachsicht und viel Diskussionsbereitschaft begegnet sind. Für die spontane Begeisterung von Bernd Stiegler vom Suhrkamp Verlag, die er diesem Projekt von Anfang an entgegenbrachte, sind wir ganz besonders dankbar. Schließlich möchten wir Karin Wördemann und Gustav Roßler danken, ohne deren Engagement für die Übersetzung schwieriger englischer und französischer Texte dieser Band nicht möglich geworden wäre.

Philipp Sarasin, Silvia Berger, Marianne Hänseler, Myriam Spörri
Zürich, im Juni 2006

Philipp Sarasin, Silvia Berger,
Marianne Hänseler und Myriam Spörri

Bakteriologie und Moderne

Eine Einleitung

Inwiefern ist die Bakteriologie »modern«? War und ist sie denn überhaupt je etwas anderes gewesen als eine moderne Wissenschaft, so daß die Frage nach dem Verhältnis von Bakteriologie und Moderne nur in Tautologien und Trivialitäten enden kann? Doch aus welchen Gründen sollte, umgekehrt gefragt, diese reichlich spezialisierte Naturwissenschaft für eine Geschichte der Moderne, der modernen Kultur und Gesellschaft, von Bedeutung sein? Ist sie aus dieser Perspektive nicht eine Marginalie? So mögen Kulturwissenschaftlerinnen und -wissenschaftler fragen, während Naturwissenschaftlerinnen und ihre Kollegen allerdings noch grundsätzlichere Zweifel anmelden könnten: Mit welchem Recht darf man in »kulturalistischer« oder »historisierender« Weise über eine Wissenschaft sprechen, die auf dem soliden Sockel von mehr als einem Jahrhundert weltweiter Laborforschung ruht und deren Wissen über Mikroorganismen und deren zuweilen pathogene Wirkungen für alle Zeiten und Kulturen doch fraglos wahr ist? In Zeiten »neuer« Infektionskrankheiten von Ebola über Aids bis hin zur Vogelgrippe scheinen – wenn wir, vereinfachend, den Unterschied zwischen Viren und Bakterien hier übergehen – Fragen und Einwände solcher Art auf der Hand zu liegen. Was kann es Realeres geben als jenes unsichtbare Agens, das allen, die mit ihm in Berührung kommen, mit großer Verläßlichkeit Krankheit und Tod bringt? Ist es daher nicht geradezu frivol, nach der »sozialen« oder »kulturellen Konstruktion« dieses Unsichtbaren als einem »Feind« zu fragen? War der Tuberkulose-Erreger um 1900 nicht ein Feind der Menschheit, und ist es heute nicht das Aids-Virus oder bald auch H5N1? Woher nehmen Historikerinnen und Kulturwissenschaftler sich das Recht heraus, über Dinge zu sprechen, von denen sie doch nichts verstehen?

Geschichte des Wissens als Genealogie

Die Perspektiven, die dieser Band eröffnen soll, laufen quer zu solchen scheinbar naheliegenden, letztlich aber falschen Alternativen und Frontstellungen. Die hier versammelten Aufsätze zeigen, daß eine Wissenschaft auf ihre Geschichte zu befragen nicht bedeutet, ihre Wahrheitsansprüche *tout court* abzulehnen – aber es bedeutet auch nicht, ihre scheinbare Frag- und Zeitlosigkeit anzuerkennen. Die Beiträge gehören damit zu jener Linie der neueren Wissenschaftsgeschichte, die seit den 1960er Jahren begonnen hat, das traditionelle Bild der Entwicklung einer Wissenschaft als einer sich sukzessive entfaltenden, sicher fortschreitenden, kumulativen und teleologisch ausgerichteten Rationalität fundamental zu erschüttern. 1962 vertrat Thomas Kuhn in *The Structure of Scientific Revolutions*[1] die Ansicht, daß es in einer Disziplin jeweils ein eine Zeitlang herrschendes Wissensregime gibt, das er »Paradigma« nannte und das, vereinfacht gesagt, immer nur eine bestimmte Sorte von Wahrheiten als gültig zuläßt, bis es von einem neuen Paradigma mit neuen Wahrheitsmustern abgelöst wird. Michel Foucault hat 1966 in *Les mots et les choses*[2] in anderer Weise eine ähnliche Sichtweise vertreten: Wissenschaftliche Aussagen folgen nach Foucault jeweils den Aussageregeln einer epochenspezifischen *Episteme* – später sprach er, einschränkender, von »Diskursen« –, d. h. einer Ordnung des Wissens und der Zeichen, die den Möglichkeitshorizont für alle Wahrheitsansprüche wissenschaftlicher Aussagen beschreibt. In den 1970er Jahren hat die so genannte *Sociology of Scientific Knowledge* (SSK) der »Edinburgher Schule« postuliert, daß für das Verständnis der Geschichte einer Wissenschaft die sozialen Mikro- und Makroverhältnisse, in die Wissenschaftler eingebunden sind, der Erkenntnisproduktion sowohl spezifische Möglichkeiten eröffnen als auch Grenzen setzen; überdies postulierte David Bloor im *Strong Programme* der SSK, daß Fehler und Irrtümer für die Entwicklung einer Wissenschaft ebenso wichtig seien wie ihre Erfolge und Wahr-

1 Thomas S. Kuhn: *Die Struktur wissenschaftlicher Revolutionen*, Frankfurt am Main 1973 (zweite revidierte und um das Postskriptum von 1969 ergänzte Ausgabe).

2 Michel Foucault: *Die Ordnung der Dinge. Eine Archäologie der Humanwissenschaften*, Frankfurt am Main 1978 (Paris 1966).

heiten, die heute noch Bestand haben.[3] Als Ende der 1970er Jahre das schon 1935 publizierte, aber in Vergessenheit geratene Werk des polnischen Bakteriologen und Erkenntnistheoretikers Ludwik Fleck im Anschluß an Kuhn rezipiert wurde,[4] hatte die neue, konstruktivistische Schule in der Wissenschaftsgeschichte ihren eigentlichen Stammvater gefunden:[5] Fleck zeigte, in welchem Maße wissenschaftliche Tatsachen das Produkt von bestimmten »Denkstilen« und »Denkkollektiven« sind und sich Wahrheiten nur im Rahmen dieser historisch kontingenten Settings zu stabilisieren vermögen.[6] In den 1980er Jahren wurde das Verständnis für die realen Herstellungsprozesse von wissenschaftlichen Wahrheiten insofern noch einmal erweitert, als Bruno Latour und Steve Woolgar in ihrer Pionierstudie *Laboratory Life* im Stil von Ethnologen den Alltag der Forscher im Labor beobachteten und die »Fabrikation von Erkenntnis« im Rahmen dieses Alltags und der vielen sozialen Interaktionen im Labor beschrieben.[7] Seit den 1990er Jahren schließlich wurden Studien wichtig, die erstens unter dem Label *practical turn* den Aspekt der Laborpraxis, ihrer Instrumente und insbesondere die entsprechenden Aufschreibeverfahren in den Vordergrund rückten.[8] Zweitens wurde herausgearbeitet, daß die Repräsentationsfor-

3 David Bloor: »The Strong Programme in the Sociology of Knowledge«, in: ders., *Knowledge and Social Imagery*, London 1976, S. 1-19.

4 Vgl. Kuhn, *Struktur* (Anm. 1), S. 8.

5 Vgl. dazu insgesamt Jan Golinski: *Making Natural Knowledge. Constructivism and the History of Science*, Cambridge, New York 1998, S. 1-47.

6 Ludwik Fleck: *Entstehung und Entwicklung einer wissenschaftlichen Tatsache. Einführung in die Lehre vom Denkstil und Denkkollektiv*, Frankfurt am Main 1993 (Basel 1935); weitere Schriften: Ludwik Fleck: *Erfahrung und Tatsache. Gesammelte Aufsätze*, Frankfurt am Main 1983; vgl. neuerdings Ilana Löwy (Hg.): *Ludwik Fleck. Epistemology and Biomedical Sciences* (Studies in History and Philosophy of Biological and Biomedical Sciences 35, 2004, Nr. 3); Rainer Egloff (Hg.): *Tatsache – Denkstil – Kontroverse. Auseinandersetzungen mit Ludwik Fleck*, Zürich 2005, sowie Hans-Jörg Rheinberger: »Zur Historizität wissenschaftlichen Wissens: Ludwik Fleck, Edmund Husserl«, in: ders., *Epistemologie des Konkreten. Studien zur Geschichte der modernen Biologie*, Frankfurt am Main 2006, S. 21-36.

7 Bruno Latour, Steve Woolgar: *Laboratory Life: The Social Construction of Scientific Facts*, Beverley Hills, London 1979; vgl. auch Karin Knorr-Cetina: *Die Fabrikation von Erkenntnis. Zur Anthropologie der Naturwissenschaft*, Frankfurt am Main 1991 (Oxford 1981); Michael Lynch: *Art and Artifact in Laboratory Science. A Study of Shop Work and Shop Talk in a Research Laboratory*, London u. a. 1985.

8 Timothy Lenoir (Hg.): *Inscribing Science. Scientific Texts and the Materiality of*

men von Wissen, d. h. seine textuellen und visuellen Darstellungsweisen, vom Erkenntnisprozeß selbst in keiner Weise zu trennen sind. Damit aber wurde die Medialität wissenschaftlicher Wahrheiten zu einem diese selbst bestimmenden Faktor.[9] Und drittens wurde unter dem Titel der *Cultural Studies of Science* die Bedeutung von kulturellen Wahrnehmungsmustern wie Diskursen und insbesondere Metaphern für die wissenschaftliche Erkenntnisproduktion untersucht.[10]

Doch ob eher soziale, praxologische oder kulturelle Dimensionen in der Produktion von Erkenntnis betont werden, ist aufs Ganze gesehen wohl weniger entscheidend als die aus unserer Sicht fundamentale Tatsache, daß all diese Zugangsweisen die so beschriebenen Wissenschaften *historisieren*. Wissenschaftliche Erkenntnis erscheint damit nicht als bedeutungslos – das ist sie in keiner Weise –, aber als durch und durch historisch und daher relativ: Ein für allemal feststehende Wahrheiten kann es aus einer solchen Perspek-

Communication, Stanford, Cal. 1998; Hans-Jörg Rheinberger: *Experimentalsysteme und epistemische Dinge. Eine Geschichte der Proteinsynthese im Reagenzglas*, Göttingen 2001 (Stanford 1997); Hans-Jörg Rheinberger, Michael Hagner (Hg.): *Die Experimentalisierung des Lebens. Experimentalsysteme in den biologischen Wissenschaften 1850/1950*, Berlin 1993.

9 Michael Lynch, Steve Woolgar (Hg.): *Representation in Scientific Practice*, Cambridge 1990; Jonathan Crary: *Techniken des Betrachtens. Sehen und Moderne im 19. Jahrhundert*, Dresden 1996; Lorraine Daston, Peter Galison: »The Image of Objectivity«, in: *Representations* 40, 1992, S. 81-128; Lorraine Daston: »Objektivität und die Flucht aus der Perspektive«, in: dies., *Wunder, Beweise und Tatsachen. Zur Geschichte der Rationalität*, Frankfurt am Main 2001, S. 127-156; Hans-Jörg Rheinberger, Michael Hagner und Bettina Wahrig-Schmidt (Hg.): *Räume des Wissens. Repräsentation, Codierung, Spur*, Berlin 1997; David Gugerli, Barbara Orland (Hg.): *Ganz normale Bilder. Historische Beiträge zur visuellen Herstellung von Selbstverständlichkeit*, Zürich 2002; Peter Geimer (Hg.): *Ordnungen der Sichtbarkeit. Fotografie in Wissenschaft, Kunst und Technologie*, Frankfurt am Main 2002.

10 Nancy Leys Stepan: »Race and Gender: The Role of Analogy in Science«, in: *Isis* 77, 1986, S. 261-277; James J. Bono: »Science, Discourse, and Literature«, in: Stuart Peterfreund (Hg.), *Literature and Science. Theory and Practice*, Boston 1990, S. 59-89, Sabine Maasen, Peter Weingart: *Metaphors and the Dynamics of Knowledge*, London, New York 2000; Karin Knorr-Cetina: »Metaphors in the Scientific Laboratory«, in: Zdravko Radman (Hg.), *From a Metaphorical Point of View. A Multidisciplinary Approach to the Cognitive Content of Metaphor*, Berlin 1995, S. 329-349; Philipp Sarasin: »Infizierte Körper, kontaminierte Sprachen. Metaphern als Gegenstand der Wissenschaftsgeschichte«, in: ders., *Geschichtswissenschaft und Diskursanalyse*, Frankfurt am Main 2003.

tive nicht mehr geben. Wir folgen einem Vorschlag von Michel Foucault, wenn wir diese Form von Geschichtsschreibung *Genealogie* nennen. Darunter versteht man seit Nietzsche und im Anschluß an diesen seit Foucault eine Konzeption von Geschichte, die mit jedem teleologischen Entwicklungsdenken bricht, die keine überzeitlichen Konstanzen und Wahrheiten akzeptiert und die schließlich die Kontingenz, ja radikale Singularität aller historischen Erscheinungen herausstreicht.[11] Daß eine Wissenschaft wie die Bakteriologie sich in einer historisch einmaligen Weise herausgebildet hat, wie es tatsächlich der Fall war, verdankt sich keiner von Anfang an schon angelegten Logik – denn es gibt weder einen solchen Anfang als »Ursprung« noch eine derartige imaginäre Entwicklungslogik. Statt dessen rekonstruiert die Genealogie, wie Foucault mit Nietzsche sagt, die reale »Herkunft« von Aussagen und Setzungen: die Geschichte der alles in allem historisch zufällig sich verbindenden Personen und politischen Verhältnisse, Technologien und Diskurse, Erkenntnisse und Irrtümer, Medien und Instrumente, Umweltbedingungen und kulturellen Kontexte, die insgesamt, in ihrem Zusammenspiel, das ergeben, was zu einem bestimmten Zeitpunkt als eine wissenschaftliche Wahrheit erscheinen kann. Und die Genealogie verzichtet, wie gesagt, auf die Illusion des Ursprungs, in dem ein prätendierter Wesenskern etwa der Bakteriologie schon angelegt wäre. Denn wo sollte dieser Anfang gesetzt werden? Vielleicht beim Veroneser Philosophen, Astronomen und Dichter Girolamo Fracastoro, der den Syphilisbegriff prägte und 1546 in der Schrift *De contagione et contagiosis morbis et curatione* von den »Samen« von Krankheiten sprach – dabei allerdings eine Redeweise aufnahm, die schon von Galen geprägt worden war? Oder beim erstaunlichen Jesuiten Athanasius Kircher, der 1658 zum ersten Mal das Blut von Pestkranken durch ein Mikroskop betrachtete, darin »Körperchen« entdeckte und daraus den zugleich richtigen wie falschen Schluß zog, die Pest werde durch diesen Ansteckungsstoff ausgelöst – falsch, weil er höchstwahrscheinlich keine Bakterien, sondern rote Blutkörper-

11 Michel Foucault: »Nietzsche, die Genealogie, die Historie«, in: Michel Foucault (Hg.), *Schriften in vier Bänden (Dits et Ecrits)*, hg. von Daniel Defert und François Ewald, Frankfurt am Main 2001-2005, S. 166-190; ders.:»›Ich bin ein Sprengmeister‹. Ein Gespräch über die Macht, die Wissenschaften, die Genealogie und den Krieg«, in: *Nach Feierabend. Zürcher Jahrbuch für Wissensgeschichte* 1, 2005, S. 187-204.

chen gesehen hatte? Oder warum nicht bei jenen italienischen Biologen im ersten Drittel des 19. Jahrhunderts beginnen, die sich mit dem sogenannten »Blutwunder« beschäftigten, d. h. dem Auftreten von roten Flecken auf Hostien, aber auch auf Brot oder auf der Polenta, und die zeigen konnten, daß diese wundersamen roten Flekken und Tropfen Ansammlungen von roten Pilzen waren? Nein? Dann vielleicht doch lieber mit Louis Pasteur (1822-1896) und Robert Koch (1843-1910), also ganz konventionell mit den Heroen der Bakteriologie?

Ein aus genealogischer Perspektive unmögliches Ursprungs- und Entwicklungsdenken abzulehnen hat, wie Raymond Geuss gezeigt hat, zur Konsequenz, daß die Genealogie auf jede normative Absicherung ihrer Erkenntnisse verzichten muß.[12] Es gibt keinen systematischen Begriff und keine Wahrheit, die außerhalb der Geschichte stünden – auch nicht im Sinne einer Wahrheit der Verfahren, welche die Genealogie kennzeichnen. Eine doppelte offene Flanke also: Weder kann die Genealogie darauf hoffen, selbst eine abschließbare »wahre« Geschichte zu erzählen, denn es gibt diese Geschichte nicht – sie kann nur immer neu gesucht werden. Noch kann sich die Genealogie an die überkommene Minimalgewißheit halten, daß wenigstens zwischen Wissenschaft (»grundsätzlich nahe bei der Wahrheit«) und Alltagswissen (»davon meist ziemlich weit entfernt«) unterschieden werden könnte. Genealogien sind grundsätzlich »unrein«[13] – es sind Geschichten, die von verwickelten Verhältnissen und vielen Herkünften berichten, in denen wissenschaftliches Wissen und Alltagswissen sich durchdringen, in denen ursprüngliche Absichten ins Gegenteil verkehrt werden und wissenschaftliche Erkenntnisse erst ganz am Schluß eines Forschungsprozesses zu dem werden, was angeblich von Anfang an gesucht wurde.[14]

Genau an diesem Punkt aber, an dem die Wissenschaftsgeschichte

12 Raymond Geuss: »Kritik, Aufklärung, Genealogie«, in: *Deutsche Zeitschrift für Philosophie* 50, 2002, H. 2, S. 273-281.

13 Vgl. dazu auch Philipp Sarasin: »Ausdünstungen, Viren, Resistenzen. Die Spur der Infektion im Werk Michel Foucaults«, in: *Österreichische Zeitschrift für Geschichtswissenschaften* 16, 2005, Nr. 3, S. 88-108.

14 Siehe dazu vor allem die Überlegungen von Hans-Jörg Rheinberger: »Historialität, Spur, Dekonstruktion«, in: ders., *Experiment, Differenz, Schrift. Zur Geschichte epistemischer Dinge*, Marburg 1992, S. 47-66.

ihren Gegenstand nicht mehr in Abgrenzung von allen Formen des Alltagswissens und als wundersame Entfaltung einer zeitlosen Rationalität exklusiv zu fixieren vermag und in diesem Sinne genealogisch wird, muß sie in eine *Geschichte des Wissens* umschlagen.[15] Wissenschaft wird dann zu einem – zweifellos wichtigen, vielleicht sogar zentralen – Teil jener Anstrengungen, mit denen moderne Gesellschaften ihr Wissen über die Welt erzeugen. Im Fokus einer Geschichte des Wissens stehen nicht die innere Logik und die Entwicklung von Wissenschaft, sondern – ganz im Sinne der Frage nach der wirklichen »Herkunft« von wissenschaftlichen Wahrheiten – die *Austauschverhältnisse* zwischen verschiedenen Wissenschaften einerseits und nichtwissenschaftlichen Formen des Wissens in modernen Gesellschaften andrerseits. Auf diese Weise wird es möglich, die Bakteriologie in einen von ihrer Erkenntnisproduktion untrennbaren »Rahmen« von benachbarten Wissenschaften, anderen Wissensformen, Überzeugungen, Ideologien, Diskursen und Phantasmen[16] sowie von sozialen, politischen, institutionellen und technisch-handwerklichen Verhältnissen zu stellen. Es sind dies jene Wissensformen und Verhältnisse, die wir im Titel dieses Bandes pauschal unter dem Rubrum »Moderne« subsumieren: Nicht daß die Bakteriologie nicht Teil dieser Moderne wäre, möchten wir damit behaupten, sondern, wie die in diesem Band versammelten Einzelstudien zeigen, daß sie allein in diesem empirischen Kontext als historisches Phänomen verstanden werden kann.

Um in dem zuweilen unwegsamen und für nichtspezialisierte Leserinnen und Leser wohl eher unbekannten Gelände zwischen bakteriologischer Forschung und modernen Gesellschaften einige erste Wegweiser zu setzen, möchten wir im Folgenden eine Reihe von wissensgeschichtlichen Motiven skizzieren, die als Verdichtungs-

15 Als Ausgangspunkt: Michel Foucault: *Archäologie des Wissens*, Frankfurt am Main 1995 (Paris 1969); aus einer kulturgeschichtlichen Perspektive: Peter Burke: *A Social History of Knowledge: From Gutenberg to Diderot, Based on the First Series of Vonhoff Lectures Given at the University of Groningen*, London, New York 2000; Achim Landwehr (Hg.): *Geschichte(n) der Wirklichkeit. Beiträge zur Sozial- und Kulturgeschichte des Wissens*, Augsburg 2002; Claus Zittel (Hg.): *Wissen und soziale Konstruktion*, Berlin 2002 (= Wissenskultur und gesellschaftlicher Wandel 3); siehe auch: *Nach Feierabend. Zürcher Jahrbuch für Wissensgeschichte*, Bd. 1, Zürich 2005.

16 Vgl. dazu als empirisches Beispiel Philipp Sarasin: *»Anthrax«. Bioterror als Phantasma*, Frankfurt am Main 2004.

oder Überschneidungszonen von »Bakteriologie und Moderne« gelesen werden können. Das erste dieser Motive ist der Umschlag von hygienischen bzw. diätetischen Theorien von Krankheit und Gesundheit, wie sie seit der Aufklärung bis in die 1860er Jahre vorherrschten, in das bakteriologische Paradigma vom Ende des 19. Jahrhunderts. Das zweite bezieht sich auf die Modernität der sogenannten »Kochschen Postulate«, d. h. die bakteriologischen Labormethoden und Praktiken, in welchen schon der Übergang vom Labor in die Industrie angelegt ist. Ein weiteres Motiv ist das Verhältnis von Bakteriologie und Öffentlichkeit sowie schließlich die Imaginationen der Nation als verletzlicher und »rassisch« markierter Körper.

Von der Hygiene zur Bakteriologie

Für das Verständnis der Moderne sind oft die Brüche entscheidender als die möglicherweise langen Traditionen. Das gilt auch für die Geschichte der Medizin, und der Bruch, auf den es hier ankommt, ist gerade die Bakteriologie.[17] Um das zu verstehen, ist es allerdings unumgänglich, zunächst die in der Aufklärung entstehende erste moderne Gesundheitslehre der Hygiene zu betrachten, die sich ihrerseits sehr dezidiert und in neuer Weise auf die antike Diätetik bezogen hat – und das bis weit ins 19. Jahrhundert hinein –, und erst dann zu untersuchen, wie die Bakteriologie mit der hygienischen Sichtweise erfolgreich zu konkurrieren vermochte.[18] Genaugenommen also ein Dreischritt: erstens der Rückgriff der Aufklärungsmedizin auf die antike Diätetik unter dem Titel »Hygiene«; zweitens die Ausbildung der modernen Hygiene als antikisierende und zugleich moderne Gesundheitslehre im 19. Jahrhundert; und drittens dann die Absetzung der aufkommenden Bakteriologie von diesem aufklärerischen Gesundheits- und Krankheitsverständnis.

In den medizinischen Schriften des 5. und 4. Jahrhunderts vor

17 Georges Canguilhem: »Der Beitrag der Bakteriologie zum Untergang der ›medizinischen Theorien‹ im 19. Jahrhundert«, in: Georges Canguilhem, *Wissenschaftsgeschichte und Epistemologie. Gesammelte Aufsätze*, hg. von Wolf Lepenies, Frankfurt am Main 1979, S. 110-133.

18 Siehe dazu ausführlich Philipp Sarasin: *Reizbare Maschinen. Eine Geschichte des Körpers 1765-1914*, Frankfurt am Main 2001.

unserer Zeitrechnung, die von Hippokrates und seinen Nachfolgern verfaßt wurden – das *Corpus Hippocraticum* –, stehen grob gesagt zwei Dinge im Vordergrund: Zum einen die Idee, jede Krankheit sei individuell, weil jeder Körper individuell ist, und zwar je nach dem Temperament des oder der Betreffenden, nach Konstitution, Alter, Geschlecht, den Gewohnheiten usw. Jede Krankheit eines Individuums müsse daher von den Eigenheiten dieses Individuums her verstanden und entsprechend behandelt werden. Die zweite grundlegende Idee der griechischen Medizin war der Gedanke, daß Gesundheit und Krankheit von der Umwelt abhängen, d. h., genauer, daß sie im wesentlichen das Resultat von Umwelteinflüssen seien.[19] Bei Galen (2. Jahrhundert n. Chr.) und in der Galen-Rezeption wurde beides – die individuelle Verfaßtheit von Körpern und die Umweltabhängigkeit von Krankheiten – unter dem Titel der *sex res non naturales* als theoretisches Konzept ausgebaut und systematisiert.[20] Die *sex res* waren die dem Handeln des Einzelnen zugänglichen – insofern *non naturales* – Bereiche der auf das Individuum und seine Gesundheit wirkenden Einflüsse, wie Licht und Luft, Essen und Trinken, Bewegungen und Ruhe, Ausscheidungen oder Gemütsbewegungen. Die auf ihnen basierenden Gesundheits- bzw. Krankheitskonzepte und Körpervorstellungen waren für die Aufklärung und damit für die beginnende Moderne insofern attraktiv, als sie erstens, wie schon William Coleman argumentiert hat, das aktive Handeln des Subjekts betonten und damit in den neuen ideologischen Rahmen der aufsteigenden bürgerlichen Klasse paßten.[21]

Zweitens aber erschienen solche Konzepte seit der Aufklärung als modern, weil sie einen alten ätiologischen Gegensatz zu entscheiden schienen, der den Begriff der Infektionskrankheit aufspaltete, wie *Owsei Temkin* in seinem diesen Band eröffnenden klassischen Text

19 Georg Wöhrle: *Studien zur Theorie der antiken Gesundheitslehre*, Stuttgart 1990; vgl. auch Klaus Bergdolt: *Leib und Seele. Eine Kulturgeschichte des gesunden Lebens*, München 1999.

20 Saul Jarcho: »Galen's six non-naturals: a bibliographic note and translation«, in: *Bulletin of the History of Medicine* 44, 1970, S. 372-377; Antoinette Emch-Dériaz: »The non-naturals made easy«, in: Roy Porter (Hg.), *The Popularization of medicine, 1650-1850*, London 1992.

21 William Coleman: »Health and Hygiene in the Encyclopédie. A Medical Doctrine for the Bourgeoisie«, in: *Journal of the History of Medicine and Allied Sciences* 29, 1974, S. 399-421.

zeigt: den ungelösten Gegensatz zwischen »Kontagien« und »Miasmen« als Erklärungsursache für epidemisch auftretende Krankheiten.[22] Das Kontagium ist ein unfaßbares, unbekanntes Etwas, das von jemandem gesandt werden muß – ein Agens, das von »außen« kommt. »Contagiös« nannte man daher jene Krankheiten, die bei den Griechen von den Göttern bzw. im Alten Testament von Gott, in jedem Fall aber als Strafe für ein Verbrechen geschickt wurden. Dem in diesem Sinne letztlich metaphysischen Konzept der Infektion stand in der antiken Medizin schon seit Hippokrates eine ganz und gar weltliche Alternative gegenüber: Danach werden Infektionen allein durch verunreinigte, schlechte Luft an einem bestimmten Ort verursacht. *Miasma* bezeichnet bei den Griechen unreine Luft und seit dem 18. Jahrhundert[23] bis weit in die zweite Hälfte des 19. Jahrhunderts hinein vornehmlich die »Ausdünstungen« des Bodens. *Erwin H. Ackerknecht* kann in seinem Beitrag sogar zeigen – und das ist für unsere Fragestellung zentral –, daß die lokalistische Miasma-Theorie im mittleren Drittel des 19. Jahrhunderts »fortschrittlicher« war als die überkommene Ansteckungstheorie. Denn die Miasma-Theorie erlaubte es, in neuer und dezidierter Weise auf die lokalen Gesundheitsverhältnisse in den sich industrialisierenden Städten zu fokussieren, auf die schmutzigen Böden, das verseuchte Wasser, die schlechte Luft, kurz, auf die für die Hygieniker wirklichen Geißeln der Großstadtbewohner. Auch wenn die Vorstellung eines unbekannten, ein wenig mystischen Kontagiums zwar weiterhin zur medizinischen wie auch zur populären Rhetorik gehörte, wurde sie von den aufgeklärten und fortschrittlichen Geistern der Zeit als veraltete, ja reaktionäre Krankheitstheorie aufgefaßt. Diese Haltung manifestierte sich schon mit dem ersten Auftreten der Cholera in Europa in den 1830er Jahren – und es zeigte sich auch sogleich, daß der Widerstand gegen die Kontagium-Theorie von Beginn an durch eine politische Haltung geprägt war. Als Preußen 1831 von der Cholera bedroht wurde, die von Rußland her nach Westen vordrang, haben sich die Bürger in Königsberg und in Danzig vehement gegen militärische Absperrungs- und Grenzsicherungsmaßnahmen gewehrt, weil, wie sie argumentier-

22 Siehe dazu auch Margaret Pelling: »Contagion/Germ Theory/Specificity«, in: W. F. Bynum, Roy Porter (Hg.), *Companion Encyclopedia of the History of Medicine*, London 1993 (2 Bde.), Bd. 1, S. 309-334.

23 James C. Riley: *The eighteenth-century campaign to avoid disease*, London 1987.

ten, Krankheit zumindest immer auch aufgrund lokaler Ursachen und sicher nicht allein durch ein mysteriöses Kontagium entstehe. Die Absperrmaßnahmen aber würden den Handel gefährden und die Wirtschaft der Städte bedrohen – die Vorstellung eines Kontagiums gehörte aus der Sicht dieser Kritiker zur Logik absolutistischer »geschlossener Handelsstaaten« (Fichte) mit ihren stehenden Heeren und befestigten Grenzen; sie widerspreche einer modernen, liberalen Auffassung von offenen Märkten und Städten, von freiem Verkehr, Tausch und Handel über die nationalen Grenzen hinweg.[24] Die Miasma-Theorie, die Max von Pettenkofer als Inhaber des ersten Lehrstuhls für Hygiene in München vertrat, wiederholte dieses Argument seit den 1860er Jahren mit großem wissenschaftlichen Aufwand: Nicht Bakterien, wie Pettenkofer angesichts der verheerenden Cholera-Epidemie 1892 in Hamburg altersstarrsinnig gegen Robert Koch behauptete, sondern allein lokale Bedingungen – Klima, Bodenbeschaffenheit usw. – verursachten Seuchen.[25]

Doch Pettenkofers Kampf gegen Robert Kochs Bakteriologie war ein Rückzugsgefecht.[26] Folgt man *Bruno Latour*, war es schon der in den 1860er Jahren zwischen den damals noch dominanten Hygienikern und den ersten Bakteriologen um Louis Pasteur sich abspielende Kampf, der den Umschwung herbeiführte. Latour betont vor allem einen Punkt: den Übergang von einer ätiologischen Theorie, die immer mit vielfältigen, schwer zu fassenden Ursachen rechnete – einem eigentlichen Ursachenknäuel, für das der Begriff Miasma in

24 Peter Baldwin: *Contagion and the State in Europe, 1830-1930*, Cambridge 1999; Olaf Briese: *Angst in den Zeiten der Cholera. Über kulturelle Ursprünge des Bakteriums*, Berlin 2003 (4 Bde.); Barbara Dettke: *Die asiatische Hydra. Die Cholera von 1830/31 in Berlin und den preußischen Provinzen Posen, Preußen und Schlesien*, Berlin 1995; Anne I. Hardy: *Ärzte, Ingenieure und städtische Gesundheit. Medizinische Theorien in der Hygienebewegung des 19. Jahrhunderts*, Frankfurt, New York 2005 (Kultur der Medizin, Bd. 17).

25 Max von Pettenkofer: *Ueber Cholera mit Berücksichtigung der jüngsten Choleraepidemie in Hamburg*, Zürich, Hamburg 1892; vgl. Richard J. Evans: *Tod in Hamburg. Stadt, Gesellschaft und Politik in den Cholera-Jahren 1830-1910*, Reinbek 1990 (Oxford 1987); Hardy: *Ärzte, Ingenieure und städtische Gesundheit* (Anm. 24), S. 120-128, 285-290; Ellen Jahn: *Die Cholera in Medizin und Pharmazie im Zeitalter des Hygienikers Max von Pettenkofer*, Stuttgart 1994.

26 »Zweite Konferenz zur Erörterung der Cholerafrage im Mai 1885«, in: Robert Koch: *Gesammelte Werke*, hg. von J. Schwalbe, unter Mitwirkung von G. Gaffky und E. Pfuhl, Bd. 1, Leipzig 1912, S. 85-141.

Wahrheit nur die eingängigste Metapher war –, hin zur Konzeption der *einen* Krankheitsursache. Die Hygieniker waren, so Latour, »schwach«, weil sie schwache Erklärungen anboten: einen Haufen von *soft factors*, wie man heute verächtlich sagen würde, während die *Pasteuriens* »stark« waren: Sie waren fähig, für jede Krankheit jeweils einen einzigen, identifizierbaren Erreger zu präsentieren, von dem sie glaubhaft behaupten konnten, er sei ganz allein für die entsprechende Krankheit verantwortlich. Bahnbrechend war, mit anderen Worten, nicht einfach das Konzept des Ansteckungsstoffes, sondern vielmehr die Fähigkeit der Bakterien-Forscher, dieses Agens mit aufwendigen Labortechniken sichtbar und identifizierbar zu machen und zu zeigen, daß die Infektion einzig und allein auf diesen lebenden, aktiven Organismus zurückgeführt werden kann.[27] Erst dieses Postulat hat das bakteriologische Dogma der Monokausalität und der Kontrollierbarkeit von Infektionskrankheiten wirklich begründet: Jede Infektionskrankheit ist von einem spezifischen Agens, von *einem* Krankheitserreger, verursacht und lässt sich kontrollieren, sobald man dieses Agens isoliert hat.

Die Kochschen Postulate und die Modernität des Labors

Die methodischen Postulate Kochs, wie sie seit 1893 nach einer Formulierung von dessen Assistenten Loeffler genannt werden,[28] sind von ihm selbst nie systematisch ausgearbeitet worden, sondern wurden erst auf der Grundlage verschiedener Äußerungen Kochs[29] von Bakteriologen, Mikrobiologen und Historikern formalisiert. Sie lauten in einer neueren Fassung:

27 Der Biologe und Botaniker Ferdinand Cohn, der Lehrer von Koch und derjenige, auf dessen Definition von Bakterien Koch sich bezieht, spricht von Bakterien aus der Sicht des Biologen als »Lebensform«. Vgl. Ferdinand Cohn, »Untersuchungen über die Bacterien, II«, in: *Beiträge zur Biologie der Pflanzen* 1, 1875, Nr. 3, S. 142.

28 Thomas D. Brock: *Robert Koch. A Life in Medicine and Bacteriology*, Madison, Berlin u. a. 1988, S. 122; Christoph Gradmann: *Krankheit im Labor. Robert Koch und die medizinische Bakteriologie*, Göttingen 2005, S. 123.

29 K. Codell Carter hat darauf hingewiesen, daß in Kochs Aufsatz »Die Ätiologie der Tuberkulose« von 1884 die Kochschen Postulate am ausführlichsten und in ausgereiftester Form enthalten sind (K. Codell Carter: *The Rise of Causal Concepts of Disease*, Burlington 2003, S. 135).

1. Im Organismus muß eine ihm fremde Struktur nachweisbar sein;
2. diese Struktur muß Zeichen eigenen Lebens aufweisen und von allen anderen Mikroorganismen unterschieden werden können;
3. der Mikroorganismus muß in jeder Phase der Krankheit im Körper beobachtbar sein, seine Verteilung im Körper mit den Symptomen korrelieren und diese erklären;
4. es muß möglich sein, den Mikroorganismus außerhalb des tierischen Körpers zu isolieren und in einer Reinkultur zu züchten;
5. die Krankheit muß durch diese Reinkulturen aus dem Labor wieder im Körper von gesunden Tieren erzeugt werden können, wo er wiederum eindeutig identifizierbar sein muß.[30]

Sind diese Bedingungen erfüllt, kann Koch und mit ihm die Bakteriologie bis heute sagen: »Alle diese Tatsachen zusammengenommen berechtigen zu dem Ausspruch, daß die in den tuberkulösen Substanzen vorkommenden Bazillen nicht nur Begleiter des tuberkulösen Prozesses, sondern die Ursache desselben sind«,[31] eine Regel, die natürlich für Infektionskrankheiten allgemein und nicht ausschließlich für die Tuberkulose gilt.

Es ist notwendig festzuhalten, daß diese Postulate fundamental modern waren (und sind) – sie sind, wenn man so will, ein kleiner, ins Naturwissenschaftliche gewendeter Kriterienkatolog von Modernität überhaupt. Denn *erstens* erfordern die »Postulate« die radikale Isolation und Reduktion von Naturphänomenen in einem Labor – so radikal, daß man von der Konstruktion von Natur als einem »epistemischen Ding« im Experimentalsystem des Labors sprechen muß.[32] Diese *laboratory revolution*[33] hat, worauf schon Georges Canguilhem aufmerksam machte, der jahrtausendealten

30 Diese Formulierungen folgen jenen von Thomas Schlich: »Repräsentation von Krankheitserregern. Wie Robert Koch Bakterien als Krankheitsursache dargestellt hat«, in: Hans-Jörg Rheinberger, Michael Hagner und Bettina Wahrig-Schmidt (Hg.), *Räume des Wissens. Repräsentation, Codierung, Spur*, Berlin 1997, S. 165-190, S. 166.

31 Robert Koch, »Die Ätiologie der Tuberkulose« (1882), in: *Gesammelte Werke*, Bd. 1 (Anm. 26), S. 442.

32 Hans-Jörg Rheinberger: *Experimentalsysteme und epistemische Dinge. Eine Geschichte der Proteinsynthese im Reagenzglas*, Göttingen 2001.

33 Siehe dazu vor allem Andrew Cunningham: »Transforming plague. The laboratory and the identity of infectious disease«, in: ders., Perry Williams (Hg.), *The laboratory revolution in medicine*, Cambridge, Mass. 1992, S. 209-244.

medizinischen Empirie und ihren »Systemen« ein Ende bereitet,[34] und sie hat auch in vielen anderen Gebieten jenen epistemologischen Schub ausgelöst, der moderne Naturwissenschaft von traditioneller Naturbeobachtung trennt.

Zweitens – und damit eng verknüpft – basieren die »Postulate« auf der systematischen Verwendung von Tieren als Modellorganismen. Das ist eine Methode, die in der Mitte des 18. Jahrhunderts von Albrecht von Haller in Göttingen als einem der ersten schon in serieller Manier in der physiologischen Forschung eingesetzt worden war[35] und die dann namentlich vom französischen Physiologen Claude Bernard in den 1850er und 1860er Jahren als die privilegierte Erkenntnisweise in den Lebenswissenschaften ausgearbeitet wurde.[36] Auch bei Koch konnten daher die Tierkadaver einen ganzen traurigen Zoo füllen: In den Notizen seiner Versuchsreihen hat er fein säuberlich eine große Zahl von Affen, Meerschweinchen, Mäusen, Fröschen, Kaninchen, Hündinnen, Rindern, Ratten usw. verzeichnet, die in seinen Experimenten den Tod fanden. Spezifisch modern sind daran wohl zwei Aspekte: (a) das Tier erscheint im Tierversuch als eine gefühllose Maschine, die dem Menschen für seine Ziele vollständig zur Verfügung steht, und (b) das Tier kann ein Modellorganismus sein, weil seit etwa dem ersten Drittel des 19. Jahrhunderts die neuartige Überzeugung von der Kontinuität des Organischen als einer Brücke zwischen Menschen und Tieren, die dann in Darwins Evolutionstheorie von 1859 gipfelt, die alte Vorstellung der Einzigartigkeit aller Geschöpfe Gottes unterlaufen hat.

Damit aber und nun *drittens* eröffnen die Kochschen »Postulate« dem Forscher insofern einen neuen, in der künstlichen Wirklichkeit des Labors generierten epistemologischen Handlungsraum, als sie die gezielte Erzeugbarkeit und Übertragbarkeit, d. h. recht eigentlich die Konstruierbarkeit von Krankheit im tierischen Modellorganismus unterstellen. Diese sprichwörtliche »Machbarkeit« unterscheidet dieses Verfahren zur Generierung von Evidenz grundsätzlich

34 Canguilhem, »Der Beitrag der Bakteriologie« (Anm. 17), S. 121.

35 Albrecht von Haller: »Von den empfindlichen und reizbaren Theilen des menschlichen Körpers« (1754), in: *Sammlung kleiner Hallerischer Schriften*, Bern 1772 (Bd. 2).

36 Siehe dazu Anita Guerrini: *Experimenting with humans and animals: from Galen to animal rights*, Baltimore 2003; vgl. auch Claude Bernard: *Einführung in das Studium der experimentellen Medizin*, Leipzig 1961 (= Sudhoffs Klassiker der Medizin, Bd. 35) (Paris 1865).

von allen älteren Formen der passiven Beobachtung oder der empirischen Beeinflussung einer Krankheit im Körper, wie sie die Medizin seit den Zeiten des Hippokrates ausgezeichnet hat. Im Gegensatz dazu wird Krankheit jetzt im Labor und im entsprechenden Modellorganismus rekonstruiert, um – so das Versprechen – ihren Verlauf in der Realität des menschlichen Körpers in seinen alltäglichen Lebenszusammenhängen adäquat verstehen und wirkungsvoll bekämpfen zu können.

Viertens: Die »Postulate« stehen auch insofern emblematisch für Modernität, als sie Nachweisverfahren für die Existenz der vermuteten Krankheitserreger bedingen, die mit der Natürlichkeit des Sehens und der Beobachtung brechen. Das, was für das »unbewaffnete« Auge unsichtbar bleibt, erhält durch das Mikroskop in Verbindung mit spezifischen Färbetechniken, Nährlösungen und Züchtungsmethoden eine neue »Natürlichkeit« und Evidenz.[37] Das Lichtmikroskop ist zwar eine Erfindung des 17. Jahrhunderts,[38] aber die neue, von Koch angewandte Technik des Einfärbens von Gewebeschnitten mit Anilinfarben (den ersten Produkten der noch jungen, damals so genannten »synthetischen« Chemie[39]) und die von ihm von Anfang an schon eingesetzte Fotografie generierten spezifisch moderne Formen von »Sichtbarkeit« des Unsichtbaren. Die Evidenz des Nachweises war, mit anderen Worten, nicht nur an ein Labor und einen Modellorganismus gebunden, sondern ebenso an einen technisch-medialen Apparateverbund, wie er seither das moderne, naturwissenschaftlich konstruierte »Bild« von Natur strukturiert.[40] Das, was mit Hilfe von Mikroskopen, Nährflüssigkeiten und

37 Greame Gooday: »›Nature‹ in the Laboratory. Domestication and Discipline with the Microscope in Victorian Life Science«, in: *British Journal for the History of Science* 24, 1991, S. 307-341.

38 Vgl. Brian Bracegirdle: »The microscopical tradition«, in: W. F. Bynum, Roy Porter (Hg.), *Companion Encyclopedia of the History of Medicine*, London 1993 (2 Bde.), Bd. 1, S. 102-119.

39 Vgl. Max Vogel: *Die Entwicklung der Anilin-Industrie*, Leipzig 1866-1870 (2 Bde.).

40 Vgl. aus der überaus reichen Literatur zu diesem Thema unter anderem Renato Mazzolini (Hg.): *Non-Verbal Communication in Science prior 1900*, Florenz 1993; Ohad Parnes: »The Envisioning of Cells«, in: *Science in Context* 13, 2000, Nr. 1, S. 71-92; Hans-Jörg Rheinberger: »Experimental Systems, Graphematic Spaces«, in: Timothy Lenoir (Hg.), *Inscribing Science. Scientific Texts and the Materiality of Communication*, Stanford, Cal., 1998, S. 285-303; Gugerli/Orland (Hg.), *Ganz normale Bilder* (Anm. 8).

Färbemitteln für den Forscher im Labor sichtbar gemacht wurde, konnte dank der Fotografie auch für die *scientific community* und die Öffentlichkeit festgehalten werden.[41] Damit aber wurde, wie Koch schreibt, das fotografische Bild »ein Beweisstück, gewissermaßen ein Dokument, [...] an dessen Glaubwürdigkeit auch nicht der geringste Zweifel haften darf. [...] Wer [...] ein Photogramm veröffentlicht, der begibt sich damit jedes subjektiven Einflusses auf die Abbildung seines Präparates, er legt gewissermaßen das Untersuchungsobjekt selbst seinem Publikum vor und läßt letzteres unmittelbar an seiner Beobachtung teilnehmen«.[42] Auf die Bedeutung des »Publikums« für die Bakteriologie kommen wir noch zurück.

Ein *fünfter* Aspekt, der die Modernität der Kochschen »Postulate« erweist, betrifft den in ihnen im Grunde schon vorausgesetzten Übergang vom Labor zur Industrie. Das betraf zuerst die Ausstattung des Labors selbst: Um die technisch anspruchsvollen chemischen Farblösungen oder Laborinstrumente wie vor allem Mikroskope herzustellen und weiterzuentwickeln, war die Bakteriologie von Anfang an auf die enge Zusammenarbeit mit der Industrie angewiesen. Das klassische Beispiel dafür sind die von Ernst Abbe von den Zeiss Optik-Werken in Jena in enger Zusammenarbeit mit Koch entwickelten Instrumente für fotografische Laborarbeiten. Und man könnte zum zweiten auch argumentieren, daß die seriellen Verfahren der Bakteriologen im Labor, d. h. ihre Reinzüchtung von Bakterienkulturen in der sogenannten Petri-Schale[43] in großen Versuchsreihen, ein unmittelbares Analogon zu den damals in der Industrie aufkommenden seriellen Verfahren waren, die zu Beginn des 20. Jahrhunderts die Industriearbeit grundlegend veränderten. Der eigentliche Übergang der Bakteriologie zum industriell ausgewerteten Wissen – vor allem in Gestalt der am Ende des Jahrhunderts von Emil von Behring entwickelten Serumtherapie sowie der

41 Vgl. Schlich, »Repräsentationen von Krankheitserregern« (Anm. 30); Brock, *Robert Koch* (Anm. 28), S. 54 ff., 94-113, Christoph Gradmann: »Isolation, Contamination, and Pure Culture: Monomorphism and Polymorphism of Pathogenic Micro-Organisms as Research-Problem 1860-1880«, in: *Perspectives on Science* 9, 2002, S. 147-172, insb. S. 166.

42 Robert Koch: »Zur Untersuchung von pathogenen Organismen« (1881), in: *Gesammelte Werke*. Bd. 1 (Anm. 26), S. 123.

43 R. J. Petri: *Ueber die Methoden der modernen Bakterienforschung*, Hamburg 1887.

von Paul Ehrlich mit dem Syphilis-Medikament »Salvarsan« um 1910 erfolgreich lancierte Chemotherapie[44] – ist in unserem Sammelband nicht repräsentiert. Dennoch ist hier darauf hinzuweisen, daß schon Robert Koch mit seinem erfolglosen Versuch, das sogenannte »Tuberkulin« als Wundermittel gegen die Tuberkulose zu lancieren, mit beinahe allen Mitteln den kommerziellen Erfolg suchte.[45] Auch Louis Pasteur hat sich schon mit seinen frühen Arbeiten über die Krankheit der Seidenraupen und über die Gärung von Hefe unmittelbar Problemen der Konsumgüterindustrie angenommen.

Der *sechste* Aspekt der Modernität der Kochschen »Postulate« schließlich liegt in ihrem Fokus auf dem »Lebendigen«. Die Rationalität des bakteriologischen Arguments beruhte bei Pasteur anfänglich auf einem eher klassischen Verständnis von Ursachen und Wirkungen, wie er es als Chemiker in seinem Fach gelernt hatte: Seine ersten Vorstöße auf das Gebiet der künftigen Bakteriologie folgten nicht zufällig der Logik der anorganischen Chemie.[46] In diesem Sinne war Robert Koch als der jüngere der beiden vielleicht von Anfang an »moderner«: Er rückte dezidiert den Erreger als biologische spezifische Art und somit insbesondere dessen *Lebendigkeit* – Koch spricht von »Vermehrung« und »Wachstum«[47] – in den Blick: *lebendige* Organismen und nicht mehr unbelebte Stoffe oder Miasmen. Um verständlich zu machen, wie fundamental modern dieser Fokus auf dem Lebendigen ist, sei daran erinnert, daß Michel Foucault einmal in luzider Weise davon gesprochen hat, daß die »›biolo-

44 Vgl. Paul Ehrlich, Sahachiro Hata, mit Beiträgen von H. J. Nichols, J. Iversen, Bitter und Dreyer: *Die experimentelle Chemotherapie der Spirillosen (Syphilis, Rückfallfieber, Hühnerspirillose, Frambösie)*, Berlin 1910; vgl. Timothy Lenoir: »Eine Zauberkugel. Profitorientierte Forschung und Erkenntnisfortschritt in Deutschland um 1900«, in: ders., *Politik im Tempel der Wissenschaft: Forschung und Machtausübung im deutschen Kaiserreich*, Frankfurt am Main, New York 1992, S. 107-145.

45 Christoph Gradmann: »Ein Fehlschlag und seine Folgen: Robert Kochs Tuberkulin und die Gründung des Instituts für Infektionskrankheiten in Berlin 1891«, in: ders. und Thomas Schlich (Hg.), *Strategien der Kausalität: Konzepte der Krankheitsverursachung im 19. und 20. Jahrhundert*, Pfaffenweiler 1999, S. 36 ff.

46 Siehe dazu ausführlich Gerald L. Geison: *The Private Science of Louis Pasteur*, Princeton 1995, S. 53-109.

47 Vgl. exemplarisch Robert Koch: »Die Ätiologie der Tuberkulose« (1882), in: *Gesammelte Werke*, Bd. 1 (Anm. 26), S. 433.

gische Modernitätsschwelle‹ einer Gesellschaft dort liegt, wo es in ihren politischen Strategien um die Existenz der Gattung selber geht«.[48] Wenn man sich vergegenwärtigt, daß um 1870 rund die Hälfte bis zwei Drittel aller Todesfälle verschiedenen Infektionskrankheiten zur Last gelegt werden konnten,[49] läßt sich erahnen, daß die Bakteriologen vor ihren Petrischalen tatsächlich und nicht ohne Grund die Überzeugung haben konnten, in ihrer Arbeit gehe es um die »Existenz der Gattung selber«. Pathetisch nannten sie die Infektionskrankheiten die größten »Feinde« der Menschheit.[50] Mit dem pathogenen Mikroorganismus ließ sich erstmals jene fremde Lebenssubstanz identifizieren, von der man, wie gesagt, mit gutem Grund annehmen konnte, daß sie das menschliche Leben als solches fundamental bedroht. Daß der säkulare Rückgang der Infektionssterblichkeit allerdings nicht, wie Thomas McKeown in einer klassischen Studie gezeigt hat, auf das Konto der Medizin, geschweige denn der Bakteriologie ging, sondern den verbesserten Hygienebedingungen geschuldet war, ändert daran nichts.[51] Denn die biopolitische Wirksamkeit der Bakteriologie zeigte sich wohl weniger in den anfänglich eher mageren medizinischen Effekten des neuen Wissens als in seiner politisch-imaginären Dimension. Wer den Kampf gegen die »unsichtbaren Feinde« erfolgreich zu führen

48 Michel Foucault: *Der Wille zum Wissen. Sexualität und Wahrheit 1*, Frankfurt am Main 1977, S. 170 f.

49 Die Feststellung der Todesursache war allerdings in vielen Fällen von großen Unsicherheiten geprägt, weil dabei mehrheitlich phänomenologische Kategorien (»Krankheiten des Magen-Darmtraktes«, »Nervenkrankheit«) und nicht ätiologische im heutigen Verständnis verwendet wurden; siehe zu den verfügbaren Zahlen für Deutschland Jörg Vögele: *Sozialgeschichte städtischer Gesundheitsverhältnisse während der Urbanisierung*, Berlin 2001 (Schriften zur Wirtschafts- und Sozialgeschichte, Bd. 69), insb. S. 109-113; vgl. als Überblick auch Robert William Fogel: *The escape from hunger and premature death, 1700-2100. Europe, America, and the Third World*, Cambridge 2004.

50 Vgl. etwa folgende Bemerkung von Robert Koch: »Sie wissen alle, daß es keine Krankheit gibt, welche der Menschheit so tiefe Wunden schlägt wie diese. Um so größer würde aber auch die Freude und Genugtuung sein, wenn es gelange, die Menschheit von diesem an ihrem innersten Marke zehrenden Feinde zu befreien« (Robert Koch, »Die Bekämpfung der Tuberkulose unter Berücksichtigung der Erfahrungen, welche bei der erfolgreichen Bekämpfung anderer Infektionskrankheiten gemacht sind« [1901, in: *Gesammelte Werke*, Bd. 1 [Anm. 26], S. 566).

51 Thomas McKeown: *Die Bedeutung der Medizin. Traum, Trugbild oder Nemesis?*, Frankfurt am Main 1982 (Originalausgabe 1979).

vermochte, konnte damit nicht nur Krankheit und Leid verringern oder verhindern – z. B. schlicht durch die Einführung von Sandfiltern in städtischen Wasserwerken –, sondern auch neue Parameter des Politischen installieren: Die Hauptaufgabe der Politik in der Moderne, die Sicherung und Steigerung des Lebens,[52] sollte von nun an wesentlich eine bakteriologisch informierte – und zugleich eine, wie *Paul Weindling* zeigt, von einer ideologisch pervertierten Bakteriologie bedrohte – Aufgabe sein. Auch auf diesen Punkt werden wir zurückkommen.

Vom Labor ins »Feld«

Faßt man die oben skizzierten sechs Aspekte der Modernität der Kochschen »Postulate« zusammen, so läßt sich sagen, daß es nicht einfach die »Entdeckung« der Mikroorganismen oder die Erneuerung der Kontagionshypothese waren, die zum Erfolg der Bakteriologie geführt haben, sondern ihre neuen, auf einen lebendigen Organismus fokussierten Forschungsmethoden.[53] Diese haben das epistemische Objekt der Bakteriologie erst hervorgebracht: Der pathogene Mikroorganismus wurde nicht einfach in der Natur »draußen« entdeckt, sondern als Erkenntnisobjekt im Labor »konstruiert«.[54] Allein, die »Postulate« Kochs wurden nie als unumstößliche dogmatische Vorschriften gehandhabt, wie dies zuweilen ihre Darstellung in Lehrbüchern und Lexika suggeriert. Koch selber nahm sich ihnen gegenüber gewisse Freiheiten heraus. Zum Beispiel war einer seiner größten wissenschaftlichen Triumphe nur möglich, weil er die eigenen »Postulate« flagrant verletzte: Während seiner Cholera-Expedition 1883/84, als er im Auftrag des Kaisers mit einem kleinen Team und einem großen Reiselabor (inklusive Versuchstieren) über Ägypten durch den Suez-Kanal nach Indien reiste, gelang es Koch weder, den *vibrio cholerae* in Reinkultur zu züchten, noch

52 Foucault, *Wille zum Wissen* (Anm. 48), S. 162 f.

53 So argumentiert auch Robert Koch in seiner »Antrittsrede in der Akademie der Wissenschaften am 1. Juli 1909«, in: *Gesammelte Werke,* Bd. 1 (Anm. 26), S. 3.

54 Vgl. zur Problematik der »Konstruktion« solcher Objekte auch Bruno Latour: *Pandora's Hope. Essays on the Reality of Science Studies*, Cambridge, Mass. 1999, Einleitung; sowie Ian Hacking: *Was heißt »soziale Konstruktion«? Zur Konjunktur einer Kampfvokabel in den Wissenschaften*, Frankfurt am Main 1999.

Tiere damit zu infizieren.[55] *Faut de mieux* hat er daher die Beobachtung von Krankheitsverläufen von Menschen, die mit infiziertem Trinkwasser in Berührung gekommen waren, als unwillkürlichen, d. h. nicht im Labor kontrollierten, aber dennoch legitimen wissenschaftlichen Beweis verwendet.[56] Vielleicht ist dies überhaupt bezeichnend für jene Phase naturwissenschaftlicher Modernität: daß sie *de facto* zwischen dem Labor und der Außenwelt schwankte; daß sie, mit anderen Worten, mit ihren Labormethoden auszog, um in der »Wirklichkeit« außerhalb der Labormauern dem nachzujagen, was das Labor ausblendete.[57]

Auch die Bakteriologen haben das Labor und die Stadt bald verlassen – z. B. um die altehrwürdige Tradition der medizinisch-hygienischen Ortsbeschreibungen[58] dem neuen Paradigma zu unterwerfen. Das zeigt sich eindrücklich an einer hübschen Statistik über das Vorkommen von »Keimen« (*germes*) an verschiedenen Orten, die zwei Ärzte in ihrem *Nouveau cours d'hygiène* von 1910 veröffentlicht haben. Die Reihe beginnt in den Berner Alpen und führt nach Paris; die Zahlen bedeuten die Anzahl Bakterien pro 10 Kubikmeter Luft:

Altitude 2000 mètres à 4000 mètres: 0
Sur le lac de Thun (560 mètres): 8
Au voisinage de l'hôtel de Bellevue à Thun: 25
Dans une chambre du même hôtel: 600
Parc de Montsouris [Paris]: 7600
Rue de Rivoli à Paris: 55 000.[59]

55 Vgl. zur Cholera-Expedition Gradmann, *Krankheit im Labor* (Anm. 28), S. 268-297; Christoph Gradmann, »Das reisende Labor: Robert Koch erforscht die Cholera 1883/84«, in: *Medizinhistorisches Journal* 38, 2003, S. 1-26.

56 Vgl. dazu: Robert Koch, »Berichte über die Tätigkeit der zur Erforschung der Cholera im Jahre 1883 nach Ägypten und Indien entsandten Kommission« (1887), in *Gesammelte Werke,* Bd. 2 (Anm. 26), S. 19.

57 Philipp Felsch hat am Beispiel der Physiologie gezeigt, daß Physiologen gegen Ende des 19. Jahrhunderts zwar nicht wie Robert Koch nach Indien zogen, aber immerhin in die »Laborlandschaft« der Alpen hinauf, um in dieser – gemessen an der normalen städtischen Lebenswelt – zugleich »künstlichen« wie ausgesprochen »realen« Umgebung den menschlichen Körper unter Extrembedingungen zu vermessen. Vgl. Philipp Felsch. *Laborlandschaften. Physiologische Alpenreisen um 1900*, Dissertation Universität Zürich 2006, erscheint 2007.

58 Vgl. klassisch dazu August Hirsch: *Handbuch der historisch geographischen Pathologie*, 2 Bde., Erlangen 1860-1864 (2. Auflage: 3 Bde., 1881).

59 F. Aubert, A. Lapresté: *Nouveau cours d'hygiène*, Paris 1910, S. 48.

Das hatte man zwar schon lange geahnt, aber die Bakteriologen konnten es nun genau sagen: Während die Schweizer Bergwelt rein und das Leben in diesen luftigen Höhen gesund ist – selbst in Schweizer Kleinstädten gibt es kaum Keime –, ist auch ein so großer Park wie der von Napoléon III. initiierte, im englischen Stil angelegte Landschaftsgarten Montsouris im Osten von Paris von üblen Lüften verseucht, ganz zu schweigen von der Rue de Rivoli, welche vom Louvre in die *Quartiers populaires* bei der Bastille führt. Dort im Osten »weht ein überaus ungesunder Wind von den Hügeln von La Vilette und von Belleville her, volksreichen Quartieren mit – unter anderem – Friedhöfen, Schlachthöfen usw. Diese Winde sind im übrigen immer trocken; sie erleichtern wie keine sonst die Verbreitung von Mikroben und in der Folge die Entwicklung von Infektionskrankheiten (Bronchitis, Lungenentzündung, Grippe usw.)«, zuweilen gar von »Typhus, Diphterie, Tuberkulose usw.«.[60] Im Feld – das auch die Stadt sein konnte – mußte sich der neue bakteriologische Diskurs bewähren. Auch wenn daher die Vorstellung von infektiösen Winden aus heutiger Sicht mehr als zweifelhaft anmuten mag, beweist sie doch, wie glänzend der Sieg der Bakteriologen war: Alle Gesundheitsgefahren, die seit der Antike von ungesunden Orten mit ihren feuchten Lüften und Böden ausgingen, aber auch alle Degenerationszeichen der Großstadt konnten nun auf eine einzige Meßgröße, auf eine einzige Zahl reduziert werden: die Mikrobe.

Doch das ist nur ein erster Hinweis. Denn die Bakteriologie erweist sich bei genauerer Betrachtung keineswegs als eine reine Laborwissenschaft. Das beginnt damit, daß, wie *J. Andrew Mendelsohn* in seinem Beitrag über die Schule Louis Pasteurs zeigt, ihre wissenschaftlichen Praktiken durch das lokale Setting strukturiert wurden – von der Architektur in Haussmanns Paris bis zur ländlichen Umgebung; auch der berühmte Impfversuch Pasteurs an 24 Schafen mit abgeschwächten Milzbrand-Bakterien von 1881 fand nicht im Labor statt, sondern in der ländlichen Idylle von Pouilly-le-Fort in der Nähe von Melun.

Ähnliches gilt für Koch. Die von ihm 1902 initiierte Typhus-Bekämpfungs-Kampagne und die Umsetzung derselben im Feld war die erste und größte bakteriologische Untersuchung einer Bevölke-

60 Aubert/Lapresté, *Nouveau cours d'hygiène* (Anm. 59), S. 49.

rungsgruppe in der Geschichte der frühen Bakteriologie.[61] Dieses Feld-Experiment im ländlichen Südwesten Deutschlands war Ausdruck und zugleich Kulminationspunkt einer umfassenderen Transformation der Bakteriologie: Ab Mitte der 1880er Jahre wandelte sich diese von einer Laborwissenschaft zu einer »epidemiologischen Feldwissenschaft«,[62] in der sich Bakteriologie, Politik und Militär verschränkten. Denn der Raum, den Koch zum Untersuchungsgebiet der Typhus-Bekämpfung erklärte, wurde nicht nur aufgrund von medizinischen oder epidemiologischen, sondern insbesondere aufgrund militärisch-politischer Interessen gewählt.[63] So schreibt Koch, wie es expliziter kaum möglich ist: »Wir haben unsere Arbeiten [...] in Trier und dessen Umgegend begonnen. Ich bin absichtlich nach Trier gegangen, einmal weil dort, wie mir bereits bekannt war, viel Typhus vorhanden ist, und namentlich, weil Trier in dem Aufmarschgebiet liegt, also von ganz besonderer Bedeutung ist.«[64]

Der von offizieller Seite bescheinigte Erfolg der Typhuskampagne bestärkte allerdings nicht nur den hegemonialen Status von Kochs Bakteriologie. Der erste Großversuch im Feld diente auch als Richtschnur für die Bekämpfung der Seuchen im Ersten Weltkrieg, wo dann die Organisation einer offensiven und militärisch orchestrierten Bekämpfung von Infektionserregern ihren Höhepunkt erreichte. Bereits von August 1914 an lancierten die Bakteriologen im Rahmen der mit beispiellosem Aufwand betriebenen »sanitären Kriegsrüstung«[65] eine bis ins Detail geplante, als »zielgerichtet«, »systematisch« und »rationell« deklarierte Seuchenbekämpfung – einen eigentlichen »Krieg« gegen die Bazillen.[66] Die Gefährdung

61 Zur Entstehungsgeschichte und Organisation der Typhuskampagne vgl. J. Andrew Mendelsohn: *Cultures of Bacteriology. Formation and Transformation of a Science in France and Germany, 1870-1914*, Dissertation, Princeton 1996, S. 556-679; Jörg Vögele: »Typhus und Typhusbekämpfung in Deutschland aus sozialhistorischer Sicht«, in: *Medizinhistorisches Journal* 33, 1998, Nr. 1, S. 57-79; Alfons Labisch, Florian Tennstedt: *Der Weg zum »Gesetz über die Vereinheitlichung des Gesundheitswesens« vom 3. Juli 1934: Entwicklungslinien und -momente des staatlichen und kommunalen Gesundheitswesens in Deutschland*, Düsseldorf 1985, Bd. I, S. 54.

62 Briese, *Angst in den Zeiten der Cholera* (Anm. 24), Bd. 1, S. 309.

63 Ebd., S. 306.

64 Robert Koch: »Die Bekämpfung des Typhus« (1902), in: *Gesammelte Werke*, Bd. 2 (Anm. 26), S. 301

65 *Die sanitäre Kriegsrüstung. Vierzehn Vorträge*, Berlin 1914/15.

66 Im Falle des Fleckfiebers – des *Typhus exanthematicus* – war es ein »Krieg« gegen

durch sogenannte Kriegsseuchen wie Ruhr oder Typhus beurteilte man aufgrund der strengen bakteriologischen Überwachung der Truppen wie auch des Heimatgebietes gerade im Vergleich zu früheren Kriegen durchaus optimistisch.[67] Für viele Kriegshygieniker und Bakteriologen stellte der Krieg deshalb auch nicht primär eine beunruhigende seuchenhygienische Grundkonstellation dar, sondern galt vielmehr als eine einmalige Gelegenheit, um verschiedene epidemiologische und immunologische Vorgänge *in vivo*, an »riesigem Material« zu studieren.[68] Wie Wolfgang U. Eckardt dargelegt hat, mutierte der Erste Weltkrieg in der Wahrnehmung der Bakteriologen damit gleichsam zum bakteriologisch-hygienischen Großlaboratorium und Experimentierfeld.[69]

Was entscheidet schließlich über den Erfolg einer wissenschaftlichen Entdeckung, ob im Labor in Berlin, in Indien oder im »Aufmarschgebiet« an der belgisch-französischen Grenze? Es ist jedenfalls kaum die Stringenz der wissenschaftlichen Methodik. Für die Glaubwürdigkeit beispielsweise der sensationellen, telegraphisch an die medizinische Weltpresse und vor allem nach Berlin übermittelten Nachricht von 1884, Koch habe den Erreger des »indischen Todesengels«[70] identifiziert, waren nicht die Einhaltung der methodischen Regeln der Bakteriologie entscheidend, sondern wohl schlicht Kochs damals schon überragendes Ansehen als Bakteriologe in der Wissenschaft wie auch in der Öffentlichkeit – eine Autorität, die durch die Autorität Kaiser Wilhelms, in der sie sich spiegelte, zusätzlich bestärkt wurde. Wer nicht zu den Untertanen

die Läuse. Vgl. Paul Weindling: *Epidemics and Genocide in Eastern Europe, 1880-1945*, Oxford 2000, insb. S. 73 ff.

67 Vgl. beispielsweise Otto Lentz: *Die Seuchenbekämpfung und ihre technischen Hilfsmittel*, Berlin 1918, S. 3 f.

68 Vgl. Alexander Forbat: *Die Immunitätslehre*, Berlin 1916, S. 3; August von Wassermann: »Krieg und Bakteriologie«, in: *Deutsche Krankenpflege-Zeitung* 11, 1915 5. Juni 1915.

69 Wolfgang U. Eckardt: »›Der größte Versuch, den die Einbildungkraft ersinnen kann‹ – Der Krieg als hygienisch-bakteriologisches Laboratorium und Experimentierfeld«, in: ders., Christoph Gradmann (Hg.), *Die Medizin und der Erste Weltkrieg*, Pfaffenweiler 1996, S. 299-320.

70 So eine häufige und überaus signifikante populäre Bezeichnung der Cholera im 19. Jahrhundert, vgl. Barbara Dettke: *Die asiatische Hydra. Die Cholera von 1830/31 in Berlin und den preußischen Provinzen Posen, Preußen und Schlesien*, Berlin 1995, S. 271.

des Kaisers gehörte, den hat Kochs Erreger-Nachweis von Kalkutta allerdings weit weniger beeindruckt. *Mariko Ogawa* erzählt die Geschichte der Cholera-Epidemie der frühen 1880er Jahre und der wissenschaftlichen Versuche, sie zu erklären, aus englischer Perspektive. Sie zeigt, daß man – andere epidemiologische Konzepte und andere geopolitische Prioritäten vorausgesetzt – auch die wissenschaftlichen Dinge im engeren Sinn ziemlich anders sehen konnte. In England herrschte selbst nach Kochs Erfolgsmeldungen aus Kalkutta immer noch die Überzeugung vor, daß die Cholera eine miasmatische Krankheit sei und vor allem nicht durch den für England so überaus wichtigen Suez-Kanal eingeschleppt worden sei. Man könnte an diesem Punkt ausführlich zeigen, daß die Geschichte der Bakteriologie grundsätzlich vielschichtiger ist, als ihre eigene Lehrbuchmeinung es wahrhaben will: Der deutsche Miasma-Theoretiker Max von Pettenkofer hat der Erreger-Theorie der Cholera bis zu seinem Selbstmord 1901 wie erwähnt standhaft widersprochen – allerdings mit nur vordergründig schlechten Argumenten. Daher mußten die Nachfolger von Koch und Pettenkofer, wie *Mendelsohn* in seinem Aufsatz »Von der ›Ausrottung‹ zum Gleichgewicht« argumentiert, in den 1920er Jahren zur Kenntnis nehmen, daß die Welt der Bakterien »komplex« ist und die Wahrheit wohl irgendwo in der nur schwer definierbaren Mitte zwischen der reinen Erreger-Theorie und einer erneuerten »miasmatischen« Konzeption von epidemiologisch konzipierten Krankheitsursachen liegt.

Bakteriologie und Öffentlichkeit

Der Erfolg der Bakteriologie war, wie bereits angedeutet, nicht nur ein wissenschaftlicher, sondern manifestierte sich auch und ganz besonders in der Öffentlichkeit der populärwissenschaftlichen Medien. Die Popularisierung von Wissenschaft und Technik ist ihrerseits spezifisch modern[71] und hatte im 19. Jahrhundert ihr *Age d'or*:[72]

71 Siehe dazu insbesondere Daniel Raichvarg, Jean Jacques: *Savants et Ignorants. Une histoire de la vulgarisation des sciences*, Paris 1991; Jan Golinski: *Science as Public Culture. Chemistry and Enlightenment in Britain, 1760-1820*, Cambridge, Mass., 1999 (1. Auflage 1992).

72 Raichvarg/Jacques, *Savants et Ignorants* (Anm. 71), S. 14; vgl. Bruno Béguet (Hg.): *La Science pour tous. Sur la vulgarisation scientifique en France de 1850 à 1914*, Paris

Nie zuvor haben so viele Autoren (meist Männer) für so viele Leserinnen und Leser über nichtreligiöse und nichtfiktionale Themen geschrieben, und nie mehr später war das relative Gewicht populärer Wissenschaft in den Medien größer und die Begeisterung des Publikums enthusiastischer als in der zweiten Hälfte des 19. Jahrhunderts. Dieser Aufstieg der Populärwissenschaft kann dabei als Indikator für die Spezialisierung der wissenschaftlichen Disziplinen und die Ausgrenzung des »Publikums« aus dem wissenschaftlichen Erkenntnisprozeß betrachtet werden. Denn im Vergleich zum 18. und frühen 19. Jahrhundert, als das Publikum in epistemologischer Hinsicht noch eine zentrale Rolle bei der »Bezeugung« wissenschaftlicher Erkenntnisproduktion spielte und eine klare Trennung von Wissenschaftlern und gelehrten Zirkeln fehlte,[73] entstand um die Mitte des 19. Jahrhunderts die Figur des »gebildeten Laien«, dem der Wissenschaftler mit seiner zunehmend esoterischen Sprache gegenüberstand. Diese gebildeten Laien waren vollständig von der Herstellung wissenschaftlicher Erkenntnis und den Wissenschaftlern getrennt und wurden damit zum bloß noch stummen und staunenden Publikum.[74]

Diese zunehmend passive Rolle des Publikums impliziert jedoch nicht, daß die Popularisierung des Wissens selbst die Struktur eines hierarchischen, einseitigen und linearen Wissenstransfers aufwies, d. h. gleichsam einer *One-way-* und *Top-down*-Belehrung entsprach, bei der bestimmte wissenschaftliche Erkenntnisse eines ab-

1990 (Ausstellungskatalog Conservatoire des Arts et Métiers); Andreas Daum: *Wissenschaftspopularisierung im 19. Jahrhundert. Bürgerliche Kultur, naturwissenschaftliche Bildung und die deutsche Öffentlichkeit, 1848-1914*, München 1998; Angela Schwarz: *Der Schlüssel zur modernen Welt. Wissenschaftspopularisierung in Großbritannien und Deutschland im Übergang zur Moderne (ca. 1870-1914)*, Stuttgart 1999 (= Vierteljahresschrift für Sozial- und Wirtschaftsgeschichte. Beihefte, Nr. 153). Den sehr umfangreichen englischen und amerikanischen Forschungsstand referiert Carsten Kretschmann: »Einleitung«, in: ders. (Hg.), *Wissenspopularisierung. Konzepte der Wissensverbreitung im Wandel*, Berlin 2003, S. 10 f.

73 Vgl. Florike Egmond, Peter Mason: »Skeletons on Show: Learned Entertainment and Popular Knowledge«, in: *History Workshop Journal* 41, 1996, S. 93-115.

74 Bruno Latour: »Pasteur und Pouchet: Die Heterogenese der Wissenschaftsgeschichte«, in: Michel Serres (Hg.), *Elemente einer Geschichte der Wissenschaften*, Frankfurt am Main 1994 (Paris 1989), S. 749-790; vgl. Steven Shapin: »Science and the Public«, in: Robert Olby, G. N. Cantor u. a. (Hg.), *Companion to the History of Modern Science*, London 1996, S. 999-1007.

geschlossenen Expertenkreises dem gebildeten Laienpublikum zur Verfügung gestellt wurden.[75] Neuere Studien zur Popularisierung von Wissenschaft und Technik im 19. Jahrhundert weisen vielmehr darauf hin, daß Popularisierungsprozesse äußerst komplexe und dynamische Vorgänge sind, bei denen das Publikum, die wissenschaftlichen Experten sowie die Gruppe der Vermittler des Wissens in einem Prozeß wechselseitiger Beeinflussung und Rückwirkung stehen.[76] Populärwissenschaft hat damit die Funktion eines Interdiskurses, d. h. einer diskursiven Struktur, die als eine von verschiedenen Diskursen gespeiste und diese ihrerseits speisende Ressource für Evidenz und Sinn fungiert. Wie der Beitrag von *Christoph Gradmann* zeigt, kann man deshalb auch im Hinblick auf die popularisierte Bakteriologie von einem historischen Phänomen sprechen, das aus der Interaktion wissenschaftlicher und politisch-gesellschaftlicher Diskurse entsteht und damit nicht eine bloße Illustration bakteriologischer Erkenntnisse für das breite Publikum darstellt.

Der Aufstieg der Bakteriologie zum Leitstern der naturwissenschaftlich orientierten Medizin noch vor der Wende zum 20. Jahrhundert ist ohne einen Blick auf ihren beispiellosen öffentlichen Erfolg denn auch kaum adäquat zu erfassen. Bakteriologen, insbesondere Pasteur und Koch, waren keine stillen, einsamen Forscher, abgeschieden von der Welt. Sie waren in der öffentlichen Wahrnehmung gefeierte Helden, welche die Mikroorganismen erfolgreich bekämpften und die verheerenden, bisher gesichtslosen und heimtückischen Infektionskrankheiten zu bändigen versprachen. In den schnell wachsenden Märkten für Populärwissenschaft fanden die Erkenntnisse über die Bakterien und ihre Rolle in

75 Vgl. Kretschmann, »Einleitung« (Anm. 72), S. 9.

76 Vgl. Terry Shinn, Richard Whitley (Hg.): *Expository science: Forms and functions of Popularisation*, Dordrecht 1985; Michel Callon (Hg.): *La science et ses réseaux. Genèse et circulation des faits scientifiques*, Paris 1989; Constantin Goschler (Hg.): *Wissenschaft und Öffentlichkeit in Berlin, 1870-1930*, Stuttgart 2000; Angela Schwarz: »Wissenschaftspopularisierung und Wissenskultur im 19. Jahrhundert«, in: Kretschmann (Hg.) *Wissenspopularisierung* (Anm. 72), S. 221-234; Schwarz, *Schlüssel zur modernen Welt* (Anm. 72); Daum, *Wissenschaftspopularisierung* (Anm. 72); zu den Studien von Schwarz und Daum vgl. Mitchell Ash: »Wissenschaftspopularisierung und Bürgerliche Kultur im 19. Jahrhundert. Essay-Rezension«, in: *Geschichte und Gesellschaft* 28, 2002, S. 322-331. Im Hinblick auf die Verbreitung bakteriologisch orientierten hygienischen Wissens vgl. Nancy Tomes: *The Gospel of Germs. Men, Women, and the Microbe in American Life*, Cambridge, Mass., 1998.

Krankheitsprozessen bereits kurz nach der Etablierung der Bakteriologie als Disziplin in den 1880er Jahren große Aufmerksamkeit und wurden rege erörtert.[77] Fast täglich brachten Zeitungen Neuigkeiten aus dem Reich der »kleinsten Wesen«.[78] Fragen nach ihren Merkmalen wie Größe und Gestalt oder nach ihrem Verhältnis zum Menschen wurden aber nicht nur in Zeitungsartikeln oder populärwissenschaftlichen Periodika behandelt. Medien einer breitenwirksamen Vermittlung des bakteriologischen Wissens waren oft auch spezifische Ratgeberbücher, Merkblätter oder die von verschiedensten Unternehmen in Umlauf gebrachten Reklamebroschüren und Werbetexte.[79] Auch in Ausstellungen und Vorträgen wurden dem Publikum die Bakterien und ihre Lebensgewohnheiten vorgeführt und Fragen der öffentlichen und privaten Gesundheitspflege nähergebracht.[80]

Das Erfolgsrezept der popularisierten Bakteriologie basierte auf einer gelungenen Mischung verschiedener Elemente; neben der reinen Belehrung des Publikums, das im Rahmen der Verwissenschaftlichung alltäglicher Lebens- und Vorstellungswelten im 19. Jahrhundert neue und fortschrittlich anmutende naturwissenschaftliche Erkenntnisse bereitwillig aufsog, versprachen die Artikel und Merkblätter über Bakterien und Infektionskrankheiten ein vermeintlich unabdingbares und vor allem nützliches Wissen.[81] Das Motiv der

77 Siehe z. B. die Sammlung populärwissenschaftlicher Vorträge des Pasteur-Schülers und -Nachfolgers als Institutsleiter, Emile Duclaux: *Le microbe et la maladie*, Paris 1886.

78 Siehe etwa Heinrich Jaeger: *Die Bakteriologie des täglichen Lebens*, Hamburg, Leipzig 1909, S. 2.

79 Auf die Bedeutung von Reklame für die Popularisierung der bakteriologisch orientierten Hygiene hat für die USA Nancy Tomes hingewiesen (Tomes, *The Gospel of Germs* [Anm. 76], S. 68 ff.).

80 Besonders publikumswirksame Ausstellungen waren die beiden Hygiene- und Seuchenausstellungen von 1903 und 1911 in Dresden. Vgl. dazu Christine Brecht: »Das Publikum belehren – Wissenschaft zelebrieren. Bakterien in der Ausstellung ›Volkskrankheiten und ihre Bekämpfung‹ von 1903«, in: Christoph Gradmann, Thomas Schlich (Hg.), *Strategien der Kausalität*, Pfaffenweiler 1998, S. 53-76; Johanna Schrön: »Ein ›großes, lebendiges Lehrbuch der Hygiene‹ – Die Internationale Hygiene-Ausstellung in Dresden 1911«, in: Kretschmann (Hg.) *Wissenspopularisierung* (Anm. 72), S. 309-322.

81 Nancy Tomes: »The private side of public health: Sanitary science, domestic hygiene, and the germ theory, 1870-1900«, in: *Bulletin of the History of Medicine* 64, 1990, Nr. 4, S. 509-539.

Unabdingbarkeit und Nützlichkeit bakteriologischen Know-hows taucht in fast allen populärwissenschaftlichen Schriften auf. So betonten viele dieser Texte bereits zu Beginn ihrer Ausführungen, daß der Einfluß der »Kleinwesen« auf das »moderne Kulturleben« der Menschen geradezu allumfassend sei und daß man deshalb gar nicht umhinkomme, sich mit ihnen zu beschäftigen. Im Hinblick auf die Vermeidung von Krankheit und Tod schien es geradezu zwingend, sich in der Bakterienwelt auszukennen. Das bakteriologische Wissen wurde damit nicht nur zum Kanon des modernen Kulturmenschen stilisiert; die von den Bakteriologen versprochene, in vermeintlich faßbare Nähe gerückte Befreiung der Menschheit von deren tödlichen »Geißeln« und die konkreten, von jedermann ausführbaren Maßnahmen der individuellen und kollektiven Prävention schürten zugleich auch überzeichnete Heils- und Heilungserwartungen, mithin gar Erlösungsphantasien. Diese Phantasien fanden, wie es *Christoph Gradmann* besonders eindrücklich demonstriert, in der Metaphorik und Ikonographie der Bakteriologen als glorreiche Krieger oder Kreuzritter gegen die feindlichen Bakterienheere und gleichsam mythische Helden ihren paradigmatischen Ausdruck.[82]

Der Erfolg der popularisierten Bakteriologie basierte aber nicht zuletzt auch auf dem Unterhaltungswert der seltsamen und aufregenden Mitteilungen aus dem Reich der Bakterien. Bakteriengeschichten und Seuchennarrative – von Nancy Tomes als »Seuchenunterhaltung« bezeichnet[83] – ließen die Auflagen der Zeitungshäuser regelmäßig in die Höhe schnellen. Da die Bakterien und ihre im Verborgenen stattfindende, unheimliche Tätigkeit jederzeit Tod und Verderben über die Menschen bringen konnten, waren sie auch besonders gut geeignet, beim Publikum Interesse und Emotionen auszulösen. Mit der nicht selten bedrohlichen Inszenierung von Bakterien und Seuchen als »unsichtbare« und »unheimliche Feinde«

82 Vgl. auch Christoph Gradmann: »›Auf Collegen, zum fröhlichen Krieg‹. Popularisierte Bakteriologie im Wilhelminischen Zeitalter«, in: *Medizin, Gesellschaft und Geschichte* 13, 1994, S. 35-54. Zum Koch-Kult siehe Briese, *Cholera* (Anm. 24), S. 377-383; zum Kult um Pasteur vgl. auch Bruno Latour in diesem Band, S. 111-175.

83 Vgl. Nancy Tomes: »Epidemic Entertainments: Disease and Popular Culture in Early-Twentieth-Century America«, in: *American Literary History* 14, 2002, Nr. 4, S. 625-652.

und als »Zerstörer des Menschengeschlechts« spielten die populärwissenschaftlichen Artikel dabei sehr gekonnt auf der Klaviatur der Angst und förderten beim Publikum ein zugleich wohliges und Furcht einflößendes Grauen. Diese Unterfütterung der populärwissenschaftlichen Texte mit Hinweisen auf die Gefährlichkeit der Bakterien, die Inszenierung der Stärke der Bakteriologen und der Unabdingbarkeit und Nützlichkeit ihres Wissens und Könnens dienten nicht zuletzt der Legitimationsbeschaffung für die Wissenschaftler selbst, bestärkten sie doch die Relevanz und Autorität der Bakteriologen und beförderten damit das Prestige der Bakteriologie als moderne und fortschrittliche Wissenschaft. *Gerald L. Geison* demonstriert am Beispiel von Louis Pasteur sehr überzeugend, wie dieses öffentliche Prestige Pasteur wiederum dazu diente, die Macht und den Einfluß seiner Forschungsunternehmung auszubauen, und es insbesondere ermöglichte, daß Pasteur vom französischen Staat enorme Summen zur Finanzierung seiner Arbeiten erhielt.[84]

Grenzen ziehen: Bakteriologie, Nation und Imperium

Die Medizin stellte, wie verschiedene neuere Studien gezeigt haben, für die modernen Projekte des Imperialismus und Kolonialismus sowohl ein entscheidendes »tool of empire« als auch ein »tool of modernity« dar.[85] Ohne »den Aufbau einer medizinalen Infrastruktur, der Errichtung tropischer Forschungs- oder Ausbildungsinsti-

84 In ähnlicher Weise auch Christoph Gradmann: »Money and Microbes: Robert Koch, Tuberculin and the Foundation of the Institute for Infectious Diseases in Berlin in 1891«, in: *History and Philosophy of the Life Sciences* 22, 2000, S. 59-79.

85 Die Forschungsliteratur hat in diesem Bereich nicht zuletzt auf dem Hintergrund der *Postcolonial Studies* in den letzten Jahren massiv zugenommen; herausgegriffen aus der englischsprachigen Forschung seien unter vielen Roy MacLeod, Milton Lewis (Hg.): *Disease, Medicine and Empire. Perspectives on Western Medicine and the Experience of European Expansion*, London 1988; David Arnold: *Colonizing the Body. State Medicine and Epidemic Disease in Nineteenth-Century India*, Berkeley, Los Angeles 1993; Mark Harrison: *Public Health in British India. Anglo-Indian Preventive Medicine 1859-1914*, Cambridge 1994; David Arnold (Hg.): *Warm Climates and Western Medicine. The Emergence of Tropical Medicine, 1500-1900*, Amsterdam 1996; David Arnold: *Science, technology and medicine in colonial India*, Cambridge 2000; Douglas M. Haynes: *Imperial Medicine: Patrick Manson and the Conquest of Tropical Disease*, Philadelphia 2001. Vgl. zu neueren Forschungsbeiträgen und zum Zusammenhang von Wissenschaft und Kolonialis-

tute und die Entsendung einer großen Anzahl medizinischen Personals« wäre, so Wolfgang Eckart, eine europäische Kolonisation gar nicht möglich gewesen.[86] Im Feld der Tropenmedizin wiederum war es die Bakteriologie und insbesondere Kochs bakteriologisch-parasitologisches Paradigma, das sich spätestens ab den 1890er Jahren durchsetzte und das tropenmedizinische Unterfangen prägte.[87] Die Bakteriologie hatte dabei eine doppelte Aufgabe zu erfüllen: Zum einen sollte sie die Gesundheit der Kolonisatoren, zum anderen die der Kolonisierten sicherstellen. Ging es in beiden Fällen um den wirtschaftlichen Nutzen, den das Mutterland daraus zu erzielen hoffte,[88] so unterschieden sich die Gesundheit und die Körper von Kolonisatoren und Kolonisierten scheinbar doch auch grundlegend: Zwar wurde, wie der Beitrag von *Warwick Anderson* anhand der US-amerikanischen philippinischen Kolonie zeigt, die um 1900 virulente Vorstellung einer rassisch differenten Immunität unter dem Einfluß von westlicher epidemiologischer und bakteriologischer Forschung brüchig, doch figurierte der Faktor der »Rasse« noch immer als zentrales Differenzkriterium. Philippinos und Philippinas galten nun nicht mehr als den lokalen Infektionskrankheiten gegenüber immun, sondern wurden von amerikanischen Medizinern als Krankheitsträger wahrgenommen und deshalb einer rigiden Kontrolle und Überwachung ausgesetzt.

mus (und nur teilweise mit Medizin befaßt): Roy MacLeod (Hg.): *Nature and Empire. Science and the Colonial Enterprise* (*Osiris* 15, 2000); Warwick Anderson (Hg.): *Postcolonial Technoscience* (*Social Studies of Science* 32, Nr. 5/6, 2002). Arnold (1993) warnt allerdings auch davor, die Medizin lediglich als »tool of empire« zu betrachten (S. 292), da man damit Gefahr laufe, eine eindimensionale statt interaktive Perspektive einzunehmen (2000, S. 9). Betont wird von Arnold der modernisierende Effekt, den die Kolonialmedizin letztlich zeitigen sollte (ebd., S. 212); Haynes spricht in diesem Zusammenhang von der britischen Tropenmedizin als einem »tool of modernity« (S. 176), das die Tropen als krank, verseucht und zurückgeblieben konzeptionierte, während im Gegenzug die britische Gesellschaft als fortgeschritten und gesund konzeptioniert wurde.

86 Wolfgang Eckart: *Medizin und Kolonialimperialismus, Deutschland 1884-1945*, Paderborn 1997, S. 13. Eckarts Studie zur deutschen Tropenmedizin stellt noch immer die ausführlichste Untersuchung in diesem Forschungsfeld dar.

87 Eckart, *Medizin und Kolonialimperialismus* (Anm. 86), S. 541, S. 73-90. Vgl. für eine generelle kurze Einführung in die Geschichte der Tropenmedizin Roy Porter: »Tropical Medicine«, in: ders., *The Greatest Benefit to Mankind. A Medical History of Humanity*, New York 1997, S. 462-480.

88 Eckart, *Medizin und Kolonialimperialismus* (Anm. 86), S. 57 f.

Die Bekämpfung von Infektionskrankheiten in den Kolonien läßt sich mit Stefan Besser »als eine Art vorgeschobener Immunabwehr imaginieren, die den Körper des Reiches in seiner kolonialen Peripherie vor einer, wenn auch unwahrscheinlichen, Infektion bewahrte«.[89] Diese Imagination beruht auf einer strukturellen Gemeinsamkeit von Bakteriologie und Kolonialismus: Ihnen als den zwei durchaus ungleichen Kindern der Moderne war der Traum vom »Herr werden« ebenso gemein, wie die »Rhetorik der Bemächtigung [...], die medizinische und geographische Erschließung des Landes in eins setzt; die ›Beherrschung‹ der Krankheit erweist sich als genuin kolonisatorisches Unterfangen«.[90] In dem Maße, wie wissenschaftlich-technische Weltbemächtigung eines der Grundcharakteristika der Moderne darstellt, erweisen sich das bakteriologische und koloniale Projekt nicht nur als Produkte der Moderne, sondern scheinen mit den sprichwörtlichen »Kolonien« und »Reinkulturen« im bakteriologischen Laboratorium in eins zu fallen. Dies implizierte allerdings nicht nur das koloniale Begehren, den »Volkskörper« in der Kolonie »rein« zu halten und vor der »Kolonie« der Bakterien zu schützen. Denn gleichzeitig wurde auch »zu Hause« die Reinheit eines »Volkskörpers« imaginiert, der ständig einer Bedrohung von »außen« ausgesetzt war und unter Kontrolle gehalten werden mußte. *Alexandra Minna Sterns* Beitrag macht das am Beispiel der anfänglich ohne Schwierigkeiten zu passierenden Grenze zwischen den USA und Mexiko deutlich. Durch die Einführung von Quarantäne, Desinfektion und medizinischer Untersuchung wurde diese Grenze zu einer hohen, bis heute zunehmend scharf bewachten Schwelle, welche Mexikanerinnen und Mexikaner als »kontaminiert« und »rassisch« anders markierte. Ähnliche Verfahren lassen sich in Deutschland für durchreisende Auswanderer aus dem Osten konstatieren, wie *Paul Weindling* darlegt. Im Ersten Weltkrieg wurde mit der Verschlechterung der militärischen Lage im Osten ein re-

89 Stephan Besser: »Die hygienische Eroberung Afrikas. 9. Juni 1898: Robert hält seinen Vortrag *Ärztliche Beobachtungen in den Tropen*«, in: Alexander Honold, Klaus R. Scherpe (Hg.), *Mit Deutschland um die Welt. Eine Kulturgeschichte des Fremden in der Kolonialzeit*, Stuttgart, Weimar 2004, S. 217-225, S. 220.

90 Besser »Die hygienische Eroberung Afrikas« (Anm. 89), S. 219. David Arnold spricht in seiner einschlägigen Studie *Colonizing the Body* (Anm. 85) davon, daß die moderne Medizin insgesamt von einem kolonisatorischen Begehren getragen sei (S. 9).

gelrechter Hygienewall gegen die als mit Fleckfieber verseucht geltenden Juden errichtet, denn solche hygienischen Maßnahmen versprachen die Wiederherstellung klarer Grenzen zwischen innen und außen, zwischen »rein« und »unrein«.

Analog zur Vorstellung eines »rein« zu haltenden und von außen gefährdeten »Volkskörpers« findet sich im Anschluß an Pasteur in der Bakteriologie die Vorstellung des individuellen Körpers als einer »wohlverstöpselten Flasche«.[91] Es war diese imaginäre Abgeschlossenheit eines unversehrten Körpers, die auch Robert Koch gegen die Bakterien als eine fremde Lebenssubstanz verteidigen wollte. Koch bezeichnete von Anfang an die pathogenen Bakterien als »fremdartige parasitische Gebilde«;[92] er sprach nicht einfach vom Eindringen der Mikroorganismen in den menschlichen bzw. tierischen Körper, sondern von der »Einwanderung der Bazillen«,[93] die zur Krankheit führt. Mit dieser häufigen Rede von der »Einwanderung« aber wurde, wie *Philipp Sarasin* argumentiert, die Bedrohung durch korperfremde Organismen in einen semantischen Zusammenhang mit Fremdheit, Feinden und der Migration aus dem Osten gestellt: In den epistemischen Gegenstand »Bakterium« war, mit anderen Worten, von Anfang an ein xenophobes und zuweilen auch rassistisches Imaginäres eingeschrieben, was ihm wiederum ein durch und durch modernes Gepräge verlieh.

Aber nicht nur die Differenzkategorie »Rasse« war in der Bakteriologie auf verschiedenen Ebenen präsent, sondern auch, wie *Marouf A. Hasian* am Beispiel von Mary Mallon demonstriert, die als »Typhoid Mary« in die Geschichte eingegangen ist, »Geschlecht« und »Klasse«. Das irische Dienstmädchen Mallon galt nicht nur durch die Verquickung von Unterschicht, Fremdheit und Weiblichkeit als besondere Bedrohung, sondern stellte als sogenannte »gesunde Bakterienträgerin« (*healthy carrier*), die über 50 Menschen infizierte, gleichsam den unsichtbaren Feind im »Volkskörper« selbst dar.

Dieser Feind aber war ungleich schwieriger zu entdecken und zu überwachen als die Bakterien(über)träger in den Kolonien oder an den Grenzen. In Deutschland waren es die Juden, die – insbesondere nachdem Deutschland infolge des Ersten Weltkriegs seinen

91 Zitiert in: Felix Viktor Birch-Hirschfeld: *Lehrbuch der Pathologischen Anatomie*, Leipzig 1877, S. 237.

92 Koch, »Die Ätiologie der Tuberkulose« (Anm. 31), S. 429.

93 Ebd., S. 433.

»Platz an der Sonne« verloren hatte – zum (unsichtbar) kontaminierenden Feind im Innern *par excellence* avancierten. Die Koppelung von Seuche und Judentum war keineswegs spezifisch modern, sondern findet sich bereits im Brunnenvergiftungsvorwurf des Spätmittelalters.[94] In der Moderne aber wurde diese Legende mit dem Aufkommen der Bakteriologie mit einer spezifisch bakteriologischen Perspektive ausgestattet. Juden wurden auf ihre Resistenz gegenüber Infektionskrankheiten wie beispielsweise Syphilis, Tuberkulose und Fleckfieber hin untersucht, und ihnen wurde ein besonderes Verhältnis zu diesen Krankheiten nachgesagt.[95]

»Ich fühle mich wie Robert Koch in der Politik«: Biopolitik des Unsichtbaren

Max Black hat in den 1950er Jahren in einem wegweisenden Aufsatz zur Interaktionstheorie von Metaphern argumentiert, daß Metaphern nicht nur in eine Richtung funktionieren, d. h. als einseitige Übertragung von Bedeutungen, sondern oft in beide Richtungen: als Übertragungen und Gegenübertragungen, mit anderen Worten, als »Interaktionen« von heterogenen Vorstellungssystemen und Diskursen.[96] Mittels dieser Interaktionen des bakteriologischen und des politisch-sozialen Diskurses wurde es plausibel, unerwünschte Fremde als Bakterien zu stigmatisieren; im populären kontagionisti-

94 Vgl. etwa František Graus: *Pest – Geißler – Judenmorde. Das 14. Jahrhundert als Krisenzeit*. Göttingen 1987.

95 Dabei wurde zum Teil ihre ausgeprägte Resistenz diesen Krankheiten gegenüber oder aber ihr ausgesprochener »Befall« thematisiert; vgl. u. a. Sander Gilman: *Rasse, Sexualität und Seuche*, Reinbek 1992; ders.: *The Case of Sigmund Freud. Medicine and Identity at the Fin de Siècle*, Baltimore 1993; ders.: *Franz Kafka, the Jewish patient*, New York 1995; Klaus Hödl: *Die Pathologisierung des jüdischen Körpers. Antisemitismus, Geschlecht und Medizin im Fin de Siècle*, Wien 1997, S. 60-68; ders.: *Gesunde Juden – kranke Schwarze: Körperbilder im medizinischen Diskurs*, Innsbruck/Wien/München 2002, S. 116-119, 124-129, 147-153, 161-162, 265-277; John M. Efron: *Medicine and the German Jews. A History*, New Haven, London 2001, S. 126-132, sowie in gedrängter Form Robert Jütte: »Der kranke und der gesunde Körper. Gleichheit von Juden und Christen vor Krankheit und Tod«, in: Sander L. Gilman, Robert Jütte und Gabriele Kohlbauer-Fritz (Hg.), *›Der schejne Jid‹. Das Bild des ›jüdischen Körpers‹ in Mythos und Ritual*, Wien 1998, S. 133-144.

96 Max Black: »Die Metapher«, in: Anselm Haverkamp (Hg.), *Theorie der Metapher*, Darmstadt 1996, S. 55-79.

schen Antisemitismus[97] wurden Juden auf den Status von Bakterien reduziert, die der desinfektorischen Logik folgend ausgerottet werden sollten. Dabei galten Juden auf dem Hintergrund der Assimilation wie Bakterien als »unsichtbar«; in beiden Fällen war die Unsichtbarkeit mit einer besonderen Hinterhältigkeit konnotiert und galt als eindeutig negativ.[98] Die Voraussetzung für ihre Bekämpfung war daher in beiden Fällen die Herstellung von Sichtbarkeit – das »Sichtbarmachen« von Juden mittels des gelben Sterns war auch insofern – und streng analog zur Bakteriologie – eine Technik, die auf Vernichtung zielte. Es war, wie *Christoph Gradmann* in seinem Aufsatz zeigt und *Paul Weindling* in seiner bereits klassischen Studie *Epidemics and Genocide in Eastern Europe* ausführlich demonstriert hat, aus diesen Gründen alles andere als ein Zufall, daß die Nationalsozialisten die popularisierte und banalisierte bakteriologische Sprache beim Wort nahmen und die Juden mit Zyklon B ermordeten – einem Gift, das aus der Schädlingsbekämpfung stammte.[99] Und es konnte daher auch niemand anders sein als Adolf Hitler, der von sich sagte: »Ich fühle mich wie Robert Koch in der Politik.«[100] Es wäre irreführend zu behaupten, Hitlers Vergleich mit Koch sei im pathologischen Sinne ›wahnhaft‹. Denn in erster Linie war dieser Satz, soweit er Hitler selbst betrifft, nicht die Schrulle eines jener Irren, die sich für Napoleon halten, sondern der präzise und unverhüllte Ausdruck seiner Politik: Hitler wollte – darauf insistierte Martin Broszat schon 1977 – die Juden genauso bekämpfen »wie« Robert Koch die Bazillen. Daß die Metapher tödlicher Ernst sei, habe, so Martin Broszat, dennoch viele erschreckt; einer Tagebuchnotiz von Joseph Goebbels sei dieses Erschrecken gar noch anzu-

97 Den Begriff des kontagionistischen Antisemitismus hat Cornelia Essner geprägt: *Die ›Nürnberger Gesetze‹ oder Die Verwaltung des Rassenwahns 1933-1945*, Paderborn u. a. 2002, S. 15 sowie S. 32-40.

98 Vgl. zur Unsichtbarkeit« »des« Juden Anne von der Heiden: »Der unsichtbare Feind«, in: Christian Geulen, Anne von der Heiden und Burkhard Liebsch (Hg.), *Vom Sinn der Feindschaft*, Berlin 2002, S. 183-205.

99 Sarah Jansen, *›Schädlinge‹. Geschichte eines wissenschaftlichen und politischen Konstrukts 1840-1920*, Frankfurt 2003; vgl. Weindling, *Epidemics and Genocide* (Anm. 66).

100 Hitler am 10. Juli 1941 im Führerhauptquartier, zitiert in: Martin Broszat, »Hitler und die Genesis der ›Endlösung‹. Aus Anlaß zu den Thesen von David Irving«, in: *Vierteljahrshefte für Zeitgeschichte* 25, 1977, S. 739-775, Zitat S. 749, Fn. 20.

merken, als dieser, wie um Zweifel zu übertönen, die bakteriologische Metaphorik im März 1942 noch einmal Wort für Wort für sich ausbuchstabierte: »Die Juden würden, wenn wir uns ihrer nicht erwehren würden, uns vernichten. Es ist ein Kampf auf Leben und Tod zwischen der arischen Rasse und dem jüdischen Bazillus.«[101]

Allein, in dieser Weise wörtlich gelesen, war die Metapher dennoch so etwas wie das Arkanum des nationalsozialistischen Staates, sein mehr oder weniger gut gehütetes schmutziges Geheimnis. An der Oberfläche der Propaganda und in der Öffentlichkeit präsent war hingegen der Hitler-Koch-Vergleich. So wurde am 8. August 1939 bei der Biennale in Venedig als deutscher Wettbewerbsbeitrag ein Film mit Emil Jannings in der Hauptrolle uraufgeführt, dessen Titel, seinerseits biopolitisch präzis, den Kampf um Leben und Tod evozierte: »Robert Koch – Bekämpfer des Todes«. Die Zuschauer erlebten, wie ein Einzelner, ein Genie, ein Führer der »Menschheit«, gegen eine Übermacht von Zauderern, Kritikern und Dunkelmännern sich durchsetzen kann, um »den Feind« auszurotten und das Leben der »Menschheit« zu retten. Kochs Kampf gegen die Tuberkulose erscheint als ein Kampf um Leben und Tod, ja als Ausrottungskrieg: »Nun kenne ich den Feind. Nun kann ich die Waffe schmieden, die ihn vernichten wird. Und wenn ich dereinst fallen werde, werde ich meine Waffe weitergeben in die Hände derer, die nach uns kommen. Der Kampf beginnt und wird nicht enden, bevor der Feind besiegt ist.«[102]

Wer über Bakteriologie und Moderne sprechen will, kommt um diese Metaphern und namentlich um Hitlers kurze Bemerkung zu Robert Koch nicht herum. Sie bilden die Hypothek, die die Geschichte der Bakteriologie, und nicht nur die deutsche, nachträglich belastet. Denn sie werfen ein grelles Licht auf das zwar in keiner Weise mit den Intentionen und Zielen von Wissenschaftlern gleichzusetzende, dennoch aber *de facto* verfügbare semantische und konzeptionelle Potential der Bakteriologie, eine Sprache der »Reinheit«, der »Säuberung« und des »Kampfes« gegen »unsichtbaren Feinde« zu befördern, die im 20. Jahrhundert immer wieder die Politik strukturiert hat. Die Beispiele reichen von dem dieser Metaphorik aufs Wort folgenden türkischen Genozid an den Armeniern von

101 Zitiert in: Broszat: »Hitler und die Genesis der ›Endlösung‹« (Anm. 100), S. 762.

102 Zitiert auf: ⟨http://www.uni-kiel.de/medien/koch.html⟩ (zuletzt aufgerufen am 3. 6. 2006).

1916[103] über die programmatisch in genau derselben Weise explizierten sogenannten Säuberungswellen in der Sowjetunion[104] bis zum Holocaust, und sie sind im gegenwärtigen Begriff der »ethnischen Säuberung« oder in den mit sterilen Gummihandschuhen durchgeführten Quälereien in Abu Ghraib wohl kaum schon an ihr Ende gekommen.[105]

Damit aber zeigt sich die andere Seite dessen, was wir hier Biopolitik nennen: Während dieser Begriff einerseits den Schutz und die »Steigerung« (Foucault) des Lebens meint – also etwa der medizinische »Kampf« gegen Infektionskrankheiten, die tatsächlich die Lebenserwartung von Millionen von Menschen stark begrenzten und auch heute noch begrenzen –, so hat er bei Foucault immer auch eine zweite, dunkle, rassistische Seite. Das Überleben des eigenen Volkes, der eigenen Rasse erscheint hier als vom »Tod des Anderen« abhängig: »der Tod des Anderen, der Tod der bösen Rasse, der niederen (oder degenerierten oder anormalen) Rasse wird das Leben im allgemeinen gesünder machen; gesünder und reiner«.[106] Von Biopolitik zu reden impliziert die Rede von dieser »Zäsur« – der »Zäsur zwischen dem, was leben, und dem, was sterben muß«.[107] Sie ist das Gespenst, das die Bakteriologie im 20. Jahrhundert verfolgt.

103 Hans-Lukas Kieser, Dominik Schaller (Hg.): *Der Völkermord an den Armeniern und die Shoa / The Armenian Genocide and the Shoa*, Zürich 2002, S. 11-80.

104 Daniel Weiss: »Ungeziefer, Aas und Müll. Feindbilder in der Sowjetpropaganda«, in: *Österreichische Zeitschrift für Geschichtswissenschaften* 16, 2005, Nr. 3, S. 109-122; vgl. dazu auch Gerd Koenen: *Utopie der Säuberung. Was war der Kommunismus?*, Frankfurt am Main 2000.

105 Philipp Sarasin: »Abu Ghraib, *terrorist vermin* und der utopische Körper der Nation«, in: Kristiane Hasselmann, Sandra Schmidt und Cornelia Zumbusch (Hg.), *Utopische Körper. Visionen künftiger Körper in Geschichte, Kunst und Gesellschaft*, München 2004, S. 167-182.

106 Michel Foucault: *In Verteidigung der Gesellschaft. Vorlesungen am Collège de France (1975-76)*, Frankfurt am Main 1999, S. 296.

107 Foucault, *In Verteidigung der Gesellschaft* (Anm. 106), S. 295.

Owsei Temkin
Eine historische Analyse des Infektionsbegriffs[1]

I

In der jüngsten Auflage eines unserer maßgeblichen medizinischen Wörterbücher wird »Infektion« folgendermaßen definiert: »Invasion von pathogenen Organismen in Körpergewebe, so daß daraus eine Schädigung mit nachfolgenden Reaktionen hervorgeht«.[2] Diese Definition trägt die Kennzeichen der modernen medizinischen Forschung. Denn erst seit etwa 1800, den Tagen Bichats, haben wir uns daran gewöhnt, von Körpergeweben zu sprechen. Die Worte »pathogene Organismen« erinnern uns an das Aufkommen der Bakteriologie. Offensichtlich konnte eine Definition wie diese kaum vor den Tagen Pasteurs, Kochs oder Listers formuliert werden. Und auf ein noch jüngeres Datum verweist die nähere Bestimmung, daß die Anwesenheit pathogener Organismen zwar notwendig, jedoch nicht hinreichend ist, sondern eine Schädigung mit nachfolgenden Reaktionen vorliegen muß. Kurz gesagt, die obige Definition der Infektion scheint wissenschaftlich genau zu sein, da sie ja hauptsächlich aus Ausdrücken besteht, die einen wohldefinierten, durch Beobachtung verifizierbaren Begriffsinhalt haben. Ich sage *hauptsächlich*, denn hier wie auch anderswo in der Medizin bleibt ein etwas zweifelhaftes Element übrig. Was genau ist eine »Schädigung« und was genau eine »Invasion«? Auf diese beunruhi-

1 Ursprünglich publiziert in: *Studies in Intellectual History*, Baltimore 1953, S. 123-147. In teilweise unterschiedlicher Form und unter anderem Titel wurde dieser Artikel ursprünglich 1952 als Vortrag vor der Sigma Xi Society in Ithaca, N. Y., gehalten. Aufgrund der bedeutenden Rolle der Infektion in der Medizin ist er zwangsläufig unvollständig, was historische Details und angegebene Literatur betrifft. Die folgenden Werke seien angeführt, um einige seiner Auslassungen zu kompensieren: C. E. A. Winslow: *The Conquest of Epidemic Disease*, Princeton 1943; Richard H. Shryock: *The Development of Modern Medicine*, New York 1947; John E. Gordon: »Evolution of an Epidemiology of Health«, in: *The Epidemiology of Health*, hg. von Iago Galdston, New York/Minneapolis 1953; ebenso Vilmos Manninger: *Der Entwickelungsgang der Antiseptik und Aseptik*, Breslau 1904 (Abhandlungen zur Geschichte der Medicin, Heft XII).

2 *The American Illustrated Medical Dictionary*, 22. Auflage, Philadelphia 1951, S. 738.

genden Bestandteile der Definition werden wir noch zurückkommen. Für den Augenblick wollen wir uns mit der Tatsache begnügen, daß der moderne Infektionsbegriff annehmbar klar und in die Sprache der modernen Wissenschaft gekleidet ist.

In diesem Fall dürfen wir uns aber um so mehr verwundern über die Inkongruenz zwischen Definition und definiertem Begriff. Denn das Wort »Infektion« wie auch seine Entsprechungen in anderen Sprachen ist sehr viel älter als das 19. Jahrhundert. Ich brauche kaum darauf hinzuweisen, daß Infektion vom lateinischen *infectio* abstammt. Man könnte nun leicht sagen, daß nichts Ungewöhnliches daran ist, wenn ein alter Ausdruck mit dem Fortschreiten der Wissenschaft eine präzisere Erklärung gewinnt. Von »Fieber« sprachen die Menschen schon lange bevor sie wußten, wie die Temperatur des Körpers zu messen sei, und von »Pneumonie«, bevor menschliche Körper nach dem Tod seziert worden waren. Infektionen müssen die ganze Zeit vorgekommen sein; das Wort drückt ein Phänomen aus, das gleichgeblieben ist, obwohl seine wissenschaftliche Erklärung einem fortgeschritteneren Zeitalter vorbehalten war. Von diesem Gedanken ermutigt, wenden wir uns der antiken medizinischen Literatur zu und entdecken tatsächlich, daß Theodorus Priscianus, ein Arzt aus dem 5. Jahrhundert v. Chr., in seinem medizinischen Lehrbuch ein ganzes Kapitel der *infectio* widmet. Allerdings trägt das Kapitel die Überschrift *De infectionibus capillorum,*[3] d. h.: »Über das Farben der Haare«. Wir müssen also wohl zugeben, daß die Angelegenheit nicht so einfach ist, wie wir zunächst angenommen haben. Das Wort enthielt eine Konnotation, die es heute nicht mehr besitzt.

Es läßt sich nicht umgehen, die Bedeutung der Wörter genauer zu erforschen, die für den Begriff der Infektion schließlich verwendet wurden. Das lateinische *infectio* bedeutet, wie wir gerade gesehen haben, färben oder beflecken. Und färben oder kolorieren ist eine der Hauptbedeutungen des Verbs *inficere*. Die Stammbedeutung dieses Wortes lautet: in etwas stecken oder eintauchen, wobei dieses Etwas eine Farbe sein kann; oder mit etwas mischen, insbesondere einem Gift; oder etwas beflecken, in dem Sinn, daß dieses Etwas besudelt, verdorben oder verunstaltet wird. Auch das englische

3 Theodorus Priscianus: *Euporiston libri III*, hg. von Valentine Rose, Lipsiae 1894, I, Sp. 2, S. 5 ff.

Wort *to stain* kann immer noch im doppelten Sinn von färben und beflecken verwendet werden. So wollen wir uns also merken, daß eine Infektion grundsätzlich eine Verunreinigung ist. Und dasselbe gilt für den Begriff »Ansteckung« bzw. »Kontagion«, der eine Verunreinigung insbesondere durch direkte Berührung bezeichnet. Merkwürdigerweise bildet das griechische Werb *miaino* eine Entsprechung zum lateinischen *inficere*. Neben dem bloßen Färben bezeichnet es ebenfalls das physische oder moralische Beflecken. Und das entsprechende Substantiv *miasma* bedeutete ursprünglich jede Verunreinigung oder verunreinigende Substanz.

Dieser kurze linguistische Exkurs mag genügen, um ein Grundelement des Infektionsbegriffs herauszustellen: Unreinheit. Wenn wir nach Beispielen suchen, brauchen wir nur Kapitel 13 des Levitikus aufzuschlagen, das sich mit Zara'ath beschäftigt, jener Krankheit, die üblicherweise mit Lepra übersetzt wird. »Wer nun aussätzig ist, des Kleider sollen zerrissen sein und das Haupt bloß und die Lippen verhüllt, und er soll rufen: Unrein, unrein! Und solange das Mal an ihm ist, soll er unrein sein, allein wohnen, und seine Wohnung soll außerhalb des Lagers sein« (Kap. 13, V. 45 und 46). Der Lepröse wird offensichtlich isoliert, so daß er seine Unreinheit nicht weitergibt; denn unreine Personen, Tiere und Dinge machen jene, die mit ihnen in Berührung kommen, ebenfalls unrein. Dies gilt der Bibel zufolge für Menschen, die an Gonorrhöe leiden, sowie für Männer und Frauen in der Sphäre der Geschlechtsfunktionen; es gilt für Tiere, die unrein und als Nahrung verboten sind; und es gilt für unbelebte Gegenstände.

Das Bibelkapitel über Zara'ath hat die mittelalterliche Einstellung gegenüber Lepra und der Absonderung der Leprösen stark beeinflußt. Die Ansteckungsfähigkeit von Lepra wurde über die wirkliche Gefahr der Ansteckung hinaus gefürchtet. Gleichwohl mag diese Einstellung dazu beigetragen haben, daß jene Länder, in denen entsprechende Vorschriften streng durchgesetzt wurden, um 1600 beinahe frei von Lepra waren. Es ist also nicht verwunderlich, daß die hygienische Bedeutung des *Levitikus* hoch gelobt wurde, insbesondere da das Waschen der Kleider und das Bad im Wasser eine verbindliche Vorschrift im Reinigungsprozeß waren.[4] Man muß nicht zwangsläufig bestreiten, daß hinsichtlich Lepra, Gonorrhöe

4 *Levitikus*, Kapitel 14, V. 8.

und dem Verzehr von Aasfleisch eine empirische Einsicht in die wirkliche Gefahr bestand. Doch der leitende Gedanke war der eines rituellen religiösen Tabus. »So sollt ihr die Kinder Israel warnen vor ihrer Unreinigkeit, daß sie nicht sterben in ihrer Unreinigkeit, wenn sie meine Wohnung verunreinigen, die unter ihnen ist.«[5] Die im *Levitikus* als unrein angeführten Krankheiten sind nur ein Verunreinigungstyp unter anderen.[6] Wir sind noch nicht einmal ganz sicher, welche Krankheit Zara'ath war. Selbst wenn zu ihr gehörte, was wir heute Lepra nennen,[7] muß sie noch andere Zustände umfaßt haben. Wer unter Zara'ath litt, konnte genesen und von seiner Unreinheit reingewaschen werden. Andererseits konnten sogar Kleidungsstükke und Häuser von Zara'ath befallen sein.

Entsprechend einem uralten Glauben konnte Krankheit von den Göttern gesandt werden als Strafe für ein Verbrechen, mit dem die Menschen sich befleckt hatten. Die Bibel erwähnt hier sowohl Lepra als auch Pest. Nach den Griechen schoß Apollo seine Pestpfeile gegen das griechische Heer vor Troja, weil ihr Anführer, Agamemnon, die Tochter seines Priesters entführt hatte. Das Mädchen mußte zurückgegeben werden. »Und«, wie Homer uns erzählt, »sie entsündigten sich und warfen ins Meer die Befleckung, opferten dann für Apollon vollkommene Sühnhekatomben mutiger Stier' und Ziegen am Strand des verödeten Meeres.«[8] Ähnlich sandte Apollo die Pest nach Theben, weil Ödipus, der König, seinen Vater getötet und seine Mutter geheiratet hatte, so daß eine Verunreinigung, ein Miasma, das Land verseuchte.[9] Die Vorstellungen einer Krankheit, die von einer ruchlosen Tat ausging, und einer Krankheit, die den Leidenden befleckte, waren fast austauschbar.

Um 400 v. Chr. schrieb ein griechischer Arzt ein Buch mit dem Titel »Über die heilige Krankheit«, die volkstümliche Bezeichnung für Epilepsie, und attackierte darin die volkstümlichen Heiler:

5 *Levitikus*, Kapitel 15, V. 31.

6 Wolf von Siebenthal: *Krankheit als Folge der Sünde*, Hannover 1950, *passim*, hat eine ähnliche Beziehung zwischen Krankheit und Verschmutzung in anderen Kulturen nachgewiesen.

7 Dies wurde in Zweifel gezogen von F. C. Lendrum: *JAMA.*, 1952, Bd. 148, S. 222.

8 Homer: *Ilias*, I, V. 314-316; übers. von J. H. Voß, zitiert nach Homer: *Ilias*, Leipzig 1988, S. 12. E. R. Dodds: *The Greeks and the Irrational*, Berkeley 1951, S. 36, behauptet, daß der Glaube, daß die Verunreinigung ansteckend sei, posthomerisch war; siehe indes meine Besprechung in: *Isis*, 43, 1952, S. 375 f.

9 Sophokles: *König Ödipus*, V. 96-98

»(D)enn sie nehmen die Sühnungen vor, indem sie die von der Krankheit Befallenen mit Blut und ähnlichem reinigen, als ob diese Kranken eine Blutschuld auf sich geladen hätten oder von bösen Geistern befallen oder von Menschen behext wären oder etwas Böses getan hätten.« Dem Glauben, daß Götter oder Dämonen die Krankheit verursachen, hält unser Autor seine eigene aufgeklärte Sichtweise entgegen: »Ich allerdings bin fest davon überzeugt, daß der Leib eines Menschen nicht von einem Gott befleckt wird, das Hinfälligste vom Reinsten, sondern vielmehr sollte der menschliche Leib, wenn er von etwas anderem befleckt ist oder sonst etwas erlitten hat, von der Gottheit gereinigt und entsühnt werden, statt daß er von ihr befleckt würde.«[10] Dieser in den sogenannten *Hippokratischen Schriften* formulierte Gegensatz zwischen einer natürlichen Erklärung der Krankheit und einer religiösen oder magischen ist von großer Bedeutung für den Begriff der Infektion. Über die Bedeutung der Luft spekulierend, kommt einem anderen hippokratischen Autor der Gedanke, daß Pestilenzen oder epidemische Fieber mit der Luft zusammenhängen müssen, die alle Menschen gleichzeitig einatmen. »Wann immer die Luft befleckt ist mit solchen Verunreinigungen (*miasmasin*), die dem Menschengeschlecht abträglich sind, dann werden die Menschen krank ...«[11] Unter Beibehaltung der alten Terminologie des Miasmas hat eine Säkularisierung stattgefunden. Die Pest wird nicht mehr als Strafe für eine religiöse oder moralische Befleckung angesehen; statt dessen ist sie zur Auswirkung einer Verunreinigung der Luft geworden, die auf irgendwelche mysteriösen Wirkstoffe in dieser zurückgeht. So verblüffend, wie man zunächst denken würde, ist die Verwandlung noch nicht einmal. In den Mythen sendet der Sonnengott Apollo die Pest, und nun ist es immer noch der Himmel – insbesondere die Sonne –, der auf die Luft einwirkt. »Warum wird, wenn viel Wasserdampf aus der Erde aufsteigt, unter der Einwirkung der Sonne das Jahr pestilentialisch?«, fragt ein Philosoph etwas später.[12] Wir wissen aus glaubwürdiger antiker Quelle, daß die Vorhersage von »Dürren,

10 Hippokrates: *Über die heilige Krankheit*, hg., übers. und erläutert von Hermann Grensemann, Berlin 1968, S. 67.

11 Ebd., übers. von Jones, S. 235. Ich habe »befleckt« (*tainted*) geschrieben, wo Jones »infiziert« (*infected*) übersetzt hat.

12 Aristoteles: *Problemata Physica*, übers. von Hellmut Flashar, Berlin 1962 (Aristoteles, *Werke in deutscher Übersetzung*, hg. von Ernst Grumach, Bd. 19), S. 13 (I, 21).

Überschwemmungen, Seuchen, Erdbeben und anderen ähnlichen Umweltkatastrophen« als ernsthafter Bestandteil der Astronomie angesehen wurde, der sich nicht mit der Berechnung von Horoskopen vergleichen läßt.[13]

Von der Antike bis zur Renaissance finden sich in der Medizin viele Hinweise auf Planeten und Konjunktionen, die Seuchen und neue Krankheiten hervorrufen. Der Name »Influenza« geht zurück auf den Einfluß der Sterne. Darin steckt jedoch ebenfalls ein Gutteil Klimatologie, der möglicherweise falsch sein mag, jedoch nicht auf irgendwelchen Ideen über universelle Wechselwirkung und Astralgeister beruht. Daß Epidemien zusammenhingen mit Wetter und Winden, Jahreszeiten, Überschwemmungen und Erdbeben, war jedenfalls eine Vorstellung, die bis in die zweite Hälfte des 19. Jahrhunderts fest etabliert war. Auch hier wiederum ist schwer zu sagen, wo die tatsächliche Erfahrung jahreszeitlich bedingten Auftretens solcher Krankheiten wie Kinderlähmung, Malaria, Infektionen der oberen Luftwege, Kinderdiarrhöe und anderer aufhörte und wo die meteorologische Spekulation anfing, wonach Epidemien als ein tellurisches Ereignis göttlichen oder kosmischen Ursprungs anzusehen waren.

II

Auch wenn alle Krankheiten im Prinzip als Strafe für ein Verbrechen gedacht werden konnten, scheint es eine volkstümliche Klassifikation der Krankheiten nach reinen und unreinen gegeben zu haben, wobei die letzteren »Infektionen« *par excellence* waren. Von diesen erwähnten wir Lepra, Gonorrhöe, Pest und Epilepsie, denen man noch den Wahnsinn hinzufügen kann. In den volkstümlichen Vorstellungen besaßen und besitzen diese Krankheitstypen ein mo-

Laut einer späten griechischen Quelle (Clemens Alexandrinus) leiteten die Ägypter Seuchen ebenfalls von der Sonne ab; siehe Theodor Puschmann: *Die Geschichte der Lehre von der Ansteckung*, Wien 1895, S. 4.

13 Sextus Empiricus: *Gegen die Wissenschaftler*, Buch 5, 2; zitiert nach Sextus Empiricus, *Gegen die Wissenschaftler 1-6*, aus dem Griechischen übers., eingeleitet und kommentiert von Fritz Jürß, Würzburg 2001, S. 133. Über die Theorie des Aristoteles, z. B. Verdunstungen und Erdbeben durch die Einwirkung der Sonne zu erklären, siehe Otto Gilbert: *Die meteorologischen Theorien des griechischen Altertums*, Leipzig 1907, S. 307.

ralisches oder religiöses Stigma. Die Pest als Strafe Gottes für ein sündiges Volk, Lepra und Geschlechtskrankheiten als mit Schmutz verbunden, Geisteskrankheit als Ungnade sind Vorstellungen, die auch heute noch recht lebendig sind. In früheren Zeiten wurden diese Krankheiten volkstümlich nicht nur als Verunreinigungen, sondern auch als möglicherweise ansteckend betrachtet. Der abergläubische Grieche oder Römer spie aus, wenn er wahnsinnigen oder epileptischen Personen begegnete, und die Menschen hatten Angst, aus Geschirr zu essen oder zu trinken, das ein Epileptiker benutzt hatte. Der Druck der öffentlichen Meinung scheint mittelalterliche Ärzte dazu gebracht zu haben, diesen Glauben beizubehalten, während sie ihn gleichzeitig durch eine natürliche Erklärung rationalisierten. Der Atem des Epileptikers galt nun als Übertragungsweg für die Ansteckung. Diese Erklärung lag bereits vor, denn schon in der Antike hatte man bei anderen Krankheiten dem Atem eine solche Rolle zugeschrieben, etwa bei der Schwindsucht. Erst im 16. Jahrhundert verschwand die Fabel von der Ansteckungsfähigkeit der Epilepsie endgültig aus der medizinischen Literatur.[14]

Auch wenn bereits in der Antike Ansteckungsfälle zwischen Menschen und Tieren bekannt waren, wurde der Begriff nicht systematisch ausgearbeitet.[15] Es ist immer noch eines der großen Rätsel der historischen Pathologie, wieso Infektionen wie Masern, Scharlach und Pocken in der klassischen Literatur nicht verzeichnet sind. Existierten sie nicht oder wurden sie nicht als spezifische Krankheiten erfaßt? Wie immer die Antwort lauten mag, es bleibt die Tatsache, daß die erste systematische Auflistung von Ansteckungskrankheiten im sogenannten *Book of Treasure* zu finden ist, einem arabischen Lehrbuch der Medizin, das nicht später als etwa 900 n. Chr. zusammengestellt worden ist. Der Autor zählt folgende Ansteckungskrankheiten auf: »Lepra, Krätze, Pocken, Masern, Ozaena, Bindehautentzündung sowie die Pestilenzen.«[16] Diese Liste können wir

14 Siehe Owsei Temkin: *The Falling Sickness*, Baltimore 1945, S. 7 und S. 114 ff.

15 Siehe Puschmann: *Die Geschichte der Lehre von der Ansteckung*, Wien 1895; Karl Sudhoff: »Infektionsverhütung im Wandel der Zeiten und Anschauungen«, Wiederabdruck in: *Arch. Gesch. Med.*, 21, 1929, S. 207-218. Das Konzept der medizinischen Infektion kommt deutlich zum Ausdruck im Bericht des Thukydides von der Pest, insbesondere II, 51, wo er dasselbe Verb *anapimplemi* verwendet, das ebenfalls die Vorstellung von »beflecken« trägt.

16 Max Meyerhof: »The ›Book of Treasure‹, an Early Arabic Treatise on Medicine«, in: *Isis* 14, 1930, S. 53-76, hier S. 61.

um eine lateinische aus dem 13. Jahrhundert ergänzen, die folgende Krankheiten anführt: »heftiges Fieber, Schwindsucht, Epilepsie, Krätze, Ignis Sacer, Anthrax, Bindehautentzündung und Lepra«.[17] Diese Listen zeigen eine beträchtliche Kenntnis der »ansteckenden Krankheiten, das sind die, die andere infizieren«, wie es heißt,[18] auch wenn ihre nosologische Interpretation nicht leicht ist. Karl Sudhoff glaubte, im »heftigen Fieber« Pest oder Fleckfieber zu erkennen und im »Ignis Sacer« die Wundrose, obwohl Kornstaupe ebenso eine mögliche Interpretation ist. Sudhoff wurde offenbar von dem Gedanken geleitet, daß diese Krankheiten auch von unserem Gesichtspunkt aus ansteckend sein müssen. Die Erwähnung von Ozaena in der arabischen und Epilepsie in der lateinischen Liste zeigt jedoch, wie irreführend das sein kann. Ozaena ist ein Schnupfen, für den eine stinkende Absonderung aus der Nase charakteristisch ist. Ziemlich wahrscheinlich war es der eklige Geruch, der zum Glauben an die Ansteckungsfähigkeit führte. Dennoch können wir sagen, daß das klinische Studium der Infektionskrankheiten wirklich im Gange war. In der Mitte des 16. Jahrhunderts hatte man die Nervenkrankheiten von der ernsthaften medizinischen Betrachtung ausgeschlossen, während Syphilis, Fleckfieber, Scharlach und Influenza hinzugenommen wurden. Die weitere Entwicklung dieses klinischen Wissens liegt außerhalb unseres Themas. Statt dessen müssen wir zur Theorie der Infektion als Verunreinigung zurückkehren und zu den dadurch erweckten Assoziationen der Infektion als etwas Schlechtem, das es zu vermeiden und wenn möglich zu beseitigen galt.

III

Die Aussage, daß eine Epidemie von Miasmen verursacht wird, d. h. von der Verunreinigung der Luft, scheint für sich schon die Illusion einer Erklärung beinhaltet zu haben. Unterstützt wurde diese Illusion durch die Bedeutung der Infektion als Färbung. Denn die Analogie zu einer Tinktur, in der ein kleiner Tropfen Farbstoff ge-

17 Karl Sudhoff: »Die acht ansteckenden Krankheiten einer angeblichen Baseler Ratsverordnung vom Jahre 1400«, Wiederabdruck in: *Arch. Gesch. Med.* 21, 1929, S. 219-227, hier S. 224 ff.

18 Ebd., S. 227: »Hi sunt morbi contagiosi, id est inficientes alios ...«

nügt, um eine große Menge Flüssigkeit zu färben, spielte eine wichtige Rolle in der mittelalterlichen Alchimie und Medizin. Damit ließ sich erklären, wie der ganze Körper durch bloße Berührung oder durch eingeatmete Luft krank werden konnte.[19] Schließlich, und vielleicht am wichtigsten, gab es den Verfall und die Fäulnis organischer Körper, *sepsis*, um das griechische Wort zu zitieren, das wir heute immer noch verwenden. Fäulnis wurde zum Muster von Verunreinigung, und der üble Geruch, den sie ausströmte, wurde als Anzeichen und Hinweis verstanden. Um eine alte englische Version eines mittelalterlichen Gedichts zu zitieren, die sogenannte *Schule von Salerno*:

> Though all ill savours do not breed infection,
> Yet sure infection commeth most by smelling.[20]

Vom üblen Geruch des Schlachthausabfalls und demjenigen einer kranken Person hieß es, sie verursachten Infektionen, wie es später auch vom unangenehmen, über Sümpfen schwebenden Geruch, der Malaria, d. h. der schlechten Luft angenommen wurde. Letztere insbesondere wurde *virus* genannt, ein Wort, das ebenso giftiges Schlangensekret bezeichnen konnte. Eine Assoziationskette von Wörtern und Bildern lieferte so eine Theorie der Infektion, und es ist bemerkenswert, wie sehr unsere moderne Terminologie innerhalb der antiken und mittelalterlichen Bilderwelt verblieben ist. In der Tat war der Kampf gegen Epidemien im 14. Jahrhundert und in der Mitte des 19. Jahrhunderts von ziemlich ähnlichen Vorstellungen geleitet. 1347 begann die Beulenpest, der Schwarze Tod, seine verheerende Herrschaft und gab zu Zeiten der Seuche den Anstoß zu öffentlichen Gesundheitsmaßnahmen in mittelalterlichen Städten. Die Straßen wurden gesäubert, das Halten von Schweinen und das Ausleeren von Abortgruben wurde verboten. In England wurde 1388 das erste allgemeine Gesetz gegen Plagen verabschiedet.[21] Um die Luft zu reinigen, wurden Scheiterhaufen in den Straßen ange-

19 Aretaeus, VIII, 131. Wenn er von der Übertragbarkeit von Elephantiasis (Lepra) spricht, bezieht er sich gleichzeitig auf die baphe (im Sinne des lateinischen infectio) und ihre Übertragung (metadosis) durch den Atem.

20 [Wenn auch nicht alle üblen Gerüche Ansteckung hervorbringen, so kommt die Ansteckung doch gewiß hauptsächlich vom Riechen] *The School of Salernum*, New York 1920, S. 87.

21 John Simon: *English Sanitary Institutions*, London 1890, S. 41, Anm.

zündet, Räume und Betten mit Essig und Duftstoffen parfümiert. Da ein ekliger Geruch die Krankheit verursachte, so die Annahme, würde ein angenehmer sie vertreiben.[22] Hier sehen wir einen Trugschluß am Werk, der dem Angenehmen physische Wirkungen zuschrieb – eine Verwechslung von Wissenschaft und Ästhetik. Als im 18. Jahrhundert bessere Lüftungsmöglichkeiten erfunden waren, verschwanden schließlich die Scheiterhaufen, doch in vielfacher Hinsicht trat die große Hygienebewegung des 19. Jahrhunderts in die alten mittelalterlichen Fußstapfen. Die Bewegung begann in England in den Jahren nach 1830 unter dem Einfluß der asiatischen Cholera, die 1831 auf Europa übergegriffen hatte, sowie infolge der beängstigenden Morbidität und Sterblichkeitsrate unter der arbeitenden Bevölkerung, die die industrielle Revolution in den Städten zusammengedrängt hatte. Diese Menschen lebten in Verwahrlosung und Schmutz, und die Hygieniker richteten ihre Anstrengungen gegen diese Zustände. John Simon, einer der medizinischen Protagonisten für öffentliche Gesundheitspflege, charakterisierte 1874 den fatalen Einfluß der Unsauberkeit folgendermaßen:

Ich meine damit nicht ihre geringeren Grade, verglichen mit den hohen Standards von Reinlichkeit oder chemischer Reinheit, sondern ich meine hauptsächlich solche Grade, die unter die Bezeichnung SCHMUTZ fallen oder fallen sollten: solche Grade also, die in den meisten Fällen offensichtlich und in anderen nur unter einer dünnen Tarnung derart sind, daß jeder durchschnittliche Mann oder Frau sich davor ekeln sollte: wie etwa ganz besonders das Vorhandensein von fauligem Abfall, festem wie flüssigem, der Schaden verursacht durch Einsickern und Ausdünstung. Wenn ich so dem Schmutz zuschreibe, daß seine Ausdünstungen in großem Maße zum Hervorbringen von Krankheiten beitragen, verkenne ich keineswegs, daß die Krankheit auch vielfach durch in anderer Weise verdorbene Luft verursacht ist.[23]

Kürzer und poetischer wurde der gleiche Gedanke in folgenden Versen zum Ausdruck gebracht:

22 Die Vorstellung, daß Feuer und gute Gerüche die Pest bekämpfen könnten, geht auf die Antike zurück. Ps.-Galen: *Ad Pisonem de theriaca liber*, Sp. 16 (Ausg. Kühn, Bd. 14, S. 281), erzählt die Geschichte von Hippokrates, der den Athenern befahl, überall in der Stadt Feuer zu entzünden und die am besten riechenden Substanzen als Brennmaterial zu verwenden.

23 John Simon: *Public Health Reports*, Bd. 2, London 1887, S. 150.

Wohnungen mußt du dir stiften in reinen und
heiteren Lüften,
Baar ansteckender Stoffe, baar der Kloake Gerüche.[24]

Heute unterscheiden wir zwischen Desinfektionsmitteln und Deodorants. Eine solche Unterscheidung war jedoch nahezu unmöglich, solange die Verunreinigung der Luft ein leitendes Konzept war und jede Unreinheit beinhaltete, die mit den Sinnen und durch die angeblichen Resultate dieser Verunreinigung wahrnehmbar war. 1881 definiert Littrés Wörterbuch immer noch désinfection als »der Luft, einer Wohnung, Kleidern, verschiedenen organischen Geweben oder irgendeinem Körper die gefährlichen Miasmen oder unangenehmen Gerüche entziehen, von denen sie infiziert sind«.[25] Es ist demnach nicht erstaunlich, daß Ärzte und Chirurgen bei der Verwendung von Desinfektionsmitteln oder Antiseptika sich weitgehend auf deren desodorierende Wirkung verließen. Als Semmelweis 1847 entdeckte, daß Kindbettfieber von sich zersetzendem organischen Material verursacht wurde, das die Geburtshelfer übertrugen, verordnete er die Desinfektion der Hände mit chloriertem Kalk; dabei ließ er sich von der desodorierenden Wirkung dieser Substanz leiten.[26]

Was die wissenschaftlichen Erklärungen für Infektion angeht, die zwischen dem späten Mittelalter und ungefähr 1850 entstanden sind, so trugen auch sie nicht sehr zu einem besseren Verständnis bei, selbst wenn viele vereinzelte Beiträge genial und interessant, gar prophetisch waren.

24 Zit. nach *Regimen sanitatis salernitanum = Gesundheitsregeln der Schule von Salerno = L'École de Salerno*, m. dt.-sprach. Übers. nach Ignaz Düntzer (1841); m. franz.-sprach. Übers. nach Ch. Meaux Saint-Marc (1860), Basel 1981, S. 21; *The School of Salernum* (Anm. 20), S. 87:

In houses where you mind to make your dwelling,
That neere the same there be no evill sents
Of puddle-waters, or of excrements,
Let aire be cleere and light, and free from faults,
That come of secret passages and vaults.]

25 E. Littré: *Dictionnaire de la Langue Française*, Bd. 2, Paris 1881, S. 1105.

26 Ignaz Philipp Semmelweis: »Die Aetiologie, der Begriff und die Prophylaxis des Kindbettfiebers«, in: *Gesammelte Werke*, hg. von Tiberius von Györy, Jena 1905, S. 130: »Daß nach der gewöhnlichen Art des Waschens der Hände mit Seife die an der Hand klebenden Cadavertheile nicht sämmtlich entfernt werden, beweist der cadaveröse Geruch, welchen die Hand für längere oder kürzere Zeit behält.«

Wenn wir uns auf einen sehr kurzen Überblick beschränken, sehen wir im 16. Jahrhundert Fracastoro eine Theorie der Ansteckung erarbeiten, die antike und mittelalterliche Erfahrung zusammenfaßt; während im 17. Jahrhundert Sydenham eine Neuformulierung epidemiologischer Lehren vornimmt.[27] Laut Fracastoro verbreiteten sich ansteckende Krankheiten durch eine Übertragung nicht wahrnehmbarer Teilchen (*seminaria*)[28] von einem infizierten Körper auf einen anderen durch unmittelbaren Kontakt, über einen intermediären Gegenstand (*fomes*) oder auf Entfernung.[29] Während die Infektion in einem kranken Körper spontan entstehen könne, sei für die Übertragung derselben Krankheit auf andere Körper die Kontagion bzw. Ansteckung verantwortlich. Infektion, die primäre wie auch die herbeigeführte, sei eine Form von Fäulnis.[30] Die originellste Besonderheit in Fracastoros Werk, neben seiner klinischen Differenzierung von Fleckfieber und anderen Krankheiten, ist der Nachdruck, den er darauf legt, daß die Keime der Ansteckung Teilchen sind, die sich sogar in angrenzenden Körperteilen fortpflanzen können, sowie seine Differenzierung zwischen zwei Arten von Fäulnis: eine, die begleitet ist von »Gestank und ekligem Geschmack«,[31] und eine andere, die ohne diese Begleiterscheinung stattfinden kann, wie etwa die Verwandlung von Wein in Weinessig. Diese Ansichten sind interessant, unabhängig davon, ob Fracastoro wirklich die an Infektionsprozessen beteiligte Ferment- oder Enzymaktivität antizipiert hat oder bloß erkannt hatte, daß Dinge auf verschiedene Weisen verderben können.

Sydenhams Interesse konzentrierte sich auf die epidemische Beschaffenheit von Jahreszeiten und Jahren, entsprechend seiner Absicht, Hippokrates nachzuahmen und Krankheiten zu beschreiben, während sie auftauchten und verschwanden. Es ist keine allzu große Übertreibung, wenn man sagt, daß die medizinische Infektions-

27 Für Einzelheiten siehe Winslow: *The Conquest of Epidemic Disease* (Anm. 1).

28 Hieronymus Fracastorius: *De contagione et contagiosis morbis et eorum curatione, libri III*, übers. und annotiert von C. Wright, New York 1930, Buch I, Kapitel 3, S. 10.

29 Ebd., Kapitel 2 ff.

30 Ebd., besonders Kapitel 1, 3 und 9.

31 Ebd., Kapitel 9, S. 41. Auch wenn Fracastoro kaum an die organismische Natur dieser Teilchen glaubte, war eine solche Sichtweise gegen Ende des 17. Jahrhunderts weit verbreitet, siehe Manninger: *Entwicklungsgang* (Anm. 1), S. 26 ff.

theorie bis 1850 nicht erheblich über diese beiden Männer hinausgekommen ist. Zum einen war sie sehr konfus. Infektion wurde sowohl synonym mit Ansteckung verwendet als auch verschieden davon. Wurde unterschieden, so wurde die Infektion auf Wirkstoffe zurückgeführt, die

fast gänzlich aus verwesenden oder kranken organischen Substanzen [bestanden] und aus tierischen Ausdünstungen und Ausscheidungen ... die am reichlichsten in sumpfigen und angeschwemmten Böden existieren, in Schlachthäusern, öffentlichen Kloaken, Sezierräumen, Friedhöfen und jenen Orten, wo eine große Menge von Personen zusammengedrängt sind, insbesondere wenn die Ausdünstung ihrer Ausscheidungen die Atmosphäre verunreinigt. Solche Orte werden Zentren oder Herde der Infektion genannt, denn von dem dort konzentrierten pathologischen Einfluß breitet sich die Krankheit in alle Richtungen aus.[32]

Gewöhnlich nahm man an, daß die Infektionswirkstoffe oder -miasmen durch die Lunge in das System gelangten. Ansteckungskrankheiten »im strengen Sinne« waren diejenigen, »die nicht auf irgendeine andere Quelle zurückgeführt werden können als mittelbarer oder unmittelbarer Verkehr mit Personen, die bereits von ihnen angegriffen sind, und die nicht auf eine atmosphärische oder andere äußere Ursache oder Ursachenkombination zurückgeführt werden können, sondern nur auf die bereits existierenden Ursachen derselben Art ...«.[33]

Die bestehende Begriffsverwirrung läßt sich am besten durch ein anderes Zitat desselben Autors, Stillé aus Philadelphia, dokumentieren:

Ein Frachter mit Lumpen aus der Levante kommt in einem unserer Häfen an, und während er entladen wird, verursacht er Krankheit in der ganzen Nachbarschaft des Schiffes; wenn die so entstandene Krankheit eine ist, die an dem Ort herrschte, woher das Lastschiff kam, sind die Lumpen eine Quelle der *Ansteckung*. Wenn es keine solche Ähnlichkeit gibt oder keine Krankheit am östlichen Hafen herrschte, dann muß die neu entsprungene Krankheit dem Schmutz des Schiffes zugeschrieben werden, der in diesem Falle eine Quelle der Infektion ist.[34]

Kein Wunder, daß es heftige Meinungsverschiedenheiten über den infektiösen oder ansteckenden Charakter von Krankheiten wie Pest,

32 Alfred Stillé: *Elements of General Pathology*, Philadelphia 1848, S. 95.

33 Ebd., S. 100.

34 Ebd., S. 101.

Cholera und Geldfieber gab.[35] Diese Kontroverse wurde noch verschlimmert durch die praktischen Konsequenzen, daß im Falle ansteckender Krankheiten die Schiffe aus verdächtigen Ländern für längere Zeit in Quarantäne gehalten werden mußten. Und die Verwirrung wurde darüber hinaus noch gesteigert durch die Annahme der Existenz von »septischen Giften oder solchen, die durch Fäulnis entstehen«; von diesen nahm man an, daß sie durch die Nahrung in den Körper gelangten, durch die Luft oder »durch eine Wunde, wie es häufig geschieht bei denen, die anatomische Studien betreiben«.[36] Doch ob Infektion oder Ansteckung – es blieb die Frage, wie das Virus im Körper agierte, angefangen beim Moment seiner Einführung bis zum Ausbruch der Krankheit. Stillé zitiert Liebig, der an eine Gärungsaktivität glaubte, vergleichbar der von Hefe. Und er fügt hinzu: »Andere Beobachter nehmen an – aufgrund einer angeblichen Entdeckung, daß Sauerteig tätig wird, indem er pflanzliche Keime verbreitet –, daß die verschiedenen Arten von Viren tierische Eier oder pflanzliche Keime enthalten, die, durch rasche Fortpflanzung, den Körper mit parasitischen Insekten oder unsichtbaren Pflanzen anfüllen, deren Anwesenheit die Krankheit bildet.« Stillé empfiehlt, zu warten, bis das Mikroskop »die Existenz dieser oder jener Art von Körpern enthüllt« habe.[37]

Wir haben Stillés Werk etwas ausführlicher zitiert, denn es bildet ein repräsentatives Beispiel für eine allgemein akzeptierte medizinische Theorie. Das Buch erschien 1848, als die große Hygienebewegung in England im Gange war und auch auf dem Kontinent Rufe nach einer Reform des öffentlichen Gesundheitswesens laut wurden. Wenn es stimmt, daß sich die Einsicht in die Natur von Infektionskrankheiten zwischen 1550 und 1850 nicht sehr verändert hat, dann muß der Kampf gegen die Infektion anderen Faktoren zugeschrieben werden, die relativ wenig mit einem Verständnis ihres Mechanismus zu tun hatten.

35 Siehe Erwin H. Ackerknecht: »Anticontagionism between 1821 and 1867«, in: *Bull. Hist. Med.*, 1948, Bd. 22, S. 562-593 (s. in diesem Band S. 71-110).

36 Stillé: *Elements* (Anm. 32), S. 93.

37 Ebd., S. 104 f.

IV

In langfristiger Perspektive läßt sich der Kampf gegen den »Schmutz«, der die Hygieniker beseelte, als eine Stufe im Zivilisationsprozeß betrachten, eine Folge der immer größer werdenden wechselseitigen Abhängigkeit der Menschen seit dem Mittelalter.[38] Er kann ebenfalls betrachtet werden als spezifisch durch Industrialisierung, Urbanisierung und Cholera-Ausbrüche bedingt,[39] und erleichtert durch den Einsatz statistischer Methoden. Darüber hinaus kann er jedoch auch aus einer sich verändernden Einstellung gegenüber der Reinlichkeit erklärt werden.

Im Rückblick ist es schwierig, den Grad der Reinlichkeit in früheren Zeiten nach modernen Standards einzuschätzen.[40] Allzu leicht werden wir irregeführt durch oberflächliche Analogien mit unseren Gewohnheiten und ihren vorgeblich rationalen Motiven. So wurde beispielsweise der mittelalterliche Brauch, häufig ein Badehaus aufzusuchen, als wichtiges Kapitel in der Geschichte der Hygiene begrüßt. Sicher, Personen, die regelmäßig baden, werden ein gewisses Maß an Reinlichkeit erlangen, obwohl das Baden wenig nützt, wenn die Kleider nicht ebenfalls sauber gehalten werden.[41] Es gibt sogar mittelalterliche Bilder mit Gruppen von Menschen, die eine Badewanne benutzen oder sich sonstwie waschen. Doch andere Abbildungen, die Männer und Frauen beim gemeinsamen Bad zeigen, während sie essen, trinken und Musik hören, weisen darauf hin, daß die Hauptanziehungskraft nicht Reinlichkeit war, sondern Vergnügen oder die heilende Wirkung des Wassers.[42]

Noch 1752 bringt eine Passage in Smolletts *Essay on the External Use of Water*, eine der wenigen medizinischen Schriften des Roman-

38 Norbert Elias: *Über den Prozess der Zivilisation*, 2 Bde., Basel 1939.

39 Siehe unten, S. 462.

40 Material zu dieser und damit zusammenhängenden Fragen findet sich in Canabès: *Mœurs intimes du passé*, Paris (o. J.); Norbert Elias: *Prozess* (Anm. 38), und Reginald Reynolds: *Cleanliness and Godliness*, New York 1946.

41 Darauf wurde hingewiesen von J. F. D. Shrewsbury: »The Plague of Athens«, in: *Bull. Hist. Med.* 24 1950, S. 11.

42 Die heilende Wirkung des Badens muß deutlich von seiner hygienischen unterschieden werden. Nach Meuli, »Scythica«, in: *Hermes*, 1935, Bd. 70, S. 121-176, gibt es ebenfalls eine Beziehung zwischen dem finnischen Bad und dem Schamanismus. Für Bildmaterial siehe Alfred Martin: *Deutsches Badewesen in vergangenen Tagen*, Jena 1906.

ciers, die traditionelle Einschätzung zum Ausdruck. »In der Tat«, schreibt er, »ist das warme Bad derart bekannt für seine lindernde Wirkung, daß (fast) jeder nach der Erschöpfung des Tages oder anderer anstrengender Bewegung auf das Bagnio zurückgreift, um sich zu erfrischen: Und die Wirkungsweise dieser Medizin ist so angenehm, daß sie sowohl in alten Zeiten als auch in diesen Tagen als eine Sache des *Wohllebens* und *Vergnügens* betrachtet wurde ...«[43]

Zur gleichen Zeit steht die religiöse und zeremonielle Bedeutung der Reinheit oder Reinlichkeit immer noch stark im Vordergrund. So enthält die von Zedler 1750 publizierte große deutsche *Enzyklopädie* detaillierte Erörterungen über die Bedeutung der Reinheit in der Bibel, über weltliche Reinlichkeit ist jedoch unter demselben Eintrag nichts zu finden. Ein Buch des berühmten Dr. Friedrich Hoffmann, 1722 erschienen, beschrieb, wie man sich in Übereinstimmung mit den Lehren der Heiligen Schrift eines gesunden und langen Lebens erfreuen könne; es ist ein volkstumlicher Text über persönliche Hygiene.[44] Essen, Trinken, der Gebrauch von Wein, Bädern und Tabak finden sich darin behandelt – doch kaum ein Wort über Reinlichkeit.

Aus all dem geht hervor, daß bis ins 18. Jahrhundert hinein das Meiden oder die Entfernung von Substanzen noch nicht aufgrund ihrer potentiell schädlichen physiologischen Einflüsse zum leitenden Prinzip der Idee der Reinlichkeit geworden war. Dieses »physiologische Konzept« von Reinlichkeit gewinnt jedoch offenbar besonders in den angelsächsischen Ländern an Boden, und zwar in Verbindung mit hygienischen Reformen in Armee, Marine und Gefängnissen.

Es herrschte die Ansicht, Reinlichkeit sei eine Sache der Ästhetik.[45] Die Wahrheit dieser Anschauung wird von folgendem Ausspruch Francis Bacons bestätigt: »Denn die Reinigkeit des Körpers und eine ehrbare Zierde hält man mit Recht für eine Wirkung der

43 Tobias Smollett: *An Essay on the External Use of Water*, mit einer Einl. und Anm. hg. von Claude E. Jones, Baltimore 1935, S. 61 (Hervorhebung hinzugefügt). Lob und Tadel für das Baden findet sich in den Epigrammen Martials und knapp ausgedrückt in *School of Salernum* (Anm. 20), S. 84:

Wine, women, Baths, by Art or Nature warme,
Us'd or abus'd do men much good or harme.

44 Herrn Friederich Hoffmanns: *Gruendlicher Unterricht* etc., Ulm 1722.

45 Henry E. Sigerist: *Civilization and Disease*, Ithaca, NY 1943, S. 26.

Bescheidenheit der Sitten und der Ehrerbietung; zuerst gegen Gott, dessen Geschöpfe wir sind; dann gegen die Gesellschaft, in welcher wir leben; und auch gegen uns selbst, da wir uns nicht minder, ja mehr als andere verehren müssen.«[46] Diese Zeilen finden sich unter der Überschrift »Kosmetik«, was sich nach Bacon auf die Schönheit des Körpers bezieht und nicht so sehr auf seine Gesundheit. Kurz darauf wird das Thema von George Herbert aufgenommen; dieser verlangt vom Landpfarrer, daß »seine äußere Erscheinung schlicht, doch ehrwürdig und reinlich sei, ohne Flecken, Staub oder Geruch; so daß die Reinheit seines Geistes hervorscheint und sich sogar auf seinen Körper, seine Kleidung und Wohnung ausdehnt«.[47] An anderer Stelle verallgemeinert Herbert diese Empfindung in folgenden Versen:

> In allem, was an dir, pfleg' Sauberkeit,
> Daß (wie bei Blumen) jeder gern verweilt.
> Wer schlampig, nimmt die Widerwärtigkeit
> Voraus, die nach dem Tod ihm zugeteilt.
> Sieh, daß des Geistes Reinlichkeit sich prägt
> Dem Leib auf und den Kleidern, die er trägt.[48]

Die beiden letzten Zeilen werden 1791 von John Wesley in seiner Predigt »Über Kleidung« verwendet; er argumentiert hier, daß »Schlampigkeit nicht zur Religion gehört« und daß die Schrift nirgendwo »Reinlichkeit des Äußeren verurteilt. Sie ist gewiß eine Pflicht, keine Sünde. ›Sauberkeit kommt gleich nach Frömmigkeit‹. Dementsprechend rät der gute Mr. Herbert jedem Gottesfürchtigen: ›Let thy mind's sweetness have its operation / Upon thy person,

46 Francis Bacon: *Of the Advancement and Proficiencie of Learning. Interpreted by Gilbert Wats*, London 1674, Buch 4, Kapitel 2, S. 130; zitiert nach: *Lord Franz Bacon. Großkanzler von England über die Würde und den Fortgang der Wissenschafften, Verdeutschet und mit dem Leben des Verfaßers und einigen historischen Anmerkungen herausgegeben von Johann Hermann Pfingsten, der Arzneygelahrtheit Doctor, auf der Academie zu Halle*, Pest 1783, S. 408.

47 »The Country Parson«, Kapitel 3, in: *The English Works of George Herbert*, hg. von G. H. Palmer, 3 Bde., Boston, New York 1905, Bd. 1, S. 214. Der Pfarrer soll ebenfalls lehren, daß »nach der Religion,… es drei Dinge sind, die einen vollkommenen Diener ausmachen: Wahrheit, Fleiß und Sauberkeit bzw. Reinlichkeit« (ebd., S. 237).

48 »The Church Porch«, Kapitel 62, ebd., Bd. 2, S. 57. Zitiert nach George Herbert: *The Temple. Sacred Poems and Private Ejaculations,* mit einer deutschen Versübersetzung von Inge Leimberg, Münster u. a. 2002, S. 37.

clothes, and habitation.‹ Und darauf sollte gewiß jeder achten, damit nicht vom Guten in ihm schlecht gesprochen werde.«[49]

Vor langem schon wurde bemerkt, daß Wesley die Worte »Sauberkeit kommt gleich nach Frömmigkeit« als Sprichwort verwendet.[50] Wie dem auch sei, die Bedeutung des Zitats liegt nicht im Aussprechen einer neuen Wahrheit; eher im religiösen Eifer, mit dem »die unteren und mittleren Stände des Lebens«, d. h. die, denen die Schrift verbietet, »sich mit Gold, Perlen oder kostbaren Gewändern zu schmücken«,[51] ermahnt werden, auf ein reinliches Äußeres zu achten. Nach Wesley sollte die Kleidung des Methodisten sowohl schlicht als auch preiswert sein. Was bedeutete, daß dieser nicht so ohne weiteres seinen Schmutz unter Parfüms und modischen Kleidern verstecken sollte. Für den Methodisten – wie wahrscheinlich auch für den Quäker und andere vor ihm – wird Reinlichkeit zu einem Zeichen für Respektabilität, und d. h., daß selbst von den respektablen Armen nun verlangt wird, Schmutz zu vermeiden.

Daß die religiöse Bedeutung der Reinlichkeit so betont wird, wird bezeichnenderweise begleitet von der zunehmenden Betonung ihrer medizinischen Bedeutung. John Wesley als Prediger zitierte Herbert; als medizinischer Berater zitiert er den Arzt George Cheyne. Dieser hatte in seinem *Essay of Health and Long Life* geschrieben: »Um seine Gesundheit zu bewahren, sollte jeder all die Reinlichkeit und Frische in seinem Haus, Kleidern und Möbeln beachten, die sich für seine Stellung geziemen.«[52] Diese Zeilen tauchen mit nur geringfügigen Änderungen im Vorwort zu John Wesleys *Primitive Physic* von 1747 auf.[53]

49 John Wesley: »Sermon 88, On Dress«, in: *Works*, Bd. 7, 5. Auflage, London 1860, S. 16. Zum Datum, 1791, siehe *New English Dictionary*, Art. »Cleanliness«. [John Wesley wandelt die letzten beiden Zeilen leicht ab, denn bei Herbert, den ich oben in Übersetzung wiedergegeben habe, lauten sie: »Let thy minde's sweetnesse have his operation/Upon thy body, clothes, and habitation.« *Anm. d. Ü.*]

50 W. Davenport Adams: *Dictionary of English Literature*, neue, überarb. Ausg., London, Paris, New York, S. 138.

51 Wesley: »Sermon 88« (Anm. 49), S. 17.

52 George Cheyne: *Essay of Health and Long Life*, London 1724, S. 18. Die besondere Bedeutung dieser Worte erweist sich auf S. 12: »Noch werde ich irgendwelche dringenden Umstände hinzufügen, um *nasse* Räume, *feuchte* Betten und *schmutziges* Linnen zu meiden; oder Unflat und Verunreinigungen zu beseitigen; der Luxus *Englands* hat all diese Dinge eher zu einem *Auswuchs* werden lassen.«

53 John Wesley: *Primitive Physic or, An Essay and Natural Method of Curing most*

Wesley war nicht der einzige, der die medizinischen und moralischen Tugenden der Reinlichkeit pries. In seinem berühmten *Domestic Medicine*, einem volkstümlichen medizinischen Handbuch, schreibt Dr. William Buchan ein Kapitel »Über Reinlichkeit«; hier wird diese als notwendig empfohlen, »um die Ehre und Würde der menschlichen Natur zu stärken, als angenehm und nützlich für die Gesellschaft und als sehr förderlich für die Erhaltung der Gesundheit«.[54] Der britische Armeearzt John Pringle kehrt die Reihenfolge um und sagt: »Reinlichkeit ist der Gesundheit förderlich – aber ist es nicht offensichtlich, daß sie auch zu guter Ordnung und anderen Tugenden beiträgt?«[55] Und Benjamin Rush zitiert diese Zeilen zu-

Diseases. 21. Auflage, London 1785, S. xiii: »Alle, die Gesundheit bewahren wollen, sollten so sauber und reinlich wie möglich in ihren Häusern, Kleidern und Möbeln sein.« Datiert wird das Vorwort auf S. xvi. Die Rolle von John Wesley bei der Verbreitung einer »Gesundheits«-Bewegung wurde wahrscheinlich überbetont von Sir George Newman: *Health and Social Evolution*, London 1931, S. 61; vgl. Shryock: *Development of Modern Medicine* (Anm. 1), S. 90. Darüber hinaus hat Sir MacFarlane Burnet im *Lancet* vom 17. Januar 1953, S. 103, auf die Anstrengungen aufmerksam gemacht, die im 19. Jahrhundert unternommen wurden, um den relativ hohen Reinlichkeitsstandard der oberen Gesellschaftsschicht auf die unteren Schichten auszudehnen. Es scheint jedoch wichtig, die Tendenzen in anderen Kreisen als aristokratischen und wohlhabenden festzuhalten.

54 William Buchan: *Domestic Medicine: or, A Treatise on the Prevention and Cure of Diseases by Regimen and Simple Medicines*, 2. Auflage, London 1772, S. 131. Das gesamte Kapitel (VIII) ist beachtenswert, denn es lassen sich daraus Schlüsse ziehen zum weitverbreiteten Vorurteil gegen Reinlichkeit im Falle kranker Menschen.

55 Zitiert nach Benjamin Rush: *An Inquiry into the Influence of Physical Causes upon the Moral Faculty* (1786), Philadelphia 1839, S. 15. Rush bezieht sich auf Pringles »Rede über Kapitän Cooks Reise, gehalten vor der Royal Society in London« als seine Quelle (ebd.). In seinen *Observations on the Diseases of the Army*, 17. Auflage, London 1775, S. 92, schreibt Pringle, daß »die Offiziere richtig urteilen hinsichtlich der Gesundheit der Menschen, wie auch ihrer äußeren Erscheinung, wenn Sauberkeit sowohl bezüglich ihrer Person wie ihrer Kleider gefordert wird. Bemerkenswerterweise glaubt er, daß »Pest, pestilenzialische Fieber, faulige Skorbute und Dysenterien in Europa im Verlauf des letzten Jahrhunderts zurückgegangen sind; ein Segen, den wir keiner anderen zweiten Ursache zuschreiben können als unserer Verbesserung bei allem, was mit Reinlichkeit zu tun hat, und dem allgemeineren Einsatz der Antisepsis« (S. 332). Im Hinblick auf London gesteht er zwar zu, daß dort durchaus noch Anlaß für hygienische Verbesserung bestehe, ergänzt jedoch, daß »man sich um einige der wichtigen Dinge gut gekümmert hat; das betrifft etwa die Abtritte, die öffentlichen Kloaken und die Versorgung

stimmend; er meint, daß »nicht genug zugunsten der Reinlichkeit gesagt werden kann als einem physischen Mittel, um Tugend zu fördern.«[56]

Das Beharren auf Reinlichkeit bleibt vage, solange es nicht von deutlichen Forderungen begleitet wird. 1794 empfahl Hufeland in seiner Abhandlung über langes Leben nicht nur tägliches Waschen, sondern sogar, wenn möglich, einen täglichen Wechsel der Wäsche.[57] Für die Mehrheit der Bevölkerung blieb letzteres eine utopische Forderung. Allerdings schufen zwei Dinge die Voraussetzungen dafür, daß diese Utopie schließlich Wirklichkeit werden konnte: 1791 die Einführung des Leblanc-Prozesses bei der Herstellung von Soda und die ebenfalls zu dieser Zeit stattfindende Revolution in der Baumwollindustrie. Auf jeden Fall war am Ende des 18. Jahrhunderts das physiologische Konzept der Reinlichkeit nicht nur gegenüber früheren Zeiten sehr weit fortgeschritten, sondern auch von einer moralischen und religiösen Kraft durchdrungen. Reinlichkeit ging aus dem Bereich der Kosmetik in den der Gesundheit über, und mit der Aufklärung wurde der Appell an die Gesundheit ein noch mächtigeres Handlungsmotiv. Am Beispiel der eigenen Rationalisierung des Lebens rationalisierten die Menschen ebenso die Vergangenheit. Die Gesetze der Bibel mit ihrem rituellen Stempel von Rein und Unrein wurden nun zu weisen Hygienevorschriften eines klugen Gesetzgebers erklärt.[58] Diese Veränderung in der Mentalität des modernen Menschen führte ebenfalls zu einer Veränderung in seinem Infektionskonzept.

V

Das 19. Jahrhundert vollendete, was wir die Säkularisierung des Infektionsbegriffs nennen könnten, indem es die Grundbedeutung des Begriffs neu ausrichtete und ihm einen neuen wissenschaftlichen Gehalt und neue moralische Kraft gab. Wenn wir die Wörter

mit frischem Wasser; und die Menschen sind im allgemeinen sehr reinlich« (S. 335).

56 Rush: *An Inquiry* (Anm. 55).

57 Christoph Wilhelm Hufeland: *The Art of Prolonging Life*, übers. aus dem Deutschen, London 1797; siehe Bd. 2, S. 236.

58 Siehe z. B. Rush: *An Inquiry* (Anm. 55).

»Infektion« und »infizieren« im *New English Dictionary* nachschlagen, bemerken wir, daß die medizinische Bedeutung als die konkreteste erscheint. Die Vorstellung des Eintauchens oder Färbens eines Gegenstands ist veraltet und ebenso der Begriff der Unreinheit im chemischen Sinne der Legierung oder Verfälschung einer Substanz. Die medizinische Bedeutung steht, in unterschiedlichen Nuancen, im Vordergrund und überschattet die anderen allgemeineren Bedeutungen von Befleckung und Verdorbenheit. Letztere existieren noch, scheinen jedoch auf den Status von Vergleichen und Metaphern degradiert worden zu sein. Ein solcher semantischer Kreislauf wurde durch die Säuberungsaktion ermöglicht, mit der die Aufklärung des 18. Jahrhunderts alles »Abergläubische« verbannt hatte. Doch die semantische Veränderung konnte nur Erfolg haben, wenn der Begriff der Infektion mit einem strengeren wissenschaftlichen Inhalt gefüllt wurde als zuvor. Dies geschah durch die aufstrebende Wissenschaft der Bakteriologie, denn diese ersetzte die älteren Miasmen, Ausdünstungen, Ansteckungen und Zersetzungen durch pathogene Mikroorganismen. Es wäre bloße Wiederholung, wenn ich ein weiteres Mal die wohlbekannten Geschichten erzählen würde über Schwann, der bewies, daß Fäulnis ein äußeres Agens braucht; über seinen Kollegen Henle im Berliner Laboratorium von Müller, der die Identität der Kontagien und Miasmen postulierte und an die organische Natur beider glaubte; über Josiah Notts Theorie, wonach Gelbfieber durch winzige Tierchen übertragen werde; oder über John Snows ein paar Jahre später vorgelegte Theorie der Cholera. Die Anstrengungen dieser und vieler anderer bereiteten den Weg für Pasteurs Forschungen sowie für das Werk von Robert Koch und Joseph Lister. Viele Widerstände mußten überwunden werden, doch um 1900 war der Sieg errungen. Sich bei dem Fortschritt aufzuhalten, der seither erzielt worden ist, würde bedeuten, eine weitere häufig erzählte Geschichte zu wiederholen. Statt dessen wollen wir lieber das bisher Gesagte zusammenfassen.

Wir haben begonnen mit der Beobachtung, daß unser moderner medizinischer Begriff der Infektion aus der Vorstellung ritueller oder religiöser Verunreinigung hervorgegangen ist, für die Krankheit nur ein Typus unter anderen war. Die griechischen Ärzte akzeptierten diese ältere Terminologie, gaben ihr jedoch gleichzeitig eine naturalistische Wendung. Dies war die erste Säkularisierung des Begriffs. Ich muß es denjenigen überlassen, die psychologisch besser geschult sind als ich, zu beurteilen, wie erfolgreich diese Wende war. Ich nehme an, sie werden behaupten, daß immer noch viel von der Furcht vor höheren Mächten und Schuldgefühlen in unserem Geist verborgen liegt. Während des Mittelalters und der Renaissance wuchs die Erkenntnis dessen, was wir heute Infektionskrankheiten nennen. Der Glaube an Krankheitsentitäten eines spezifischen Charakters verstärkte sich im 19. Jahrhundert durch die Entdekkung der Bakterien als spezifischer ätiologischer Ursache. Schmutz als Ursache von Infektionen zu interpretieren stellte das Leitbild für öffentliche Gesundheitsmaßnahmen in den mittelalterlichen Städten genauso wie in den Industriezentren des frühen 19. Jahrhunderts dar. Die Vorstellung erwies sich als unzulänglich und wurde abgelöst von einem vertieften wissenschaftlichen Verständnis. Doch die Entstehung von Hygiene, Bakteriologie und Asepsis im 19. Jahrhundert wurde ihrerseits bedingt durch die Bereitschaft, die Lebensführung in Übereinstimmung mit medizinischen Regeln zu rationalisieren. Dieser Prozeß, eingeleitet im 18. Jahrhundert durch eine zunehmende individuelle Reinlichkeit, führte zur zweiten Säkularisierung des Infektionsbegriffs. Die medizinische Bedeutung des Wortes, durchweg gestützt von den Wissenschaften der Bakteriologie und Immunologie, ist zur Hauptbedeutung geworden.

Soweit die strukturellen Elemente des Infektionsbegriffs, wie sie aus unserer historischen Analyse hervorgingen. Um seine Vollständigkeit zu überprüfen, wenden wir uns ein weiteres Mal der Definition zu, von der wir ausgegangen sind. Infektion, lesen wir, ist die »Invasion von pathogenen Organismen in Körpergewebe ...«. Hier können wir innehalten und noch einmal über die Verwendung des merkwürdigen Wortes »Invasion« staunen, das an feindliche Armeen denken läßt, deren Ansturm man sich widersetzen muß. Hätten wir ein anderes Lexikon aufgeschlagen, so wären wir vielleicht anstelle von »Invasion« auf ein anderes Wort gestoßen. Gleichwohl scheint irgendein Bild notwendig zu sein, um das Zusammentreffen des Menschenwesens mit seinen Feinden, den pathogenen Organismen, zu erklären.

In ihrem frühen Enthusiasmus, vor etwa siebzig Jahren, glaubte die bakteriologische Schule, daß Mensch plus Erreger gleich Krankheit sei. Dann bemerkte man, daß die Angelegenheit nicht so einfach war und daß natürliche oder erworbene Immunität, somatische wie psychische Disposition berücksichtigt werden mußten, wenn man erklären wollte, warum manche Menschen erkrankten, während andere gesund blieben; und warum dieselbe Person lange Zeit Erreger beherbergen konnte und diese erst später plötzlich zur Krankheit führten. Damals legte Dr. Ottmar Rosenbach in einem immer noch lesenswerten Aufsatz dar, wie groß die Ähnlichkeit ist zwischen den alten Schutzmaßnahmen gegen böse Geister, die die Seele des Menschen befleckten, und dem Bemühen des radikalen Biologen, das Wohlergehen des Körpers zu schützen.[59] Ich bin der Ansicht, daß Dr. Rosenbachs Analyse hier wirklich ein Desiderat offengelegt hat. Solange man Infektion für eine Verunreinigung gehalten hatte, war sie der menschlichen Vorstellung verständlich. Sie war Strafe für ein Vergehen, eine Sünde oder ein Verbrechen oder auch nur die Gefahr, die von einer übernatürlichen Macht drohte. So oder so, der Mensch dachte, er wüßte, warum er infiziert worden war.

Mit diesem anthropomorphen Erbe versuchte das 19. Jahrhundert radikal zu brechen. Es gelang, den Infektionsmechanismus zu erklären. Die Aufgabe des Bakteriologen war es, herauszufinden, was geschah, nachdem Mensch und Krankheitserreger zusammengetroffen waren. Warum waren sie zusammengetroffen? Aus Sicht des Bakteriologen war diese Frage irrelevant. »Zufällig«, mochte er sagen, wenn auf einer Antwort bestanden wurde. Doch als Arzt, als Beamter im öffentlichen Gesundheitswesen oder Staatsbürger nahm derselbe Bakteriologe eine andere Haltung ein. Je mehr er über die Mechanismen der Infektion herausfand, desto mehr glaubte er zu wissen, wie eine Infektion vermieden werden konnte und sollte. Die Verantwortung für die Prävention und Behandlung der Infektion war nun zu einer moralischen und sogar politischen Motivation geworden, was sie vorher niemals gewesen war. Da dem so ist, muß unsere Haltung als Bestandteil unseres Infektionsbegriffs anerkannt werden. Indem wir Infektion als eine Schädigung betrachten, die durch das Eindringen von pathogenen Mikroorganismen verursacht wird, machen wir unsere Bereitschaft deutlich, uns diesen zu widersetzen. Die moderne Physik spricht prahlend oder klagend von einem sinnlosen Universum. Doch in der Medizin gibt es kein sinnloses Universum. Menschliche Wesen geben sich nicht

59 O. Rosenbach: *Physician versus Bacteriologist*, New York, London 1904, S. 247 (erstmals auf Deutsch erschienen unter dem Titel *Arzt c/a Bakteriologe*, Berlin, Wien 1903, *Anm. d. Hg.*).

damit zufrieden, Gesundheit und Krankheit als bloße Zufälle anzusehen, die sich von ihrem Leben trennen ließen. Gesundheit, Krankheiten, Genesung und andere medizinische Kategorien kennzeichnen biologische Zustände als wünschenswert oder nicht wünschenswert. Letzteres Merkmal begründet die medizinische Natur des Infektionsbegriffs und sichert sein Fortbestehen unter veränderten kulturellen Bedingungen mit anderen Vorstellungen vom Kampf gegen Verunreinigung.

Übersetzt von Gustav Roßler

Eine neue Wissenschaft begründen

Erwin H. Ackerknecht
Antikontagionismus zwischen 1821 und 1867[1]

Herr Präsident, verehrte Mitglieder der American Association of the History of Medicine und verehrte Gäste!

Ich weiß die große Ehre zu schätzen, die Sie mir dadurch erweisen, daß ich die Fielding H. Garrison Vorlesung 1948 halten darf. Ich nehme dies dankbar an und verstehe es auch als zeitlich passende Ehrung und als ein Geburtstagsgeschenk für jene Institution, die ich hier vertreten darf, nämlich die Universität von Wisconsin; sie feiert in diesem Jahr ihr hundertjähriges Bestehen und besitzt einen ausgezeichneten Ruf in der Förderung der Wissenschafts- und Medizingeschichte.

Mit großer Befriedigung sehe ich meinen Namen so verknüpft mit dem des größten Medizinhistorikers, den unser Land bislang hervorgebracht hat. Wie jeder Arbeiter im Feld der Medizingeschichte stehe ich tief in der Schuld des Mannes, den wir heute ehren. Jahrelang habe ich den Ort frequentiert, an dem er die letzten Jahre seines fruchtbaren Lebens verbracht hat, und während ich seine alten Bücher und Nachdrucke verwendete, gelegentlich auf einen seiner berühmten Briefe stieß und der traurigen und tapferen Melodie seiner Prosa nachsann, habe ich eine tiefe emotionale Verbundenheit mit Fielding H. Garrison als Person entwickelt. Und ich wage zu hoffen, daß der, wie soll ich sagen, scheue Schatten jenes Mannes, der unter seinen vielen Interessen auch eines für unorthodoxe epidemiologische Theorien hegte,[2] diesen kurzen Beitrag zur Geschichte des Antikontagionismus nachsichtig als Gabe akzeptieren wird.

Es scheint ein glückliches Zusammentreffen, daß ich diese Vorlesung in dieser alten medizinischen Metropole halten darf, die, wie

1 1821 ist das Datum des berühmten Gelbfieberausbruchs in Barcelona und 1867 das der letzten großen europäischen Cholera-Epidemie. Bei der Vorbereitung dieses Textes waren die Library of the College of Physicians in Philadelphia und Dr. W. B. McDaniel II durch ihre großzügigen Buchausleihen äußerst hilfreich.

2 F. H. Garrison: »A Neglected Medical Scholar«, in: *Bull. N. Y. Ac. Med.* 4, 1928, S. 469-476; F. H. Garrison: »The Newer Epidemiology«, in: Sigerist Singer, *Essays presented to K. Sudhoff*, London, Zürich 1924.

Sie gleich erfahren werden, tatsächlich der Geburtsort jener Bewegung war, die ich nun beschreiben will.

Nichts hilft uns vermutlich rascher, uns in unserem Thema zurechtzufinden, als die Worte, die Hippolyte Marie Bernheim (1840-1919) (selber ein Kontagionist und eine Autorität auf dem Gebiet der epidemischen Krankheiten, bevor er als Psychotherapeut berühmt wurde) 1877 über Jacob Henle zu sagen hatte, den Lehrer von Robert Koch.[3] In unserem Geist und unseren Lehrbüchern lebt Henle fort als der Mann, der »als erster die Idee eines *contagium animatum* klar formulierte« und ein mutiger Vorkämpfer war. Bernheim dagegen erscheint die Situation folgendermaßen:

> Die ernsthaften Beobachter erkannten die Nichtigkeit dieser phantastischen Vorstellungen; ungefähr in der Mitte des Jahrhunderts wurde die Lehre des *contagium animatum* im allgemeinen aufgegeben und als ein Produkt der Phantasie betrachtet, das jeder wissenschaftlichen Grundlage entbehrt. Unter den führenden Medizinern war Henle vielleicht der letzte, der 1853 mit der gleichen Entschlossenheit die Lehre des *contagium vivum* verteidigte, mit der er sie bereits 1840 mit großer logischer Strenge vertreten hatte. Dank neuer Forschungen und positiverer Daten hat allerdings die parasitäre Lehre während der letzten zehn Jahre in der öffentlichen Meinung beträchtlich an Glaubwürdigkeit gewonnen.

Daraus geht hervor: was uns als avantgardistische Aktion erscheint, imponierte Henles Zeitgenossen eher als Nachhutgefecht, als letzte tapfere Verteidigung einer toten Hypothese. Daß die Theorien der Ansteckung und des *contagium animatum* vielen in der ersten Hälfte des 19. Jahrhunderts als alt und überholt erschienen, läßt sich leicht aus den folgenden Beispielen ersehen:

1804 spricht Trotter verachtungsvoll von den »Relikten der alten Hypothese der Ansteckung durch winzige Tierchen«.[4] 1832 erklärt »Alpha« im *Lancet*, die Liste der ansteckenden Krankheiten habe innerhalb der letzten fünfzig Jahre gewiß keine Neueinträge zu verzeichnen gehabt.[5] Ozanam schreibt 1835: »Wir kennen viele Autoren, die über Kontagien tierischer Natur geschrieben haben ... wir wollen unsere Zeit nicht damit verlieren, diese absurden Hypothe-

3 A. Dechambre (Hg.): *Dict. Encycl. Sc. Med.*, 1. Folge, Bd. XX, S. 7, 1877.

4 H. H. Scott: *A History of Tropical Medicine*, Baltimore 1942, S. 29.

5 *Lancet* 1831-32, II, S. 21; siehe auch H. Holland: *Med. Notes and Reflections*, Philadelphia 1839, S. 342.

sen zu widerlegen.«[6] Wunderlich spricht 1843 von einem »Ueberbleibsel kindischer Vorstellungen«.[7] J. K. Mitchell, einer der Erfinder des *fungus miasma*, bedauert 1848, daß »Morgan und Holland wieder zur widerlegten Theorie der winzigen Tierchen von Kircher und Linnaeus zurückgekehrt sind«,[8] »die seitdem nur kümmerlich von Beweisen gestützt worden ist, wie sie ja zu keiner Zeit in der Ärzteschaft allgemeine Zustimmung gefunden hat, auch wenn sie von einigen hervorragenden Menschen in nahezu jeder Periode der Medizingeschichte vertreten worden ist«.[9] E. A. Parkes schreibt 1849: »In den letzten sechzig Jahren hat jedoch das Studium mehrerer Krankheiten, die den älteren Ärzten nur mangelhaft bekannt waren, so viele neue Tatsachen zu unserem Wissen von mehreren spezifischen epidemischen Krankheiten beigetragen, daß die strenge Ansteckungstheorie unmerklich eine Veränderung erfahren hat, bis sie heutzutage in einer höheren Allgemeinheit aufzugehen scheint.«[10] C. F. Riecke behauptet 1859, daß die Ansteckungslehre über Jahrhunderte hinweg keine Forschritte gemacht habe und die neuere Forschung das gesamte alte autoritäre Gebäude der Anstekkungslehre umgestoßen habe.[11] Selbst ein moderner Autor wie Major Greenwood meint, daß Henles Aufsatz »lesenswert ist, doch nicht lesenswerter als ein 1546 veröffentlichtes Buch, das von einem Veroneser Arzt namens Hieronymus Fracastorius stammt«.[12] Und Charles Singer, ein sehr milder und verständnisvoller Historiker des am *contagium animatum* orientierten Kontagionismus, behauptet, daß kein wirklicher Fortschritt zwischen Fracastorius und Pasteur erreicht wurde, abgesehen von einer kleinen Schule zu Beginn des 18. Jahrhunderts.[13]

6 J. A. F. Ozanam: *Histoire médicale des maladies epidémiques*, Paris 1835, III, S. 6. Zu Ozanam siehe I. Galdston in: *Essays presented to A. Castiglioni* (Supp. Bull. H. Med. Nr. 3), Baltimore 1944, S. 89-102. [Im Original französisch; *Anm. d. Ü.*]

7 *Arch. Phys. Heilk.* 2, 1843, S. 321.

8 J. K. Mitchell: *Five Essays*, Philadelphia 1859, S. 111.

9 Ebd., S. 4.

10 *Brit. For. Med. Chir. Rev.* 4, 1849, S. 252.

11 C. F. Riecke: *Die Reform der Lehre von Contagion*, Quedlinburg 1854, S. XVII, 177. Siehe ebenso R. Virchows Hetzrede gegen den unwissenschaftlichen antiquierten Kontagionismus (in seinem *Archiv* 2, 1849, S. 263).

12 Major Greenwood: *Epidemics and Crowd-Diseases*, New York 1935, S. 58.

13 Ch. und D. Singer: »The Development of the Doctrine of Contagium vivum, 1500-1750«, in: *17th Int. Med. Congress* (1913), Sekt. XXIII, London 1914, S. 188.

Tatsächlich waren Ansteckung und *contagium animatum* um 1800 eher veraltete Theorien. Die jugendliche Erscheinung, die sie heute in unserem Verständnis gewonnen haben, geht ausschließlich auf die durchgreifende Verjüngung zurück, die sie in den Jahren zwischen 1870 und 1890 erfuhren. Sobald wir das hohe Alter beider Theorien berücksichtigen, werden wir kaum erstaunt sein, daß ihre Entwicklung keineswegs gradlinig verlief, sondern sich durch fortwährende Hochs und Tiefs, durch Akzeptanz und Zurückweisung auszeichnete. Der Begriff der Ansteckung, beinahe unbekannt in der klassischen Antike, ist fest in der abendländischen Kultur verankert, nachdem das (kontagionistische) jüdische Alte Testament vom Christentum als Heilige Schrift akzeptiert worden ist. Nach der Einführung von Quarantänen in den meisten christlichen Ländern im 15. und in den darauffolgenden Jahrhunderten wurde der Begriff der Ansteckung darüber hinaus offiziell autorisiert durch den Staat, die weltliche Autorität.

Die Idee des *contagium animatum* war zum ersten Mal im 16. Jahrhundert von Cardanus, Paracelsus und vor allem von Fracastorius (1546) formuliert worden. Sie wurde weiterentwickelt von V. de Bonagens, Fallopius, Mattioli und vielen anderen. Nicht sehr gut gedieh sie unter Montanus, Valeriola, Sanctorius und insbesondere Facio. Im 17. Jahrhundert kehrte sie jedoch siegreich zurück mit den mikroskopisch kleinen »Würmchen« von A. Hauptmann, Pater Kircher (1659), Chr. Lange usw. Um die Wende zum 18. Jahrhundert erreichte sie mit Lancisi, Andry, Vallisnieri sowie nach der Pest in Marseille von 1721 mit Bradley, Goiffon und Lebègue vermutlich ihre höchste Konjunktur. Das satirische *Système d'un médecin Anglois* (von M. A. C. D., Paris 1726) ruinierte sie durch seinen Spott nahezu vollständig. Auch wenn sie daraufhin laut Singer zunehmend degenerierte,[14] konnte sie noch Linné (1757), Plenciz, Lorry, u. a. inspirieren, im 19. Jahrhundert dann noch Rasori, H. Holland und Henle. Auf einer neuen experimentellen Grundlage setzte sie wieder ein mit Ag. Bassi (1838), Davaine (1850) und Villemin; doch wie sollte man zu diesem Zeitpunkt differenzieren zwischen soliden Errungenschaften und den unkritischen Produktionen eines Donné oder Hallier? Der Tag gehörte den grausamen antikontagionistischen Scherzen Woehlers

14 Singer, »Development« (Anm. 13), S. 205.

und Liebigs (1839), die nach dem Muster des Pariserischen »M. A. C. D.« von 1726 gestaltet waren.[15]

In der ersten Hälfte des 19. Jahrhunderts, d. h. kurz vor ihrem endgültigen und überwältigenden Sieg, erlebten die Ansteckungstheorien und das *contagium vivum* merkwürdigerweise ihre tiefste Abwertung und schwächste Stunde in ihrer langen und stürmischen Karriere, während der »Antikontagionismus« kurz vor seinem Ende seinen höchsten Grad an Akzeptanz, Elaboriertheit und wissenschaftlicher Respektabilität erreichte. Es mag zu unserem Verständnis dieses Phänomens beitragen, wenn wir bedenken, daß das, was sich in der ersten Hälfte des 19. Jahrhunderts in der Medizin abspielte und worin wir nun nichts als normale Geburtswehen oder lebhaftes Wachstum sehen, ebensogut als tiefe Krise betrachtet werden könnte.[16] René La Roche nannte es unverblümt eine Revolution – bekanntlich ein Ereignis, das neue Dinge inmitten maximaler Unordnung und Verwirrung hervorbringt. Keineswegs nebensächlich ist es, daß die medizinische Revolution parallel zu politischen Revolutionen verlief und daß der »antikontagionistischen Revolution« in Frankreich genauso wie ihrer politischen Schwester eine antikontagionistische Revolution in Amerika vorausgegangen war.

Die Männer, die diesen letzten Sieg des Antikontagionismus herbeiführten, arbeiteten mit beispielloser Energie. Daß selbst solche herausragenden Anführer des modernen »Kontagionismus« und vollkommen unromantische Charaktere wie William H. Welch und C.-E. A. Winslow verständnisvolle Worte für den Antikontagionismus gefunden haben, scheint eine nähere Beschäftigung mit dieser Bewegung zu rechtfertigen.

Die offizielle Meinung, wie sie die Autoritäten der Hygiene zur damaligen Zeit (1848) formulierten, stand der Keimtheorie der Krankheit eindeutig feindlich gegenüber. Diesem Umstand messe ich jedoch keine große Bedeutung bei, denn es ist nicht klar, welchen praktischen Nutzen Hygieniker mit

15 Die meisten der obigen Daten entstammen Singer, »Development« (Anm. 13), sowie Ch. und D. Singer: »The Scientific Position of Girolamo Fracastoro«, in: *Ann. Med. Hist.* 1, 1917, S. 1 ff., sowie F. Loeffler: *Vorlesungen ueber die geschichtliche Entwicklung der Lehre von den Bakterien*, Leipzig 1887.

16 Der Krisenaspekt dieser Periode wurde hervorgehoben von Richard H. Shryock, z. B. in *Development of Modern Medicine*, Philadelphia 1936. Siehe auch E. H. Ackerknecht: »Beiträge zur Geschichte der Medizinalreform von 1848«, in: *Sudhoff's Archiv* 25, 1932, Kapitel III und IV.

dem zur damaligen Zeit vorhandenen Wissen aus dieser Theorie gezogen hätten. Hypothesen, die vor ihrer Zeit zur Welt kommen, sind oft unfruchtbar. Sie müssen irgendeine Beziehung zum bestehenden Wissensstand besitzen, und die Geschichte liefert viele Beispiele dafür, wie inadäquate und sogar irrige Theorien eine Zeitlang einen nützlichen Zweck erfüllten. Es ist zweifelhaft, ob 1848 irgendeine nützlichere Arbeitshypothese über die Ursachen von Epidemien hätte ersonnen werden können als diejenige, die die meisten hygienischen Aktivitäten zu jener Zeit und in den darauffolgenden Jahren leitete, irrig wie sie war, und an der noch hartnäckig festgehalten wurde, nachdem sie ihren primären Zweck erfüllt hatte.[17]

Den Widerstand der Ärzteschaft gegen die Ansteckungslehre können wir nicht als einen Beweis für engstirnigen Konservatismus abtun. Für diese Haltung gab es vernünftige Gründe. Der Laie bemerkte zwar die allgemeine Wahrheit der Ansteckung, wenn er sah, wie die Pest sich von einem Land zum anderen und von einem Hafen zum anderen ausbreitete; doch der Arzt, der die Fakten genauer kannte, bemerkte, daß keine *existierende* Ansteckungstheorie für sich genommen diese Fakten erklären konnte. Vor der Keimtheorie sah man in der Ansteckung die direkte Übertragung eines chemischen oder physikalischen Einflusses von einer kranken Person auf ein empfängliches Opfer, sei es durch Berührung, sei es über stoffliche Ansteckungsträger oder auf relativ kurze Entfernung durch die Luft. Der Arzt wußte ganz klar, daß diese Theorie unangemessen war. Es traten Fälle auf ohne irgendeinen solchen direkten Einfluß. Und Fälle traten nicht auf, obwohl ein direkter Einfluß vorlag. Epidemien brachen aus, ohne daß irgendwelche erkennbaren Fälle von außerhalb in die Ortschaft hineingekommen waren; und innerhalb der Stadt oder des Landes wüteten Seuchen in einem bestimmten Bezirk, breiteten sich aber nicht über dessen Grenzen hinaus aus. Ausbrüche fingen an und Ausbrüche hörten auf, ohne irgendwelche Ursachen, die direkt mit der Anwesenheit oder Abwesenheit von Kranken zu tun hatten. Die Ansteckungshypothese funktionierte ganz einfach nicht, bevor nicht die Theorie unbelebter Übertragung durch eine Theorie lebender Keime ersetzt und bis diese Theorie ergänzt war durch die Konzepte einer Übertragung auf große Entfernung durch Wasser- und Nahrungsversorgung und vor allem durch menschliche und tierische Überträger.[18]

Die Antikontagionisten waren angestachelt vom neuen kritischen wissenschaftlichen Geist ihrer Zeit. (Griesinger bezeichnet ihn etwas bitter als »Zweifelsucht«.[19]) Der Kontagionismus war so alt, ohne daß er bislang je einer kritischen Überprüfung unterzogen

17 W. H. Welch: *Public Health in Theory and Practice*, New Haven 1925, S. 27.
18 C.-E. A. Winslow: *The Conquest of Epidemic Disease*, Princeton 1943, S. 182.
19 W. Griesinger: *Infektionskrankheiten*, Erlangen 1857, S. 120.

worden war. So tat man es nun. Es ist kein Zufall, daß so viele führende Antikontagionisten hervorragende Wissenschaftler waren. Für sie war dies ein Kampf für die Wissenschaft, gegen veraltete Autoritäten und mittelalterlichen Mystizismus, für Beobachtung und Forschung und gegen Systeme und Spekulationen. Chervins Schlachtruf lautete: »Non verbis, sed factis.« J. A. Rouchoux meinte, die Erfahrung der Fleckfieber- und Gelbfieberepidemien der napoleonischen Kriege hätten mehr als alles andere den Glauben an Ansteckung untergraben,[20] und erklärte 1832 in der medizinischen Akademie gelassen, die Erfahrung mit Cholera werde »den Diskredit der hygienischen Maßnahmen (Quarantänen) vollenden«.[21]

Gleichwohl bliebe die Energie unserer Bewegung weitgehend unerklärt, wenn wir nicht die mächtigen sozialen und politischen Faktoren berücksichtigen würden, die diese scheinbar rein wissenschaftliche Diskussion anregten. Der Kontagionismus war kein bloßes theoretisches oder gar medizinisches Problem. Er fand seinen materiellen Ausdruck in den Quarantänen und ihrer Bürokratie; daher war die ganze Debatte nie eine Debatte einzig über Ansteckung, sondern stets über Ansteckung und Quarantänen. Quarantänen bedeuteten für die rasch wachsende Klasse der Kaufleute und Industriellen eine Ursache von Verlusten, eine Begrenzung der Expansion, eine Waffe der bürokratischen Kontrolle, die man nicht länger tolerieren wollte; und diese Klasse stand ganz natürlich mit ihrer Presse und ihren Abgeordneten, ihren materiellen, moralischen und politischen Ressourcen hinter denen, die zeigten, daß die Quarantänen jeder wissenschaftlichen Grundlage entbehrten, und die ohnehin gewöhnlich Söhne dieser Klasse waren. Durch seine Verbindungen mit den alten bürokratischen Mächten war der Kontagionismus allen Liberalen suspekt, die versuchten, die staatliche Intervention auf ein Mindestmaß zu begrenzen. Die Antikontagionisten waren so nicht bloß Wissenschaftler, sie waren Reformer, die gegen die Fesseln des Despotismus und der Reaktion und für die Freiheit des Individuums und des Handels kämpften. Diese zweite Seite des Antikontagionismus trug wahrscheinlich nicht weniger als seine wissenschaftlichen Aspekte dazu bei, daß er bei jenen Teilen

20 *Dictionnaire de médecine*, Paris 1831, Bd. VIII, S. 503.
21 *Archives générales de médecine* 28, 1832, S. 286 [im Original Französisch; *Anm. d. Ü.*].

der Ärzteschaft die Mehrheit errang, die vom Staat unabhängig waren.

Daß die Antikontagionisten gewöhnlich ehrenwerte Männer waren und in tödlichem Ernst handelten, wird unter anderem daran deutlich, daß sie sich zahlreichen Selbstversuchen unterwarfen, um ihre Behauptungen zu beweisen. Zwischen 1798, als Desgenettes sich selbst die Pest einimpfte, und 1892, als Pettenkofer eine Cholerakultur hinunterschluckte (beide waren im übrigen eher »kontingente Kontagionisten« als reine Antikontagionisten), scheint eine veritable Epidemie der Selbstversuche die Ärzteschaft erschüttert zu haben. Gelbfieber-Experimente werden berichtet von Pfirth von Salun, Lavallée, Musgrave, Potter, Chervin,[22] Prost, Dorsey, O'Connor, Govin,[23] Ffirth, Cathrall,[24] Guyon[25] und Pfuhlschneider. Berühmt sind die Pest-Selbstversuche von Clot-Bey, die Angebote von Pest-Selbstversuchen durch Chervin, Lassis, Costa, Lapis und Lasserre[26] sowie die Cholera-Selbstversuche von Fay, Scipio Pinel, Wayrot[27] und J. L. Guyon. Erstaunlicherweise führte kaum einer dieser Versuche die Krankheit herbei. Dementsprechend verstärkten sie den Glauben der Antikontagionisten und den Glauben an sie. Wir wissen nur von einem Dr. White, der bei einem Pest-Selbstversuch starb, vom Suizid eines Pariser Studenten, dem eine Syphilis-Inokulation zu erfolgreich gelungen war,[28] und vom Tod des Kontagionisten E. Valli durch Gelbfieber in Havanna im Jahre 1816 (Valli übertrieb es etwas; er hatte bereits einen erfolgreichen Selbstversuch der Impfung mit Pest in Istanbul 1803 überstanden).[29]

In ihren positiven Theorien waren die Antikontagionisten alles andere als einheitlich und oft naiv ignorant hinsichtlich der Tatsa-

22 E. H. Thomassen: *Untersuchung ob das gelbe Fieber ansteckend sey*, Bremen 1832, S. 27.

23 N. Chervin: *Examen des principes de l'administration en matière sanitaire*, Paris 1827, S. 29.

24 R. La Roche: *Yellow Fever Considered in its Historical, Pathological, Etiological and Therapeutical Relations*, Philadelphia 1855, Bd. II, S. 527.

25 Ebd., S. 262.

26 *Lancet*, 1834-35, I, S. 862; *Lancet*, 1825-26, IX, S. 134.

27 A. Tardieu: *Treatise on Epidemic Cholera*, Boston 1849, S. 239.

28 *Lancet*, 1829-30, II, S. 291.

29 August Hirsch, Ernst Gurlt: *Biographisches Lexikon der hervorragenden Aerzte*, Wien, Leipzig 1888, Bd. VI, S. 62.

che, daß ihre Theorien noch älter waren als der Kontagionismus, insbesondere wenn sie der klassischen hippokratischen epidemischen Konstitution oder »atmosphärischen Einflüssen« anhingen. Viele folgten einer moderneren und begrenzteren »Miasma«-Theorie (daß bei Zersetzung tierischer oder pflanzlicher Substanzen »Schmutz«, Gift entstand). Von der miasmatischen bzw. der Schmutz-Theorie zu einem rein sozialen Konzept war es nur ein kleiner Schritt.

Wie in allen solchen Situationen gab es bei den damaligen Diskussionen neben den beiden extremistischen Flügeln eine breite Mitte von »Gemäßigten«, die Kompromisse zu bilden versuchten, die sogenannten »kontingenten Kontagionisten«, in deren Rängen hochgeachtete Menschen zu finden waren wie Milroy, James Johnson, Parkes, Riecke usw. Und es ist genau die Haltung dieser Mitte, die über die praktischen Anwendungen entschied und die ohnehin am besten die allgemeine Orientierung einer bestimmten Periode illustriert. Äußerst typisch für unsere Periode ist es, daß das Zentrum, auch wenn es theoretisch Ansteckung in gewissen Grenzen und als *einen* möglichen Faktor unter vielen zugestand, *praktisch*, d. h. bei der Verurteilung und Abschaffung der Quarantänen – dem höchsten Prüfstein für die eigenen Überzeugungen – , den Antikontagionisten folgte. Auch wenn diese die Mitte freundlich für ihre Inkonsequenzen geißelten, wußten sie wohl um die grundsätzliche Nähe der beiden Strömungen.[30] Sehr bezeichnend ist der Wandel in der Orientierung des Zentrums seit den Tagen von Richard Mead (1721), als dieses Zentrum auf der Basis eines ähnlichen theoretischen Kompromisses auf den *Kontagionismus* zusteuerte.

Entgegen dem Namen war keiner der Antikontagionisten ein absoluter Antikontagionist, der die Existenz jeglicher Ansteckungskrankheit bestritt. Selbst derart radikale Antikontagionisten wie Ch. Maclean oder J. A. Rochoux erkannten die Existenz von Ansteckungskrankheiten wie Syphilis, Gonorrhöe, Pocken, Masern und der Krätze an.[31] Doch die tatsächliche und eingebildete klini-

30 La Roche: *Yellow Fever* (Anm. 24), S. 569.

31 Ch. Maclean: *Evils of Quarantine Laws and Non-Existence of Pestilential Contagion Deduced from the Phenomena of the Plague of the Levant, the Yellow Fever of Spain, and the Cholera Morbus of Asia*, London 1824, S. 136. Rochoux (*Dictionnaire de médecine*, Bd. 8, 1834, S. 504) fügt sogar hinzu: Tollwut, Scharlach, Anthrax, Hospitalbrand.

sche und epidemiologische Differenz zwischen diesen Krankheiten und jenen »großen Drei«, gegen die sich die Quarantänen hauptsächlich richteten: *Pest*, *Gelbfieber* und *Cholera*, bestärkte sie in ihrem Antikontagionismus. Hauptsächlich um diese drei Krankheiten, die zusammen mit Fleckfieber das wichtigste Gesundheitsproblem der Epoche bildeten, ging die Diskussion, und so wollen wir den Antikontagionismus zwischen 1821 und 1867 darstellen, indem wir die Einstellung der Ärzteschaft gegenüber Gelbfieber, Cholera, Pest und Fleckfieber detaillierter erörtern. Zur gleichen Zeit suchten auch Epidemien von Pocken, Influenza, Meningitis, Ruhr usw. Europa heim. Aber keine von ihnen löste eine ähnliche wissenschaftliche und emotionale Reaktion aus, einerseits vermutlich deshalb nicht, weil keine annähernd so dramatisch und weitreichend tötete wie diese »großen Drei«, andererseits weil keines von den »kleineren Übeln« in eine derart verhaßte Einrichtung wie die Quarantäne mündete.

Da mir nur eine begrenzte Zeit und ein beschränkter Raum zur Verfügung stehen, bin ich gezwungen, aus meiner Erörterung das amerikanische Vorspiel der antikontagionistischen Revolution mehr oder weniger auszulassen (Rush-Webster) und nur auf sehr summarische Weise ihre späteren Repräsentanten zu behandeln, die englischen Hygieniker (Chadwick, Southwood Smith, John Simon usw.) oder Pettenkofer und seine Anhänger. Zu dieser Vorgehensweise fühle ich mich um so mehr berechtigt, als es für Rush-Webster[32] wie auch Chadwick-Simon[33] sehr exzellente und detaillierte jüngere Erörterungen von Winslow und anderen gibt. Aufgrund derselben Beschränkungen habe ich auch nur einige der bedeutendsten Beiträge aus einer praktisch unerschöpflichen zeitgenössischen Literatur über Gelbfieber, Cholera, Pest und Fleckfieber angeführt.

32 Winslow: *The Conquest* (Anm. 18), S. 193 ff.; B. Spector: *Noah Webster's Letters on Yellow Fever* (Suppl. Bull. H. Med. Nr. 9), Baltimore 1947, und außerdem jenes außerordentliche Produkt amerikanischer medizinischer Forschung: R. La Roches Buch über Gelbfieber, *Yellow Fever* (Anm. 24), Philadelphia 1855.

33 Winslow: *The Conquest* (Anm. 18), S. 236 ff.; A. Newsholme: *Evolution of Preventive Medicine*, Baltimore 1927, S. 121 ff.

Für Erfolg und Verbreitung des Antikontagionismus im 19. Jahrhundert war es sehr folgenreich, daß das Gelbfieber, das durch seinen Übertragungsmechanismus weit weniger eine »Ansteckungs«-Krankheit darstellt als Cholera, Pest oder Fleckfieber, den ersten großen Diskussionsgegenstand zwischen Kontagionisten und Antikontagionisten im 19. Jahrhundert bildete und daß in der Gelbfieber-Debatte die Antikontagionisten von einem Mann repräsentiert wurden, der ungewöhnliche Intelligenz, Hartnäckigkeit und Selbstsicherheit vereinte: Nicolas Chervin. Es ist ebenfalls typisch, daß praktisch *alle* »professionellen Antikontagionisten«, also jene, die nicht nur den Antikontagionismus akzeptierten, sondern den Kampf gegen Ansteckungstheorie und Quarantänen zu ihrem Lebenswerk machten, ihre ersten epidemiologischen Erfahrungen mit Gelbfieber gesammelt hatten. Der leichte Sieg des Antikontagionismus in der Gelbfieber-Debatte legte ein fatales Muster für die späteren Diskussionen über Cholera und Pest fest.

Der moderne Antikontagionismus hat seinen Anfang offenbar während der berühmten Gelbfieberepidemie von 1793 in Philadelphia genommen. Laut René La Roche war es Jean Devèze (1753-1825),[34] einer der vielen Ärzte unter den französischen Flüchtlingen aus San Domingo (La Roche war selbst der Sohn eines solchen Arztes aus San Domingo), dem das Verdienst zukommt, eine offenbar schon lange in den westindischen und anderen tropischen Gelbfieberzentren vorherrschende Idee[35] auf eine Bühne gebracht zu haben, von der aus sie die Welt erobern sollte. Es ist in ihrer aller Erinnerung, wie sich Benjamin Rush durch seine Erfahrungen von 1793 vom Kontagionisten zum Antikontagionisten wandelte und wie 1799 die antikontagionistische medizinische Akademie von Philadelphia gegründet wurde. Als Chervin zwanzig Jahre später nach Philadelphia kam, traf er nur noch auf vier oder fünf kontagionistische Ärzte.[36] Die Schriften der nordamerikanischen Antikontagionisten machten großen Eindruck auf europäische Ärzte, der noch

34 La Roche: *Yellow Fever* (Anm. 24), S. 23. Devèze betrachtete ebenso Pest, Fleckfieber und Ruhr als nicht ansteckend.

35 La Roche: *Yellow Fever* (Anm. 24), S. 247 ff., gibt lange Listen tropischer Antikontagionisten.

36 Ebd., S. 237.

dadurch verstärkt wurde, daß alle führenden Mediziner aus der verhängnisvollen napoleonischen Expedition nach San Domingo (1802/1803), das vom Gelbfieber entvölkert wurde, als überzeugte Antikontagionisten zurückkehrten (Trabue, F. V. Bally [1775-1866], A. François [1775-1840], L. Valentin [1758-1829] usw.) und eine internationale Autorität wie Alexander von Humboldt sich an die Seite der Antikontagionisten stellte (1802).

Durch die napoleonischen Kriege wurden die Franzosen und Engländer sich der Tatsache bewußt, daß sie in Spanien ein Zentrum des Gelbfiebers direkt in ihrem Hinterhof hatten. Hervorragende französische Armeeärzte wie P. Assalini (1750-1840) und F. P. Blin (1756-1834) stellten fest, daß die Gelbfieberepidemien 1801 und 1805 in Cadiz, die 20 Prozent der Bevölkerung der Stadt töteten, nichtansteckend seien. Robert Jackson (1750-1827), der berühmte englische Armeearzt, kam 1821 zum selben Schluß.[37] Bei der Gelbfieberepidemie in Gibraltar 1814 sprach sich die Mehrheit der örtlichen Ärzte in einer Art Referendum für den Antikontagionismus aus.[38]

Als 1821 eine fatale Gelbfieberepidemie ausbrach, schickten die (kontagionistische) französische Regierung und die medizinische Akademie, zunehmend beunruhigt, eine Untersuchungskommission nach Barcelona, bestehend aus dem Akademiesekretär Et. Pariset (1770-1847), Bally und François,[39] um die grundlegenden Probleme der Krankheit im Hinblick auf künftige gesetzliche Schutzmaßnahmen abzuklären. Die drei Musketiere der Ansteckkung kehrten mit einem sehr kontagionistischen Bericht zurück,

37 Ebd., S. 245. Siehe auch das antikontagionistische Verdikt von A. N. Genrin (1796-1890), dem großen französischen Kliniker und Wissenschaftler, über die Malaga-Epidemie 1824.

38 Maclean: *Evils* (Anm. 31), S. 76.

39 Ein viertes Mitglied der Kommission, Mazet, starb kurz nach der Ankunft in Barcelona. Pariset war ein unverbesserlicher Kontagionist. Bally und François hatten sich dem Kontagionismus angeschlossen (1805 bzw. 1821), ein sehr seltenes Ereignis. Die Regel war vielmehr das Gegenteil: Konversionen vom Kontagionismus zum Antikontagionismus. Siehe La Roche: *Yellow Fever* (Anm. 24), S. 257, über die Konversion von Rush und weiteren Amerikanern, Piguillem und weiteren Spaniern, Thiebauld de Berneaud, William Ferguson (1772-1846), E. B. Bancroft (beide prominente Chirurgen), Chambolle, Lefort, Fournier de Pescay (geb. 1771) u. a. Die Konversionen von Bally und François wurden materiell so großzügig belohnt, daß dies das Vertrauen in den Charakter der beiden nicht gerade vertiefte. Eine Neuveröffentlichung ihrer früheren Meinungen durch E. Sulpicy (*Les contagionistes refutés par eux-mêmes,* Paris 1827) erwies sich als recht peinlich.

erhielten eine lebenslange Pension von 3000 Frs. pro Jahr, und 1822 wurde ein sehr strenges Quarantänegesetz verabschiedet.

Auch die Antikontagionisten waren nach Barcelona geströmt, um die Epidemie zu studieren, und 1822 erschien ein Manifest zum Ausbruch von 1821, unterzeichnet von so wohlbekannten Antikontagionisten wie den Franzosen S. Lassis (1772-1835), J. A. Rouchoux (1787-1852), den Briten Th. O'Halloran und Charles Maclean (ca. 1766-1825), dem Amerikaner John Leymerie und elf örtlichen Ärzten, unter ihnen die vier erst kürzlich zum Antikontagionismus konvertierten F. Piguillem, M. Duran, J. Lopez und S. Campmany.[40] Dem Manifest zufolge gab es keinen sicheren Beweis dafür, daß die Krankheit aus Kuba eingeschleppt worden war; sie ließe sich zufriedenstellend durch die Miasmen des örtlichen Schmutzes, insbesondere der Abwässer, erklären; während der Epidemie sei keine Infektion durch Ansteckungsträger erfolgt; sie sei streng jahreszeitlich bedingt; die Morbiditätsrate habe in der unmittelbaren Umgebung der Kranken unterhalb des Durchschnitts gelegen; und zahlreiche Patienten waren zum zweiten Mal befallen worden.

Das Manifest half Maclean 1822, ein Quarantänegesetz in den Cortes abzuwehren, doch es führte zu wenig Reaktionen im Ausland. Insbesondere in Frankreich schien alles unter Kontrolle zu sein. Zu diesem Zeitpunkt kehrte *Nicolas Chervin* (1783-1843) aus Amerika zurück, wo er seit 1814 das Gelbfieber studiert hatte – zunächst in Guadeloupe praktizierend, dann die ganze Ostküste des Kontinents entlang von Guyana nach Maine reisend – und eine wirklich erstaunliche und gut belegte Dokumentation zugunsten des Antikontagionismus zusammengestellt hatte. In Nordamerika beispielsweise hatte er 568 Gelbfieber-Antikontagionisten gefunden, denen nur 28 Kontagionisten gegenüberstanden.[41] Chervin ging direkt nach Spanien, um Parisets Bericht zu überprüfen, und die Dokumentation, die er zurückbrachte, ließ nicht viel übrig vom hastig zusammengeschriebenen hysterischen Bericht des Akademiesekretärs. 1825/1826 bombardierte Chervin das Parlament mit Petitionen, um auf der Grundlage dieser Dokumentation den Fall der Gelbfieberquarantänen neu zu diskutieren. Das Parlament gab das

40 Maclean: *Evils* (Anm. 31), S. 141. Ch. Maclean bringt einen Abdruck des gesamten Manifests, S. 122 ff.

41 Chervin: *Examen* (Anm. 23), S. 15.

Problem an die medizinische Akademie weiter. Die Akademie ernannte ein achtzehnköpfiges Komitee, das die Dokumentation elf Monate lang prüfte. 1827 unterbreitete Coutanceau (1775-1831) der Akademie einen Bericht (hauptsächlich das Werk von Villermé, dem größten lebenden französischen Hygieniker, sowie von Réveillé-Parise, Emery und Lambert), der trotz seines von Chervin kritisierten diplomatischen Tons dessen Ansicht übernahm, Parisets Bericht völlig demolierte und empfahl, den weiteren Vollzug des Quarantänegesetzes von 1822 auszusetzen. Nach langen Diskussionen, in denen insbesondere R. N. D. Desgenettes (1791-1858), der frühere Chef von Napoleons medizinischem Corps, und J. B. Louyer-Villermé (1776-1837) die Sache Chervins vertraten, und trotz heftigen Widerstands von Pariset, trotz heftigen Drucks und verschiedener Manöver seitens der Regierung wurde der Coutanceau-Bericht von einer Mehrheit der Akademie im Januar 1828 angenommen, und die Quarantänekredite wurden vom Parlament entsprechend gekürzt. Die Akademie der Wissenschaften nahm eine ähnliche Haltung ein.[42] Chervin erhielt den Grand Prix de Médecine des »Instituts« für 1828.

Die Bedeutung dieses Schritts der französischen Akademie läßt sich kaum übertreiben, denn diese war die führende medizinische Körperschaft im medizinisch führenden Land zur damaligen Zeit. Ihr Schritt gab das Muster für die westliche Welt vor. Er gab das Muster vor für die eigene Haltung der Akademie in späteren Diskussionen über Cholera und Pest. Nur tiefe Überzeugung konnte die Akademie dazu bringen, offiziellem Druck standzuhalten und ihren eigenen ständigen Sekretär bloßzustellen. Die Akademie hielt weiterhin zu Chervin. Zusammen mit P. Louis und Trousseau entsandte sie ihn nach Gibraltar, um dort die Gelbfieberepidemie von 1828 zu studieren. 1832, im Cholerajahr, wählte sie ihn zum Mitglied, nicht wegen seines politischen Radikalismus, wie der *Lancet* behauptet hatte, sondern trotz seines Engagements.[43] Chervin machte auf die Ärzteschaft einen tiefen und nachhaltigen Eindruck wie kein anderer Antikontagionist. Selbst die meisten seiner Gegner sprachen mit Respekt von ihm. J. Raige-Delorme (geb. ca. 1795), von 1823 bis 1854 Herausgeber der *Archives Générales*, blieb die gan-

42 *Archives Générales de Médecine*, 2. Folge, 1, 1853, S. 609

43 *Lancet*, 1832-33, I, S. 373.

zen Jahre hindurch voller Bewunderung für Chervin.[44] Die vier Freunde, die Chervin in seinem eigenen Testament erwähnte – Réveillé-Parise, Londe,[45] Rouchoux und Civiale –, waren alle hervorragende Mediziner. 1863, zwanzig Jahre nach Chervins Tod, galt dem Kontagionisten Charcot die Arbeit Chervins über Gelbfieber immer noch als definitiv.[46]

Chervins Einfluß beruhte nicht so sehr auf seinen Argumenten, die denen aller Antikontagionisten ähnelten, wie etwa die Aussagen, das Zusammentreffen des Ausbruchs mit der Ankunft des Schiffs sei zufällig, es gebe keine Einschleppung; es gebe keine Übertragung von betroffenen Müttern auf Säuglinge oder auf Krankenhauspersonal; die Krankheit breche nur an manchen Orten aus, kranke Flüchtlinge seien nicht ansteckend; Ansteckungsträger infizierten nicht; die Kontagionisten beachteten ihre eigenen Gesetze nicht usw., usw.[47] Vielmehr beruhte sein Einfluß auf seiner großen Gewissenhaftigkeit, Genauigkeit und Ehrlichkeit – er unterbreitete Material, das seiner Theorie widersprach, mit dem gleichen Eifer wie solches, das für sie sprach –, auf seiner Gelassenheit – er hielt die extremistischen Randgruppen des Antikontagionismus auf Distanz; er beschränkte sich auf das, was er tatsächlich wußte – sowie auf seiner Beharrlichkeit, aber auch seiner brillanten Intelligenz und seinem enormen Wissen, die ihn den meisten zeitgenössischen Kontagionisten und Antikontagionisten gegenüber haushoch überlegen machten. Seine persönliche Integrität und Uneigennützigkeit waren über jeden Zweifel erhaben. Auch wenn er die Interessen einer sehr wohlhabenden Klasse vertrat, starb er als armer Mann. Sein veröffentlichtes Werk bestand nur aus Pamphleten. Sein Opus Magnum über Gelbfieber blieb unvollendet. Es ist eine der tragischen Ironien des Schicksals, daß Chervin seine vielen Talente und Tugenden einer verlorenen Sache widmete.

Nicht nur die Mehrheit der Garnisonsärzte, sondern auch die Mehrheit der offiziellen Britischen Untersuchungskommission, obwohl vom entschiedenen Kontagionisten Sir William Pym geleitet,

44 Zum Beispiel *Arch. Gén.* 16, 1828, S.310; 22, 1830, S. 437.

45 Zu Réveillé-Parise, Londe, Villermé und vielen anderen Antikontagionisten als Hygienikern siehe E. H. Ackerknecht: »Hygiene in France 1815-49«, in: *Bull. Hist. Med.*, XXII, 1948, S. 117-155.

46 J.-M. Charcot: *Œuvres complètes*, Bd. VIII, Paris 1889, S. 144.

47 Chervin: *Examen* (Anm. 23), S. 59.

sprach sich bei der erwähnten Epidemie in Gibraltar von 1828 gegen Ansteckung aus.[48] Zum gleichen Schluß gelangte der Generalinspektor der Armeekrankenhäuser, J. L. Gillkrest (gest. 1845). Dies war im übrigen die letzte große Gelbfieberepidemie in Europa (abgesehen von den Ausbrüchen 1857 in Lissabon und 1878 in Madrid), wodurch der Antikontagionismus beim Gelbfieber um so leichter weiterbestehen konnte.

Mit der Billigung von J. Davy, dem Generalinspekteur der Britischen Armee, erklärten D. Blair und die örtlichen Ärzte von Guyana 1850 das Gelbfieber für nicht ansteckend.[49] Zum gleichen Schluß gelangte die Britische Gelbfieberkommission 1852.[50] 1855 erschien der große antikontagionistische Gelbfieber-Klassiker von R. La Roche aus Philadelphia. »Als ein Werk von tiefer Gelehrsamkeit, vollständig und erschöpfend zugleich, geschrieben in einem wissenschaftlichen Stil und von geduldigster und außergewöhnlichster Forschung zeugend, steht die Monographie von Dr. La Roche international konkurrenzlos da.«[51] 1859 verlangte G. Milroy (1828-1886), der berühmte englische Hygieniker, die Beseitigung der nutzlosen Gelbfieberquarantänen für die Kranken,[52] wie schon J. K. Mitchel es 1846 getan hatte.[53]

1868 scheint unter dem Einfluß von Leuten wie F. Mélier (1798-1866) und W. Griesinger (1817-1868) und neuer Beobachtungen die Meinung der Mehrheit umgeschlagen und zurückgekehrt zu sein zu den Konzepten der Kontagiosität und der Einschleppung des Gelbfiebers, außer bei den Engländern, die gemäß Dutrolau wegen ihrer Handelsinteressen voreingenommen waren.[54] In den Vereinigten Staaten scheint die Reaktion im allgemeinen noch früher eingesetzt zu haben, wie dort auch die Welle des Antikontagionismus früher eingesetzt hatte.

48 N. Chervin: *Lettre sur la fièvre jaune qui a régné à Gibraltar en 1828*, Paris 1830, S. 16. Für eine gute Analyse der Gibraltar-Epidemie durch den Kontagionisten Peter Wilson, mit besonderer Betonung auf »Schmutz«, siehe *Lancet* 1829-30, I, S. 395 ff.

49 *Brit. For. Med. Chir. Rev.* 6, 1850, S. 428.

50 Scott: *Fire Essays* (Anm. 8), S. 352.

51 S. D. Gross: *History of American Medical Literature*, Philadelphia 1875, S. 25.

52 G. Milroy: *Quarantine As It Is and As It Ought to Be*, London 1859.

53 Mitchell: *A History* (Anm. 4), S. 115.

54 A. F. Dutrolau: *Traité des maladies des Européens dans les pays chauds*, Paris 1868.

Gelbfieber blieb glücklicherweise nur eine potentielle Gefahr für Europa und die Diskussion über seine Kontagiosität mehr oder weniger eine akademische Angelegenheit. Die Cholera hingegen überrollte Europa und die Welt im 19. Jahrhundert in vier großen Pandemien, verbreitete Angst und Schrecken wie die mittelalterliche Pest, tötete Millionen (allein in England und Wales ca. 150 000) und stellte überall ein ungeheures medizinisches, politisches, ökonomisches und menschliches Problem dar.

Die Cholera trat seit Jahrhunderten in Indien auf, und die angloindischen Ärzte wurden so für ihre westlichen Kollegen die ersten Autoritäten für Cholera, ähnlich wie es die westindischen Ärzte für Gelbfieber gewesen waren. Diese Angloinder, insbesondere diejenigen, die über die Epidemie von 1817 berichteten, waren überzeugte Antikontagionisten. Die gesamte medizinische Körperschaft Bengalens und die Mehrheit der Ärzte in Bombay waren dieser Ansicht.[55] Die Angloinder gehörten auch zu den letzten, die den Antikontagionismus bei der Cholera aufgaben.

Die 1817 in Indien wütende Cholera war 1821 bis in den Nahen Osten vorgedrungen, und weitsichtige Beobachter – Kontagionisten (Moreau de Jonnès, geb. 1778) wie Antikontagionisten (Maclean) – sahen voraus, daß die nächste Cholerawelle, die 1826 in Indien begann, wahrscheinlich Europa erreichen würde. Insbesondere die französische und die russische Regierung trafen früh Vorbereitungen in Form strenger militärischer Sperrgürtel und Quarantänen. Vergebens: 1831 griff die Cholera in Rußland um sich, und 1831/32 im übrigen Europa. Leon Colin[56] hat eine ausgezeichnete Zusammenfassung hinterlassen, in der er über die Auswirkung des ersten großen Siegs der Cholera auf das epidemiologische Denken berichtet.

Dieses schnelle Hindurchziehen der ersten Choleraepidemie durch Europa genau in dem Moment, wo man die größte Hoffnung

55 Chervin: *Examen* (Anm. 23), S. 26. Maclean: *Evils* (Anm. 31), S. 397. Ch. Maclean schreibt dies seiner Lehre und seinen Veröffentlichungen in Indien zu (Calcutta 1796). Siehe auch Ch. Searle (Madras): *Cholera*, London 1830. W. Twining (1780-1835): *Practical Account of Epidemic Cholera*, London u. a. 1833.

56 *Dict. Encycl. Sc. Méd.* (Hg. Dechambre) 3. Folge, Bd. I, S. 51, Paris 1874. [Das ganze Zitat im Original französisch; *Anm. d. Ü.*]

in den prophylaktischen Einfluß der Cordons sanitaires setzte, die Verschonung so vieler Länder, die im freien Verkehr mit den angrenzenden Regionen geblieben waren, verminderten das öffentliche Vertrauen in die Quarantänemaßnahmen sehr. Daraufhin zweifelte man ganz entschieden an der Übertragbarkeit dieser Krankheit von Mensch zu Mensch, und man kam auf die Lehre eines epidemischen Wesens zurück; im allgemeinen wurde die Idee der Anstekkung als irrige Annahme behandelt, der Fortschritt schien eher auf seiten derer zu sein, die sie nicht mehr gelten ließen; deren Anschauungen wurden als liberale Ideen *par excellence* betrachtet, die sehr eng mit der menschlichen Würde verflochten waren, denn die praktische Konsequenz dieser Meinung bestand ja in der Aufhebung jeglicher Beeinträchtigung der menschlichen Freiheit. Der Geist der Zeit war, mit einem Wort, dem heutigen genau entgegengesetzt; und statt die ätiologische Spezifität hochzuhalten, behandelte man häufig jene als rückwärtsgewandte Geister, die annahmen, daß Cholera, Fleckfieber und viele weitere Krankheiten ansteckend seien.

Die europäischen Ärzte ließen sich von der Tatsache beeindrukken, daß die westlichen Ärzte, die zum ersten Mal mit Cholera zu tun hatten, überwiegend auf nichtansteckend erkannten (z. B. Astrachan,[57] Moscou[58]). Die zahlreichen Kommissionen, die von der französischen und anderen europäischen Regierungen in die Choleragebiete entsandt wurden, kehrten mit denselben Resultaten zurück und fanden Quarantänen überflüssig: Gerardin und Gaymard, die mit Jules Cloquet eine russische Kommission bildeten;[59] die polnische Kommission (Dalma, Sandras, Boudard, Dubled, Alibert, Ch. Londe).[60] Dasselbe gilt für die großen Hygieniker F. Foy (1793-1867) und R. H. J. Scoutetten (1799-1870), die nach Warschau und Berlin entsandt wurden.[61] Hametts Bericht über Danzig ging beim kontagionistischen englischen Health Council »verloren«.[62]

Als die Cholera 1831 England befallen hatte, waren die Autoritäten und die überwältigende Mehrheit der Ärzte kontagionistisch einge-

57 *Arch. Gén.* 28, 1832, S. 131.
58 *Arch. Gén.* 27, 1831, S. 554; *Lancet*, 1831-32, I, S. 17.
59 *Arch. Gén.* 30, 1834, S. 138.
60 *Arch. Gén.* 28, 1832, S. 134; *Lancet* 1831-32, I, S. 113.
61 Ebd., S. 451 f.
62 *Lancet*, 1832-33, I, S. 372.

stellt. Thomas Wakley stoppte eine antikontagionistische Serie von »Alpha« im *Lancet* und vertrat entschieden die Ansteckungshypothese.[63] Den Wendepunkt markierte die Annahme eines »kontingenten Kontagionismus« durch James Johnson (1777-1845), internationale Autorität für Tropenkrankheiten und außerordentlicher Arzt des Königs, und eines klaren Antikontagionismus durch den hoch respektierten A. Bozzi Granville (1783-1871), der in den Pestdiskussionen der 1820er Jahre den Kontagionismus und Quarantänen so tapfer verteidigt hatte.[64]

1832 wurde der Herausgeber des *Edinburgh Medical and Surgical Journal* antikontagionistisch.[65] Die Bücher von J. Lizars (1793-1860) und T. Molison verstärkten den antikontagionistischen Trend, die medizinische Gesellschaft von Westminster – damals wahrscheinlich die aktivste medizinische Gesellschaft in London – votierte für Antikontagionismus (24 : 22).[66] G. Sigmond (geb. 1790), selbst ein Konvertit, behauptete im Mai, daß nun wahrscheinlich die Mehrzahl der Ärzte antikontagionistisch sei,[67] und selbst Wakley dämpfte seinen Kontagionismus beträchtlich.[68] J. G. Gillkrest sprach sich zugunsten des Antikontagionismus aus,[69] und H. Gualtiers Buch über die Manchester-Epidemie illustrierte gut den damaligen antikontagionistischen Ansatz.[70]

Der herausragendste Förderer des Antikontagionismus in Frankreich bei der Epidemie von 1832 war vermutlich der berühmte Physiologe, Pathologe, Pharmakologe und Kliniker François Magendie (1783-1855). Im Dezember 1831, als Frankreich immer noch frei von Cholera war, begab er sich nach Sunderland, um die Krankheit zu studieren. Seine der Akademie präsentierten Schlußfolgerungen lauteten, daß die Krankheit nicht eingeschleppt werde und nicht

63 *Lancet*, 1831-32, I, S. 261.
64 *Lancet*, 1831-32, II, S. 299, 301.
65 Ebd., S. 23.
66 Ebd., S. 150.
67 Ebd., S. 147.
68 Ebd., S. 156, 178.
69 *Lancet*, 1832-33, I, S. 113.
70 H. Gaultier: *The Origin and Progress of the Malignant Cholera in Manchester*, London 1833. Gauthier betrachtet den Zusammenhang zwischen der Ankunft kranker Personen und einem neuen Ausbrechen der Krankheit angesichts der vielen Ausnahmen als reine Koinzidenz (S. 14). Er sieht in der Ausdünstung von Exkrementen die Ursache der Krankheit (S. 112).

ansteckend sei, sondern auf unglaubliche soziale Bedingungen zurückginge – Feuchtigkeit, fehlende Belüftung und fehlendes Licht, »Schmutz« –, und daß Quarantänen dementsprechend nutzlos seien. Gegen Moreau de Jonnès errang er einen leichten Sieg.[71] In der darauffolgenden Epidemie in Paris bewies er großen Mut und große Geschicklichkeit beim Bekämpfen der Krankheit. Seine Erfahrungen und die Ereignisse von 1848 verstärkten seine Ansichten nur.[72] Magendie glaubte, daß vier von fünf Quarantäne-Krankheiten sicher nicht ansteckend seien – Lepra, Fleckfieber, Gelbfieber und Cholera – und daß die fünfte, die Pest, es vermutlich auch nicht sei.[73] Wahrscheinlich unter seinem Einfluß veröffentlichten die Ärzte des Hôtel-Dieu (Petit, Recamier, Dupuytren, Husson, Breschet, Honoré, Guéneau de Mussy, Samson, Caillard, Gendrin, Bailly) eine antikontagionistische Erklärung.[74] Ein Bericht und eine Richtlinie der medizinischen Akademie aus demselben Jahr, verfaßt von Mussy, Biett, Husson, Chomel, Andral, Bouillaud und Double, ist implizit klar antikontagionistisch.[75] J. B. Bouillaud (1796-1881) erweiterte seine antikontagionistischen Ansichten in einer langen Abhandlung vom selben Jahr und verteidigte 1846 als Parlamentsmitglied den Antikontagionismus nachdrücklich.[76] Diese lange und brillante Liste französischer Antikontagionisten müssen wir noch ergänzen um Broussais,[77] Piorry,[78] H. M. F. Desruelles (1791-1858),[79] um die Hygieniker F. Foy (1793-1867),[80] Ch. E. S. Gaultier de Claubry (1785-1855),[81] Ch. F. Tacheron (geb. 1790) und um die Marineärzte J. J. Souty und F. Levicaire.

Es ist praktisch unmöglich, alle prominenten französischen Ärzte aufzulisten, die Antikontagionisten wurden. Eine Liste der Kontagionisten ist sehr viel leichter zu erstellen. Sie besteht mehr oder

71 *Arch. Gén.* 28, 1832, S. 430; siehe auch die ausgezeichnete, kürzlich veröffentlichte Biografie Magendies von J. M. D. Olmsted (New York 1944).

72 Siehe sein Buch von 1832 über Cholera.

73 *Lancet* 1834-35, I, S. 224, 273.

74 Tardieu: *Treatise* (Anm. 27), S. 224.

75 *Arch. Gén.* 29, 1832, S. 122.

76 *Arch. Gén.*, 4. Folge, 11, S. 370.

77 *Lancet*, 1831-32, II S. 148.

78 *Arch. Gén.* 28, 1832, S. 608.

79 *Arch. Gén.* 27, 1831, S. 140.

80 *Arch. Gén.* 28, 1832, S. 452.

81 *Arch. Gén.*, 2. Folge, 1, 1833, S. 532.

weniger nur aus den beiden großen Chirurgen Velpeau und Delpech und den beiden Psychiatern Foville und Parchappe. Und natürlich Pariset und Moreau de Jonnès.

Der Trend zum Antikontagionismus während der Epidemie von 1831 war in Deutschland der gleiche wie andernorts (siehe die Schriften von H. W. Bueck, N. Weigersheim, Koelpin usw.[82]). Doch aufgrund des allgemein niedrigen Kenntnisstandes der Medizin in Deutschland zur damaligen Zeit war dies von geringer Bedeutung.

Die Pandemie von 1848/49 bestärkte die Überzeugungen von 1831/32 bei praktisch allen Beobachtern und sorgte sogar noch für einen Zulauf neuer Anhänger. Die Berichte der angloindischen Chirurgen, gesammelt vom Antikontagionisten Rogers, untermauerten ebenfalls den Antikontagionismus.[83] Prof. E. A. Parkes (1819-1876), der für den General Board of Health eine vielbeachtete Analyse der frühesten Fälle bei der Epidemie von 1848 in London durchführte, war in Indien ausgebildet worden, und es ist daher nicht überraschend, daß sein »modifizierter Kontagionismus« praktisch die Kontagiosität von Cholera wie auch von Gelbfieber und Pest ausschloß.[84] W. F. Chambers (1786-1853), der Arzt der Königin, und der geachtete J. A. Wilson (1795-1883) predigten ebenfalls den Antikontagionismus.[85]

Die bezeichnende Veränderung des Jahres 1848 verglichen mit 1831 bestand darin, daß nun zum ersten Mal seit Jahrhunderten eine Regierungsstelle die Lehrsätze des Antikontagionismus verteidigte: der General Board of Health (Ashley, Edwin Chadwick und sein medizinisches Mitglied Dr. T. Southwood Smith [1788-1861]). Der *Report on Quarantines* von 1849 steht der Quarantane ganz klar ablehnend gegenüber. Seine Instruktionen von 1848[86] und sein *Report on the Epidemic Cholera of 1848 and 1849* von 1850 (hauptsächlich beruhend auf den Berichten der Drs. J. Sutherland [1808-1891], R. D. Grainger [1801-1865] und J. Milroy) waren klar und entschieden antikontagionistisch. In seiner *Hunterian Oration* von 1841 argumentierte Grainger ähnlich. Der Board of Health war nicht im

82 H. Haeser: *Lehrbuch der Geschichte der Medizin*, Jena 1882, Bd. III, S. 921 ff.

83 S. Rogers: *Report on the Asiatic Cholera in the Madras Army from 1828 to 1844*, London 1848.

84 *Brit. For. Med. Chir. Rev.*, Bd. 4, 1849, S. 251 ff.

85 *Lancet*, 1849, I, S. 166; *Lancet*, 1848, II, S. 502.

86 Tardieu: *Treatise* (Anm. 27), S. 154.

mindesten überrascht von der 1848/49 gegenüber 1831/32 angestiegenen Morbidität. Er schrieb sie keineswegs der Lockerung der Quarantänen zu, sondern dem seit 1831 erfolgten Anwachsen derjenigen Bedingungen, die als Ursachen für die Krankheit und Quellen des »Miasmas« galten: Überfüllung, Schmutz, Feuchtigkeit, schlechte Kanalisation, Nähe von Friedhöfen, ungesundes Wasser und ungesunde Nahrung.[87] Der Board und seine Anhänger wurden in ihren Überzeugungen noch dadurch bestärkt, daß sie in der Lage gewesen waren, ein derartiges Anwachsen der Morbidität vorherzusagen und im vorhinein diejenigen Häuser bezeichnet hatten, in denen die Cholera ausbrechen würde[88] (üblicherweise Häuser, die ebenso mit Fleckfieber infiziert gewesen waren). Ihre eigenen »Modellgebäude« – Gebäude, die 1831 befallen, doch seitdem umgebaut worden waren – blieben diesmal, mit sanitären Einrichtungen versehen, verschont.[89] Die Antikontagionisten des General Board of Health waren insofern Pragmatisten, als sie die Betonung nicht länger auf eine Diskussion des wissenschaftlichen Problems der Ansteckung legten, sondern auf die Offenlegung und Behebung derjenigen Umstände drängten, deren Beseitigung Cholera verhindern konnte, ganz gleich mit welcher Begründung. In einem solchen Geist folgte ihnen z. B. die *British and Foreign Medico-chirurgical Review* begeistert.[90] Diese Gruppe illustriert am deutlichsten die positive Seite des Antikontagionismus, auch wenn es diese positive Tendenz bei allen prominenten Antikontagionisten gab (z. B. B. Rush, Chervin, die Unterzeichner des Barcelona-Manifests von 1822 usw.). Die hygienischen Aktivitäten des General Board of Health waren in den Augen der Kaufleute eine mindestens ebenso zu beanstandende »Geldverschwendung« wie die Quarantänen; darin zeigt sich aber auch, daß die Antikontagionisten mehr waren als bloß das Sprachrohr einer rücksichtslosen und nur ökonomisch orientierten Bourgeoisie. Wie tief der Antikontagionismus England im Jahr 1848 durchdrungen hatte, geht unter anderem daraus hervor, daß das

87 Siehe *Report*, S. 37-63.

88 Ebd., S. 18.

89 Ebd., S. 69.

90 *Brit. For. Med. Chir. Rev.*, Bd. V, 1850, S. 216 ff. ; VII, 1851, S. 1 ff. Diese sehr beredten Artikel sind vermutlich das Werk von John Forbes. Siehe auch das für diese pragmatische Einstellung bezeichnende Southwood Smith-Zitat in: Newsholme: *Evalution* (Anm. 33), S. 126.

konservative Londoner College of Physicians, Macleans alter Intimfeind, im Oktober 1848 ein Dokument veröffentlichte, in dem es die Wirkungslosigkeit von Sperrgürteln und Quarantänen zugestand.[91] Und doch erschienen 1849 auch die ersten Veröffentlichungen von J. Snow über Cholera, die wahrscheinlich am wirksamsten zum Untergang des Antikontagionismus beitrugen.

1848/49 bringt von neuem eine Bestätigung des Antikontagionismus auch in Frankreich. A. Tardieu (1818-1879), der große französische Hygieniker, meint in seinem interessanten Buch von 1849, daß »die Maßnahmen, die im Hinblick auf die Ansteckung unternommen werden, offenbar vollkommen nutzlos sind und daß folglich die Ansteckung selbst sehr unwahrscheinlich ist«.[92] Dieser Meinung schlossen sich z. B. die Hygieniker P. Jolly (1790-1879) und J. L. Collineau (1781-1860) an sowie die Kliniker Martin-Solon (1795-1856), E. Emery (1780-1856)[93] und J. H. E. Monneret (1810-1868).[94]

In Deutschland war die *Medizinische Zentral Zeitung* hinsichtlich der Cholera antikontagionistisch eingestellt.[95] Und antikontagionistisch war auch der neue Stern am Himmel der deutschen Wissenschaft, Rudolf Virchow.[96] C. F. Rieckes (geb. 1802) antikontagionistische Schriften waren erfolgreich. Der berühmte und sehr einflußreiche Chemiker Justus Liebig sprach sich für den Antikontagionismus aus.[97] Die Mehrheit der russischen Ärzte war antikontagionistisch.[98]

Eine 1851 in Paris von Mélier organisierte Konferenz zur Cholera-Quarantäne blieb praktisch ergebnislos, hauptsächlich wegen der antikontagionistischen Opposition der Engländer unter Sutherland. Das ist verständlich, wenn man bedenkt, daß in den ersten beiden Pandemien der Beweis für die Wirksamkeit von Quarantänen eher ziemlich widersprüchlich und verwirrend war. Kopenhagen blieb 1831 mit Quarantäne frei von Cholera und wurde nach

91 Ebd., S. 32.
92 Tardieu: *Treatise* (Anm. 27), S. 111.
93 *Arch. Gén.*, 4. Folge 20, 1849, S. 110 ff.
94 *Arch. Gén.*, 4. Folge 16, 1848, S. 521.
95 *Schmidt's Jahrb.* 62, 1849, S. 142.
96 R. Virchow: *Gesammelte Abhandlungen aus dem Gebiete der öffentlichen Medicin und der Seuchenlehre in zwei Bänden*, Bd. 1, Berlin 1879, S. 24.
97 *Lancet*, 1848, II, S. 454.
98 *Brit. For. Med. Chir. Rev.* 3, 1849, S. 26.

deren Aufhebung 1852 heftig von der Krankheit heimgesucht.[99] Belgien berichtete 1831 und 1848 von guten Erfahrungen mit der Quarantäne.[100] Andererseits behaupteten Tardieu und Lasègue (letzterer hatte persönlich eine Untersuchung des Problems in Rußland vorgenommen), daß es keinen Unterschied zwischen der Epidemie von 1830 (mit Cordons sanitaires) und der von 1848 (ohne Cordons) gegeben hätte.[101] Copelands Erklärung für die höhere Sterblichkeitsrate, nämlich die Lockerung der Quarantänen,[102] wird entkräftet durch das oben erwähnte Argument des Board of Health. Der österreichische Kaiser, der preußische König, die französische Regierung (1832), die dänische Regierung, das Londoner College of Physicians – alle erkannten öffentlich die Wirkungslosigkeit von Quarantänen und Sperrgürteln an.[103]

Während der dritten Choleraepidemie (1852-1855) und mehr noch während der vierten (1865-1867) – beide verbunden mit größeren Kriegen, wohingegen die beiden vorangegangenen Epidemien mit Revolutionen zusammengefallen waren – kehrte die Ärzteschaft offenbar mehrheitlich zum Ansteckungskonzept zurück. Winslow hat kürzlich die schrittweise Entwicklung John Simons vom Antikontagionisten zum Kontagionisten in den Jahren 1849 bis 1865 nachgezeichnet.[104] Diese Entwicklung scheint relativ typisch zu sein, auch wenn manche ihre Position früher änderten, manche später und manche nie.

Es ist bezeichnend, daß die *Archives Générales*, immer noch unter Leitung von Raige-Delormés, ihre Einstellung zur Ansteckung seit 1850 beträchtlich und schrittweise abmilderten, bis sie 1865 hundertprozentig kontagionistisch waren. 1853 gab das Royal College of Physicians eine nachdrücklich antikontagionistische Erklärung zur Cholera ab.[105] Innerhalb von 60 Jahren hatten sich die Rollen vertauscht: Das College und die Regierung waren nun antikontagioni-

99 Scott: *A history* (Anm. 4), S. 699.

100 *Lancet*, 1848, II, S. 196.

101 Tardieu: *Treatise* (Anm. 27), S. 111; Lasègue: *Arch. Gén.*, 4. Folge, 18, 1848, S. 114.

102 *Lancet*, 1849, I, S. 292.

103 *Lancet*, 1831-32, I, S. 182; *Arch. Gén.* 27, 1831, S. 137; *Dict. Encycl. Sc. Méd.* 3. Folge, Bd. I, S. 51; *Lancet*, 1831-32, II, S. 572; G. J. Mulder, in: *Arch. Physiol. Heilk.*, 8, 1849, S. 489 ff.

104 Winslow: *The Conquest* (Anm. 18), S. 255 ff.

105 *Lancet*, 1853, II, S. 399.

stisch, die Ärzteschaft zunehmend kontagionistisch. A. Hirsch meinte 1854 in einem Überblick, daß anfangs die Kontagionisten vorgeherrscht hätten, dann die Antikontagionisten und schließlich ein theoretischer Kompromiß erreicht worden sei.[106] Er zitierte Snow noch abschätzig.[107] Nur zwei Jahre später behauptete derselbe Autor, daß die Mehrzahl nun kontagionistisch sei (wenngleich er eine lange Liste von Antikontagionisten aufzählte), und sprach mit größter Sympathie von Snows und Budds Werk.[108] Auch wenn C. F. Riecke in seinem Buch von 1854 formal eine eklektische Position einnahm (Urzeugung plus Ansteckung plus epidemische Konstitution), offenbarte sein heftiger Widerstand gegen Quarantänen seine grundsätzlich antikontagionistische Position, die er hauptsächlich Hecker und Haeser verdankte. Andererseits interessierte er sich für die Rolle des gesunden Typhusüberträgers.[109] Die äußerst wichtige und revolutionäre *Vorstellung des gesunden Überträgers* wurde für die Cholera und in den Jahren seit 1855 ausführlicher von Pettenkofer entwickelt.[110] 1857 hatte Griesinger den Eindruck, daß seit etwa 1852 die Kontagiosität von Cholera im allgemeinen anerkannt war.[111] 1859 hielt Milroy Cholera für »schwach ansteckend«, widersetzte sich aber weiterhin den Quarantänen.[112] In seinem Buch von 1861 über Kindbettfieber betrachtete sogar I. Semmelweis Cholera noch als nichtansteckend. S. A. Fauvels (1813-1884) Bericht von 1866 schien für viele definitiv die Kontagiosität der Cholera zu beweisen. Mélier führte 1866 wieder Cholera-Quarantänen ein, nachdem er sie für Gelbfieber schon 1853 wiederhergestellt hatte. Eine der beachtlichsten Niederlagen des Antikontagionismus war die Tatsache, daß die angloindischen Mediziner die Einschleppung und Ansteckungsfähigkeit der Cholera 1866 akzeptierten – nach einem Widerstand von mehr als 60 Jahren.[113] Und Virchow, der Antikontagionist von 1848, gab 1869 in bezug auf die Ursache von Cholera zu: »Die neueren Arbeiten drängen alle auf einen wirklichen selbständi-

106 *Schmidt's Jahrb.* 84, 1854, S. 90.
107 Ebd., S. 92. Ebenso verfährt sogar der kontagionistische *Lancet*, 1849, II, S. 318.
108 *Schmidt's Jahrb.* 92, 1854, S. 252, 259.
109 Riecke: *Die Reform* (Anm. 11), S. 165.
110 Griesinger: *Infektionskrankheiten* (Anm. 19), S. 252, 254.
111 Ebd., S. 255.
112 Milroy: *Quarantine* (Anm. 52), S. 10.
113 *Dict. Encycl. Sc. Méd.*, 1. Folge, Bd. 16, S. 755, Paris 1874

gen Organismus, namentlich auf einen Pilz hin«.[114] Daß der Antikontagionismus zählebig war, geht daraus hervor, daß die französische Akademie bei einem Cholera-Ausbruch 1884 immer noch 36 antikontagionistische Berichte (versus 109 kontagionistische) erhielt (Philippe Ricord [1800-1889] verteidigte in diesen Diskussionen die Nichtansteckungsfähigkeit der Cholera) und daß die britische Regierung noch 1885 Einschleppung als Ursache einer Cholera-Epidemie in Ägypten abstritt.

Pest und Antikontagionismus

Als die englischen und französischen Truppen während der napoleonischen Expedition nach Ägypten 1798/99 von der Pest befallen wurden, waren die medizinischen Befehlshaber der französischen (Assalini, Desgenettes) und der englischen Truppe (Sir Robert Wilson) sich darin einig, daß die Krankheit nicht ansteckend sei.[115] Diese Tatsache findet sich im Bericht eines Komitees des britischen Unterhauses von 1819 über Pest und Quarantäne, der »die erste offizielle Untersuchung« darstellt, »die je hinsichtlich dieser Einrichtung vorgenommen wurde«. Obgleich das Ergebnis der Untersuchung prokontagionistisch ausfiel, war die bloße Tatsache, daß sie zustande gekommen war, eine beachtliche Leistung. Dies ging zurück auf die Beharrlichkeit von Charles Maclean (geb. ca. 1768), der eine etwas detailliertere Aufmerksamkeit verdient, denn er spielte eine wichtige Rolle in der Entwicklung des Antikontagionismus.

Maclean war 1788 in den Dienst der East India Company getreten, hatte 1790 in Jamaika Gelbfieber erforscht und arbeitete seit 1792 in Indien. 1796 veröffentlichte er sein erstes antikontagionistisches Buch in Kalkutta,[116] das offenbar in Indien und außerhalb umfassende Aufmerksamkeit fand. Eine amerikanische Ausgabe erschien 1797 und eine deutsche Übersetzung 1805. Wegen eines radikalen politischen Pamphlets 1798 aus Indien vertrieben, zog Maclean umher, beobachtete, schrieb, agitierte, diente von 1804 bis 1805 in der englischen Armee und trat schließlich 1815 in die Levant Company ein. Im östlichen Mittelmeerraum unternahm er ernsthafte For-

114 *Arch. f. path. An.* 45, 1869, S. 279.

115 Maclean: *Evils* (Anm. 31), S. 90.

116 Ch. Maclean und W. Yates: *A View of the Science of Life*, Calcutta 1796.

schungen zur Kontagiosität der Pest, die er sich prompt in einem Istanbuler Pestkrankenhaus zuzog und über die er 1817 ein zweibändiges Werk veröffentlichte.[117] Dieses Buch veranlaßte die Regierung, das streng prokontagionistische London College of Physicians 1818 zu Pest und Quarantänen zu konsultieren, woraufhin 1819 das oben erwähnte Komitee des Unterhauses eingesetzt wurde. Wir sind Maclean bereits bei der Gelbfieberepidemie in Barcelona begegnet, als es ihm gelang, die Ablehnung eines Quarantänegesetzes durch die Cortes am 18. Oktober 1822 zu erwirken. Er scheint kurz vor seinem endgültigen Triumph gestorben zu sein, denn 1825 lokkerte die britische Regierung die Pestquarantäne.

Es fehlt nicht an Beweisen dafür, daß Maclean auf seine Zeitgenossen einen tiefen und nachhaltigen Eindruck gemacht hat. Séguier, der französische Generalkonsul in London, berichtete in einem Brief an seine Regierung vom 20. Mai 1825: »die Meinung des Dr. Maclean, der behauptet, die Pest sei nicht ansteckend, ist vorherrschend in England«.[118] Tweedie, selbst ein Kontagionist, schrieb um dieselbe Zeit vom »eher allgemeinen Unglauben an die anstekkende Natur der Pest«.[119] Ein Mitarbeiter des *Lancet* erklärte 1825 unter Berufung auf Maclean, daß Cholera nicht ansteckend sei.[120]

Während seiner Kampagne gegen die anstehenden Quarantänegesetze lieferte Maclean 1822 eine Zusammenfassung seiner Meinungen in einem Memorandum für die spanischen Cortes.[121] Er unterschied darin »epidemische« von »ansteckenden« Krankheiten. Während die wirklich ansteckenden Krankheiten (Syphilis, Pocken usw.) ein spezifisches Virus hätten (Maclean war einer der wenigen zu dieser Zeit, die sich lustig machten über die Vorstellung einer Urzeugung von Krankheitsviren[122]), ein klares klinisches Bild böten, unabhängig von Jahreszeit, Zustand der Luft und anderer Umstände vorkämen und eine Person nur einmal befielen, hätten die »epidemischen« Krankheiten (hauptsächlich Gelbfieber, Pest, Fleckfieber und Cholera) vielgestaltige Formen, wären eindeutig

117 Ch. Maclean: *Results of an Investigation Respecting Epidemic and Pestilential Diseases*, 2 Bde., London 1817/18.

118 Chervin: *Examen* (Anm. 23), S. 124.

119 *Lancet*, 1826-27, 12, S. 777.

120 *Lancet*, 1825, 6, S. 275.

121 Wiederabgedruckt in Maclean: *Evils* (Anm. 31), S. 198-261.

122 Ebd., S. 104.

jahreszeitlich bedingt und könnten dieselbe Person wiederholt befallen.

Die Beweislast dafür, daß diese Krankheiten *wirklich* ansteckend waren, lag für Maclean im anderen Lager. Aber er lenkte die Aufmerksamkeit auf Tatsachen wie die, daß Bedienstete, Ärzte, die Familie der Kranken usw. bei seinen »epidemischen« Krankheiten keine überdurchschnittliche Sterblichkeit aufwiesen (ganz anders in dieser Hinsicht die »ansteckenden« Krankheiten wie Pocken); diese epidemischen Krankheiten blieben örtlich und jahreszeitlich begrenzt; sie verbreiteten sich nicht grenzenlos in Zeit und Raum, wie es der Fall hätte sein müssen, wären sie wirklich ansteckend gewesen. Maclean behauptete weiterhin, manche Pestformen hatten sich in der Türkei als harmlos erwiesen, das Wiederauftreten der Pest bei derselben Person komme häufig vor, und Quarantänen seien vollkommen unwirksam, um epidemischen Krankheiten vorzubeugen. In seinen positiven Theorien war Maclean weitaus weniger konsequent: Pest war für ihn vollständig abhängig von atmosphärischen Einflüssen;[123] das irische Fleckfieber ging zurück auf den Mangel an Nahrung, Beschäftigung und Hoffnung;[124] Gelbfieber auf Schmutz;[125] und Cholera auf »lokale Ursachen« und »Winde«.[126] Quarantänen verursachten seines Erachtens 80 Prozent aller Fälle bei Epidemien, weil sie zur Einsperrung in pestilenzialischer Luft zwangen, weil sie zum Verbergen der Krankheit führten, zum Im-Stich-Lassen der Kranken und zu tödlichem Schrecken.[127] Quarantänen galten ihm als unmoralisch, ineffektiv und als Ursache gewaltiger unnötiger Ausgaben und Schikanen.

Macleans Ideen waren zu extrem, sein Charakter zu unausgeglichen und sein Tod erfolgte zu frühzeitig, als daß er den allgemeinen Wandel der Ideen hinsichtlich der Kontagiosität der Pest hätte beeinflussen können. Dieses Verdienst schreibt Griesinger *Clot-Bey* zu.

123 Ebd., S. 94, 219.

124 Ebd., S. 6.

125 Ebd., S. 129.

126 Ebd., S. 410, 414.

127 Diese heute absurd erscheinende »psychosomatische« Erklärung zahlreicher Fälle bei Epidemien sollte nicht Ch. Maclean persönlich angelastet werden. Wie R. La Roches Überblick über dieses Konzept zeigt (*Yellow Fever* [Anm. 24], S. 69), war es von frühester Zeit bis in die zweite Hälfte des 19. Jahrhunderts weit verbreitet. 1849 war A. Tardieu (*Treatise* [Anm. 27], S. 109, 236) nahezu der einzige, der es zurückwies.

A. B. Clot (1793-1868), in Frankreich geboren und aufgewachsen, wurde 1825 oberster Militärchirurg des ägyptischen Diktators Mehmet Ali. Seine Fähigkeiten als Chirurg, sein Werk als Organisator hygienischer Verbesserungen, als Gründer einer Schule für Medizin, einer für Arzneimittelkunde und einer für Hebammen in Ägypten sicherten ihm internationalen Ruhm. Während einer großen Pestepidemie 1835 überzeugte ihn Clots Landsmann, L. R. Aubert-Roche (1809-74), ein weiterer bemerkenswerter Charakter,[128] von der Nichtkontagiosität der Pest und von der Nutzlosigkeit der Quarantänen. Von nun an setzte Clot-Bey einen Großteil seiner beachtlichen Energien und seiner Reputation im Kampf gegen die Ansteckungstheorie der Pest und gegen Pestquarantänen ein. Sein letztes Buch, 1866, zwei Jahre vor seinem Tod im Alter von 75 Jahren geschrieben, trägt den Titel *Derniers mots sur la peste*. In ihrer antikontagionistischen Einstellung scheinen Clot-Bey und Aubert-Roche mit der Mehrzahl der in Ägypten praktizierenden europäischen Ärzte völlig übereingestimmt zu haben. Seit Jahrhunderten galt Ägypten als Heimat der Pest, so wie Westindien als Heimat des Gelbfiebers und Indien als Heimat der Cholera. Und die ägyptischen Ärzte waren hinsichtlich ihrer wichtigsten »Landes«-Krankheit genauso antikontagionistisch, wie es schon die Westinder und Angloinder in den entsprechenden Fällen gewesen waren.[129]

England und Österreich hatten die Pestquarantäne 1841 abgeschafft. In Frankreich herrschte die Meinung vor, es sei mehr Klarheit in der Sache erforderlich, bevor man die administrativen Widerstände gegen derartige Veränderungen überwinden könne, insbesondere in Marseille. Die medizinische Akademie beauftragte ein Komitee mit einem Bericht, der – 1846 von C. R. Prus (1793-1850) vorgelegt – viele Monate heiß diskutiert und schließlich angenommen wurde; vorausgegangen war das übliche Gezänk mit

128 Aubert-Roche kam 1834 als politischer Flüchtling nach Ägypten. Sein mutiger Kampf mit Rigaud gegen die Pest im Jahr 1835 brachte ihn in Kontakt mit de Lesseps. Er kehrte 1838 nach Frankreich zurück und war einer der Gründer des Medizinischen Kongresses von 1845. 1857 ernannte ihn de Lesseps zum Chef der medizinischen Administration des Suez-Kanal-Projekts. Diese Position füllte er mit großem Erfolg bis 1869 aus. Sein Buch von 1840 über die Pest und sein Buch von 1845 gegen Quarantänen fanden ein großes Publikum. Über Kontagionisten und Antikontagionisten in Ägypten im Jahr 1835 siehe auch G. Sticker, *Die Bedeutung der Geschichte der Epidemien* etc., Gießen 1910, S. 29 ff.

129 Riecke: *Die Reform* (Anm. 11), S. 96; *Lancet*, 1828-29, I, S. 390.

der kontagionistischen Regierung und das Glätten von Formulierungen. Dieser Bericht, der unter anderem als Vorbild diente für Virchows berühmten Oberschlesien-Bericht von 1848, folgte in seinen Details eher der Art von Antikontagionismus, wie ihn Aubert-Roche vertrat, der ein »lokalistischer«, »miasmatischer« und hygienischer Reformer war, als der von Clot-Bey, der »telluristisch« und hippokratisch an »atmosphärische Bedingungen« glaubte. Die wichtigsten Schlußfolgerungen von Prus lauteten, daß die Pest weder in Ägypten noch in Syrien, noch in die Türkei eingeschleppt worden, sondern spontan aus feuchten Häusern, verwesender tierischer Substanz und anderem Schmutz hervorgegangen sei. Daß weder die Ansteckung noch die Ansteckungsfähigkeit von infizierten Gegenständen, noch die Überimpfbarkeit der Pest bewiesen seien; daß das Miasma durch die Luft verbreitet werde, nicht durch Patienten; daß Schiffe nur in solchen Häfen gefährlich seien, die selbst eine epidemische Konstitution aufwiesen; daß daher der zivilisatorische Fortschritt die einzige Prävention gegen Pest sei und Ägypten vor allem eine gute Verwaltung brauche. Die Hauptbefürworter des Kontagionismus in der Diskussion waren Pariset und Bousquet, des Antikontagionismus F. Dubois d'Amiens (geb. 1799; er wurde 1847 der Nachfolger von Pariset), Londe, Piorry und Rouchoux. Als die Akademie den Prus-Bericht über die Pest annahm, stellte sie sich ein weiteres Mal auf die Seite des Antikontagionismus, wie sie es schon im Fall des Gelbfiebers 1828 und der Cholera 1832 getan hatte. Die Diskussion verlor viel von ihrem praktischen Wert, weil nach 1845 die Pestepidemien in Ägypten lange ausblieben.

Fleckfieber und Antikontagionismus

Eine Analyse der Einstellung gegenüber Fleckfieber in unserer Periode wird dadurch ein wenig erschwert, daß eine explizite Differenzierung zwischen Fleckfieber (Flecktyphus) und Typhus sogar in den 1850er Jahren selten war, trotz der klassischen Arbeiten von Bretonneau (1826), Louis (1829) und insbesondere W. W. Gerhard und Pennock (1837). Und dennoch war die Krankheit, die wir nun mit dem Begriff Fleckfieber bezeichnen, so offensichtlich ansteckend, daß sie selbst von einem Erz-Antikontagionisten wie Rouchoux als solche anerkannt wurde[130] (der im übrigen einer der ersten war, die Fleckfieber und Typhus unterschieden). Typhus wiederum schien so wenig ansteckend, daß seine »Nichtkontagiosität« lange als Differenzierungskriterium diente. Insbesondere die Pariser Schule (z. B. Andral, Chomel 1834) hielt an seiner Nichtkontagiosität fest.[131] Murchison fand ihn 1862 nur »schwach ansteckend«,[132] und 1863 konnte der Kontagionist Charcot immer noch von vielen Typhus-Antikontagionisten berichten.[133]

Der Gedanke der Nichtkontagiosität des Fleckfiebers entwickelte sich dementsprechend später, eher als Nebenprodukt der allgemeinen antikontagionistischen Welle, und war von relativ kurzer Dauer. Unter den ersten, die die Kontagiosität des Fleckfiebers bestritten, waren Elliotson[134] und Corrigan,[135] der große irische Kliniker und Staatsmann, der im Hunger die einzige Ursache der schrecklichen Fleckfieberausbrüche in Irland in den Jahren 1800, 1817/18 und 1826 sah.

Als Virchow anläßlich der Epidemie in Oberschlesien 1848 erklärte, daß »bis jetzt keine Thatsachen vorliegen, welche die Contagion beweisen, daß vielmehr bestimmte Erfahrungen dagegen sprechen«,[136] war er sich der Neuheit der Aussage wohl bewußt. Andererseits war er nicht wenig stolz darauf, denn er betrachtete sie als wirklich wissenschaftlich und modern. Der Antikontagionismus von Grainger, Adams und Armstrong beim Fleckfieber zeigte, daß die englische Hygiene-Bewegung ebenso radikal war.[137]

Der Kontagionist Millies diskutierte das Problem 1857 und behauptete, daß immer noch zahlreiche Antikontagionisten existierten, vor allem in Paris.[138] Dabei könnte es sich natürlich um eine Verwechslung mit Typhus handeln. Doch Murchison (ebenfalls ein Kontagionist) traf 1862 dieselbe Aussage.[139] Und sie wird von Foer-

130 *Dict. de Méd.* XIX, 1839, S. 601 ff.

131 Ch. Murchison: *A Treatise on the Continued Fevers of Great Britain*, London 1862, S. 428; siehe auch Griesinger: *Infektionskrankheiten* (Anm. 19), S. 120.

132 Ebd., S. 2.

133 Charcot: *Œuvres complètes*, Bd. VIII (Anm. 46), S. 19.

134 *Lancet*, 1829-30, II, S. 543.

135 *Lancet*, 1829-30, II, S. 600.

136 *Archiv* 2, 1849, S. 263.

137 *Lancet*, 1849, I, S. 106, 202.

138 *Schmidt's Jahrb.* 96, 1857, S. 250.

139 Murchison, *A Treatise* (Anm. 131), S. 79. Er spielt auf die Hygienebewegung an.

ster 1863 wiederholt.[140] 1868 wiederum erklärte Virchow, einer der antikontagionistischen Autoren in bezug auf Fleckfieber: »Allerdings wird in dieser Beziehung viel übertrieben, indess bleibt die Thatsache doch stehen, daß die Typhen und zwar vor Allem das Fleckfieber ansteckend werden können, ja daß sie zuweilen diese Fähigkeit im höchsten Grade annehmen.« Und 1871 gab er zu: »und so sehr ich mich früher gesträubt habe, die Ansteckung als das gewöhnliche Mittel der Entwicklung typhöser Seuchen zuzulassen, so muß ich doch gestehen, daß auch mich, wie so viele frühere Beobachter, die fortgesetzte Erfahrung immer mehr in das Lager der Contagionisten zwingt«.[141]

Praktische und theoretische Aspekte des Antikontagionismus

Nachdem ich die wissenschaftlichen Triumphe des Antikontagionismus in den 1820er, 1830er und 1840er Jahren sowie seinen Niedergang in den 1850er und 1860er Jahren untersucht habe, mag es angezeigt sein, die praktischen Resultate zusammenzufassen, die die Antikontagionisten bei der Lockerung und Aufhebung von Quarantänen und Cordons sanitaires erreicht hatten; denn darin bestand ja schließlich ihr Hauptziel.

Die ersten, die ihre Quarantänegesetze änderten, waren 1825 die Engländer und die Holländer.[142] Weitere Lockerungen gab es nach 1831 und 1841.[143] Von 1849 bis in die 1880er Jahre veröffentlichten englische offizielle Körperschaften Erklärungen gegen die Quarantäne. Die ersten Veränderungen in Frankreich erfolgten 1828 und 1832. 1835 lockerte sogar Marseille seine Quarantänen, obwohl es seit der Pest von 1721 äußerst kontagionistisch orientiert war.[144] 1849 wurden die Quarantänen insgesamt aufgehoben, 1850 wieder eingeführt, für Cholera 1853 erneut aufgehoben und 1866 wieder eingeführt.[145] In der allgemeinen Enttäuschung über Quarantänen und

140 *Schmidt's Jahrb.* 117, 1863, S. 94.

141 R. Virchow: *Gesammelte Abhandlungen aus dem Gebiete der öffentlichen Medizin und der Seuchenlehre*, Bd. 1, Berlin 1879, S. 447, 495.

142 Scott: *A History* (Anm. 4), S. 752; *Arch. Gén.*, 2. Folge, 3, 1883, S. 147.

143 *Arch. Gén.*, 4. Folge, Bd. X, 1846, S. 487.

144 *Dict. de Méd.*, Bd. 19, 7, 1839, S. 601 ff.

145 *Dict. Encycl. Sc. Méd.*, 3. Folge, Bd. 1, 1874, S. 136.

Cordons sanitaires machte man nach 1831 in Österreich (1841) und in Rußland (1847) den Antikontagionisten große Konzessionen.

Die praktischen Erfolge der Antikontagionisten blieben nicht auf ihre Triumphe bei Quarantänen beschränkt. Ihre Aktionen gegen den »Schmutz« erhöhten ihr Ansehen sehr. Während es für Kontagionisten schwer war zu beweisen, daß eine bestimmte Epidemie ohne Quarantänen noch schlimmer ausgefallen wäre, schienen gesundheitliche Verbesserungen nach der Beseitigung von »Schmutz« kausal mit dieser Intervention verknüpft zu sein. Nach solchen Kampagnen im Jahre 1804 bzw. 1827 erlebten Alicante bzw. Barcelona keine weiteren Gelbfieberepidemien. Der General Board of Health konnte bei der Cholera 1848/49 auf die Immunität seiner gesäuberten »Modellhäuser« hinweisen (jene Teile Hamburgs, die nach 1831 niedergebrannt und neu aufgebaut worden waren, blieben 1848 ebenfalls verschont).[146] Zwischen 1840 und 1870 hatten Fleckfieber-Morbidität[147] und -Mortalität[148] betrachtlich abgenommen, dank der hygienischen Maßnahmen des antikontagionistischen Board of Health und seiner Nachfolger. Während des Baus des Suezkanals zwischen 1850 und 1870 konnte der Antikontagionist Aubert-Roche eine beneidenswerte Gesundheitsbilanz vorlegen.

Wenn wir die theoretischen Grundlagen des Antikontagionismus kritisch überprüfen, sollten wir uns darüber im klaren sein, daß *beiden* Parteien, Kontagionisten wie Antikontagionisten, gewisse grundlegende Schwächen gemeinsam waren. Beide verwendeten gelegentlich unzuverlässige Informationen. Beide waren immer noch von der hippokratischen Idee besessen, wonach die Luft das primäre Übertragungsmedium des schädlichen Elements, ob Miasma oder Kontagium, war – auf Kosten aller anderen Möglichkeiten (selbst bei Henle und Holland behält dieser Gedanke die Oberhand). In beiden Parteien gab es immer noch zahlreiche Anhänger der Auffassung, daß die verschiedenen Fieber eine grundsätzliche Einheit bildeten.[149] Beide Parteien litten unter dem »Trugschluß

146 *Brit. For. Med. Chir. Rev.* 7, 1851, S. 38.
147 Murchison: *A Treatise* (Anm. 131), S. 8.
148 *Dict. Encycl. Sc. Méd.*, 2. Folge, Bd. 7, 1873, S. 526.
149 In der Tat traf kein Antikontagionist je eine vergleichbar absurde Aussage wie Pariset, der sagte, das Gelbfieber in Cadiz sei eine transformierte Cholera und von einem Schiff aus Kalkutta importiert worden (La Roche, *Yellow Fever* [Anm. 24], S. 204).

einer einzigen Ursache«.[150] Beide beschränkten sich darauf, per Analogie zu denken, ein Prinzip, dessen Gefahren Wunderlich deutlich aufgezeigt hat.[151] Beide betrieben immer noch sehr selten Tierexperimente, und den durchgeführten Experimenten mangelte es an Methode und Erfindungsreichtum. Auch wenn die Experimente der nachfolgenden Generation nicht alle Probleme lösten, gewährten sie doch einen unvergleichlich höheren Grad an Gewißheit als die bloßen Beobachtungen, auf die beide Parteien ihre Überlegungen stützten.

Unter diesen Beobachtungen griffen sich die Kontagionisten gewöhnlich eine Reihe mehr oder weniger wahrer Tatsachen heraus, die ihre Theorie bestätigten, ignorierten jedoch eine Reihe anderer, gleichfalls zutreffender, doch unvereinbarer Tatsachen, die die Antikontagionisten ihrerseits triumphierend als Beweis für ihre Theorie präsentierten. Da »Tatsachen« und »Beobachtungen« äußerst komplex und mehrdeutig sind, konnten beide Parteien dieselbe Tatsache aufgreifen und sie dennoch mit Erfolg in jeweils entgegengesetzter Richtung interpretieren.[152] Eine der wichtigsten Aussagen in diesem Zusammenhang ist die von Wakley, daß die verstörendsten Tatsachen (wie die niedrige Morbidität in der unmittelbaren Umgebung des Kranken) *grundsätzlich von keiner der beiden Theorien erklärt wurden.*[153] Manche sind bis zum heutigen Tag nicht erklärt worden. »Beobachtungen« hängen außerdem in hohem Maße vom Standort des Beobachters ab. Brochard schreibt 1851: »Die von ihren Beobachtungen zum Glauben an eine ansteckende Form geführten Ärzte leben alle in kleinen Ortschaften … ihren Untersuchungen fehlt es an nichts; doch ihren Worten fehlt es an Autorität.«[154] Auch Griesinger erklärt den Antikontagionismus durch die Vorherrschaft der Großstadtärzte. »In Paris aber, und überhaupt in grossen Städten lassen sich die Thatsachen über Contagion einer so häufigen Krankheit selten stringent constati-

150 Winslow: *The Conquest* (Anm. 18), S. 250. (Eine andere Version des gleichen Trugschlusses: S. Smith, Henderson und Florence Nightingale dachten, daß alle Fieber eine Ursache hätten. Ch. Murchison: *A Treatise* [Anm. 131], S. 4.)

151 Wunderlich (Anm. 7), S. 323.

152 Londe entwickelte diesen Punkt in: *Arch.Gén.*, 4. Folge, 11, 1846, S. 489.

153 *Lancet*, 1831-32, II, S. 156. Der gleiche Gedanke wie Griesinger: *Infektionskrankheiten* (Anm. 19)., S. 256, und Holland: *Med. Notes* (Anm. 5), S. 356.

154 *Arch. Gén.*, 4. Folge 23, 1845, S. 123.

ren«.[155] Insbesondere die großen Triumphe einer rasch wachsenden Chemie, der Einfluß eines Liebig, die jüngeren Siege über den »Vitalismus« konnten gegen eine biologische Erklärung der Epidemien ins Feld geführt werden, wie sie mit dem *contagium vivum* vorlag.

Wären wir vor hundert Jahren gezwungen gewesen, auf der Grundlage des vorhandenen Materials zu entscheiden, so wäre es uns, fürchte ich, nicht leicht gefallen. Intellektuell und rational wogen sich die beiden Theorien zu sehr auf. Unter solchen Bedingungen sind es der Zufall der persönlichen Erfahrung und des Temperaments, und vor allem ökonomische Ansichten und politische Loyalitäten, die den Ausschlag geben. Da diese bei den meisten Ärzten damals liberal und bürgerlich waren, führten sie zum Sieg des Antikontagionismus. Es ist typisch, daß der Aufstieg des Antikontagionismus mit dem Aufstieg des Liberalismus zusammenfällt und sein Niedergang mit dem Sieg der Reaktion. Letztere war natürlich nicht als einziger Faktor für den Niedergang des Antikontagionismus verantwortlich. Waren es neue Entdeckungen, wie Bernheim und andere erklärten? Sicherlich machten Snow und Budd einen ziemlichen Eindruck. Doch einige Zweifel sind zumindest erlaubt, wenn man bedenkt, daß die Veränderung vor den entscheidenden Entdeckungen Pasteurs, Kochs usw. lag. Die Entdeckungen von Davaine und Villemin waren isoliert und wenig bekannt. Henles eigene Exempel, die Milbe bei der Krätze oder die Pilze bei Hautkrankheiten, konnten von den Antikontagionisten ganz leicht als nicht überzeugende und schlechte Analogien abgetan werden;[156] schließlich hatte sogar ein Kontagionist wie Trousseau auf diese Entdeckungen nur damit reagiert, daß er Krätze und Favus nicht länger zu den Ansteckungskrankheiten rechnete, sondern sie in die parasitäre Gruppe einordnete.[157] Roy sagt 1869 ganz korrekt:

Doch da die Initiatoren dieser Lehre [Henle und Holland] auf einige Schwierigkeiten stießen, als sie die Tatsachen des externen Parasitismus auf Krankheiten des Blutes zu übertragen versuchten, geriet sie ziemlich lange

155 Griesinger: *Infektionskrankheiten* (Anm. 19), S. 120 f. Dies heißt natürlich nur, daß die Tendenz zum Antikontagionismus in den Großstädten deutlicher ausgeprägt war. Es gab auch jede Menge Antikontagionisten in kleinen Ortschaften. Siehe z. B. *Lancet*, 1831-32, I, S. 796.

156 Riecke: *Die Reform* (Anm. 11), S. 30.

157 *Dict. Encycl. Sc. Méd.*, 1. Folge, Bd. 20, 1877, S. 1 f., 7.

in Vergessenheit, und alle Pathologen hielten sich an die Theorie, die Liebig 1839 zu entwickeln begonnen hatte.[158]

1856 trifft A. Hirsch eine recht aufschlußreiche Feststellung: »Je weiter sich der Glaube an die ansteckende Natur der Cholera in der medizinischen Welt verbreitete, desto kleiner wurde die Zahl der Tatsachen, bei denen eine Ansteckung nicht bewiesen werden konnte.«[159] Dies legt nahe, daß ein emotionaler Umschwung – beruhend auf der angestauten Verzweiflung angesichts wiederholter Cholera-Epidemien und des normalen »Zurückschwingens des Pendels« – dem geistigen Verständnis und der Entdeckung bis zu einem gewissen Grade vorausging; der Umschwung provozierte eher Verständnis und Entdeckung als umgekehrt. Obwohl der Kontagionismus »pragmatisch« kaum besser als der Antikontagionismus gehandelt hatte, konnte er an diesem Wendepunkt eine wichtige Leistung geltend machen: Er hatte das Interesse an jenem Teil der experimentellen Forschung wachgehalten, der die Lösungen der Zukunft bringen sollte. Henle hatte Koch hervorgebracht.

Die Antikontagionisten spielten die ökonomischen Implikationen ihres Kampfes keineswegs herunter, sondern betonten diesen populären Aspekt des Problems gewöhnlich bereitwillig. Sie schrieben lange und detaillierte Abhandlungen darüber, wie viele Millionen Pfund, Francs oder Dollar jährlich durch den kontagionistischen Irrtum verlorengingen.[160] Chervin, der das Ganze als ein politisches, administratives, moralisches, medizinisches und kommerzielles Problem charakterisierte,[161] schreckte nicht vor bezeichnenden Wortkombinationen zurück wie etwa: »eine Frage von höchstem Interesse für Menschheit und Handel« oder »den Handel behindern und die Menschheit einem verhängnisvollen Irrtum ausliefern«.[162] Gaultier schrieb 1833: »Quarantäne ist nutzlos, und der Schaden, den sie den Handelsbeziehungen und dem Schiffsverkehr des Landes zufügt, ist ein absolutes und nicht wiedergutzuma-

158 F. Roy: *Revue historique des différentes théories qui ont eu cours pour expliquer l'origine des maladies infectieuses,* Straßburg 1869, S. 15.

159 *Schmidt's Jahrb.* 92, 1856, S. 255.

160 Maclean: *Evils* (Anm. 31), S. 30 ff.; N. Chervin in: *Arch. Gén.,* 2. Folge, 3, 1833, S. 147.

161 Chervin: *Examen* (Anm. 23), S. 132.

162 Ebd., S. 107, 116.

chendes Übel.«[163] Antikontagionistische medizinische Zeitschriften druckten Reden von kommerziell gesinnten Abgeordneten.[164] Liberale und kommerzielle Zeitungen wie das *Journal de Commerce*, der *Constitutionel* und der *Courier* unterstützten Chervin 1827. Viele französische medizinische Autoren der 1860er und 1870er Jahre sahen sehr klar die Verbindungen zwischen Antikontagionismus und kommerziellen Interessen – in England.[165] Gleichwohl wäre es eine bedauerliche und übertriebene Vereinfachung, wenn man die Antikontagionisten bloß als »Sprachrohr kommerzieller Interessen« bezeichnen würde. Für viele waren beide Slogans: Freiheit des Handels (keine Quarantänen) und Freiheit der Wissenschaft (Antikontagionismus) zusammen mit anderen Losungen wie Freiheit des Individuums (gegen jede Bürokratie) der natürliche Ausdruck derselben grundsätzlichen Haltung und gesellschaftlichen Stellung. Wie das folgende Zitat von Maclean zeigt, war manch einer beim Appell an kommerzielle Interessen vielleicht nicht so sehr am Handel interessiert, sondern versuchte, jeden möglichen Verbündeten zu mobilisieren:

> Ich habe eher Probleme damit, mir vorzustellen, wie der Schaden, den sie dem Handel bereiten, in einem Handelsland als Gegenargument betrachtet werden kann gegen die Abschaffung von anderweitig schädlichen Einrichtungen … Ich für mein Teil bin weit davon entfernt, es für schuldhaft zu halten, daß ich zur Bekämpfung des lächerlichen, doch sehr schädlichen Dogmas der Medizinschulen die Unterstützung des Handels genutzt habe … und bin so frei zu bekennen, daß ich bei dieser Gelegenheit eifrig versucht habe, jedes Interesse, auf das ich auch nur den geringsten Einfluß ausüben konnte, auf die Seite der Wahrheit zu ziehen.[166]

Es sollte nicht übersehen werden, daß auch in die kontagionistische Einstellung materielle Faktoren eingingen, etwa das Interesse des Grundeigentums, »lokale« Ursachen von Epidemien zu bestreiten.

Nicht weniger offensichtlich war der politische Hintergrund der antikontagionistischen Diskussion. Die führenden Antikontagionisten – Maclean, Chervin, Magendie, Aubert-Roche, Virchow usw. – waren bekannte Liberale oder Radikale. Die führenden Kontagioni-

163 Ebd., S. 34.
164 Zum Beispiel *Arch. Gén.* 27, 1831, S. 134.
165 Dutrolau: *Traité des maladies* (Anm. 51), S. 444; *Dict. Encycl. Sc. Méd.*, 3. Folge, Bd. I, S. 97 f.
166 Maclean: *Evils* (Anm. 31), S. XXIII

sten (mit der einzigen Ausnahme des liberalen Professors Henle) waren hochrangige königliche Armee- oder Marineoffiziere wie Moreau de Jonnès, Kerandren, Audouard, Sir William Pym, Sir Gilbert Blane oder Bürokraten wie Pariset – mit den entsprechenden Überzeugungen. Die Antikontagionisten streuten geschickt politische Argumente in die Diskussion ein. Maclean wurde nicht müde, den Kontagionismus auf das politische Manöver des Papstes zurückzuführen, mit dem dieser 1547 das Konzil von Trient unterbrochen hatte, angeblich mit Hilfe der *ad hoc* geschmiedeten kontagionistischen Theorien seines Dieners Fracastorius,[167] obwohl diese bereits 1546 veröffentlicht worden waren. Es bot sich ebenfalls eine prächtige Gelegenheit, antikatholische und antireligiöse Emotionen zu schüren. An die »Respektlosigkeit des Zeitalters gegenüber bloßer Autorität« appellierend,[168] wetterte Maclean gegen das »Monopol« des College of Physicians.[169] Das gleiche wurde durch die Erinnerung an die Erschießung von drei Antikontagionisten in Thorea 1815 bezweckt, an einen ebensolchen Gewaltakt in Noja in Apulien 1815, an die Verbrennung des antikontagionistischen Buchs von Dr. Armestos in Spanien 1800 oder an die Erhängung eines antikontagionistischen Arztes und Schneiders in Brandenburg 1707.[170] Für Maclean bestand der schlimmste Aspekt der Quarantänen darin, daß sie geradezu ideale »Maschinen des Despotismus« waren.[171] Chervin drückte freimütig seinen Abscheu vor dem »servilen Geist« aus, von dem die französischen Kontagionisten durchdrungen seien, doch tröstete er sich damit, dass die Mächtigen von heute morgen verschwunden seien.[172] Drei Jahre vor 1830 erwies er sich damit als ein gar nicht so schlechter Prophet.

Ökonomische Faktoren bestimmten nicht nur den Standpunkt vieler in der Antikontagionismus-Debatte, sie wurden von vielen bewußt verwendet, um eine *kausale Erklärung für Epidemien* im uns interessierenden Zeitraum zu geben (siehe Maclean oben, Villermé, Magendie usw.). Diese »soziologische« Theorie der Epidemien (in Abhebung zur biologischen) findet sich schon im 18. Jahrhundert

167 Ebd., S. 6, 213.
168 Ebd., S. 69.
169 Ebd., S. 21.
170 Riecke: *Die Reform* (Anm. 11), S. 5.
171 Maclean: *Evils* (Anm. 31), S. 35, 214, 271.
172 Chervin: *Examen* (Anm. 23), S. XVIII.

unter dem Einfluß der Aufklärung (J. P. Frank, Chassanis, Targioni-Tozzetti). Doch ihre Verbreitung ist ein Kennzeichen des 19. Jahrhunderts. In meiner Dissertation habe ich bereits Virchows berühmte sozialepidemiologische Ideen detailliert behandelt, die *einer* der Gründe für sein späteres Widerstreben waren, die Resultate der Bakteriologie zu akzeptieren,[173] sowie vor kürzerem Virchows französische Vorläufer.[174] Bei der Aufzählung der epidemiologischen Theorien im 19. Jahrhundert ist es meiner Ansicht nach berechtigt, zu den beiden großen Einteilungen: der physikalisch-chemischen oder geographischen (einschließlich der »Telluristen« und »Miasmatiker«) und der biologischen (Parasitologen, Bakteriologen), eine dritte, soziologische, hinzuzufügen, die von Männern wie Virey, Villermé, Mélier, Aubert-Roche, Alison, Davidson und Virchow repräsentiert wird. Die Einteilungslinien werden nicht immer eindeutig sein und sich mit anderen Einteilungen überschneiden. Ein »Soziologe« kann beispielsweise Kontagionist sein (Davidson) oder – meistens – Antikontagionist.[175] Das wesentliche Merkmal des Soziologen besteht darin, daß alle Probleme im Verhältnis zu sozialen Faktoren wirklich an die zweite Stelle rücken. Typisch in dieser Hinsicht ist etwa die Botschaft von Gerardin und Gaymard aus Polen: »Es ist die Ansicht der Kommissare, daß die wichtigste Vorbeugung gegen Cholera in der Verbesserung der sozialen Bedingungen der Bevölkerung besteht«;[176] oder Aubert-Roches Motto für sein Pestbuch, das ebenso die Grundlage für den Prus-Bericht von 1846 bildet: »Allein die Zivilisation hat die Pest in Europa zerstört, und sie allein wird sie auch im Orient vernichten«; oder die Fleckfieber-Forschungen von Alison, Bateman, Corrigan[177] und Franque.[178] Ich kann nicht den ganzen Virchow-Komplex hier noch einmal aufwerfen, aber wenigstens möchte ich solche typischen Einzelheiten er-

173 E. H. Ackerknecht: »Beitraege zur Geschichte der Medizinalreform von 1848«, in: *Sudhoffs Arch.* 25, 1932, S. 62-183.

174 Ders.: »Hygiene in France 1815-1848«, in: *Bull. Hist. Med.* 22, 1948, S. 117-155. Insbesondere für die Entwicklungen dieser Theorien nach 1848 siehe die ausgezeichnete Studie von G. Rosen: »What is Social Medicine?«, in: *Bull. Hist. Med.* 21, 1947, S. 674-733.

175 Wie der Autor des Herausgeberbeitrags des *Brit. For. Med. Chir. Rev.* 5, 1850, S. 217 ff.

176 [Im Original französisch; *Anm. d. Ü.*] *Arch. Gén.* 28, 1832, S. 427

177 Murchison: *A Treatise* (Anm. 131), S. 75.

178 *Schmidt's Jahrb.* 96, 1857, S. 251.

wähnen wie die Schlußfolgerungen in seinem Bericht von 1848, seinen Artikel über die Epidemien von 1848,[179] seine These, daß gesellschaftliche Bedingungen darüber entscheiden, ob Fleckfieber oder Typhus sich entwickelt,[180] seine Interpretation des Kretinismus als einer sozialen Krankheit[181] usw. Die soziologische Theorie, die eine Art »sozialer epidemischer Konstitution« behauptet, leidet unter derselben Verschwommenheit, die so charakteristisch ist für die Theorien einer tellurischen »epidemischen Konstitution«.

Zur merkwürdigen Geschichte des Antikontagionismus zwischen 1821 und 1867 gehört es, daß dessen Theorie ihren höchsten Grad wissenschaftlicher Respektabilität kurz vor ihrem Verschwinden erreicht; dazu gehört ebenfalls ein Gegner, der seinen schlimmsten Tiefpunkt kurz vor seinem Triumph erlebt; eine äußerst »fortschrittliche« und manchmal im praktischen Bereich sehr effektive Bewegung, die auf einer falschen wissenschaftlichen Theorie beruht; sowie die diese Theorie formenden sozialen Einflüsse und »Tatsachen«, wozu zwölf größere Epidemien gehören. Diese Faktoren ermöglichen so viele Schlußfolgerungen, daß ich mich nicht in der Lage sehe, die eine oder andere vorzuziehen, und es lieber Ihnen überlassen will, Ihre eigene Entscheidung zu treffen. Ich bin überzeugt, dass, ganz gleich wie Ihre Schlußfolgerungen lauten werden – ob Sie sich hauptsächlich am Fortschritt der wissenschaftlichen Methode und Erkenntnis in den letzten hundert Jahren erfreuen oder ob Sie es vorziehen, über jene epidemiologischen Probleme nachzudenken, die von den beiden Parteien damals nicht gelöst wurden und es heute immer noch nicht sind –, alle Ihre Schlußfolgerungen gut und richtig sein werden, außer einer einzigen, die der Mensch so häufig zieht, die aber dem Geist der Geschichte so fremd ist: Daß unsere intellektuelle oder moralische Überlegenheit uns heute davor bewahren würde, dieselben Irrtümer noch einmal zu begehen.

Übersetzt von Gustav Roßler

179 Virchow: *Gesammelte Abhandlungen* (Anm. 141), Bd. 1, Berlin 1879, S. 117 ff.
180 Ebd., S. 284 f.
181 Virchow: *Gesammelte Abhandlungen zur wissenschaftlichen Medicin*, Berlin 1856, S. 927.

Bruno Latour
Krieg und Frieden

Starke Mikroben – schwache Hygieniker[1]

Muß man von »Pasteur« sprechen oder gar von Pasteur?

Muß man von Pasteur sprechen, wenn man von Hygiene und Medizin am Ende des 19. Jahrhunderts spricht? Zunächst ist das nicht selbstverständlich. Mit Pasteur verhält es sich wie mit Napoleon in jener Abhandlung zur politischen Philosophie, die von Tolstoi stammt und den Titel trägt: *Krieg und Frieden* (1869).

In diesem Buch bietet Tolstoi Hunderte von Personen auf, um der für ihn wesentlichen Frage nachzugehen: Was vermag ein Mensch? Was macht ein großer Mensch wie Napoleon oder Kutusow wirklich? An die achthundert Seiten braucht Tolstoi, um der Menge jene Wirksamkeit zurückzugeben, die von den Historikern seiner Zeit der Tugend oder dem Genie einiger weniger Menschen zugeschrieben wurde. Tolstoi hatte Erfolg, und die gesamte jüngere Geschichte stützt seine Theorien über die nur relative Bedeutung der großen Männer im Verhältnis zu den Bewegungen des Ganzen, die dann von einigen eponymen Gestalten repräsentiert oder angeeignet werden. Zumindest gilt dies für die *Politiker*. Bei den *Wissenschaftlern* dagegen bewundern wir immer noch Genie und Tugend *eines* Menschen und vergessen gerne die Bedeutung der Kräfte, die ihn groß gemacht haben. In Wissenschaft und Technik billigt man es allenfalls, daß die Massen nötig sind, um Entdeckungen und Maschinen

1 Die Übersetzung folgt dem französischen Text von Bruno Latour: *Les Microbes. Guerre et Paix suivi de Irréductions*, Paris 1984, wobei wichtige Ergänzungen des englischen Textes *The Pasteurization of France*, Cambridge 1988, vom Übersetzer hinzugefügt wurden. Die Fußnoten stammen aus der englischen Ausgabe *The Pasteurization of France* (Anm. 2); in der französischen Ausgabe finden sich keine Fußnoten. Die ersten Zeilen der französischen Fassung wurden aus Gründen des Zusammenhangs nicht übersetzt. Die Jahres- und Seitenangaben im Text beziehen sich auf die entsprechenden Bände der *Revue Scientifique*; Anm. d. Hg.

zu *verbreiten*. Doch um sie zu schaffen? Der große Mensch steht allein in seinem Laboratorium, allein mit seinen Begriffen, und er revolutioniert die Gesellschaft mit ausgestreckten Armen – allein durch die Kraft seines Geistes! Warum kann man, was bei den großen Politikern als selbstverständlich anerkannt ist, bei den großen Wissenschaftlern so schwer akzeptieren?

Wenn Tolstoi sich über die Napoleon-Hagiographie empört, was soll man dann dazu sagen, was alles in Frankreich von Anfang an Louis Pasteur zugeschrieben wurde? Alles hat er geleistet, die neue Medizin, die neue Biologie, die neue Hygiene hat er wiederbelebt, revolutioniert und geschaffen. Kurz vor seinem Tod rief Landouzy aus: »Niemals hat ein Jahrhundert für das kommende Jahrhundert, dessen Morgenröte wir bald begrüßen werden, so viel getan wie das Jahrhundert Pasteurs« (1885, S. 107). Zu einem ganzen Jahrhundert zu werden, ist nicht jedermann gegeben, noch seinen Namen auf der Hauptstraße jeder Stadt und jedes Dorfs in Frankreich verewigt zu sehen, noch die Leute am Spucken zu hindern, sie zum Graben von Kanalisationen zu bringen, sie zu impfen, die Serumtherapie zu erfinden usw. Er, Pasteur, soll all dies aus eigener Kraft geschafft haben oder zumindest aus der Kraft seiner Ideen. Dies ist nicht sehr wahrscheinlich, so wenig, wie die Behauptung haltbar ist, es sei Kutusow gewesen, der Napoleon besiegt hat. Bei allen großen Männern muß es heißen: »Der einzige Begriff, der die Bewegung einer Lokomotive erklären kann, ist der Begriff der Kraft, die der sichtbaren Bewegung gleich ist. Der einzige Begriff, mit dessen Hilfe die Bewegung der Völker erklärt werden kann, ist der Begriff der Kraft, die der gesamten Bewegung der Völker gleich ist.«[2]

Der Begriff der Macht, auch wenn es um die Macht von politischen Ideen oder politischem Einfluß geht, ist einer dieser falschen Begriffe:

> Solange Geschichtswerke über Einzelpersonen geschrieben werden – sei es nun ein Cäsar, ein Alexander, ein Luther oder ein Voltaire – und nicht geschichtliche Darstellungen über *alle* – ausnahmslos *alle* – Menschen, die an einem Ereignis teilhaben, gibt es keine Möglichkeit, einzelnen Personen Kräfte zuzuschreiben, die andere Menschen veranlassen, ihre Tätigkeit auf ein Ziel zu richten. Der einzige den Historikern bekannte derartige Begriff ist Macht. (*Krieg und Frieden*, S. 438)

2 Lew Tolstoi: *Krieg und Frieden*, ein Roman in vier Bänden, aus dem Russischen von Hermann Röhl, Übertragung des zweiten Teils des Epilogs von Wolfgang Ka-

Wenn am Ende des 19. Jahrhunderts ganz Europa seine Existenzbedingungen verändert, kann man die Effizienz dieser berühmten Umwälzung nicht dem Genie eines einzigen Menschen zuschreiben; man kann dagegen verstehen, wie dieser Mensch der Umwälzung gefolgt ist, sie begleitet hat, ihr manchmal voraufgegangen ist, und daß ihm dann die ganze Verantwortung dafür zugeschrieben wurde (zumindest in Frankreich).

Die Zeitgenossen Pasteurs, Pasteurianer und Historiker, ignorieren dieses Problem nicht. Alle geben sie zu, daß Pasteur nicht alles »allein« gemacht hat, doch sie kommen schnell wieder auf diese Annahme zurück, wenn sie voraussetzen, daß Pasteur »potentiell« alles gemacht habe oder daß in den Ideen Pasteurs »im Keim« alles übrige enthalten gewesen sei. »Es gibt da einen Menschen«, sagt der Schmeichler Bouley, »und um die großen Dinge zu berichten, die ich zu sagen habe, entlehne ich gerne dem Dichter Bossuet eine seiner berühmten Perioden, es gibt da einen Menschen mit einer unglaublichen Geistestiefe.« (1881, S. 546)

In der Tat ist man versucht, vor Bewunderung auf die Knie zu fallen, denn man schreibt hier dem »Denken« eines Menschen den raschen und vollständigen Wandel einer Gesellschaft zu. »Seid ihr nicht verwirrt«, ruft Trélat aus, »von der Kraft dieses Genies, das solche Schlachten hat gewinnen können?« (1895, S. 170). Ja, natürlich sind wir verwirrt, wenn wir die Kraft eines Menschen mit der Kraft verwechseln, die wir ihm verleihen. Das heißt: Wenn wir Pasteur mit »Pasteur« verwechseln, den ich in Anführungszeichen setze, um ihn von seinem Homonym zu unterscheiden. Warum erlauben wir uns immer noch beim Genie Pasteurs, was wir uns bei dem Napo-

sack, Frankfurt am Main 1982, 4. Band, S. 437. Tolstoi kritisiert im Epilog zu *Krieg und Frieden* (1869) sowohl mystische als auch soziale Erklärungen der Strategie. Für uns besonders interessant ist seine Kritik am Machtbegriff (S. 438). Man gewinnt nichts, wenn man von der »internalistischen« Vorstellung, daß Ideen einer eigenen inneren Schubkraft folgen, zur »externalistischen« Vorstellung übergeht, daß Menschen politische Macht besitzen. Der Begriff der Macht wie auch der einer geplanten Strategie verdeckt bloß unsere Unwissenheit, Bruno Latour: »The Powers of Association«, in: John Law (Hg.), *Power, Action and Belief: A New Sociology of Knowledge? (Sociological Review Monograph)*, Keele 1986, S. 264-280. Über den Unterschied zwischen Kraft und Macht siehe Teil II von B. Latour: *Les microbes* (Anm. 1) (engl.: *The Pasteurization of France*, Cambridge, Mass., 1988, übers. von A. Sheridan und J. Law). [Die folgenden beiden Absätze sind in der englischen Ausgabe hinzugefügt worden; *Anm. d. Ü.*]

leons oder Rothschilds versagen? Warum unternimmt man ohne weiteres eine soziologische oder ökonomische Analyse des Rußlandfeldzuges, sträubt sich aber gegen eine Soziologie der Pasteurschen Bakteriologie?

Der Grund für dieses Zaudern ist einfach. Oder vielmehr zaudern die Analytiker nicht einmal mehr. Für sie gibt es hier nichts zu analysieren. Denn fast immer gehen sie davon aus, daß im Bereich der Wissenschaft die Verbreitung einer Idee, einer Geste, eines Verfahrens kein besonderes Problem darstellt; allein die Bildung der Idee oder Geste ist problematisch. Die dahinterstehende Gesellschaftsvorstellung verdankt sich der (klassischen) Mechanik; demnach bewahren die mit einem Beharrungsvermögen begabten Techniken stets die Kraft, die man ihnen einmal verliehen hat, und können diese nur im Laufe sukzessiver Stöße wieder verlieren. Mit einem solchen Modell ist man verpflichtet, dem Laboratorium des Monsieur Pasteur die *gesamte* Kraft zuzuschreiben und alle sozialen Gruppen als träge Massen zu betrachten, die die Kraft nur weiterleiten oder teilweise absorbieren können (man sagt dann, daß sie sich »dem Fortschritt anpassen« oder sich »ihm widersetzen«). Doch in der sozialen Physik gibt es kein Trägheitsgesetz. Um jemanden zu überzeugen, daß ein Experiment gelungen, ein Verfahren effizient, ein Beweis ausschlaggebend ist, muß man *mindestens zu zweit sein*. Eine Idee oder eine Praktik bewegt sich nicht von A nach B einzig durch die Kraft, die A ihr verliehen hat, sondern B muß sich ihrer bemächtigen und sie *verschieben*. Verfügte man, um die »Verbreitung« der Pasteurschen Ideen zu erklären, allein über die Kraft Pasteurs und seiner Mitarbeiter, so hätten diese Ideen niemals die Mauern des Laboratoriums an der École Normale verlassen und wären sogar, wie ich zeigen werde, niemals dort *hineingelangt*. Eine Idee, selbst eine, die genial ist und Millionen retten wird, bewegt sich nicht von alleine von der Stelle. Es braucht eine Kraft, die sie abholen kommt, sich ihrer aus eigenen Motiven bemächtigt, sie fortbewegt und vielleicht auch verrät, verändert.[3]

Diese Sicht der Dinge stellt kein besonderes Problem dar; man

3 In dieser Hinsicht wird hier kein Unterschied zwischen Wissenschaft und Technik gemacht. Die Mechanismen, die *trans*formieren, was *trans*portiert wird, sind dieselben. Über den Unterschied zwischen dem Verbreitungs- und dem Übersetzungsmodell siehe Bruno Latour: *Science in Action: How to Follow Scientists and Engineers Through Society*, Cambridge, Mass., 1987, Kapitel 3.

muß nur aus allen Orten, wohin man eine Praktik sich verbreiten sieht, autonome *Akteure* machen und nicht träge Massen, die passiv eine Kraft weiterleiten. Tolstoi muß die russische Gesellschaft mitsamt all ihren Charakteren rekonstruieren, um dem Kaiser zu nehmen, was nicht des Kaisers ist. Ebenso muß man allen Akteuren der französischen Gesellschaft ihre Handlungsfreiheit zurückgeben, um die Wirksamkeit Pasteurs in ihre Bestandteile zu *zerlegen*. Darin liegt das Problem: Für eine soziologische Untersuchung der Bakteriologie braucht man eine *Gesellschaft*.[4]

Als ich die nach der Niederlage von 1870 erschienenen Nummern der *Revue Scientifique* zu lesen begann, stellte ich überrascht fest, daß zunächst nur wenig von Pasteur die Rede ist und seine Ideen nur wenig diskutiert werden. Noch muß man keinen Umweg über ihn nehmen. Sein Name drückt noch nichts aus, das eng mit der Krankheit verknüpft wäre. Man diskutiert über andere Dinge, und die Beweise, die man vorlegt, stammen nicht aus seinem Laboratorium.

Der unbestreitbare Konflikt zwischen Reichtum und Gesundheit

Auch wenn die Autoren der *Revue* nicht von Pasteur sprechen und seine Ideen nicht diskutieren, so interessiert sie etwas anderes, das von ihnen so unbestreitbar gemacht worden ist, daß es als Prämisse zu allen Überlegungen in der Zeitschrift dient, angefangen bei der ersten Nummer der neuen Folge, die unmittelbar nach der Belagerung von Paris erscheint, bis zur letzten untersuchten Nummer (Dezember 1919); es handelt sich um eine massive und universelle Evidenz: »die dringende Notwendigkeit der Regeneration«. »Den Ärzten kommt ein großer Anteil an der Arbeit der Regeneration zu, wenn diese Arbeit je erfolgreich sein soll; denn die erste Bedingung der Kraft ist die Zahl und Gesundheit der Bürger«, schreibt Algave,

4 Die aktive Gesellschaft, die einen Großteil der Bakteriologie ausmacht, ist etwas anderes als die Gesellschaft, die als Hintergrund oder »sozialer Kontext« für die Geschichte der Wissenschaft verwendet wird. Hierin gründet das Mißverständnis zwischen Wissenschaftsmikrosoziologien und Wissenschaftsphilosophien. Die Gesellschaft muß neu definiert werden, um in »sozialen« Wissenschaftsstudien verwendbar zu sein.

Direktor der *Revue* (1872, S. 102). Seit Juli 1871 mobilisiert Pasteur, wie man weiß, die Wissenschaft für die Heilung »des preußischen Krebsgeschwürs« (1871, S. 73-77). Nicht nur das erniedrigte und besiegte Frankreich muß wiederbelebt werden, sondern allgemeiner die menschliche Gattung und spezieller die städtischen Massen. Im Jahr 1872 resümiert Sir W. Stokes in einem langen Artikel den Zustand der bereits sehr fortgeschrittenen neuen englischen Medizin und definiert die veränderte Ausgangssituation für die politische Arbeit: »Anstatt über Prinzipien zu diskutieren und das Absolute zu suchen, errichtet dieses mit einem großen praktischen Sinn begabte [britische] Volk beharrlich die Stützbalken, die dem alten Gesellschaftsgebäude Halt geben und es für die neuen Bevölkerungen bewohnbar machen« (1872, S. 14).

Besser läßt sich kaum das Programm der Reformen definieren – »sozialer« Reformen und nicht »politischer«, betont der Autor –, in das sich zunächst die öffentliche Medizin einordnen wird, und dann die biologische Wissenschaft, mit deren Hilfe jene ihre Fortschritte macht. Stokes schreibt:

> Welch günstiger Moment, um alle diese wissenschaftlichen Kräfte auf die präventive Medizin zu lenken und anschließend auf den Fortschritt im sozialen Bereich! Es gibt Hunderte Millionen Untertanen der britischen Krone, deren häusliche Gewohnheiten anscheinend kaum über denen der niederen Tiere stehen, es gibt einen riesigen Bereich des Elends, der physischen und moralischen Degeneration – eine ständige Ursache der Zerstörung, die sich bis an die äußersten Grenzen der Erde ausbreiten und gegen das Abendland wenden kann, wo die edelste Menschenrasse wohnt. (1872, S. 20)

Von zahlreichen Historikern wurde die Obsession der damaligen Zeit für die Regeneration des Menschen hervorgehoben.[5] Sie bildet die Prämisse für alle Artikel der *Revue*, nicht nur die medizinischen, sondern im Laufe der Jahre auch die Artikel über Gymnastik, Kolo-

5 Unter vielen nützlichen Referenzen siehe Louis Chevalier: *Laboring Classes and Dangerous Classes During the First Half of the Nineteenth Century in France*, New York 1973; Alain Corbin: *The Foul and the Fragrant*, Cambridge, Mass., 1986; Lion Murard, Patrick Zylberman: »De l'hygiène comme introduction à la politique expérimentale, 1875-1925«, in: *Revue de Synthèse* 1984, 105, S. 313-342; William Coleman: *Death Is a Social Disease: Public Health and Political Economy in Early Industrial France*, Madison 1982; Robert Nye: *Crime, Madness, and Politics in Modern France: The Medical Concept of National Decline*, Princeton 1984.

nisation, internationalen Handel, Erziehung, Wirtschaft, Krieg und vor allem die Entvölkerung Frankreichs: »die größte Gefahr«, meint Richet, »der sich die französische Nation im Laufe ihrer Geschichte je gegenübersah«. In allen Tonlagen wird es in jedem Artikel wiederholt: Wir brauchen kräftige Menschen. »Die erste Sorge, die sich zur Stunde den Staatsmännern aufdrängt, ist die Wiederherstellung, die Reorganisation des menschlichen Lebens. Hier geht es um die Unabhängigkeit, ja die Existenz des Landes in naher Zukunft.« (Decaisne, 1875, S. 933) Man sollte noch einmal betonen, daß alle diese Zitate von Autoren stammen, die stark an den kontagionistischen Theorien zweifeln, kaum etwas von Asepsis gehört haben und fünfzehn Jahre *vor* jeglicher Anwendung der Bakteriologie in der Humanmedizin schreiben.[6]

Doch woher kommt diese Bewegung selbst? Die semiotische Methode,[7] der ich folgen will, muß diese von Historikern aufgeworfene Frage nicht beantworten. Da alle Autoren der *Revue* diesen grundlegenden Zusammenhang zwischen Reichtum und Gesundheit als feststehend betrachten, da sie alle die Hygienebewegung als »Adres-

6 Der Kampf gegen *Degeneration* (der etwas ganz anderes ist als ein Kampf gegen Mikroben) hätte alles leisten können, was mit dem Hybriden Pastorismus-Hygiene geleistet wurde. Nye: *Crime, Madness, and Politics in Modern France* (Anm. 5), betreibt die gründlichste Untersuchung der Degeneration: »An der Jahrhundertwende hatte eine medizinische Auffassung der Biomacht das populäre Bewußtsein stark durchdrungen. Eine medizinische Theorie der Regeneration integrierte derart erfolgreich die augenfällige und gewohnte Litanei der sozialen Pathologien in einen Diskurs nationalen Niedergangs, daß sie das terminologische Gefängnis der Klinik verlassen konnte und in der Arena der öffentlichen Debatte Erfolg hatte.

7 Die semiotische Methode Latours wird in der Vorbemerkung mit dem Titel »Materiel et Methodes« in *Les microbes* (Anm. 1) vorgestellt. Latour untersucht mit der semiotischen Methode drei Zeitschriften: die *Revue Scientifique* (von 1870 bis 1919), die *Annales de l'Institut Pasteur* (von 1887 bis 1919) und *Concours Médical* (von 1885 bis 1905). Die semiotische Methode ist laut Latour eine Exegese der Texte, die herausstellt, welches die »Akteure« waren. Dabei werden die Akteure nicht im vorhinein definiert, sondern von den Autoren der wissenschaftlichen Texte eingeführt (»Interdefinition«). Die semiotische Methode beschränkt sich auf diese Interdefinitionen der Akteure und die Ketten der Transformationen, welche diese durchmachen. Als Akteure gelten soziale, menschliche wie auch nichtmenschliche Akteure, z. B. Mikroben; sie alle werden »symmetrisch« behandelt; d. h., kein Akteur wird als schwächer oder stärker, wichtiger oder unwichtiger angesehen, sondern alle als konstitutiv für die Kräfteverhältnisse, die untersucht werden; vgl. Bruno Latour: *Wir sind nie modern gewesen. Versuch einer symmetrischen Anthropologie*, Berlin: Akademie Verlag 1995. *Anm. d. Hg.*

satin« all ihrer Artikel ansehen und da dieses Merkmal schon vor der hier untersuchten Periode gebildet wurde, könnte ich in meiner Argumentation fortfahren und mit dem Auftauchen der Mikrobe beginnen.[8] Glücklicherweise ist es jedoch möglich, den Hintergrund zu skizzieren, vor dem sich die ganze pasteurianische Dramaturgie entfaltet. Dies läßt sich in zwei sukzessiven Phasen durchführen: Die erste führt eine Infrastruktur an, welche die in dieser Periode akkumulierte Energie erklärt; die zweite hebt dagegen eine andere Wissenschaft hervor, eine andere Gruppe von Wissenschaftlern, die das Terrain für die Ankunft der Pasteurianer vorbereitet haben.[9]

Für jene, die keine Geschichte akzeptieren können, wenn diese keine »Infrastruktur« hat, läßt sich die »Ursache« des ganzen pasteurianischen Abenteuers angeben. Einige Artikel der *Revue* ermöglichen es, die Intuition mehrerer Geschichtswerke über den Ursprung jener Macht zu bestätigen, die die damalige Zeit entfesselt hat. Frazer resümiert in simplen Begriffen diese treibende Kraft der Epoche, dieses *primum movens*, das alle Energien in Bewegung setzt und selbst von nichts erschüttert und von niemandem diskutiert wird:[10] Es ist der Konflikt zwischen *health* und *wealth*, zwischen Gesundheit und Reichtum; in der Mitte des 19. Jahrhunderts erreicht er einen Umschlagpunkt, an dem die schlechte Gesundheit den Reichtum bedroht. »Die Konsumtion des menschlichen Lebens als Brennstoff für die Produktion von Reichtum« ist in den großen englischen Städten, dann auf dem Kontinent in eine veritable »Energiekrise« geraten. Jeder wiederholt es: Die Menschen seien von schlechter Qualität. So könne es nicht weitergehen. Die Städte dürften nicht weiterhin Sterbeanstalten und Kloaken bleiben; die Armen nicht weiterhin elend, ungebildet, von Parasiten übersät, unstet und ansteckend. Die Wiederbelebung und Erweiterung der

8 Der »Adressant« (bzw. »Sender«) kommuniziert dem »Adressaten« (bzw. »Empfänger«) nicht nur die Kompetenz, sondern ebenso die Werte, um die es in der Narration geht. Siehe A. J. Greimas und J. Courtès: *Semiotics and Language: Analytical Dictionary*, übers. von L. Cris u. a., Bloomington 1983 (1979). In diesem Sinne wird die »notwendige Regeneration« nie diskutiert, denn sie ist dasjenige, was jedem das »Recht« zur Diskussion gibt.

9 Die folgenden Absätze dieses Abschnitts entsprechen der englischen Ausgabe, die hier wesentliche Zusätze gegenüber der französischen enthält; *Anm. d. Hg.*

10 Siehe W. M. Frazer: *A History of Public Health*, London 1950.

Ausbeutung (oder des Reichtums, wenn man diese Formulierung vorzieht) verlangt eine besser ausgebildete Bevölkerung, saubere, gut durchlüftete, umgebaute Städte mit Kanalisationen, Brunnen, Schulen, Parks, Turnhallen, Ambulanzen, Kinderkrippen. In der Epoche, die uns interessiert, ist nichts davon strittig. Vielmehr bildet all dies den Ausgangspunkt, von dem aus die Hygieniker verborgene Kräfte entdecken und spezifische Strategien entwickeln.

So geht das Konzept der Infrastruktur davon aus, daß überall in Europa gewaltige Energien vom Widerspruch zwischen Reichtum und Gesundheit mobilisiert worden sind. Eine solche Umwälzung der Städte wurde nicht als Revolution betrachtet, sondern in Stokes' Worten als ein Ausjustieren von »nationaler Gesundheit« und »nationalem Reichtum und Moral« (1872, S. 20). Diese Potentialdifferenz, um eine beliebte Metapher der damaligen Zeit zu verwenden, ist eine riesige Energiequelle, aus der alle Akteure im Laufe der nächsten fünfzig Jahre schöpfen werden, um ihre Angelegenheiten voranzubringen. Dieses immense Energiereservoir ist eine Kraft in der Art, wie Tolstoi sie verlangte, eine, die dem sozialen Körper ebenbürtig ist. In dieser Infrastruktur-Geschichte sind die Pasteurianer eine von vielen Gruppen, die die gleiche Potentialdifferenz verwenden, auch wenn das Wort »Pasteur« in Frankreich dazu dienen wird, diese universale Regenerationsbewegung als ganze zu bezeichnen.

Jedesmal wenn Historiker von einer Infrastruktur sprechen, die die Entwicklung einer Wissenschaft erklären kann, schaut sich der Wissenschaftssoziologe, mißtrauisch und verschlagen, danach um, was *vorhergehende* wissenschaftliche Professionen bereits getan haben, um dieses riesige Energiereservoir zu schaffen. Oft ist keine Untersuchung verfügbar, und der Soziologe muß das Terrain räumen und wie jeder andere sich am Gedanken eines präexistierenden sozialen Kontexts orientieren, zumindest für die von ihm *nicht* untersuchte Periode und Wissenschaft. Glücklicherweise hat Coleman eine ausgezeichnete Untersuchung der Periode unternommen, die unmittelbar vor der meinigen liegt.[11] In dieser Studie sehen wir eine

11 William Coleman: *Death Is a Social Disease*, Madison 1982, untersucht hauptsächlich Villermé und seine Schule im Verlauf der fünfzig Jahre vor Pasteurs Übernahme der französischen Medizin. »Untersuchungen zur öffentlichen Gesundheit waren ein charakteristisches Merkmal der europäischen Gesellschaft im 19. Jahrhundert. Das Interesse an den, allgemein gesagt, sanitären Bedingungen

andere Gruppe von Wissenschaftlern, eine andere Profession, die nicht von Pasteur, sondern von Villermé geführt wird und die geschäftig diese berühmte »Infrastruktur« und diesen berühmten Konflikt zwischen *health* und *wealth* ins Leben ruft.[12] Vor der betrachteten Periode haben wir keine *longue durée*, die als Ursache agieren könnte, um die Pasteurianer zu stoßen oder zu ziehen, doch wir haben Villermé und seine Freude, die durch die neue Profession der wissenschaftlichen Hygiene und durch die Entwicklung einer nationalen Statistik eine Verbindung zwischen Mortalität und Reichtumsgrad schufen. Diese Verbindung mußte genauso hergestellt werden wie die Verbindung zwischen Laboratorium und Medizin oder zwischen abgeschwächten Mikroben und Krankheit.[13]

bestimmter Populationen überschritt leicht die Grenzen und schuf innerhalb von zwei Generationen ein erkennbares medizinisches Spezialgebiet. Die Hygieniker waren mit neuen konzeptuellen und methodologischen Werkzeugen ausgerüstet, sie erhielten bald akademische und andere Stellungen, und sie wurden durch ein bemerkenswertes öffentliches Interesse in ihrem Tun unterstützt. Sowohl britische als auch französische Ärzte hatten dieser Bewegung früh Auftrieb gegeben. In dem Vierteljahrhundert nach dem Wiener Kongreß ging jedoch die Führung auf Frankreich über; und dort, hauptsächlich in Paris, konstituierte sich auch die *hygiène publique*, d. h. das öffentliche Gesundheitswesen, formal als Wissenschaft« (S. xvi).

12 Dieser Konflikt ist das Drama von Villermés Leben und macht Colemans Buch (*Death Is a Social Disease*) so schön. »Die Position der Hygieniker war durch eine anhaltende Spannung gekennzeichnet. Niemand kannte besser als sie die Natur und wahrscheinlichen Ursachen des menschlichen Leids in einer rapide urbanisierten und industrialisierten Gesellschaft. Doch ihre Heilmittel für diese Probleme machten stets Halt, wenn es darum ging, größere soziale Veränderungen zu fordern« (S. 22). Diesen Widerspruch zwischen politischer Ökonomie und Hygiene wird die Bakteriologie teilweise auflösen, indem sie das Interesse von den »kranken Armen« auf die »gefährlichen Mikroorganismen« verschiebt. Der Widerspruch wird dadurch abgemildert, daß viele Vorsichtsmaßnahmen, die von der Gesundheitsbewegung angeregt worden waren, mit der bakteriologischen Behandlung desselben Problems nicht länger notwendig erschienen.

13 Die Verbindung zwischen Sterblichkeit und Klassenzugehörigkeit, wie sie von Villermé hergestellt wurde, ist genauso interessant wie die Verbindung zwischen abgeschwächten Mikroben und Krankheiten, wie sie später von Pasteur hergestellt wurde. Beide definieren sich durch »Labor«-Methoden, nur ist in Villermés Fall das von statistischen Institutionen gerasterte Paris das Laboratorium. Siehe Coleman: *Death Is a Social Disease* (Anm. 5): »Paris war riesig, es war mannigfaltig, sein Zoll an Menschenleben schien Notwendigkeit und Gerechtigkeit zu überschreiten. Die Stadt sollte durch ihre Bevölkerungsstatistiken und öffentli-

Ohne die Schaffung statistischer Büros und »Tabellen«, ohne die Anwendung der politischen Ökonomie auf dieses sozialmedizinische Problem hätte die »Potentialdifferenz« nicht existiert. Der soziale Kontext einer Wissenschaft besteht selten aus einem Kontext; meistens besteht er aus einer *vorhergehenden* Wissenschaft.[14]

Hygieniker – die umstrittenen Interpreten der Regeneration

Von dieser »Infrastruktur« werden wir nicht mehr sprechen, denn sie inspiriert die Artikel, ohne daß sie selbst jemals diskutiert würde. Dagegen müssen wir von den ersten Übersetzern dieses großen Konflikts zwischen Reichtum und Gesundheit sprechen, den Hygienikern. Genaugenommen definiert die *Revue* nicht, wer sie sind. Sie spricht nur von der Hygienebewegung, dem »Sender« aller Gesundheitsmaßnahmen, wie die Semiotiker sagen. Die Grenzen der Hygienebewegung sind fließend, und wir werden sehen, daß sie gerade aufgrund dieser Unbestimmtheit irgendwie die Interessen aller übersetzen kann – und sehr früh schon die der Pasteurianer. Auch hier müssen wir, im Rahmen einer Textinterpretation, nicht präziser sein als die *Revue* selbst. Hygieniker sind für uns alle, die sich als solche bezeichnen.

Um der Hygienebewegung in der *Revue Scientifique* nachzugehen, ist es angebracht, sie als einen *Stil* zu definieren. Ein Artikel, vor al-

chen Praktiken ein Laboratorium werden, ein Zentrum, wenn schon nicht für soziale Verbesserung, dann wenigsten für soziale Entdeckung. Die Stadt bot so den Hygienikern eine gute Gelegenheit für ihre Maßnahmen« (S. 43). Villermés Definitionen stehen, wie diejenigen Pasteurs, im Widerstreit mit Interpretationen, die Krankheiten allein durch hohe Populationsdichte oder Umweltfaktoren verursacht sehen.

14 Bereits die Definition eines Kontexts, eines ökonomischen Trends oder einer historischen »*longue durée*« sind das Ergebnis einer Reihe von Sozialwissenschaften (Soziologie, Ökonomie, Geschichte). Ein engagierter Wissenschaftssoziologe kann nicht die Naturwissenschaften kritisieren und gleichzeitig unkritisch an die Sozialwissenschaften glauben. Folglich muß ein neues *Symmetrie* Prinzip definiert werden, das von uns verlangt, gegenüber Natur und Gesellschaft die gleiche kritische Einstellung einzunehmen. Der »soziale Kontext« kann niemals dazu verwendet werden, um eine Wissenschaft zu »erklären«. Siehe Latour: *Science in Action* (Anm. 3), Kapitel 3, 6.

lem ein wissenschaftlicher, ist eine kleine Maschine, um Interessen, Überzeugungen zu verschieben und in einer Weise zu orientieren, daß der Leser gleichsam unweigerlich in eine bestimmte Richtung gelenkt wird. Oft kanalisiert die wissenschaftliche Rhetorik die Aufmerksamkeit in eine einzige zentrale Richtung, als folgte sie einem das Gebirge durchschneidenden Tal. Kennzeichnend für die Rhetorik der Hygieniker ist aber gerade kein großer Strom, kein zentrales Argument. Vielmehr besteht sie aus einer Anhäufung von Ratschlägen, Vorsichtsmaßnahmen, Rezepten, Meinungen, Statistiken, Abhilfen, Verordnungen, Anekdoten, Fallstudien. Ja, sie besteht geradezu in einer *Häufung*. Ein Hygieniker wie Bouchardat fügt stets hinzu, ohne je etwas wegzunehmen. Für diesen Stil, den man in der alten literarischen Kritik »verwickelt« oder »vorsichtig« genannt hätte, gibt es einen einfachen Grund. Die Krankheit, wie die Hygieniker sie definieren, kann *ein wenig von allem* verursacht sein. Typhus ist vielleicht auf eine Ansteckung zurückzuführen, vielleicht auch auf den Boden, die Luft, die große Menschenansammlung. Nichts darf man vernachlässigen, nichts auslassen. Zu viele Ursachen kommen zusammen, als daß man eine klare Stellung beziehen könnte. Alles muß berücksichtigt werden. »Die Rolle und Verschiedenartigkeit der Ursachen der typhösen Erkrankungen machen es notwendig, sie durch ebenso verschiedenartige wie zahlreiche Mittel zu bekämpfen« (Colin 1882, S. 397). Nicht aus Unkenntnis, sondern aus einem Übermaß an Erkenntnissen heraus häufen die Hygieniker die Meinungen an. Keine ist wirklich sicher – wie sie bereitwillig zugeben –, doch keine kann wirklich ausgeschlossen werden. Bouchardat gesteht offenherzig: »Ich werde meine Nächte nicht in den Brutstätten der Cholera verbringen«. Er rät zur Verwendung von Desinfektionsmitteln, fügt jedoch hinzu: »dabei dürfen wir jedoch nicht die Hinweise vernachlässigen, die wir zwar nicht begreifen, die aber auf strengen und wiederholten Beobachtungen beruhen« (1883, S. 170).

Sich über diesen Stil mokieren hieße, die Natur einer Rundumverteidigung zu verkennen. Wenn alles die Krankheit verursachen kann, darf nichts vernachlässigt werden; überall und auf alles muß man gleichzeitig einwirken. Der Stil hat dieselbe Form wie die Aktion, auf die sich die Hygieniker vorbereiten. Daraus erklären sich viele Merkmale der Hygiene »vor Pasteur«, wie man sie nennt. Die Hygienekongresse ähneln wie der Stil von Bouchardat einem Gerümpelspeicher, in dem man alles mögliche aufbewahrt, denn vielleicht ist es ja noch einmal zu gebrauchen. 1876 beispielsweise spricht man auf dem Hygienekongreß von Wasser, Rettungsmannschaften, Gymnastik, Frauenarbeit, von den »Mitteln, um unter den arbeitenden Klassen den Geist der Vorsorge und die Gewohnheit des Sparens zu entwickeln«, von Alkoholismus und Arbeiterwohnungen (1876, S. 400). Diese Kongresse sind deshalb mit allem Möglichen vollgestopft, weil die Krankheit von allem möglichen verursacht werden kann und man bereit sein muß, den guten Willen in alle möglichen Richtungen zu lenken.

Die Konsequenzen sind vorhersehbar. Die Artikel über Hygiene in der *Revue* sind anfangs durch eine erstaunliche Mischung von Hybris und Mutlosigkeit gekennzeichnet. Dieses Schwanken hat aber stets den gleichen und einen einzigen Grund. Da alles die Krankheit verursacht, muß man auf alles gleichzeitig einwirken – doch überall einwirken heißt, nirgendwo einzuwirken. Mal liefert der Hygieniker ein Bild von seiner Wissenschaft, das so umfassend wie die Wirklichkeit ist. Auf die Ernährung, die Stadtplanung, die Sexualität, die Erziehung, die Armee will er einwirken. Nichts Menschliches ist ihm fremd. Ja, das Menschliche ist ihm noch zu beschränkt, auch mit der Luft, dem Licht, der Wärme, dem Wasser, dem Erdboden muß er sich beschäftigen (Trélat 1890, S. 705-711).

Doch alles verstehen heißt, nichts zu verstehen. Überall gleichzeitig agieren heißt, ohnmächtig zu sein. In denselben Artikeln findet sich daher ein Gefühl des Hohns und der »Herabsetzung« (Landouzy 1885, S. 100). Das Drama der Hygieniker besteht darin, daß diese nicht enden wollende Vielfalt von Rezepten und Details sie nicht vor dem Scheitern bewahrt hat. Man mochte noch so sehr vor allem auf der Hut und überall wachsam sein, die Krankheit kam wieder, als könnte man ihr keine feststehenden Ursachen zuschreiben. Und bei jedem Wiederauftreten mußte eine weitere Ursache hinzugefügt werden: »So mochte man«, schrieb der Chirurg Kirmisson (nachdem man diese Periode überwunden hatte), »noch so viele Vorsichtsmaßnahmen allgemeiner Hygiene zusammentragen, es gelang nicht, die eitrige Infektion aus den Operationssälen zu verbannen. Die Erfahrung zeigte, wie sinnlos die ganzen Diskussionen über die Krankenhaushygiene als Mittel zur Prävention von Infektionen waren, und sie diskreditierte die Gelöbnisse der Chirurgen« (1888, S. 296).

Alle diese Gründe führten dazu, daß man von »morbider Spontaneität« sprach. Diese heutzutage belächelte Doktrin entsprach ausgezeichnet dem Stil der Hygieniker, ihrer Handlungsweise und den Tatsachen; denn die Krankheit tauchte manchmal hier und manchmal dort auf, manchmal in der einen Jahreszeit, dann in einer anderen, verschwand bisweilen bei der Anwendung eines Gegenmittels, dann wiederum verschlimmerte sie sich, um plötzlich ganz zu verschwinden. Dieses seltsame und erratische Verhalten wurde recht gut von der Statistik erfaßt, der wichtigsten Wissenschaft in der Jahrhundertmitte, die der Analyse derart ungreifbarer Phänomene genau entsprach.[15]

Angesichts dieser Probleme war es ebenfalls logisch, daß jedes Argument für die Ansteckung, für die Mikrobe als »äußere Ursache« der Krankheit, für das Gesetz, wonach »eine Mikrobe einer Krankheit gleichkommt«, lächerlich erschien. Schon ein angehender Hygieniker konnte jedem Argument für die Ansteckung hundert Gegenbeispiele entgegenhalten. Dieses Mißverhältnis zwischen den Problemen der Hygieniker und der Simplizität der Ansteckungsdoktrinen muß man im Auge behalten, wenn man verstehen will, wie sehr die Pasteurianer die Mikrobe transformieren mußten, um die Hygieniker zu überzeugen. Diese bilden die Front einer riesigen sozialen Bewegung, die ein Jahrhundert alt ist, die bereits das englische Gesundheitssystem verändert hat und sich überall einmischen will, um auf die Ursachen der schlechten Gesundheit einzuwirken. Doch trotz ihres Umfangs und ihrer Ambition bleibt diese Bewegung schwach, sie gleicht einer Armee, die eine sehr lange Grenze verteidigen will, indem sie sich zerstreut.

Ihr fehlt ein Mittel, um ihre Kräfte an einigen wenigen Punkten zu bündeln. Es gelingt ihr nicht, die Details zu *vernachlässigen*, die

15 Statistik ist die frühere Wissenschaft, diejenige, die Epidemien und Epizootien als erkennbare Entitäten schuf. Siehe Erwin Ackerknecht: »Hygiène in France, 1815-1848«, in: *Bulletin of the History of Medicine* 22, 1945, S. 117-155; Bernard-Pierre Lécuyer: »Démographie, statistique, et hygiène publique sous la monarchie censitaire«, in: *Annales de Démographie Historique* 3, 1977, S. 215-248; William Coleman: *Death Is a Social Disease* (Anm. 5); Terence Murphy: »The French Medical Profession's Perception of Its Social Function between 1776 and 1830«, in: *Medical History* 23, 1979, S. 301-219; Ann F. La Berge: *Public Health in France and the French Public Health Movement, 1815-1848*, Dissertation, University of Tennessee 1974.

sie aus Jahrhunderten von Erfahrung angehäuft hat, solange sie sie nicht nach ihrer Wichtigkeit ordnet. Sobald die Hygienebewegung modern wird, d. h. sobald es ihr gelingt, die Hygiene vor ihr zur »alten« Hygiene zu machen, wird man eine Entlastung bemerken: »Während man zu Beginn des Jahrhunderts sich bemühte, in der Hygiene alles zu verstehen, muß man heute viele Details im Schatten lassen, die entweder überflüssig oder nicht zu beweisen sind« (Bouchardat, zitiert nach Landouzy 1885, S. 100).

Ist es möglich, im vorhinein und wie im Negativ diesen Überschuß an Kraft zu definieren, der der Hygienebewegung im Rückblick zu fehlen scheint? Erforderlich ist eine Kraftquelle, die nicht nur die erstaunliche Veränderlichkeit der Morbidität erklären kann, sondern auch ihre Spontaneität und ihren lokalen Charakter. Um die soziale Bewegung zu interessieren, deren Sprecher die Hygieniker sind, ist eine Doktrin nötig, die die *Veränderlichkeit* der Virulenz so erklärt, daß es kompatibel ist mit den Problemen bei der Veränderung der Städte und Lebensbedingungen, mit denen die Hygieniker beschäftigt sind. Das ist nicht bloß ein »intellektuelles« Erfordernis. Ohne einen solchen Ansatzpunkt hätte sich die gesamte Energie der von den Hygienikern übersetzten sozialen Bewegung in winzigen, alle etwa gleich großen Netzwerken verlaufen und sich aufgelöst, bevor noch irgendeines der großen Ziele erreicht war, die man sich gesetzt hatte. Damals, d. h. bevor Pasteur sich für die Hygieniker unentbehrlich gemacht hatte, ist eine Sache sicher: die Ansteckungsdoktrin fällt nicht ins Gewicht.[16]

16 Damit verstoße ich nicht gegen M. Rudwicks Regel, daß ein Narrativ nie retrospektiv sein sollte: Martin S. Rudwick: *The Great Devonian Controversy: The Shaping of Scientific Knowledge among Gentlemanly Specialists*, Chicago 1985. Ich rekonstruiere im Gegenteil die auf sich gestellte Hygienebewegung vor dem Aufkommen des Pasteurismus. Der Pasteursche Sieg ist so vollständig gewesen, daß es schwierig ist, die Erfordernisse noch einmal zu erfassen, denen die Pasteurianer genügen mußten, damit ihnen überhaupt geglaubt wurde. Dies bedeutet nicht, daß Pasteurs Interessen denen der Hygieniker »entsprachen«, sondern daß es Raum gab für ein *Aushandeln* der Bedeutung der Ansteckung, insofern, und nur insofern die Pasteurianer in der Lage waren, die Variabilität der Ansteckung zu berücksichtigen

Von Hygiene sprechen heißt schon, eine bestimmte Position zu beziehen. Heißt schon, in die Vergangenheit zu gehen. Es ist der Versuch, auseinanderzuhalten, was absichtlich durcheinandergebracht worden ist. Versucht man zu sehen, was die Hygienebewegung war, bevor man sie und sie sich selbst eng mit dem Pasteurismus verbindet, ist es, als würde man eine auf der Spitze stehende Pyramide umdrehen. Auch hier hat Tolstoi wieder recht. Eine Menge kann einen Berg versetzen, ein einzelner Mensch kann es nicht. Wenn man also sagt, ein Mensch habe einen Berg versetzt, so schreibt man ihm die Arbeit der Menge zu (bzw. hat er sie sich angeeignet), die er angeblich befehligte, der er jedoch auch folgte. Genauso verhält es sich mit der Beziehung zwischen Hygienikern und Pasteurianern. Eine gewaltige soziale Bewegung durchläuft den Gesellschaftskörper, um den Leviathan so zusammenzusetzen, daß er die neuen städtischen Massen aufnehmen kann.[17] Die Hygieniker nutzen diese soziale Bewegung aus, um die Krankheit von allen Seiten zu attackieren, oder in ihrer Sprache: um »auf dem pathogenen *Terrain*« zu arbeiten. Die Pasteurianer, die anfänglich ja nur einige Dutzend zählen, werden ihrerseits auf die Hygienebewegung aufspringen und sie übersetzen. Das Resultat dieser Übersetzung bestand in Frankreich darin, daß man die Hygienebewegung mit den Pasteurianern gleichgesetzt hat. Außerdem wurden die Pasteurianer mit dem Menschen Pasteur gleichgesetzt und schließlich noch, einer sehr französischen Gewohnheit entsprechend, der Mensch Pasteur auf die Ideen Pasteurs reduziert und zu guter Letzt seine Ideen auf ihre »theoretischen Grundlagen«. So erhält man schließlich jene umgekehrte Welt, wie Tolstoi sie anprangert. Nun versetzt ein Mensch allein durch sein Genie einen Berg.

Die ersten, die diese Umwälzung spüren, sind die Leser der *Revue*

17 Eine soziale Bewegung sollten wir niemals trennen von der Armee von Journalisten, Denkern, Sozialwissenschaftlern und Politikern, von denen sie »sozial konstruiert« wird. Dementsprechend wird »soziale Bewegung« hier als Abkürzung verwendet, um die Arbeit der Zusammensetzung, Definition, Zusammenfassung und Statistik zu bezeichnen, die von den Hygienikern und ihren Truppen bereits erledigt worden ist. Ich meine damit nicht eine soziale »Ursache«, die die Wissenschaft erklärt, sondern das reifizierte Resultat eines früheren politisch-wissenschaftlichen Imbroglios.

Scientifique. Es ist nämlich nahezu unmöglich, eine »reine« Hygienebewegung auszumachen, die vollständig getrennt wäre von ihrer Übersetzung durch die Pasteurianer. Gleichwohl ist es unerläßlich, selbst um den Preis einer Fiktion, zumindest in der Phantasie die Massen wiederzufinden, die den Berg versetzen, um zu verstehen, wie die Pasteurianer zu ihren Sprechern geworden sind und zur »Ursache« dieser Versetzung. Welche Richtung schlug die Hygienebewegung ohne Pasteur und die Seinen ein? Ihre eigene Richtung. Ohne Mikrobe, ohne Impfstoff, ja selbst ohne Ansteckungslehre oder die der unterschiedlichen Virulenz war es möglich, all das zu tun, was sie tat: die Städte zu sanieren, Kanalisationen zu bauen, Wasser, Licht, Luft und Wärme zu fordern.[18] Pettenkofer, der Cholerabazillen hinuntergeschluckt hat, ohne krank zu werden, aber auch mit städtebaulichen Maßnahmen München saniert hat, gilt in der Geschichte allgemein als das Eponym dieser Haltung. Das literarische Gegenstück von Pettenkofer ist Jules Vernes Roman *Les 500 millions de la Bégum* (deutsch: *Die 500 Millionen der Begum*): Hier wird der gesunden französischen Stadt Hygié die ungesunde deutsche Stadt Noson gegenübergestellt, ohne daß irgendwo auch nur im entferntesten von einer Mikrobe die Rede wäre. Auch wenn die Bakteriologie ihr den Ansatzpunkt lieferte, war die riesige soziale Bewegung unterwegs für eine in dem Wort *Hygiene* zusammengefaßte Mischung aus Stadtplanung, Verbraucherschutz, Ökologie (wie man heute sagen würde), Schutz der Lebensbedingungen und

18 Siehe Coleman: *Death Is a Social Disease* (Anm. 5): »Wie bereits bemerkt, waren die Hygieniker nicht uninformiert hinsichtlich der Krankheitstheorie; ihr Interesse war bloß auf andere Dinge gerichtet, Dinge, die ›biologisch‹ in einem anderen und, wenn der Ausdruck erlaubt ist, expansiveren Sinn waren. Dem Hygieniker ging es um die wesentlichen Existenzbedingungen: Essen; Wasserversorgung und Sauberkeit des Wassers; Vorhandensein oder Abwesenheit von menschlichen, tierischen und anderen Abfällen; die Bedingungen körperlicher und geistiger Aktivität, wozu vor allem Arbeit, Unterkunft bzw. Schutz vor den Elementen gehörten – und er begriff, daß sie alle einen grundlegenden ökonomischen Charakter hatten; die Umwelt wurde damit zu einer sozialen gemacht. Der Hygieniker begriff ebenfalls, daß diese sozioökonomische Dimension direkt die Krankheit *sensu strictu* betraf« (S. 202). Selbst der Zusammenhang zwischen Ansteckung, Sozialtheorie und medizinischer Macht hätte ohne die geringste Verbindung zur Bakteriologie hergestellt werden können. Siehe Jan Goldstein: »Moral Contagion: A Professional Ideology of Medicine and Psychiatry in Eighteenth- and Nineteenth-Century France«, in: Gerald Geison (Hg.), *Professions and the French State, 1700-1900*, Philadelphia 1984, S. 181-222.

Moralisierung. Wenn man darauf verzichtet, das Kräfteverhältnis zwischen der sozialen Bewegung, die sich überall in Europa zu schaffen machte, und den wenigen Laboratorien der Bakteriologie zu rekonstruieren, nimmt man sich die Möglichkeit, den durchaus reellen *Beitrag* dieser Laboratorien zu verstehen, genauso wie man Kutusows Tun nicht versteht, wenn man ihm die gesamte Bewegung seiner Armee zuschreibt.

Das Mißverhältnis zwischen der Hygienebewegung und dem »kleinen« Pasteurismus ist sehr deutlich in einem Artikel von 1884 zu sehen, der über die Hygieneausstellung in London berichtet. Diese – damals recht häufigen – Ausstellungen »versammeln«, berichtet der Journalist, »mehrere recht komplexe Wissensbereiche, sie bringen eine Zusammenfassung dessen, was das Leben gesund und gar komfortabel machen kann« (S. 336). Hier kostet man Liebigsuppen (deutsche Chemie), gekühltes Fleisch (britische Thermodynamik) und pasteurisierte Milch (französische Mikrobiologie). Hier bewundert man hygienische Kleidung, orthopädische Schuhe, leicht zu entstaubende, helle Möbel, Filter zur Wasserreinigung, Bidets, um sich den Hintern zu waschen, und Wasserspülungen, um Exkremente abfließen zu lassen. Hier diskutiert man über Kanalisationspläne, Ventilatoren, Fenster, Heizgeräte: kurz alles, was es den vier Elementen ermöglicht, leicht zu zirkulieren. Hier bestaunt man auch Modelle von hygienischen (d. h. durchlüfteten und sauberen) Häusern in Originalgröße, von hygienischen Krankenhäusern, Ambulanzen, Tragbahren, Krematorien, Klassenzimmern und sogar Schreibpulten.

Gewiß ist die Bakteriologie in der Ausstellung präsent, doch auf interessante Weise. Zunächst einmal ist sie auf mehrere Abteilungen verteilt: der Chamberland-Filter aus dem Labor von Pasteur befindet sich in der *Serie* der Filter, die die Industrie anbietet; die pasteurisierte Milch ist integriert in den neuen Milchkreislauf; der aus den »Experimenten von Koch, Wolflugel, Pettenkofer in Deutschland und Vallin in Frankreich« hervorgegangene Brutschrank ist von der Industrie weiterentwickelt worden und bei den staatlichen Desinfektionsbehörden zu bestaunen, von denen jede ihren eigenen Ausstellungstand hat. Auch die Desinfektionsmittel haben ihren Platz: »Die aktuelle Cholera-Epidemie hat der Erforschung der Desinfektionsmittel neuen Auftrieb gegeben; bislang erbrachte diese bei weitem keine zufriedenstellenden Resultate, während man in Zukunft damit rechnen muß, daß sie die physiologischen und morbiden Eigenschaften der spezifischen Organismen der Infektionserkrankungen stärker berücksichtigen wird« (S. 394). *Stärker* berücksichtigen. Das sagt schon alles. Die Produkte der Bakteriologie sind gleichsam nur »eingesprenkelt« in die Hygiene, deren Effizienz sie lokal verstärken sollen.

Doch die Wissenschaft ist noch auf andere Weise präsent. »Zusammengestellt in der Mitte des Hauptausstellungsraums findet man die von Pasteur, vom Laboratorium von Montsouris [des Mikrobiologen Miquel] und vom städtischen Chemielaboratorium der Stadt Paris eingesandten Objekte« (S. 397). Selbstverständlich versucht der Autor, die ganze Ausstellung auf diese Abteilung zu reduzieren, denn er ist Szientist und Nationalist in einer Person. Dieses Laboratorium, schreibt er, »... brachte mehr als einen dazu zu sagen, was ein Amerikaner laut und deutlich folgendermaßen formuliert hat: ›daß es mehr Hygiene in der französischen Abteilung gibt als in der ganzen übrigen Ausstellung‹« (ebd.).

Ein solcher Patriotismus und Bakteriozentrismus mögen ehrbar sein, widersprechen jedoch dem gesamten Artikel. Das Laboratorium Pasteurs ist eines unter mehreren anderen, und alle befinden sich inmitten einer Masse von Industriellen, Reformatoren, Ligen, Berufen und Verfahrensweisen. Zwar geht es nicht in dieser Masse auf, doch diese Masse läßt sich auch nicht auf dieses Laboratorium reduzieren.

Will man den Pasteurismus rekonstruieren, so muß man, wenn auch mit ein wenig Übertreibung, sagen, daß die Hygienebewegung so oder so getan hätte, was sie tat. Sie hatte saniert. Das vage Wort »Kontagium«, »Miasma«, selbst »Schmutz« reichte aus, um Europa in einen Belagerungszustand zu versetzen und mit Cordons sanitaires gegen die Infektionskrankheiten zu umgeben. Gewiß gelangten die schrecklichen Krankheiten durch die Absperrungen hindurch, doch manchmal war man siegreich, und das war schon viel. Die Hygienebewegung auf diese Weise zu isolieren und zu versuchen herauszufinden, welchen Weg sie von sich aus gegangen wäre, ist nicht so willkürlich, denn schließlich hält auch heute noch die Polemik über die Ursachen der bemerkenswerten Verbesserung in der Gesundheit der Europäer zwischen 1871 und 1940 an.[19] Man hat

19 Zum Disput über die allgemeinen Faktoren, die den langfristigen Niedergang der

noch nicht damit aufgehört, sie neuen Ursachen und neuen Verantwortlichen zuzuschreiben, wann immer eine neue Gruppe die Medizin schwächen oder die Rolle der Wissenschaft in der Medizin einschränken oder die jeweilige Rollen von Therapie und Prävention neu verteilen will. Die allgemeine Verbesserung der Ernährung und des Lebensstandards wie auch der »elementaren« Hygiene reichen für manche aus, um die meisten der überwältigenden therapeutischen Wirkungen zu erklären, die die Pasteurianer der von Pasteur begründeten Wissenschaft zuschrieben.

Auch wenn dieser Konflikt uns hier nicht interessiert, soviel ist klar: Es ist die Hygienebewegung, die Einsätze und Ziele definiert. Sie ist es, die die Probleme formuliert und von den anderen verlangt, daß sie sie lösen; die Lob und Tadel verteilt und Prioritäten setzt; sie war es schließlich, die die Energien zusammenführte, Geldmittel organisierte und in der Lage war, jenen, die als Truppen dienten, Interessen, Probleme und Ziele anzubieten. Dieser Punkt ist entscheidend, denn damit läßt sich aus dem Bannkreis »der Wissenschaft« schon ein Großteil dessen herausziehen, was wir ein wenig voreilig ihre Inhalte nennen. Was sie untersucht und welche Probleme Vorrang haben, macht eine Disziplin zum größten Teil aus. In diesem Sinne kann man trotz allem von einer »Infrastruktur« sprechen. Die Pasteurianer treffen auf ein Terrain wie die *Scrabble*-Spieler auf ihr Spielbrett. Die »dreifachen« und »doppelten Wortwerte« sind schon markiert und eingegrenzt. Wir werden sehen, wie die Pasteurianer ihre eigenen Begriffe in diese Markierungen und Regeln zurückübersetzen, doch es ist klar, daß von ihnen ohne die Hygieniker wenig die Rede gewesen wäre. Sie hätten etwas anderes getan.

Wem der vorletzte Satz zweifelhaft erscheint, braucht bloß die englischen oder amerikanischen Geschichtswerke über dieselbe Periode zu lesen.[20] Die Bakteriologie, von der man in diesen Werken

Infektionskrankheiten verursachten, siehe Louis Dubos: *The Dreams of Reason: Science and Utopias*, New York 1961; I. Ilich: *Limits to Medicine: Medical Nemesis, the Expropriation of Health*, Harmondsworth 1981.

20 Siehe z. B. R. H. Shyrock: *The Development of Modern Medicine: An Interpretation of the Social and Scientific Factors Involved*, Madison 1936/1979: »Das Ergebnis war, daß das Gesundheitsprogramm nach 1870 in eine neue Phase trat; es war eine so eindrucksvolle Phase, daß sie bald als der eigentliche Anfang der Dinge in der öffentlichen Hygiene betrachtet wurde. Darauf folgte die Tendenz, den führenden Vertretern der medizinischen Forschung zu viel Kredit zu geben, während

üblicherweise spricht, ist bei weitem nicht Quelle und Ursache der Hygiene; sie ist hier bloß eine Falte des Terrains, ein Aspekt, eine gewiß wichtige Hilfe, doch eine bloße Unterstützung der sozialen Hygiene. Man muß kaum noch hinzufügen: In diesen Geschichten ist Pasteur selbst nur ein Bakteriologe unter anderen, und hier wird nicht auf den Ideen Pasteurs insistiert, sondern auf einigen materiellen Praktiken, die von den Autoren auf ganz andere Weise für entscheidend gehalten werden (Methoden der Bakterienkultur, der Färbung, der Einimpfung usw.).

Die Hygieniker glauben Pasteur ohne jede Diskussion

Die *Revue Scientifique* zeigt also zunächst den Umfang der sozialen Bewegung für Regeneration, sie nennt uns den Übersetzer dieser Bewegung, die Hygiene, und zeigt uns, wie unsicher und umstritten die Hygieniker waren. Sie zeigt uns ebenso, wenn auch weniger deutlich, das Mißverhältnis zwischen Hygienikern und Pasteurianern. Als zweites Resultat wird unsere Untersuchung der *Revue* noch erklären, warum es so schwierig ist, die Verdienste auf die einen wie die anderen gerecht zu verteilen oder gar den Eindruck einer Revolution zu vermeiden.

Sieht man sich an, wie die verschiedenen Autoren Pasteur einordnen, wenn sie zu Beginn der 1880er Jahre auf ihn zu sprechen kommen, so ist man frappiert von einer massiven Evidenz: Sie diskutieren ihn nicht, sie vertrauen ihm völlig. Dieses Vertrauen könnte man selbstverständlich der Qualität der vorgelegten Beweise zuschreiben, der Wirksamkeit der vorgeschlagenen Behandlungen, kurz: der Wahrheit der Wissenschaft Pasteurs. Das ist jedoch nicht möglich.[21] Denn wenn andere mit denselben Beweisen konfrontiert

man ihnen bis 1870 zu wenig gegeben hatte« (S. 247); siehe ebenso W. Bullock: *The History of Bacteriology*, New York 1938/1977; W. M. Frazer: *A History of Public Health*, London 1950.

21 Die Fähigkeit eines wissenschaftlichen Beweises, zu überzeugen, hat eine Vielzahl von Ursachen, nicht eine einzige. Dies wurde in mehreren Fallstudien »bewiesen«, die den größten Teil des Paradigmas der sozialen Wissenschaftsforschung bilden. Karin Knorr, Roger Krohn und Richard Whitley (Hg.): *The Social Process of Scientific Investigation*, Dordrecht 1981; Harry Collins: *Changing Order: Replication and Induction in Scientific Practice*, London 1985; Trevor Pinch: *Confronting Nature: The Sociology of Solar Neutrino Detection*, Dordrecht 1986.

waren, so fanden sie diese diskussionswürdig. Auch ist der Umfang des Pasteur entgegengebrachten Vertrauens derart groß, daß es auf anderen Gründen beruhen muß. Wie bereits gesagt: Wenn man jemanden von etwas überzeugt, muß man die Wirksamkeit der Überzeugung aufteilen zwischen sich und dem, den man soeben überzeugt hat. Wenn dieser jedoch schon bei der geringsten Andeutung versteht, sich sogleich des ihm Mitgeteilten bemächtigt, um es zu verallgemeinern, es umgehend abwandelt, um ihm andere Anwendungsmöglichkeiten zu geben, an die man nicht einmal dachte, so muß man dem, der verstanden hat, eine *größere* Wirksamkeit zubilligen, als dem, der verstanden wurde. Den Argumenten Pasteurs wird in der *Revue Scientifique* nicht mit Zweifeln und Sarkasmen begegnet, sondern sie werden begierig aufgegriffen und über die wenigen von ihm selbst vertretenen Resultate hinaus extrapoliert. Wie gierig man sich seiner Vorschläge bemächtigt, liefert uns einen guten Maßstab für den gewaltigen Umfang der sozialen Bewegung, die ich in großen Zügen skizziert habe. Sehen wir uns dies genauer an.

Seit 1871 schreibt Chauveau in der *Revue* über virulente Krankheiten: »Man drängelt sich schon, man beeilt und überholt sich schon auf diesem Weg, der zu den nützlichsten Eroberungen der modernen Wissenschaft führt« (1871, S. 362). Lange vor den ersten Untersuchungen zur Tollwut behauptet Tyndall 1876, daß die von Pasteur vollbrachte Revolution *bereits eine vollendete Tatsache* sei. »Es ist nur noch eine Frage der Zeit«, schreibt er. Voller Vertrauen blickt er in die Zukunft,

> mit dem Interesse eines Menschen, der sieht, wie ein Prinzip sich entwickelt und durchsetzt, das dazu bestimmt ist, die Medizin vom Vorwurf des Empirismus zu befreien, um sie in den Rang einer wirklichen Wissenschaft zu erheben und um den Medizinern jene unsichtbaren Feinde – wie der berühmte Cohn sie nennt – zu überantworten, die sich verbergen in der Luft, die wir atmen, und im Wasser, das wir trinken (1876, S. 560).

Und er fügt hinzu: »Ich bezweifle, daß in zehn Jahren in England noch ein einziger Mediziner die Ideen vertritt, die sie jetzt gegen Pasteur glauben anführen zu können (indem sie die Ansteckung bestreiten).« (Ebd.) 1886 ist keine schlechte Voraussage. Doch um ein solches Datum zu nennen, muß Tyndall kein Prophet sein. Es handelt sich vielmehr um eine elementare technologische Vorhersage, ausgehend von einem bereits aufgestellten Forschungsprogramm, dessen Früchte er nur noch zu ernten braucht.

Gewiß, die Engländer sind fortschrittlicher als die Franzosen, doch auch die Landsleute Pasteurs sind nicht untätig. Selbst der vorsichtige Bouchardat zögert nicht, während er von der Pest spricht, zu schreiben, man müsse ihren »Mikroorganismus isolieren und züchten, wie Pasteur es getan hätte« (1879, S. 918). Richet, Direktor der *Revue* und überzeugter Pasteurianer, vertritt 1880 das Projekt einer nationalen Auszeichnung für Pasteur: »um so Pasteur zu ermöglichen, seinen Forschungen über die Ansteckungskrankheiten der Tiere den erforderlichen Umfang zu geben« (1880, S. 35).

Wir schreiben das Jahr 1880. Wie kann Richet wissen, welche Entwicklungsmöglichkeiten in den wenigen Laborfällen stecken? Wenn jemand einen Jeton setzt und sein Gesprächspartner sofort hundert Jetons dazusetzt, wie soll man das Vertrauen des zweiten erklären? Die ungeheure Entwicklungsmöglichkeit, die den Vorschlägen Pasteurs von Richet und seinesgleichen zugestanden wird, muß man auf *ihr* Konto schreiben. Sie wissen, daß sie diese Vorschläge mit ihren eigenen Kräften entwickeln müssen. Nach Pouilly-le-Fort[22] extrapoliert Richet ohne den geringsten Zweifel die Wirksamkeit des Impfstoffs: »Bald wird Anthrax nur noch eine Erinnerung sein« (1881, S. 161). Nach der Heilung eines einzigen Kranken, Joseph Meister, ruft er aus: »und jetzt, wo man die Tollwut zu heilen versteht, muß man nur noch diese Behandlung verbreiten und vereinfachen« (1886, S. 289). Im Jahr zuvor verkündete Landouzy: »Ja, meine Herren, der Tag wird kommen, wo dank der kämpferischen und wissenschaftlichen Hygiene Krankheiten verschwinden werden, so wie manche vorsintflutlichen Tierarten verschwunden sind« (1885, S. 107).

Bislang ist jedoch noch keine einzige Krankheit verschwunden. Das Vertrauen in den von Pasteur »vorgezeichneten Weg« muß demnach woanders herstammen als von Tatsachen, harten Tatsachen. Es ist kein Vertrauen, das *von* Pasteur kommt, sondern das von überall her *zu* Pasteur *hin*strömt und dessen sich dieser dann bemächtigt. Der Pasteur der *Revue Scientifique* ist kein unbekannter Held, der allein gegen alle kämpft und die unverbesserlichen Skeptiker nach und nach überzeugen muß. Nein, er braucht nur den Mund zu öffnen, und schon verallgemeinern andere seine Resultate

22 Hier fand der aufsehenerregende Versuch statt, bei dem Pasteur einer Gruppe Schafe abgeschwächte Anthraxerreger injiziert hatte und diese sich später gegen die richtigen Milzbranderreger als resistent erwiesen; *Anm. d. Ü.*

auf alle Krankheiten. Eine merkwürdige Revolution! Sobald die *Revue* von Richet geleitet wird, ergreift sie natürlich Partei zugunsten Pasteurs und verteidigt ihn, wie man sagen könnte, »ohne jede wissenschaftliche Vorsicht«. Als sich ein zögerlicher Protest erhebt, tritt Richet sogleich für Pasteur ein und schreibt gönnerhaft: »Es ist nicht schlecht, daß in ein Konzert des Lobes sich die eine oder andere abweichende Stimme mischt. Vielleicht stachelt sie ja Pasteur an, uns mit einigen neuen Entdeckungen zu beglücken, die ebenso fruchtbar wie die bisherigen sind« (1882, S. 449).

Daß die *Revue* und alle ihre Autoren derart parteiisch, derart chauvinistisch, derart unvorsichtig sind, zeigt gut den Umfang der Verlagerung von Vertrauen – so wie man von Verlagerung von Kapital spricht –, das Pasteur auslöst. Inzwischen dürfte der Leser verstanden haben, daß wir gezwungen wären, den Experimenten Pasteurs selbst eine »ungeheure Wirksamkeit« zuzuschreiben, hätte ich nicht zunächst die Hygienebewegung vorgestellt. In der Tat erklärt sich »die Wissenschaft« niemals selbst. Sie ist eine schlecht zusammengesetzte Entität und schließt die meisten Elemente aus, die ihre Existenzgrundlage bilden. Die soziale Bewegung, in die Pasteur sich einordnet und einfügt, ergibt schon *für sich genommen* die Wirksamkeit, die man den Beweisen Pasteurs zuschreibt.

Sogar die eifrigsten Pasteurianer, die den Mythos eines ganz allein gegen die Finsternis des Obskurantismus kämpfenden Pasteur inszenieren, sind gezwungen, die einhellige Zustimmung anzuerkennen, die seine Experimente hervorrufen. Beispielsweise Bouley:

angesichts solcher Resultate (in Pouilly-le-Fort) war kein Raum mehr für Zweifel, nicht einmal mehr für die notorischen Einwände, die gezwungenermaßen verstummten; und die neu gewonnenen Überzeugungen äußerten sich unmittelbar in einer Art Gier nach dem neuen Impfstoff, mit dem die Bauern der von Anthrax geplagten Landstriche ihre Herden sobald wie möglich schützen wollten (1881, S. 549).

Und er fügt hinzu:

Bei den Erfindern läßt die Gerechtigkeit oft lange auf sich warten, ihr Gang ist meist so schleppend, daß das Leben der Erfinder oft nicht lange genug währt, damit ihr noch Genüge getan wird. Pasteur, um endlich seinen Namen auszusprechen, hatte das große Privileg, daß die Gerechtigkeit für ihn ihren Gang sogar noch beschleunigte (ebd.).

Man müßte sagen, daß auch die Gerechtigkeit sich mitreißen ließ, denn bald wird man Pasteur sogar zuschreiben, was er gar nicht getan hat, und die gesamte Hygienebewegung auf sein Konto schreiben. »Für die Zeitgenossen ist es oft schwierig zu beurteilen, daß ein großer Fortschritt errungen wurde«, schreibt Richet, »und über eine soeben gemachte Entdeckung eine Meinung zu haben, die von der Nachwelt bestätigt wird. Vor kaum sechs Monaten haben wir jedoch einer großen Entdeckung beigewohnt, die als solche gesehen wurde und über deren Bedeutung es keine Meinungsverschiedenheit gab« (1881, S. 129 [Herausgeberbeitrag]).

Einige widersprechende Stimmen: Koch und Peter

Nichts beweist besser die einhellige Zustimmung der Massen, die Pasteur begleiten und sich seiner Resultate bemächtigen, als die wenigen Andersdenkenden, die den Mut, wie man es wohl nennen muß, besitzen, sich ihnen zu widersetzen. In der Académie, wo Pasteur sie mit einer starken Rhetorik stellt, sind sie zwar zahlreich, doch in der *Revue* gibt es nur zwei von ihnen: Peter, den französischen Arzt alter Schule, und Koch, den modern gesinnten deutschen Arzt.[23] Auch wenn sie genau entgegengesetzte Überzeugungen vertreten, werfen diese beiden Widerspruchsgeister Pasteur das gleiche vor: Er verallgemeinere vorschnell auf der Grundlage von einigen unzureichend geklärten Fällen.

Aus Peter hat man einen obskurantistischen Clown gemacht, doch er kämpft als einziger eine Art »aussichtslosen Kampf zur Eh-

23 Von Historikern des Pasteurismus werden natürlich noch mehr Gegner beschrieben, von denen viele tatsächlich durch Pasteurs manchmal schroffe Bemerkungen provoziert worden waren. Siehe z. B. zu Pouchet: John Farley, Gerald Geison: »Science, Politics, and Spontaneous Generation in Nineteenth-Century France: The Pasteur-Pouchet Debate«, in: *Bulletin of the History of Medecine* 20, 1974, S. 257-270; zu Raspail: Louis Nicol: *L'épopée pastorienne et la médecine vétérinaire*, Garches 1974; Dora B. Weiner: *Raspail: Scientist and Reformer*, New York 1968. Ich sollte den Leser hier noch einmal daran erinnern, daß ich meine Quellen dahingehend einschränke, was eine »ideale« Leserin bzw. ein »idealer« Leser von Pasteur und seinen Allianzen hätte wissen können, hätte er oder sie nur die *Revue Scientifique* gelesen. Ein wenig mehr Information über Konflikte läßt sich gewinnen aus Claire Salomon-Bayet (Hg.): *Pasteur et la révolution pastorienne*, Paris 1986.

renrettung« gegen den Staatsstreich Pasteurs, der sich mühelos der Medizin bemächtigt. Er kämpft gegen die »Mikrobenfurie«, gegen das, was ihm als »Flut« erscheint oder gar als »geistige Cholera, gegen die man ebenfalls gesundheitspolizeiliche Maßnahmen ergreifen muß«. »Und so bin ich«, schreibt er, »für den Widerstand« (1883, S. 558). Er kämpft gegen eine Invasion, und nicht wie die Pasteurianer gegen die Mächte der Finsternis. Entgegen der landläufigen Sichtweise ist Peters Argument sehr vernünftig. Er bestreitet, daß sich 1882 behaupten läßt – *allein* die geimpften Schafe in Pouilly-le-Fort *vor Augen* –, es handle sich hierbei um eine *allgemeine* Methode, anwendbar auf *alle* Infektionskrankheiten. Er nennt dies eine »voreilige Verallgemeinerung« (ebd.). Außerdem will er nicht, daß man die Diskussion verbietet, indem Pasteur heroisiert wird: »was den Ausdruck ›wunderbar‹ betrifft, den Sie verwenden, um das Experiment von Pouilly-le-Fort zu kennzeichnen«, ruft er in der Akademie aus, »so ist das keine Rechtfertigung mehr, das ist Selbstvergöttlichung, und damit will ich nichts zu schaffen haben« (ebd., S. 560).

Wie wollte man bestreiten, daß er auch darin recht hat? Peter will nicht, daß man sich eines wissenschaftlichen Experiments bemächtigt, es wunderbar und göttlich macht und ohne einen Beweis auf alle Krankheiten erweitert. Hat er nicht die wissenschaftliche Methode auf seiner Seite? Und doch täuscht er sich, wenn auch aus einem anderen Grund. Er glaubt, er schlüge sich gegen *einen* Forscher, während er sich gegen jemanden schlägt, der schon Sprecher, Namensgeber, Verstärker einer riesigen sozialen Bewegung ist, der leidenschaftlich wünscht, daß er recht hat, und daher all seinen Laboratoriumsarbeiten eine wahrhaft »unglaubliche« »Hast« und »Verallgemeinerung« verleiht. Peter behauptet, der König sei nackt, doch andere beeilen sich, ihn zu bekleiden. Dieser Peter hat sich gut geschlagen, doch leider das Kräfteverhältnis falsch eingeschätzt, und daher wird er der Lächerlichkeit preisgegeben.

Koch hat nicht dieselben Schwächen, auch greift er Pasteur aus weiter Ferne an und auf dem Terrain der neuen wissenschaftlichen Medizin. Doch seine Kritikpunkte überschneiden sich mit denen des »archaischen« Peter. Pasteur, behauptet Koch, verallgemeinere viel zu rasch: »Pasteur hatte sich schon den allergrößten Hoffnungen hingegeben. Mit völliger Zuversicht verkündete er den baldigen Sieg im Kampf gegen die Infektionskrankheiten« (1883, S. 65).

Koch findet das alles verfrüht. Die technischen Einwände, die er formuliert, enthalten alle als ihr Negativ die Gier, mit der man Pasteur recht gibt; man kann nicht, so Koch, von einem Tier auf ein anderes verallgemeinern; noch vom Tier auf den Menschen; noch von einer Krankheit auf die andere; noch schließlich von der Impfung einiger Individuen auf die Impfung aller Individuen. Koch verlangt von Pasteur, den reellen Vorrat zu zeigen, von dem er den *Kredit* für die allgemeine Methode nimmt, die alle Krankheiten beseitigen und die Medizin erneuern wird. Dieser Kredit aber ist 1881 äußerst begrenzt, was niemand bezweifeln wird. Das gewaltige Vertrauen kommt einerseits von den Arbeiten Pasteurs vor 1871, die jedoch mit den Infektionskrankheiten nichts zu tun hatten, andererseits von der sozialen Bewegung, die diese Entdeckungen brauchte, sie jedoch schon feierte, bevor sie überhaupt gemacht waren. Um große Sanierungsnetze zu schaffen und die Zirkulation von Gütern und Personen zu erweitern, braucht man sowohl allgemeine Gesetze als auch sichere Wege. Die Vorbehalte Kochs unterbrechen und zerreißen die Netze, die die Hygieniker ausweiten und verstärken wollen. Sie können solche Vorbehalte nicht gebrauchen. Ihr ganzes Vertrauen schenken die Hygieniker dem, der ein allgemeines Gesetz aufstellt und mit ihm ein Prinzip der unbegrenzten Ausdehnung der von ihnen kontrollierten Netze.

Die Kritiken Peters und Kochs verdeutlichen das Mißverhältnis zwischen den Kräften, die sich für die Verallgemeinerungen des Pasteurismus stark machen, und den wenigen Beweisen, die dieser zum damaligen Zeitpunkt präsentieren kann. Ich insistiere darauf deshalb so, weil die Wissenschaftsgeschichte selten gerecht zu den Verlierern und selbst zu den Gewinnern ist. Diesen gesteht sie zu viel und jenen zu wenig zu. Man muß gerechter sein und Gewinner und Verlierer *symmetrisch* behandeln. Wenn Richet 1886 in der *Revue* über den Vorschlag zur Gründung eines Institut Pasteur schreibt: »eine Impfeinrichtung vorgeschlagen zu haben, dessen sind wir gewiß, bedeutet schon, ihre Gründung bekanntzugeben« (1886, S. 289), so muß man diese Äußerung als Ethnologe interpretieren. Eine solche Anrufung muß man geradezu als Magie bezeichnen. Er übergibt Pasteur die Schlüssel für das Institut allein dadurch, daß er dessen Möglichkeit vorschlägt. Canguilhem setzt ein Jahrhundert später dieselben Beschwörungsformeln fort, wenn er über die Mitteilung Pasteurs zur Theorie der Keime schreibt: »Diese

Theorie, die durch die Arbeiten Kochs und Pasteurs bereits das später eingelöste Versprechen der Heilung und des Überlebens für Millionen künftiger Menschen und Tiere in sich birgt, verkündet zugleich den Untergang aller medizinischen Theorien des 19. Jahrhunderts.«[24]

Einen derartigen Glauben an die Macht dessen, was erst »im Keim« ist, muß man *mit denselben Begriffen* analysieren, wie man sie zum Verständnis des folgenden Phänomens verwendet: Als Koch einen Impfstoff gegen die Tuberkulose vorschlägt, strömen aus ganz Europa Kranke zusammen, getragen von der wahnwitzigen Hoffnung, geheilt zu werden. Die Gewißheit Richets besteht aus derselben »Glaubwürdigkeit« wie die »Leichtgläubigkeit« dieser Kranken.[25] Daß Pasteur *tatsächlich* sein Institut eröffnet hat, während Koch seinen Impfstoff verwirrt zurückziehen mußte, darf uns nicht verunsichern. Beide, Koch wie Pasteur, werden von einer Welle des Vertrauens getragen, die sie ausnutzen, so wie die Patienten wiederum sie ausnutzen.

24 Wolf Lepenies (Hg.): *Wissenschaftsgeschichte und Epistemologie. Gesammelte Aufsätze*, Frankfurt am Main 1979, S. 121. Diese Keimtheorie der Keimtheorie war zu Pasteurs Zeit sehr verbreitet. Sie hat sich bis in die Gegenwart hinein erhalten als eine der vielen landwirtschaftlichen Metaphern, die von Wissenschafts- und Technikhistorikern verwendet werden, wenn sie an die Stelle der *Zusammensetzung* einer Wissenschaft ihre *Entfaltung* setzen. Sie ist ein Avatar des Begriffs der »Macht«, der in Teil II (2.1.3) von Latour: *Les microbes. Guerre et paix* (Anm. 1), untersucht wird.

25 Zu Kochs fehlgeschlagenem Versuch siehe René Dubos, Jean Dubos: *The White Plague: Tuberculosis, Man, and Society*, London 1950. Die beiden Wörter »Leichtgläubigkeit« und »Glaubwürdigkeit« teilen die gleiche Wurzel; was sie unterscheidet, ist das Ergebnis eines Kampfes: die Verlierer waren leichtgläubig und die Gewinner glaubwürdig. David Bloor: *Knowledge and Social Imagery*, London 1976, hat am klarsten die Aufgabe jeglicher Wissenschaftssoziologie definiert, indem er den Symmetriebegriff eingeführt hat. Verlierer und Gewinner müssen auf die gleiche Weise untersucht und mit dem gleichen Satz von Begriffen erklärt werden. Auch wenn die Entwicklung unseres Forschungsfeldes die Vorstellung einer »sozialen« Erklärung obsolet gemacht hat, bleibt das Symmetrieprinzip die Grundlage der meisten Arbeiten in diesem Forschungsfeld.

Die Hygieniker sind also Übersetzer jenes großen Konflikts zwischen Reichtum und Gesundheit; ohne diesen würde niemanden interessieren, was sie sagen. Doch weil sie nach allen Richtungen agieren, bleiben sie umstritten, und man befolgt ihre Ratschläge selten. Immer wieder durchkreuzt man ihren Willen zur Sanierung, was ihnen wie ein böser Wille seitens anderer Akteure erscheint. Die verschiedenen Umleitungen und Verlangsamungen schreiben sie dreierlei Formen von bösem Willen zu. Da ist zunächst die Trägheit der öffentlichen Gewalt, die nicht tut, was sie tun sollte. Dann gibt es noch, was man heute als »soziologische Trägheit« der Massen bezeichnen würde, die ihre eigenen Interessen nicht kennen. Und schließlich sind da noch die Krankheiten, die kommen und gehen und deren schändliches Verhalten man als »morbide Spontaneität« bezeichnet. Tatsächlich hängen diese Widerstände zusammen. Die Unfähigkeit der Hygieniker, die Um- und Abwege der Krankheiten zu verhindern, gibt der Trägheit der anderen von vornherein eine gewisse Berechtigung. Um die öffentliche Gewalt zum Handeln zu bringen und damit indirekt auch die trägen Massen in Bewegung zu setzen, müßte man einen Weg durch die sanierten Städte nehmen können, den kein Akteur mehr durchkreuzen oder umleiten kann. Aber das ist nie der Fall.

Ein vollkommen klares Bier wird an einen Kunden geschickt, es kommt verdorben an. Eine Frau bringt ein schönes achtpfündiges Kind zur Welt, und sie stirbt im Kindbett. Eine vollkommen reine Milch wird einem Säugling verabreicht, und er stirbt an Typhus. Man organisiert die Wallfahrt der marokkanischen Pilger nach Mekka, und mit den geheiligten Pilgern kommt die Cholera zurück, die erst in Tanger, dann in Marseille ausbricht. Man stellt eine kleine Bretonin ein, um der Köchin zu helfen, doch dieser ist nach drei Tagen nicht mehr zu helfen, da sie an Schwindsucht stirbt. Man glaubt immer das Richtige zu tun, doch die Handlung kommt nicht ans Ziel und wird jedesmal ein wenig *umgelenkt*. Man bestraft einen Gefangenen mit einem Jahr Gefängnis, doch er muß die Überführung in die Zelle mit seinem Leben bezahlen. Wenn man mit der Grisette auf ihr Hotelzimmer geht, glaubt man dafür mit einem Hundert-Sous-Stück bezahlt zu haben, doch schließlich beendet man seine Tage in der Irrenanstalt. Diese Verschiebung und diese

Umlenkung der noch so gut gemeinten Taten – das ist das wirklich Entmutigende. »Denn ich tue nicht das Gute, das ich will, sondern das Böse, das ich nicht will« (Röm 7, 19).[26]

Die Situation ist um so entmutigender, als diese Umlenkung *nicht immer stattfindet.* Oft kommt das Bier einwandfrei bei den Schankwirten an, viele regelmäßige Besucher der Freudenhäuser werden nicht syphilitisch, viele Hebammen bringen ihren Wöchnerinnen nicht den Tod. Gerade diese Schwankungen sind so beunruhigend. Da das Dazwischentreten, der Parasitismus anderer Kräfte unmöglich vorauszusehen ist, sind die Gegenmittel und Statistiken der Hygieniker so penibel, aber gleichzeitig so enttäuschend. Manchmal zieht die Cholera weiter, manchmal nicht; manchmal erscheint das Fleckfieber unvermutet, manchmal nicht. Die einzige wahrhaft glaubwürdige Doktrin war in der Tat die »morbide Spontaneität«. Zwischen Handlung und Absicht gibt es ein *tertium quid,* das sie umleitet und verdirbt, doch es ist nicht immer vorhanden und ist nicht zu fassen, ohne alles gleichzeitig zu berücksichtigen: den Himmel, das Wetter, die Sitten, das Klima, den Appetit, die Stimmung, den unterschiedlichen Wohlstand und schließlich noch Fortuna.

Diese Zersetzung der besten Absichten, die um so beunruhigender war, als sie nicht ständig stattfand, hatte einen schwerwiegenden Nachteil. Sie verleitete zum Skeptizismus. Selbstverständlich konnte man Maßnahmen ergreifen, doch wogegen? Gegen alles gleichzeitig, doch ohne Gewißheit zu haben. Es war schwierig, Begeisterung für die Reform- und Sanierungsprogramme und ein fortgesetztes Vertrauen in sie hervorzurufen, wenn sie alle auf einer unbeständigen Konstante beruhten: »Angesichts dieses periodisch wiederkehrenden Verhängnisses sind wir ohnmächtig, entwaffnet und, wie ich bereitwillig mit dem Dichter sagen würde, allem überdrüssig, selbst der Hoffnung« (Bouley 1881, S. 549).

Ein solcher Skeptizismus führte geradewegs in den Fatalismus. Die Zersetzung der Absichten hatte zu sehr den Charakter der »Zersetzung dieser niederen Welt«, um sie nicht für zwangsläufig zu halten. Leben und Gesundheit sind Wunder, und weder Hygieniker noch Ärzte konnten viel daran ändern. Man mochte noch so viel sanieren und reformieren wollen, es war schwierig, Öffentlichkeit und öffentliche Gewalt zu überzeugen, jahrzehntelang enorme

26 Das Bibelzitat ist in *War and Peace of Microbes* hinzugefügt, *Anm. d. Ü.*

Summen zu investieren, wenn die simpelsten Programme verraten werden konnten durch eine Art Fünfter Kolonne, die ihre Angriffe von unten führte. Das Paradox der Hygienebewegung ist jetzt deutlich zu sehen: einerseits eine soziale Bewegung gigantischen Ausmaßes, die bereit ist, sich um alles zu kümmern, andererseits eine Reihe von Maßnahmen, die unter der Hand abdriften und sich in unbekannte und erratische Akteure verwandeln. Man kann sich gut vorstellen, welche Bedeutung für die damalige Zeit die Identifizierung dieser zersetzenden Kräfte annahm, dieser Doppelagenten, dieser Miasmen und Kontagien, und das Vertrauen, das man bereitwillig denen entgegenbrachte, die, indem sie diese identifizierten, in der Lage waren, Gegenmaßnahmen zu ergreifen.

Genau an diesem Punkt erscheinen gleichzeitig die Mikrobe und der Mikrobenbändiger auf der Bildfläche.

Zwischen dem Bier und dem Bierbrauer gibt es etwas, das manchmal agiert und manchmal nicht. Ein *tertium quid*: »eine Hefe«, sagt der Mikrobenbändiger. Wenn man das Bier verschickt, so verschickt man Faß, Flüssigkeit, Lieferpapiere *und* Hefe (Tyndall 1877, S. 789-800). Wenn man eine Frau entbindet, glaubt man, es mit drei Akteuren zu tun zu haben, der Hebamme, dem Säugling und der Mutter; doch ein vierter profitiert davon und geht von den Händen der Hebamme auf die Wunden der Frau über. Das Leben der Frau liegt im Interesse der Hebamme; doch das Interesse dieses Akteurs ist ein anderes. Er profitiert von dem ihren, um seines zu verwirklichen. Er vermehrt sich, die Frau stirbt, die Hebamme verliert eine Kundin (Duclaux, 1879, S. 629-635). Oder man organisiert im Museum eine Zurschaustellung von Eskimos. Es kommt zur Begegnung zwischen diesen und dem Publikum; doch *darüber hinaus* zur Begegnung zwischen diesen und der Cholera, woraufhin sie sterben. Das bekümmert die Organisatoren sehr, denn Sie wollten die Fremden nur zur Schau stellen, nicht töten (N.N., 1881, S. 372-377). Mit der Kuhmilch reist ein anderes Tier, das kein Haustier ist: der Tuberkulosebazillus, der sich mit dem Wunsch, Ihr Kind gut zu ernähren, in die Beziehung einschleicht. Die Ziele des Bazillus sind so verschieden von den Ihren, daß Ihr Kind stirbt.

Um zu verstehen, woraus sich der Pasteurismus bis zum Ende des 19. Jahrhunderts zusammensetzt, muß man verstehen, was die – nicht gerade sehr zahlreichen – Pasteurianer den Hygienikern anzubieten haben. In einigen wenigen Laboratorien forschend, sprechen sie Worte aus, die auf der Stelle als wahrheitsgetreu betrachtet und mühelos in die Beweise integriert werden, mit deren Hilfe die Hygienebewegung ihre Sache endlich vorantreiben kann. Die Hygieniker sind nicht »leichtgläubig«. Sie *erwarten* etwas vom Pasteurismus, das für sie um so wichtiger wird, je enttäuschter sie sind und je größer die soziale Bewegung ist, von der sie getragen werden. Die kleine Gruppe der pasteurianischen Forscher erschafft weder die Medizin noch den riesigen Korpus der Doktrinen über die Ursachen der Epidemien, noch den Willen des sozialen Körpers, sich zu sanieren und umzugestalten, noch gar – anscheinend muß man es betonen – das rasche Verständnis, auf das ihre Aussagen bei anderen stoßen. Dennoch setzen sie ein kleines Etwas hinzu, das jenen wesentlich erscheint, die sich seiner bemächtigen, um ihre eigenen Sanierungspläne zu verfolgen.[27]

Wenn man bereit ist, auf jenen fiktiven Zustand zurückzukommen, bevor Pasteur die gesamte Bewegung zugeschrieben wurde, könnte man seinen Beitrag als *Ansatzpunkt* für den Hebel bezeichnen. Weder stellen die Pasteurianer den Hebel bereit noch die zu hebende Last, noch schließlich den Arbeiter am Hebel – sie stellen den Hygienikern einen Ansatzpunkt bereit. Um die Metapher zu wechseln: Sie ähneln ein wenig den ersten Beobachterballons bei einer Schlacht. Sie machen den Feind sichtbar. Sie treten weder an die Stelle der Armeen noch der Schlacht, noch gar des Befehlshabers, sondern sie zeigen, wo die Angriffe zu führen sind. Das ist nichts, und das ist alles. Wenn Duclaux über die Chirurgen redet, die sich als erste des Pasteurismus bemächtigt haben, spricht er es deutlich aus: »Die Chirurgen beweisen seit langem, daß sie das edle Bestreben haben, es gut zu machen, ungeachtet der erforderlichen

27 Dieser *Zusatz* erscheint jenen niemals ausreichend, die eine demiurgische Interpretation der Wissenschaft geben wollen; für sie soll die Wissenschaft ihren gesamten Inhalt aus sich selbst generieren, und als gefährliche Reduktionisten betrachten sie jene, die die Wissenschaft aus ihrem Kontext heraus produzieren. Doch derselbe Zusatz erscheint jenen anderen wiederum zuviel, die eine soziale Interpretation der Wissenschaft geben wollen; sie möchten eine Wissenschaft dadurch erklären, daß sie *gut mit* anderen Interessen *übereinstimmt*, und betrachten jene als Internalisten, die die Vorstellung einer solchen Übereinstimmung zurückweisen. Ich suche meinen Weg zwischen diesen beiden Reduktionismen. Man gewinnt nichts, wenn man die Ursache der Ausbreitung einer Neuerung auf irgendeines der Glieder der Kette beschränkt: jeder definiert, was Gesellschaft ist, einschließlich natürlich die Wissenschaftler selbst.

Mühe, und nachdem man ihnen gezeigt hat, wo der Feind steht, lernen sie, auf diese unendlich Kleinen loszugehen, die so oft ihren eigenen Erfolg und Ruhm überdeckt haben und die erkannt und bekämpft zu haben einmal die Ehre unseres Jahrhunderts darstellen wird« (1879, S. 635).

Die Pasteurianer werden den Willen der Hygieniker an eine andere Stelle verschieben (bzw. übersetzen), indem sie sich in ihre Projekte einschleichen, dabei diesen allerdings ein Element hinzufügen, das sowohl die Hygieniker als auch die Pasteurianer *stärker* machen wird.

Wir sind zahlreicher, als wir dachten

Wie eingangs gesagt: wer die Akteure sind, aus denen unsere Welt sich zusammensetzt, wissen wir nicht. Von dieser Ungewißheit muß man ausgehen, will man verstehen, wie die Akteure sich nach und nach wechselseitig definieren, indem sie weitere Akteure herbeizitieren und ihnen Absichten und Strategien zuschreiben. Diese Regel der Methode ist besonders wichtig, wo es darum geht, eine Epoche zu studieren, in der die *Anzahl* der Akteure plötzlich millionenfach multipliziert wird. Was alle Autoren der *Revue* frappiert, läßt sich in einem Satz zusammenfassen: »Wir sind zahlreicher, als wir dachten.« Auch wenn wir von Menschen, Gesellschaften, Kulturen und Objekten sprechen, es gibt überall Massen anderer Akteure, die agieren, ihre Ziele verfolgen, uns unbekannt sind und sich unserer bedienen, um zu gedeihen. Während wir das saubere Wasser, die Milch, die Hände, die Wandbehänge, das Sputum, die Luft inspizieren und nichts Verdächtiges bemerken, ziehen wieder und wieder *zusätzlich* Milliarden anderer Individuen vorüber, die wir nicht sehen. »In Unkenntnis über die Gefahr der uns bedrohenden Mikrobe haben wir bisher unser Leben eingerichtet, ohne diesen unbekannten Feind in irgendeiner Weise zu berücksichtigen« (Luduc, 1892, S. 234).

Damit ist alles gesagt. Es gibt nicht nur »soziale« Beziehungen, Beziehungen zwischen Mensch und Mensch. Die Menschen sind in der Gesellschaft nicht »unter sich«, denn überall intervenieren und agieren Mikroben. Es gibt nicht nur einen Eskimo und einen Ethnologen, einen Vater und sein Kind, eine Hebamme und ihre Klientin, eine Prostituierte und ihren Kunden, einen Pilger und seinen Gott, nicht zu vergessen Mohammed, seinen Propheten. Während all diese Beziehungen, diese persönlichen Begegnungen, diese Duelle, diese Verträge sich ereignen, agieren andere Akteure, schließen ihre Verträge, setzen ihre Ziele durch und definieren *das soziale Band* neu und anders. Der Cholera ist Mekka gleichgültig, doch sie begibt sich nach dort in den Eingeweiden des Hadschi; der Pararauschbrand-Bazillus hat nichts gegen die Gebärende, doch für ihn ist es nötig, daß sie stirbt. Inmitten der sogenannten »sozialen« Bande bilden die Mikroben andere Allianzen, die jene Bande erheblich komplizieren.

Das Wort »Akteur« verwende ich keineswegs metaphorisch oder ironisch, sondern im semiotischen Sinne des Begriffs. Das soziale Band besteht nämlich, sagen die Pasteurianer, aus den Bindungen, die die Menschen untereinander knüpfen, und aus den Bindungen, die die Mikroben untereinander knüpfen. Man kann die Gesellschaft nicht nur aus Sozialem zusammensetzen. Dieses muß durch die Aktion der Mikroben ergänzt werden. Man versteht den Pastorismus nicht, wenn man nicht versteht, daß er *die Gesellschaft anders zusammensetzt*. Es gibt nicht auf der einen Seite eine Wissenschaft, die im Laboratorium betrieben wird, und auf der anderen eine Gesellschaft, die aus Gruppen, Klassen, Interessen, Gesetzen usw. besteht. Das Ganze ist gleichzeitig sehr viel einfacher und sehr viel schwieriger. Die Gesellschaft nur aus sozialen Bindungen zusammensetzen und die Unsichtbaren vergessen – damit erreicht man nur eine allgemeine Zersetzung, eine perverse Umlenkung der guten menschlichen Absichten. Um wirksam von Mensch zu Mensch zu handeln, d. h. nach Mekka zu gehen, im Kongo zu überleben, gesunde Kinder zu gebären, männliche Regimenter zu erhalten, muß man den Mikroben »Platz machen«:

Die Wissenschaft [schreibt Leduc] hat mit der Unterwerfung der Naturkräfte begonnen und den modernen Gesellschaften mächtigere Arbeitskräfte aus Eisen und Feuer zur Verfügung gestellt, als alle Sklaven der Antike es waren. Aber keine andere Wissenschaft zwingt die menschlichen Gesellschaften zur Solidarität wie die Hygiene; heute wissen wir, daß es nahezu unmöglich ist, aus seinen Gütern Nutzen zu ziehen, wenn man ihn nicht auf alle seine Nachbarn ausdehnt; mit anderen Worten, die individuelle Hygiene steht in engem Zusammenhang mit der öffentlichen; ein einziges gesundheitsschädliches Haus in einer Stadt bildet eine ständige Bedrohung für alle Einwohner; die Hygiene verlangt, um ihre Wohltaten dem einen zu erweisen, daß sie sich auf alle erstrecken. (1892, S. 233)

Woraus baut unser Leduc hier seine Welt? Aus »der Wissenschaft«, aus Eisen- und Feuermaschinen, aus unterworfenen Kräften, aber auch aus Ansteckungskrankheiten. Das rechtliche »soziale« Band ist schwach, doch jenes, das *alle* Menschen durch *eine* Krankheit verknüpft, ist sehr viel stärker. Was soll man dann aber erst vom rechtlichen Band sagen, das durch den Hygieniker neu definiert wird und *überall* wirksam sein muß, um den ganzen sozialen Körper solidarisch zu machen?

Die Akteure definieren neu, wie zahlreich sie sind, und es ist ihnen relativ gleichgültig, ob die einen zur »Natur« gehören und die anderen zur »Kultur«, wie es früher hieß. Sie wollen wissen, ob sie bezwingbar sind und was sich mit diesen merkwürdigen Verbündeten an neuen Kräften schaffen läßt. Armangaud beispielsweise verbündet sich auf sehr bizarre Weise mit den Mikroben: »In unserem Kampf gegen die Schwindsucht (...) verfügen wir über ein Erfolgselement, das unserem Kampf gegen die Skrofulose und die örtlichen Tuberkulosen größtenteils fehlt: nämlich der Beweggrund, der aus dem Eigeninteresse stammt, also die Ansteckung, die uns alle miteinander solidarisch macht, die Reichen wie die Armen, die Starken wie die Schwachen« (1893, S. 37).

Armangaud, ein etwas paternalistischer Reformer, benützt die Mikrobe, um das berühmte »wohlverstandene Eigeninteresse« neu zu definieren und durch die Furcht vor der Krankheit alle miteinander zu verbinden. Diese unerwartete Verstärkung ist im übrigen nicht für sich genommen »reaktionär«, wie manche Autoren nahelegen, die daran gewöhnt sind, stets nur von Macht zu sprechen, und die in der Hygiene ein »Mittel der sozialen Kontrolle« sehen.[28] Die

28 Die Hygiene als ein Mittel der sozialen Kontrolle zu betrachten ist ein gemeinsamer Erzählstrang in einem Großteil der Geschichte des 19. Jahrhunderts. Zur Entwicklung von Ideen in Frankreich, die denen von Foucault um den Begriff der »Biomacht« nahestehen, siehe Lion Murard, Patrick Zylbermann: »De l'hygiène comme introduction à la politique expérimentale, 1875-1925«, in: *Revue de la Synthèse* 105, 1984, S. 313-342; dies.: »La raison de l'expert ou l'hygiène comme science sociale appliquée«, in: *Archives Européennes de Sociologie* 26, 1985, S. 58-89; Alain Corbin: *The Foul and the Fragrant*, Cambridge, Mass., 1986; Bernard-Pierre Lécuyer: »L'hygiène en France avant Pasteur«, in: *Pasteur et la Révolution Pastorienne*, Paris 1984, S. 65-139.

Verbündeten der Mikrobe sind auf der Rechten wie auf der Linken zu finden: »Man wird später sehen«, schreibt ein gewisser Gibier im Moment der Einweihung eines Pasteur-Instituts in New York, »daß die Erforschung der ansteckenden Organismen, welche die wissenschaftliche Grundlage der Hygiene bildet, jenen eine wichtige Unterstützung geben kann und soll, für die nicht alles zum Besten bestellt ist in der besten aller Welten und die versuchen, die elende Lage der Benachteiligten zu verbessern« (1893, S. 722).

Er ist es, der von »Unterstützung« spricht. Und wie ein Vulgärmarxist verknüpft er die Bakteriologie mit dem Klassenkampf: »Das Elend des Armen destilliert eine bittere und virulente Galle, die bis zum Pokal des Reichen steigt und die Venen seiner Kinder infiziert« (ebd.).

Der Arme mag rechtlos sein, doch der ansteckende Arme kann den Laden in die Luft jagen. Was man dem ersten verweigert, darf man sich beim zweiten nicht erlauben. Der an einem Punkt blokkierte Klassenkampf kann an einem anderen wieder aufflammen, wenn man ihn um die Ansteckung ergänzt. Rozenkranz hat anhand ähnlicher Reformen in den USA gezeigt, daß sich unmöglich entscheiden ließ, ob sie der Rechten oder der Linken nutzten, da die Mikrobe ja gerade erlaubt, Absichten zu verhüllen, die ohne sie nur allzu kenntlich wären.[29]

29 Barbara Rozenkranz: *Public Health in the State: Changing Views in Massachusetts, 1843-1985*, Cambridge, Mass., 1972, rekonstruiert den *Anklage*prozeß und seine Variationen: Wer soll für welche Art von Unglück getadelt werden? In dieser Hinsicht steht ihre Arbeit derjenigen von vielen Ethnologen sehr nahe. Die Bakteriologie gruppiert diejenigen um, die für die Ausbreitung von Krankheiten verantwortlich sind, die arm und schmutzig sind, die ansteckend und reich sind. Hinsichtlich der Aufnahme von Wissenschaftlern in den Board of Health in Boston schreibt Rozenkranz: »Ihre Fokussierung auf die bakteriologische Ätiologie verhütbarer Krankheiten legte die Verantwortung für die Nachlässigkeit eindeutig in die Hände der Mächtigen und nicht der Schwachen. Während sie die Stärke und Kompetenz der biologischen Wissenschaften in der präventiven Hygiene erwiesen, stellten sie die Identität von Schmutz und Krankheit in Frage und verbesserten sowohl die Ideologie als auch das Programm der öffentlichen Gesundheit« (S. 98). Andere bekämpfen diese neue Definition des sozialen Bandes: »Sich auf die Pasteurisierung zu verlassen würde in Walcotts Sicht die letztliche Verantwortung des Individuums abschaffen, gewissenhaft Sauberkeit zu bewahren ... Für Walcott, dessen Präventionskonzept auf der aufgeklärten Zurückhaltung des Individuums beruhte und nicht so sehr auf dem bakteriologischen Organismus, war der für die Pasteurisierung zu entrichtende Preis zu hoch« (S. 110).

Am Ende des 19. Jahrhunderts kann niemand ohne die Ansteckung auskommen, um Menschen, Pflanzen und Tiere miteinander zu *verbinden.* In einem Artikel mit dem Titel »Die Rolle der Mikroben in der Gesellschaft« faßt ein gewisser Capitan seine Gedanken folgendermaßen zusammen: »Wir haben soeben in großen Zügen skizziert, wie die pathogenen Mikroben sich in der Gesellschaft entwickeln (...) die Gesellschaft kann nicht existieren, sie kann nicht leben und fortbestehen ohne die ständige Intervention der Mikroben, jener großen Lieferanten des Todes, aber auch Spender von Materie« (1894, S. 292).

Auch diesen neuen Übersetzungen dessen, was in der Welt zählt, müssen wir wieder als Ethnologen nachgehen. Unser Autor verteilt in neuer Weise das, was wohltuend und was schädlich ist, was nützlich und was nutzlos ist, was agiert und was nicht. Er gründet nicht die Gesellschaft auf die Biologie, wie mancher vulgäre Zeitgenosse, sondern definiert die Gesellschaft selbst neu, in der nun an allen Punkten, an allen Orten die neuen Akteure intervenieren. »Wir brauchen die Hilfe der unendlich Kleinen«, schreibt Loye (1885, S. 214). Es sind die Mikroben, die uns durch Krankheiten verbinden, doch sie verbinden uns ebenfalls durch unsere Darmflora mit den Dingen, die wir essen: »Wir können kaum an der Bedeutung der Rolle zweifeln, die diese Tischgenossen in der Ökonomie des Individuums spielen, wenn sie ihm helfen, die organischen Substanzen aufzulösen« (Sternberg 1889, S. 328).

»Solidarität«, »Unterstützung«, »Macht«, »Hilfe«, »Tischgenossen« – nicht ich bin es, der diese den Kräfteverhältnissen entlehnten Begriffe einführt. Die Akteure selbst definieren so neu, was ihre Welten sind und mit wem von nun an zu *rechnen* ist.[30]

30 Ann-Louise Shapiro: »Private Rights, Public Interests, and Professional Jurisdiction: The French Public Health Law of 1902«, in: *Bulletin of the History of Medicine* 54, 1980, S. 4-22, bringt ein ähnliches Argument auf der Ebene der politischen Philosophie der damaligen Zeit vor: »Mehr und mehr schlich sich das Konzept der ›Solidarität‹ in die offiziellen Bekanntmachungen und wurde zur charakteristischen Sozialphilosophie der Dritten Republik. Es stahl den Sozialisten die Schau, während es gleichzeitig eine begrenzte, aber legitime Ausdehnung der Staatsmacht rechtfertigte. Der Aufruf zur Solidarität betonte die gegenseitige Abhängigkeit aller Gesellschaftsmitglieder und verwendete das Vokabular einer vertraglichen Verpflichtung, um zu demonstrieren, daß jedes Individuum für das Wohlergehen aller verantwortlich war und dementsprechend bereit sein sollte, einige Elemente seiner persönlichen Freiheit im Interesse der Gemeinschaft zu op-

Von der Sozialwissenschaft zur Wissenschaft der Assoziationen

Die von uns studierten Akteure haben uns mittlerweile bereits mehrere Lektionen erteilt. Insbesondere erwarten sie nicht, daß der Soziologe ihnen die Gesellschaft erklärt, in der sie leben.[31] Sie arbeiten diese um, mit neuen Akteuren, die keine herkömmlich sozialen sind. Die Wissenschaftssoziologen geben oft vor, eine politische oder soziale Erklärung des Inhalts einer Wissenschaft zu liefern, beispielsweise der Physik, der Mathematik oder der Biologie. Doch die Wissenschaftssoziologie ist zur Ohnmacht verurteilt. Sie glaubt zu wissen, *woraus* die Gesellschaft sich zusammensetzt. Getreu ihrer Tradition setzt sie die Gesellschaft zusammen aus Gruppen, Interessen, Willen und Interessenkonflikten. Man sieht daher gut, wieso sie so schwach wird, sobald sie sich den exakten Wissenschaften nähert. Sie glaubt in sozialen Begriffen eine reine Wissenschaft erklären zu können, während diese Wissenschaft fast stets origineller und subtiler als besagte Soziologie ist, sogar in ihrer Definition des sozialen Körpers. Man hält sich für sehr schlau, weil man die Hygiene in Begriffen des Klassenkampfs, der Infrastruktur und der Macht erklärt hat, dabei laufen die Akteure einem den Rang ab. Sie suchen sich neue Verbündete, um ihre Angelegenheiten voranzubringen, und machen den Reichen (oder den Armen) Angst, indem sie mit

fern. Die öffentliche Gesundheit wurde zum typischen Beispiel für die praktische Anwendung von Solidarität« (S. 15).

31 Ich verschmelze hier die *Methode* der Semiotik mit einem *Argument* aus der Soziologie. Meine Behauptung lautet schlicht und einfach, daß die Listen der Akteure und Assoziationen, die durch eine semiotische Untersuchung der Periode gewonnen werden, länger und heterogener sind als die von den Soziologen oder Sozialhistorikern der Periode angebotenen. Um das Argument des folgenden Abschnitts zu erfassen, müssen wir einen gewissen Grad an Ignoranz akzeptieren, was die tatsächliche Liste der Akteure betrifft, die eine Gesellschaft bilden, und einen gewissen Grad an Agnostizismus hinsichtlich dessen, welche von ihnen menschliche und welche nichtmenschliche sind, welche strategisch vorgehen und welche unbewußt. Aufgrund dieser Verschmelzung, dieser Ignoranz und dieses Agnostizismus bezeichne ich die Disziplin, in der ich arbeite, lieber als »Wissenschafts- und Technikanthropologie«. Wenn Ethnographen in exotischen Gegenden arbeiten, erreichen sie oft, ohne viel Mühe, diesen Zustand der Ungewißheit – oder der Gnade –, der so schwer zu erreichen ist, wenn wir *unsere* Gesellschaften behandeln. Siehe Latour: *Les microbes* (Anm. 1), S. 231, Punkt 3.5.2; ders.: »Comment redistribuer le Grand Partage?«, in: *Revue de la synthèse* 110, 1983, S. 202-236.

Krankheiten drohen. Wer erklärt hier wen? Wer ist am erfindungsreichsten?[32]

Die exakten Wissenschaften entgehen der sozialen Analyse nicht deshalb, *weil* sie von der Gesellschaft entfernt oder getrennt sind, sondern aus einem anderen Grund: Sie revolutionieren nicht nur die Konzeption der Gesellschaft, sondern auch desjenigen, woraus Gesellschaft sich zusammensetzt. Der Pasteurismus gibt ein bewundernswertes Beispiel. Die soziologischen Erklärungen, von denen es ohnehin nur wenige gibt, verblassen neben dem eigentlich soziologischen Geniestreich der Pasteurianer und der mit ihnen verbündeten Hygieniker, die kurz entschlossen das soziale Band neu knüpfen und die Aktivität der Mikroben einbeziehen.[33] Man

32 So gesehen erscheint das Forschungsprogramm von R. K. Merton: *The Sociology of Science. Theoretical and Empirical Investigations*, Chicago 1973, und des größten Teils der amerikanischen *Wissenschaftler*-Soziologie vernünftiger. Da die amerikanischen Soziologen wußten, daß sie keine Soziologie hatten, die in der Lage war, die Inhalte der Wissenschaft zu studieren, beschränkten sie sich auf deren Kontext, auf Belohnungen, Zitierungen und Karrieren – d. h. auf das, worauf Soziologen sich am besten verstehen. Im Unterschied dazu wagte sich die britische Schule mutig an den Inhalt heran und verachtete diese amerikanische Soziologie der *Wissenschaftler*, die die Arbeit nur zur Hälfte erledigte. Siehe Bloor: *Knowledge and Social Imagery* (Anm. 5); Collins: *Changing Order* (Anm. 21); Steve Shapin: »History of Science and Its Sociological Reconstruction«, in: *History of Science* 20, 1982, S. 157-211. Trotz seiner großen Errungenschaften erweist sich dieses Unternehmen als enttäuschend, denn Inhalte und Kontexte bleiben sehr weit voneinander getrennt. Ein Großteil der Wissenschaftssoziologie ist internalistische Epistemologie, die wie bei einem Sandwich zwischen zwei Scheiben externalistischer Soziologie gepackt ist. Wir befinden uns nun an einer neuen Weggabelung: entweder müssen wir die Untersuchung der Inhalte der Wissenschaft aufgeben oder die Soziologie ändern, mit der wir angefangen haben.

33 Konservatismus, Katholizismus, Liebe zu Recht und Ordnung, Treue zur Kaiserin, Unverfrorenheit, Leidenschaft – das ist annähernd alles, was wir aus den »sozialen Faktoren« herausholen können, die auf Pasteur einwirken (René Dubos: *Louis Pasteur: Free Lance of Science*, London 1951; J. Farley, G. Geison, »Science, Politics, and Spontaneous Generation in Nineteenth-Century France: The Pasteur-Pouchet Debate«, in: *Bulletin of the History of Medecine* 20, 1974, S. 257-270; John Farley: »The Social, Political, and Religious Background to the Work of Louis Pasteur«, in: *Annual Review of Microbiology* 21, 1978, S. 332-342). Sie reichen aus, um den Rationalisten zu provozieren, der durch ein derartiges Eindringen von sozialen Elementen in die reine Sphäre der autonomen Wissenschaft schockiert ist (Nils Roll Hansen: »Experimental Method and Spontaneous Generation: The Controversy between Pasteur and Pouchet, 1859-1864«, in: *Journal of the History of Medicine* 34, 1979, S. 273-292). Doch es ist nicht viel, wenn wir auf die

kann die Aktivität der Mikrobe nicht auf die soziologische Erklärung reduzieren, denn die Aktivität der Mikrobe impliziert die Neudefinition der Gesellschaft, der Natur und was sonst noch dazugehört.

Betrachten wir die Dinge ein wenig genauer. Überall und in allen Beziehungen sind die Mikroben als Dritter beteiligt, sagen die Pasteurianer. Aber woher wissen wir das? Durch die Pasteurianer, durch die von ihnen von diesem Zeitpunkt an lancierten Vorlesungen, Beweise, Lehrbücher, Mitteilungen, Artikel. *Wer ist zur damaligen Zeit also als Dritter in allen sozialen Beziehungen?* Der Pasteurianer natürlich, der Mikrobenbändiger. Wem muß man »Platz machen«? Milliarden von Mikroben – allgegenwärtig, furchtbar effizient, oft gefährlich und vollkommen unsichtbar. Aber da sie unsichtbar sind, muß man ebenfalls den Mikrobenbändigern Platz machen. Weil Pasteurianer und Hygieniker das soziale Band neu definieren als überall aus Mikroben zusammengesetzt, gewinnen sie die Macht, überall präsent zu sein. Ihre Aktionen und Entscheidungen lassen sich nicht durch »simple« politische Motive oder simple Interessen erklären (was im übrigen auch recht schwierig durchzuführen wäre). Sie leisten sehr viel mehr. Im großen Durcheinander Europas am Jahrhundertende definieren sie neu, woraus sich die Gesellschaft zusammensetzt, wer agiert und wie, und sie machen sich zu den Sprechern dieser unzähligen, unsichtbaren und gefährlichen neuen Akteure.

Ihrer Epoche (wie auch den sogenannten Wissenschaftssoziologen) erteilen Pasteurianer und Hygieniker folgende Lektion in Soziologie: Wenn man ökonomische und soziale Beziehungen *im eigentlichen Sinn* haben will, muß man *zunächst* die Mikrobe ausrotten. Doch um die Mikrobe auszurotten, muß man überall Repräsentanten der Hygieniker und Pasteurianer postieren. Wenn

andere Seite all die wissenschaftliche Arbeit setzen, die erklärt werden soll. Dieses Ungleichgewicht stört den Soziologen nicht, der viele verschiedene Dinge mit demselben Wort erklärt, wobei er glaubt, daß solche Wörter eine kausale Macht besitzen, die sie befähigt, viele verschiedene Wirkungen hervorzubringen. Noch stört es den Sozialhistoriker, der eine soziale Erklärung nur benötigt, um den Hintergrund von Pasteurs Arbeit zu skizzieren und dann schnell zu klassischen internalistischen Studien zurückzukehren. Aber es stört mich, wenn ich eine irreduktionistische Erklärung des Inhalts selbst geben will: die Erklärung muß mindestens so reich sein wie der Inhalt, nicht ärmer.

man den Traum der Soziologen, Ökonomen, Psychologen usw. realisieren will, d. h. Beziehungen gewinnen will, die durch nichts vom Weg abgebracht werden, muß man die Mikroben vom Weg abbringen, damit sie nicht mehr überall die Beziehungen stören. Sie und ihre Wege muß man stören. *Nachdem* die Pasteurianer die Chirurgie erobert haben, dann, ja dann hat man den Chirurgen *allein* mit seinem Operierten. Nachdem man den Apparat gefunden hat, um das Bier zu pasteurisieren, dann, ja dann kann der Bierbrauer mit seinem Kunden eine rein ökonomische Beziehung unterhalten. Nachdem man die Milch sterilisiert hat und nachdem die Pasteurschen Verfahren in allen Bauernhöfen angewandt worden sind, dann, ja dann kann man mit Liebe daran gehen, sein Kind zu ernähren. Serres hat diese Beseitigung eines Parasiten durch einen anderen, mächtigeren Parasiten beschrieben.[34] Erst nach der Installierung des zweiten kann man sagen, daß man vor dem ersten sicher ist. Um den Preis, an allen Punkten neue Professionen, Institutionen, Laboratorien und Verfahren zu installieren, erhält man einerseits gut kanalisierte Ströme von Mikroben und andererseits gut kanalisierte Ströme von Pilgern, Bier, Milch, Wein, kleinen Schülern und kleinen Soldaten.

Die Bakteriologie erklären heißt also nicht, Pasteur auf die Position einer sozialen Gruppe zurückzuführen. Es heißt, im Gegenteil, der Lektion zu folgen, die Bakteriologie und Hygiene allen Soziologen der Epoche erteilen. »*Ihr glaubtet die Mikrobe nicht berücksichtigen zu müssen. Sie ist jedoch ein wichtiger Akteur. Wer aber kennt sie? Wir, und wir ganz allein in unseren Laboratorien. Man wird demnach uns berücksichtigen und unsere Laboratorien* passieren *müssen, um die Probleme der Gesellschaft zu lösen.*« Um diesen Gesichtspunkt zu verstehen, braucht man nur daran zu denken, daß die damalige Zeit voll von Leuten ist, die sich zum Sprecher gefährlicher, dunkler, zu berücksichtigender Kräfte machen. Die Hygieniker sind nicht die

34 Michel Serres: *Der Parasit*, Frankfurt am Main 1987 [1980]; siehe auch ders.: *Hermes V. Die Nordwest-Passage*, Berlin 1995 [1980]. Serres' Philosophie ist deshalb so wichtig für die Wissenschaftsforschung, weil er einer der wenigen Philosophen ist, die sich überhaupt nicht für das Konzept einer Kritik interessieren, sei sie transzendental oder sozial. Als eine Konsequenz trifft er keine Unterscheidung zwischen Sprache und Metasprache und verwendet ein Gedicht, einen Mythos, ein Theorem oder eine Maschine sowohl als etwas, mit dem anderes, als auch als etwas, das selbst erklärt werden kann.

einzigen, die neue Kräfte erfinden. Es gibt jene, die überall die Fee Elektrizität am Werk sehen, jene, die Ligen für die Kolonialisierung gründen oder für die Entwicklung von Gymnastikvereinen, für die Verbreitung des Telefons, des Radios oder der Röntgenstrahlen. Beispielsweise gewinnt die radikale Partei überall an Boden, weil sie die traditionellen Akteure des sozialen Spiels dazu zwingt, mit den arbeitenden Klassen, den gefährlichen, zu rechnen, deren Aktionen und Absichten nicht sehr bekannt sind. Mit Freud ist die Ähnlichkeit jedoch am größten. Pasteur findet die Schätze nicht wie Freud in den Versprechern und Fehlleistungen des Alltagslebens, sondern in Schmutz und Abfall. Beide verkünden, daß sie im Namen unsichtbarer, verstoßener und furchtbar gefährlicher Kräfte sprechen, denen man zuhören muß, wenn man nicht den Zusammenbruch der Zivilisation heraufbeschwören will. Die Pasteurianer, wie auch die Psychoanalytiker, plazieren sich als exklusive Interpreten von Populationen, zu denen niemand sonst Zugang hat.

Dabei ist es nicht so entscheidend, daß Pasteur eine exakte Wissenschaft entwickelt, daß die radikale Partei eine zunehmend größere Rolle in der Abgeordnetenkammer spielt und daß Freud eine immer noch umstrittene Wissenschaft entwickelt. Es ist nicht so wichtig, daß die einen menschliche Akteure definieren und die anderen nichtmenschliche oder juristische. Diese Unterscheidungen zählen weniger als die Zuschreibung von Sinn und die Konstruktion der Sprecher, die zum Nutzen anderer übersetzen, was das Unbewußte, das Tollwutvirus oder der Druckereiarbeiter sagen. Die Unterschiede zählen weniger als die Tatsache, daß sie alle neu aushandeln, *woraus* die Welt zusammengesetzt ist, wer in ihr handelt, wichtig ist und etwas will. Sie schaffen alle, und das ist das Entscheidende, *neue Machtquellen* und neue Legitimationsquellen, die nicht reduzierbar sind auf jene, die bis dahin den sogenannten politischen Raum codierten. Man kann sie nicht auf eine »soziale oder politische Erklärung« reduzieren, weil sie das politische Spiel mit frischen Kräften von Grund auf erneuern. Wenn die Sozio-Logie die Wissenschaft der »sozialen Tatsachen« sein will, dann kann sie jene Epoche nicht begreifen. Denn sie beschränkt sich auf das rein Soziale, während alle Akteure es mit etwas anderem verunreinigen. Schwerwiegender noch: Die Soziologie bleibt taub für die Lektionen der Akteure. Will man dieser Lektion folgen und sich noch Soziologe nennen, so muß man diese Wissenschaft umdefinieren: nicht mehr die Wissenschaft vom Sozialen, sondern die von den As*sozia*tionen. Von diesen kann man nicht sagen, ob sie menschlich oder natürlich sind, ob sie aus Mikroben oder Mehrwert bestehen, sondern nur, daß sie *stark* oder *schwach* sind.[35]

Die Kunst, sich unbestreitbar zu machen

Allmählich verstehen wir die verallgemeinerte Übersetzung, von der die *Revue Scientifique* zeugt.

– »Wir wollen sanieren«, sagen die Hygieniker, indem sie auf ihre Weise die Kräfte der damaligen Zeit und den Konflikt zwischen Reichtum und Gesundheit übersetzen.
– »Alle eure guten Absichten werden umgeleitet, von Parasiten gestört«, sagen ihre Gegner.
– »Dieser Parasit, der eure Wünsche umleitet und stört: Wir sehen ihn und machen ihn sichtbar, wir bringen ihn zum Sprechen und bändigen ihn«, sagen die Pasteurianer.
– »Wenn wir aufgreifen, was die Pasteurianer sagen, die den Parasiten auf frischer Tat ertappen, können wir konsequent durchsetzen, was wir wollen«, sagen die Hygieniker. »Nichts mehr wird dann unsere Projekte umleiten und unsere Sanierungsprogramme abschwächen.«

Dadurch daß die Hygieniker die Pasteurianer verbreiten, die die Aufdecker der Mikroben sind, können sie, die die Gesetzgeber der Gesundheit sind, sich selbst ausbreiten Am Ende der Übersetzungen läuft das auf folgende Aussage hinaus: Wenn man gleichzeitig den Pasteurianer und den Hygieniker überallhin verallgemeinert, findet sich der Wille zum Wohlstand nirgendwo mehr konterka-

35 Siehe Michel Callon und Bruno Latour: »Unscrewing the Big Leviathans: How Do Actors Macrostructure Reality and How Sociologists Help Them«, in: Karin Knorr, Aron Cicourel (Hg.), *Advances in Social Theory and Methodology: Toward an Integration of Micro and Macro Sociologies*, London 1981, S. 277-303. Wenn wir im Wörterbuch das langsame Abdriften des *socius* mit seinen assoziierten oder sukzessiven Bedeutungen verfolgen, so fällt auf, wie die Bedeutung von »sozial« ständig geschrumpft ist. Siehe Latour: *Les microbes* (Anm. 1), S. 229, Punkt 3.4.7. Es beginnt als »Assoziation« und endet mit »Sozialarbeit«, auf dem Weg über den »Sozialvertrag« und die »soziale Frage«. Meine Neudefinition zielt bloß darauf ab, den ursprünglichen Bedeutungsreichtum wiederherzustellen.

riert. Der Konflikt zwischen *health* und *wealth* findet sich zugunsten des letzteren gelöst.

Wie McNeil in seinem Buch über den jahrtausendealten Kampf zwischen Mikroparasiten und Makroparasiten behauptet (ein Kampf, der ihm als Motor der Geschichte erscheint), neigt sich der Waagebalken schließlich zugunsten der Makroparasiten.[36] Endlich werden sich die Reichen und die Imperien ausdehnen können. Vor allem in den Tropen kamen sie bislang nie sehr weit. Ihre treuesten Faktoten starben schnell. Überall, wo nun die Pasteurianer und Hygieniker an Terrain gewinnen, verlieren die Mikroparasiten an Boden. Man versteht gut, wieso selbst heute niemand ernsthaft die Bakteriologie und ihren Beitrag in Frage stellen kann. Denn alle Übersetzungen sind in derselben Richtung ausgerichtet, alle verstärken sich beim Angriff auf die Mikroparasiten: die Ausbeuter, die Ausgebeuteten, die Wohltäter der Menschheit, die Händler, die Religiösen und vor allem die Ärzte, die Hygieniker, die Militärärzte und – am Ende der parasitären Kette – die Pasteurianer. Die einzigen Verlierer sind die Mikroben. Da kein Mensch ein Interesse daran haben kann, sie zu verteidigen, ist der allgemeine Wandel der Städte im 19. Jahrhundert durch die Beseitigung der Mikroben schließlich *unbestreitbar*.

Bevor ich mit meinem Bericht fortfahre, muß ich eine Unterscheidung einführen, ohne die wir die Aufstellung der Kräfte, die ich zu rekonstruieren versuche, verwechseln würden mit dem abschließenden Eindruck, den diese Aufstellung vermittelt. Man hätte die Mikroben entdecken können, ohne für diese Entdeckung Pasteur irgendwie Verantwortung zu geben. In der Politik ist schließlich Undankbarkeit verbreiteter als Anerkennung. Man sollte demnach zwei Dispositive deutlich voneinander unterscheiden. Das erste Ensemble stellt die Kräfte eine nach der anderen auf und wird es uns ermöglichen, zu erklären, wie eine ganze Epoche sich dafür interessiert (dafür interessiert wird), was im Laboratorium von Pasteur vor sich geht; das zweite Ensemble schreibt die Verantwortung für die Übersetzungen einem *Element* des Dispositivs zu. Wenn Tolstoi den Rußlandfeldzug erklärt, beschreibt er das erste Ensemble,

36 William McNeill: *Plagues and People*, New York 1976, hat diese Seiten inspiriert. Ders.: *The Pursuit of Power: Technology, Armed Forces, and Society since AD 1000*, Chicago 1982, ist sehr sachdienlich für das Imbroglio aus Politik und Wissenschaft.

doch er weiß genau, daß das zweite anders gebaut ist, denn hier werden »das Genie von Napoleon« und das »Genie von Kutusow« für die Manöver verantwortlich gemacht. Ebenso verhält es sich mit der Bakteriologie. Das *primäre* Dispositiv, wie ich es nennen will, zeigt, wie die Bakteriologie sich am Ende der parasitären Kette einnistet und in die Lage versetzt wird, eine ganze Epoche direkt zu übersetzen. Doch das sekundäre Dispositiv schreibt die hygienische Revolution der Epoche als ganze dem Genie Pasteurs zu. Das primäre Dispositiv beschreibt die Bündnisse und die Zusammensetzung der Kräfte, während das sekundäre erklärt, warum man die Kräfte mit einem Namen zusammenbringt, der sie repräsentiert. Das erste definiert die »Kräfteverhältnisse«, mit Hilfe des zweiten läßt sich erklären, wie sich »Macht« bildet.

Dies ist kein nebensächlicher Punkt, denn er hilft uns, zwei sehr verschiedene Dinge zu erklären: wie die Hygieniker oder die Pasteurianer sich aufstellen, um die Kräfte zu übersetzen, die auf sie angewiesen sind; und zweitens, wie sie ein Verfahren anstrengen, um zu bestimmen, wer für die Gesamtbewegung verantwortlich ist. Ich sagte, daß eine Fortbewegung nur durch Übersetzung geschieht. Doch diese Übersetzung ist stets ein Mißverständnis, bei dem der eine und der andere auf Unterschiedliches setzen. Sobald die Bewegung vollendet ist, ist es wichtig zu entscheiden, wer letztlich die Ursache dieser Übersetzung war. Beispielsweise ist es nahezu sicher, daß die englischen Bakteriologen ihre Laboratorien genauso positioniert haben wie die französischen Biologen die ihren. Das primäre Dispositiv ist demnach dasselbe. Jedoch allein in Frankreich hat man der Bakteriologie die gesamte Verantwortung zugeschrieben und die Bakteriologie wiederum als Werk eines einzigen Menschen, Pasteur, betrachtet. Diese Unterscheidung zwischen den beiden Dispositiven ist wichtig, denn die Strategien, nach denen sie vorgehen, sind völlig verschieden und können in demselben Artikel variieren. Als Richet vom Serum gegen Diphterie spricht, schließt er beispielsweise mit folgendem Satz: »Man wundert sich vielleicht, daß ich den großen Namen Pasteurs nicht erwähne? Aber wozu? Weiß man nicht, daß jede Entdeckung im Bereich der Bakteriologie direkt von Pasteur stammt, so wie jede Entdeckung in der Chemie von Lavoisier?« (1895, S. 69).

Selbst Plotin hätte seinen Gott nicht mit einer solchen Macht versehen, um daraus »direkt« das Serum gegen Diphterie abzuleiten (an dem der Mensch Pasteur kaum einen Anteil hatte). Doch derselbe Richet verwendet im selben Artikel ein ganz anderes Modell, um die Prioriäten bei den Entdeckungen zur Diphterie festzulegen.

Angesichts dieses großartigen Resultats, dieses Sieges der Wissenschaft über den Tod ist es von vergleichsweise zweitrangiger Bedeutung, wem er zu verdanken ist; denn man übertreibt immer bei den Anteilen eines bestimmten Wissenschaftlers bei einer Entdeckung. Diese verdankt sich – mehr als sein Stolz es vermutet – einer ständigen anonymen Kooperation sowie dem Austausch der Ideen mit der *Umgebung*, von denen jede ihren ebenso nützlichen wie dunklen Beitrag leistet« (S. 68).

Wie? Es gäbe »anonyme« Forscher? Andere Forscher als Pasteur? Kooperation, Ideen *in der Umgebung*? Aus der Plotinischen Emanation ist hier platte Wissenschaftssoziologie geworden: eine Menge anonymer Arbeitstiere. Den Grund für diese gewandelte Metaphysik dürfte man schon verstanden haben. Der erste anonyme Mitarbeiter ist niemand anderer als Richet selbst! »Am 6. Dezember 1890 nahmen wir die erste serumtherapeutische Injektion beim Menschen vor« (ebd.) Dieses Doppelspiel der Erklärungen – die eine führt die Macht an, die andere Kräfteverhältnisse – könnte nur als amüsante Wunderlichkeit erscheinen. Sie wird uns aber sehr dabei helfen zu erklären, wie eine derart offenkundige Manipulation aller Kräfteverhältnisse einer Gesellschaft zuletzt den Eindruck erweckt, daß es eine Gesellschaft gibt, die von den rein wissenschaftlichen Ideen einiger Menschen revolutioniert wird, und sie wird uns sogar zu erklären ermöglichen, wie man durch die Reduktion auf das sekundäre Dispositiv zuletzt den Eindruck einer Wissenschaft und einer Gesellschaft gewinnt.[37]

37 Schon der Unterschied zwischen Wissenschaft und Gesellschaft ist ein *Artefakt* des Zuschreibungsprozesses, genauso wie die Vorstellung der Macht eines Menschen für Tolstoi ein Artefakt der Beschreibung des Historikers ist (Tolstoi: *Krieg und Frieden* [Anm. 1], Bd. 4, S. 438). Zu dieser Kritik der Macht siehe John Law: »On the Methods of Long-Distance Control, Vessels, Navigation, and the Portuguese Route to India«, in: ders. (Hg.), *Power, Action, and Belief: A New Sociology of Knowledge?* (Sociological Review Monograph), Keele 1986, S. 234-263.

Sehen wir zunächst auf seiten der Hygieniker nach, wieso sie sich sofort jedes Arguments über die Mikroben bemächtigen, das aus den Laboratorien der Mikrobiologie kommt. Ich sagte, sie befänden sich im Krieg und müßten an allen Fronten gleichzeitig kämpfen, und verglich sie mit einer nicht sehr zahlreichen Armee, die den Auftrag hat, eine riesige Grenze zu verteidigen, und daher gezwungen ist, sich entlang eines dünnen Sperrgürtels zu verteilen. Überall waren die Hygieniker vertreten, doch überall schwach, und man weiß, wie viele Epidemien von Fleckfieber, Cholera, Gelbfieber durch diese schlecht verteidigten Grenzen schlüpften. Was gewinnen sie durch die Definition der Mikroben und die Beschreibungen von deren Sitten und Gebräuchen? Ziemlich genau das, was man in der Armee obligatorische Durchgangspunkte (oder Übergangsstellen) nennt. Je nach seiner Ausrüstung kann der Feind nicht überall hindurchkommen, sondern nur an einigen Stellen. Man braucht daher die Kräfte nur an diesen Punkten zu bündeln, und schon verwandelt sich die Schwäche in Stärke. Nun läßt sich der Feind möglicherweise vernichtend schlagen.

Nehmen wir eine Kinderkrankheit wie die Ophtalmie bei Neugeborenen, laut Statistik die Ursache für 30 Prozent der von Geburt an Blinden. Fuchs, der Autor des Artikels, glaubte wie die anderen an morbide Spontaneität. Diese Augenentzündung wurde von allem möglichen verursacht: von zu hellem Licht, Kälte, Gelbsucht. Dann fügt er hinzu (ohne im übrigen Pasteur zu zitieren): »nachdem wir erfahren hatten, daß die Ursache mehrerer Infektionskrankheiten in den mikroskopischen Pilzen liegt, neigten wir alle zu der Annahme, daß man auch in diesem Fall die Mikroorganismen verantwortlich machen muß.« (Fuchs 1884, S. 494).

Die bloße Definition eines Akteurs genügt, um zu einer bestimmten »Annahme zu neigen« – ein äußerst wichtiger Ausdruck – und damit ein neues Forschungsprogramm zu übernehmen. Dank der Großtaten dieses Akteurs geht Fuchs daran, zwei bislang getrennte statistische Erhebungen miteinander zu verbinden: Auftreten der Augenkrankheit und Gonorrhoe der Mutter. Bald findet er denselben Gonococcus in den Wunden der Mutter und im Eiter aus den Augen des Sauglings. Wann kann der Mikroorganismus von der Vagina der Mutter ins noch verschlossene Auge des Neugeborenen gelangen? Eine einzige Antwort ist denkbar: über die Augenwimpern, an denen er haftet. Das ist der obligatorische Durchgangspunkt: die Augenwimpern. Wo ist der Feind zu attackieren? An den Augen. Womit? Mit einem starken Desinfektionsmittel, dem Silbernitrat. Fuchs war ohnmächtig: Allen Ursachen einer Krankheit, die mehrere hatte, konnte er nicht vorbeugen. Doch er findet sich in einer Position der Stärke wieder, wenn er den Gonococcus mit Silbernitrat an der einzigen Stelle vernichtet, die dieser zu passieren gezwungen ist. Die Resultate dieses neuen Kräfteverhältnisses sind spektakulär, »unbestreitbar«. In einem deutschen Krankenhaus, erklärt der Autor, ist man von 12,3 Prozent kranker Kinder zu 0 Prozent gelangt. Wer kann dergleichen noch bestreiten wollen? Durch den Einsatz derselben Kräfte erzielt Fuchs Resultate, die mit den früheren nicht zu vergleichen sind. Diese Verstärkung der Kräfte, man glaubt es gern, genügt um zu zeigen, wieso so viele Leute »zu der Annahme neigen«, daß Mikroben im Spiel sind.

Mehr noch. Mit Hilfe der Mikrobe läßt sich Ordnung in die epidemiologischen Probleme bringen, bei denen die Vielzahl der Ursachen für immer jeder Analyse zu trotzen schien. Nehmen wir das Beispiel einer Untersuchung über einen Cholerafall in Yport. Der Forscher, ein gewisser Gibert, ist mit einem Rätsel konfrontiert, das eines Sherlock Holmes würdig ist. Ein Neufundländer mit Fisch legt in Cette an; ein Matrose stirbt in Toulon; eine Tasche, die dem Toten gehört, gelangt im Zug als herrenloses Gepäck nach Yport; eine brave Dame wäscht die Wäsche ihres kranken Bruders; sie bewohnt eine abschüssige Straße; es gibt einen Brunnen in der Straße. Unter einem nur der Statistik bekannten Gesichtspunkt kann dieses Sammelsurium von Tatsachen nur auf folgendes hinauslaufen: Es gibt 1884 einen Choleraherd in Toulon, und einen weiteren in Yport an der unteren Seine. »Wieder einmal wurde die Lehre der morbiden Spontaneität herangezogen«, gesteht der Autor.

Um der Ungewißheit abzuhelfen, entrollt unser Forscher also seinen Ariadnefaden. Er zwingt der Untersuchung seine vorgefaßte Gewißheit auf. Die Mikrobe ist keine Idee, die im Kopf der Wissenschaftler herumgeistert, sie ist ein Fortbewegungsmittel, um sich durch die Netze zu bewegen, die man vortreiben will. Die Mikrobe ist eine Aktionsmöglichkeit, zugeschnitten auf eine bestimmte Verwendung und einen bestimmten Typ von Verbindung und Fortbewegung: Es gibt einen spezifischen Mikroorganismus, wie die Natur macht dieser keine Sprünge, an diesen Faden muß sich alles knüpfen lassen. Mit solchen Gewißheiten wird ein neuer Parcours beschrieben und zugleich gebahnt. Wir hören den Forscher erzählen, wie der kranke Matrose, ein Freund des in Toulon gestorbenen Matrosen, seine Wäsche von seiner Schwester waschen läßt: »am Tage nach seiner Ankunft ließ er in einem Bottich in zwei Partien alle seine Sachen waschen und anschließend an Leinen abtropfen (...) das Wasser aus dem Bottich wurde auf die Straße geschüttet, die sehr abschüssig war, so daß es bis zu 50 Meter hinunterrann« (1884, S. 724).

Sieben Tote in der abschüssigen Straße!

»Jeder neue Fall«, schreibt der Detektiv, »ließ sich mit dem vorherigen verbinden, es gab nicht einen einzigen, den die Ansteckung nicht erklärt hätte« (ebd. S. 725).

Von obligatorischem Durchgangspunkt zu obligatorischem Durchgangspunkt zeichnet sich der Weg ab, der die Veränderung der Elemente erklärt und den bislang allein die morbide Spontaneität erklären zu können schien. Der Kontagionismus als allgemeine Doktrin war ohnmächtig, doch mit Hilfe des Ariadnefadens lassen sich ein Schiff, ein Zug, eine Topographie, ein Wasserversorgungssystem und so weiter miteinander verbinden und gleichzeitig die traditionelle Untersuchung und der neue Akteur miteinander versöhnen. Früher mußte man *alles* berücksichtigen, doch in Unordnung, nun kann man alles berücksichtigen, doch *in der Ordnung* dessen, was die Mikrobe zu tun vermag. Man kann sich gut die außerordentliche Begeisterung aller Hygieniker vorstellen, die nun dazu aufgerufen waren, die Spuren eines Feindes zu entdecken, der so unstet schien, daß man wieder von morbider Spontaneität zu sprechen anfing. Ohne etwas von der Vergangenheit aufzugeben, wurde man stärker. »(...) wenn man die Mikrobe jeder Krankheit kennen könnte«, schreibt Trélat, »die von ihr mit Vorliebe frequentierten Örtlichkeiten, ihre Gewohnheiten, ihre Art sich zu verbreiten, könnte man mit einer guten medizinischen Polizei ihrer rechtzeitig habhaft werden, ihre Verbreitung aufhalten und ihre mörderische Intervention verhindern« (Trélat 1895, S. 169).

Absichtlich habe ich drei Autoren zitiert, die keine Pasteurianer sind, Pasteur nicht zitieren oder über Krankheiten arbeiten, mit denen sich die Pasteurianer noch nicht beschäftigt haben. Denn die gewaltige Transformation der Hygiene erfolgt zunächst nur mit folgendem Forschungsprogramm: Es gibt obligatorische Durchgangspunkte; die Mikrobe ist der Ariadnefaden, der alle Punkte miteinander verbindet. Gewiß kann man sagen, daß Pasteur verantwortlich ist für die Gewißheit, daß es spezifische Mikroben gibt, doch für ihre medizinische Verwendung ist er es nicht.

Den klarsten Fall haben wir offensichtlich in der Chirurgie. Ihr Wandel gilt in der *Revue Scientifique* von Anfang an als erwiesen. Unter dem Gesichtspunkt des sekundären Dispositivs hält man sie übrigens für das Werk von Lister und Guérin. Zumindest anfangs wird Pasteur als Anlaß für eine Entwicklung gesehen, die von den Chirurgen selbst ausgeht. Das hat einen einfachen Grund: Antisepsis und Asepsis können sich entwickeln, ohne daß man Kenntnis von irgendeiner bestimmten Mikrobe hat noch von der Nährkultur, der Abschwächung der Virulenz, kurz ohne irgend etwas von dem, was das medizinische Programm der Pasteurianer sein wird. Um Lister zum Erfolg zu verhelfen, genügt es, die Existenz der Mikroben und ihre Fähigkeit, überall hinzugelangen, nicht länger in Frage zu stellen und grob zu wissen, daß Mikroben in der Hitze sterben, oder an der Luft – oder der Abwesenheit von Luft – unter der Einwirkung von Desinfektionsmitteln. Alles, was Pasteur zu tun hatte, war, dies unbestreitbar zu machen, und die Chirurgen würden sich selbst um die »Anwendung«, d. h. alles übrige kümmern.

Der Enthusiasmus der Chirurgen zeigt deutlich, daß man »Glauben« und »Wissen« nicht auseinanderhalten kann. Von der skeptischsten Gleichgültigkeit zum leidenschaftlichsten Fanatismus führen kontinuierliche Stufen, die ein Maß für das Verhältnis zwischen den Akteuren darstellen. Man glaubt das, wovon man etwas als Gegenleistung erwartet; in diesem Sinn gründen Glauben wie Wissen auf der Erweiterung sicherer Netzwerke, durch die sich die Dinge fortbewegen und zurückkommen können. Die Asepsis etwa erlaubt den Chirurgen, an Stellen zu gelangen, an die sie bisher nur bei Leichen gelangten. Ihr Glauben, ihr Wissen und ihre Fähigkeiten wachsen mit derselben Geschwindigkeit und im selben Maße:[38]

38 Die letzten zweieinhalb Sätze wurden entsprechend dem englischen Text hinzugefügt (angefangen mit »in diesem Sinn«); *Anm. d. Ü.*

Der Akt des Operierens tötet jetzt nicht mehr: wir sind nahezu Herr der Wunde, die wir hervorgebracht haben, fast nach unserem Willen führen wir sie in eine unmittelbare Vernarbung über (...) Die schweren Eingriffe früherer Zeiten, die Gliedamputationen, die Knochenausschabungen, die Gelenkresektionen, die Brustentfernungen sind zunächst zur alltäglichen Praxis geworden; dann hat sich der Horizont erweitert: Gleichsam aus dem Nichts wurde die Bauchchirurgie geschaffen; man schneidet auf, resektiert und näht Magen, Darm, Leber und Gallenblase, Milz, Niere, sogar die Bauchspeicheldrüse (...) Dieses Wunder hat die Antisepsis vollbracht: Komplikationen bei Wunden sind inzwischen die Ausnahme, und dank der Entdeckungen Pasteurs hat Lister sich die berühmte Statue aus Gold verdient, die Nélaton demjenigen versprach, der uns von der eitrigen Infektion befreien würde. (Reclus 1890, S. 104)

Hier geht es nicht um Ideen, Theorien, Meinungen. Es geht um Wege und Werkzeuge. Man kann in den Bauch hineingelangen, man kann das Skalpell in die Eierstöcke führen und doch die Hoffnung bewahren, daß die Lebende, an der man die Operation vornimmt, nicht auf der Stelle sterben wird. Die Gewißheit, die man in die antiseptische Methode setzt, entspricht exakt den Territorien, die sie den Chirurgen eröffnet. Die Übersetzung ist deutlich zu sehen. Um den Preis eines schnellen und nicht sehr kostspieligen Umwegs über die Gesten der Desinfektion kommt man schneller und weiter in dem, was man seit der Antike zu erreichen wünschte.

Den unglücklichen Kirmisson habe ich bereits zitiert, der darüber klagte, daß die Chirurgen unfähig seien, alle Faktoren der eitrigen Infektion gleichzeitig zu kontrollieren: »Man mochte noch so sehr alle Vorsichtsmaßnahmen der allgemeinen Hygiene zusammentragen, es gelang nicht, die eitrige Infektion und die sonstigen Unglükke der Chirurgie aus den Operationssälen zu verbannen« (1888, S. 296). Darin bestand das erste Programm, die erste Hygiene. Und er fügt hinzu: »Selbstverständlich war man auf dem falschen Weg: Man suchte in der Umgebung, in den hygienischen Bedingungen, inmitten deren man den Kranken plaziert fand, die Ursache der Unfälle, während man sie durch die Verwendung antiseptischer Substanzen innerhalb der Wunde selbst hätte bekämpfen und vor allem hätte verhüten müssen« (ebd.).

Die Umkehrung ist vollbracht. Es genügt, bei den Wunden aufzupassen. Natürlich ist auch die Umgebung wichtig, doch man ist nie stark genug, um sie ganz kontrollieren zu können. Die Schwachen werden stark, wenn sie den Ansatzpunkt ihrer Anstrengungen ganz einfach wechseln. Bei den Wunden aufpassen, nicht bei der Umgebung – das genügt, um die Kräfte der gesamten Chirurgie umzulenken; nun ist sie fast ebenso stark wie die Mikroben, die früher immer die guten Absichten der Chirurgen pervertierten.

Die Veränderung läßt sich noch genauer fassen. Von einem Generalangriff gehen die Chirurgen über zu einem präzisen Angriff oder, anders gesagt, von einer vollen Gesamtheit zu einer entleerten Gesamtheit. Lang und breit wurde früher in der *Revue* darüber diskutiert, den »überfüllten« Zustand der Krankenhäuser zu beenden (1872, 4.10.). Diese Lösung ist typisch für die akkumulative und vorsichtige Hygiene von » früher«. Es gibt zu viele Menschen, zu viele Kranke, vor allem in der Stadt. Man muß das Gedränge aufheben. Anders sieht es dagegen aus, wenn man nur noch auf die Wunden achtzugeben hat:

Die Frage [schreibt Kirmisson weiter] ist demnach inzwischen ungemein vereinfacht. (...) Wir verlangen nicht mehr wie früher, daß man die alten Krankenhäuser abreißt und neue errichtet, was viele Millionen kosten würde. Diese großen Krankenhäuser, so unvollkommen sie unter dem Gesichtspunkt der allgemeinen Hygiene auch sein mögen – wir begnügen uns mit ihnen, sofern man uns in die Lage versetzt, eine strikte Asepsis durchzuführen« (1888, S. 297).

Nicht allein die Chirurgie vereinfacht sich und erstarkt, sondern die gesamte Hygiene macht allmählich ihre Ratschäge sicherer, indem sie ihre Kräfte auf die obligatorischen Durchgangspunkte konzentriert. Es ist sehr umständlich, überall dem klugen Ratschlag Bouchardats zu folgen, der von den Geburtshelfern verlangt, zwischen den Entbindungen jeweils mehrere Tage zu warten. Sehr viel einfacher ist es, sich nach jeder Entbindung die Hände mit Karbolwasser zu waschen (1873, S. 552-564). Entbindungsheime mit getrennten Pavillons zu bauen ist kostspielig und wenig wirksam. Man kann die Wöchnerinnen jedoch sehr wohl zusammenpferchen, sofern man sie nur jeweils mit einem Cordon sanitaire der Antisepsis umgibt (1875). Die Quarantänen sind sehr unzweckmäßig. Warum die Menschen einsperren, wenn man ihre infizierte Wäsche durch die Sperre lässt, empört sich Jousset de Bellesme (1876, S. 403). Die Vorsichtsmaßnahmen müssen vereinfacht werden. Als man zehn Jahre später weiß, daß die Inkubationszeit der Cholera nur fünf Tage beträgt, kann man die Quarantäne gefahrlos auf sechs Tage beschränken. Man streitet sich darüber, wie gefährlich die Friedhöfe sind. Aber da man keine Übergangsstellen der Mikroben von den Toten zu den Lebenden findet, kann man die Friedhöfe gesundheitlich für unbedenklich erklären (Robinet 1881, S. 779-782). Für die Abwässer gilt dasselbe. Ihr Geruch ist pestilenzialisch, doch wenn die Mikroben sich nicht über den Geruch verbreiten, braucht man sich nicht davor zu hüten.

So werden nach und nach alle großen Probleme der Hygiene – Überfüllung, Quarantäne, Gerüche, Abfälle, Schmutz – neu übersetzt und entleert. Entweder kommt die Mikrobe durch, und *alle Vorsichtsmaßnahmen sind nutzlos*; oder man kann sie am Durchkommen hindern, und *dann sind alle weiteren Vorsichtsmaßnahmen überflüssig*. Die sich der Mikrobenbändiger bemächtigende Hygiene wird stärker und einfacher, wird strukturierter. Sie kann gleichzeitig flexibler sein – die Quarantänen werden weniger streng – und härter – totale Desinfektion bei 120° Celsius. In gewisser Hinsicht verliert sie an Boden, da sie nicht mehr auf die Gesamtheit aus ist, andererseits gewinnt sie an Boden, denn einem sichtbar gewordenen Feind kann sie wesentlich zuverlässiger zusetzen. Daher ist der eigene Beitrag der Hygieniker schwer von dem ihrer Verbündeten zu trennen. Zwar verändern sie ihr ursprüngliches Programm, doch gleichzeitig verwirklichen sie es endlich, indem sie dem Pasteurismus folgen. Sie gleichen Leuten, die damit angefangen haben, ein Straßennetz aus Tausenden kleiner Pfade zu bauen, damit man leicht überall hingelangt, und die nun dazu übergehen, nur noch einige große Hauptstraßen zu bauen. Das Ziel bleibt das gleiche: überall hingelangen, doch das Programm für die Straßenbauarbeiten ist nun ein anderes.[39]

39 Genügt dies, um den Leser davon zu überzeugen, daß ich nicht behaupte, die Wissenschaft »passe gut« in ihren Kontext? Die Hygiene insgesamt (wie auch die Bakteriologie insgesamt) wird versetzt und übersetzt. Wenn der Leser dieses Argument womöglich in eine reduktionistische soziale Erklärung übersetzt, so liegt das an der verbleibenden Vorstellung einer Ursache. Die Hygiene verursacht die Bakteriologie genausowenig, wie die Bakteriologie gut in sie paßt. Die beiden assoziieren ihre gemeinsamen Schwächen und handeln die Bedeutung ihrer Allianz neu aus. Der Begriff einer »Ursache« ist ohnehin nur einer der vielen Avatare der »Potentialität« (siehe Latour: *Les microbes* [Anm. 1], S. 199). Eine Ursache ist stets die Folge einer langen Arbeit der Zusammensetzung und eines langen Kampfes, um einigen Akteuren Verantwortung zuzuschreiben

Die Hygieniker machen ihre eigene Zeit

Diese Verschiebung der Hygienevorschriften, die rarer und entschiedener werden, wird auch das Verhältnis zwischen der Hygiene und ihrer eigenen Vergangenheit verwandeln. Der Stil der Hygiene war kumulativ und vorsichtig, denn man versuchte alles einzubeziehen. Bis zu Lykurg, bis zu Hippokrates ging man zurück, um sich zu vergewissern, aus Angst, ein Detail übersehen zu haben – und damit eine Ursache dieser Krankheiten, die so viele hatten. Sobald man die Kräfte neu verteilt, überflüssiges Wissen beseitigt, das Ensemble der Ansichten und Ratschläge um obligatorische Durchgangspunkte herum gruppiert, kann man einen großen Teil der Meinung der Alten vernachlässigen und die nun »traditionell« gewordene Hygiene in vielen Bereichen fallen lassen. Nach 1880 ist der Stil der Hygieniker auf den ersten Blick zu erkennen. Vorher gaben sie zu allem ihre Meinung ab, nun entscheiden sie über alles. Sie häuften alles an, nun befehlen sie. Die Zeit verläuft nicht mehr in der gleichen Richtung. Statt auf der Stelle zu treten und alles zu behalten, läßt man weg, beseitigt Überflüssiges und kommt so endlich weiter.

Bei derartigen Unterschieden des Stils oder Denkens spricht man in der Geschichte oft von Revolution (der Sprache der Politiker entlehnt) oder gar von einem epistemologischen Einschnitt (diesmal der Sprache der Metzger entlehnt). Doch eine – selbst radikale – Differenz durch einen »zeitlichen« Bruch erklären heißt, nichts zu erklären. Heißt anzunehmen, die Zeit ginge vorüber und die Kalenderdaten existierten. So hört man beispielsweise immer sagen, die Zeit sei unumkehrbar. So etwas sagt sich leicht daher. 1875, heißt es, kommt nach 1871. Dem ist nicht zwangsläufig so. Die Hygieniker klagen ja stets darüber, daß die Dinge nicht weitergehen oder daß sie sich sogar verschlechtern. Für sie haben sich manche Dinge seit Galen nicht verändert. Ist die Zeit also wirklich unumkehrbar? Wenn sie es nur wäre! Sie ist vielmehr umkehrbar. Derart umkehrbar, daß es möglich ist, seit der Zeit der Römer nicht von der Stelle gekommen zu sein. Wenn die Dinge also stagnieren, gibt es nichts, wodurch sich 1871 von 1875 unterscheiden läßt, außer durch den Kalender, was nicht gerade viel ist.

Anders gesagt, erst seit kurzem gelingt es ihnen, in den Jahren einen Unterschied auszumachen. Vorher ließ sich nicht unterscheiden. Jener Ratschlag war vielleicht archaisch, doch morgen konnte er möglicherweise von Nutzen sein. Jenes Heilmittel war neu, doch vielleicht war es nur eine Mode, die morgen vorüber sein würde. Alles kannte zwar irgendwie sein Morgen, doch nichts hatte wirklich eine Zukunft. In dieser Lage konnte nichts die Zeit der Hygiene in erkennbare Perioden einteilen. Oder vielmehr versuchten die Akteure wohl zu periodisieren, doch nur sehr grobschlächtig: »Theokratisch mit Moses, patriotisch mit Lykurg, naturalistisch mit Hippokrates, metaphysisch mit den Alchimisten – ist [die Hygiene] erst am Ende des 18. Jahrhunderts unter dem Einfluß der Société Royale de Médecine experimentell geworden, das heißt auf der Grundlage der biologischen und soziologischen Wissenschaften wahrhaft wissenschaftlich« (Corlieu 1881, S. 533).

Mit diesem Schema läßt sich kaum eine *Unterscheidung* zwischen 1871 und 1875 treffen! Die Akteure sind sich jedenfalls uneinig über den Zeitpunkt, an dem die Dinge sich zu ändern beginnen. Für Martin, der sich 1880 äußert, beginnt »die neue Ära« 1876 mit dem Kongreß von Brüssel (1880, S. 1071). Für Bouley, der 1881 das Wort ergreift, wird die Hygiene, wie man leicht errät, in Pouilly le Fort begründet. Wie soll man die Jahre unterscheiden, und wie soll man einer bestimmten Periodisierung den Vorzug vor anderen geben? Beides ist ein und dasselbe Problem, ein Problem, dem sich jeder Akteur stellen muß.

Damit die Jahre sich voneinander unterscheiden und die Zeit in einer Richtung verläuft, muß man irreversible Situationen schaffen. Man muß es so einrichten, daß auf manches nicht mehr *zurückgekommen* werden kann. Die Zeit, d. h. die Unterscheidung der Augenblicke, ist die ferne *Konsequenz* der Handlungen, um eine Position dauerhaft zu machen. Sie ist keine Ursache und kann keine sein. Doch damit die Akteure ihre Positionen dauerhaft machen und diese nicht mehr umgestoßen werden können, brauchen sie anerkannte Eigenschaften, d. h. Errungenschaften. Aus diesem Grund werfen sie sich so heftig auf »Pasteur« und wiederholen immer wieder, daß »seine Prinzipien so feststehend sind, daß sie nicht mehr umgestoßen werden können«. Doch sie selbst sind es, die nicht mehr umgestoßen werden wollen, und daher machen sie die Prinzipien so unumstößlich. Damit schließen sie einen ersten Sperrriegel hinter sich. Die ungesunde und stinkende Stadt Noson ist »veraltet« und »anachronistisch«. Wir befinden uns in der Epoche des Fortschritts, und somit ist ein zweiter Sperriegel installiert. Die statistischen Resultate der früheren Anstrengungen waren unsicher, mit den neuen Methoden jedoch haben die Resultate endlich die eindeutige Sicherheit der Wissenschaften der Zeit: vorher so und so viele Tote, nachher kein einziger; hier die Millionen von Mikroben, dort keine einzige. Und wieder fällt ein Sperriegel ins Schloß. Die Errungenschaften akkumulieren sich. Es wird schon schwerer, sie umzukehren. Gelingt es den Hygienikern, genug Verbündete zu rekrutieren, dann, ja dann werden sie die unumkehrbare Zeit schaffen können. Sie werden anfangen können, die Jahre zu datieren. Die Zeit, diese berühmte Zeit, wird dann tatsächlich »die Leiter hochklettern«, wie Péguy in *Clio* sagt.[40] Daher ihre Begeisterung. Was sie als jüngstes Ereignis bezeichnen, ist eine Veränderung im *Regime* der Zeit: Davor kam diese nicht von der Stelle; nun schreitet sie voran. Vorher konnten die Hygieniker nicht ohne Widerspruch die von ihnen gemachte Zeit den anderen ansagen und ihnen zurufen: »Ihr seid archaisch und veraltet.« Nun können sie es und werden nicht in Frage gestellt. Nein: Sie können es, *weil* sie nicht mehr in Frage gestellt werden. Dieses Beenden der Diskussion ist seinerseits den Verbündeten zu verdanken, die die Hygieniker gewonnen haben, um ihre Position uneinnehmbar zu machen.

Von »Revolution« zu sprechen ist schon in der Politik schwierig, in diesem Zusammenhang jedoch ganz sicher unmöglich. Tatsächlich ist es der Zeitrahmen selbst, der unbrauchbar ist. Was die im übrigen ehrwürdige Wissenschaftsgeschichte meist so enttäuschend macht, ist, daß sie von der Zeit *ausgeht*, um die Akteure und ihre Fortbewegungen zu erklären, während der zeitliche Rahmen nur dazu dient, im nachhinein den Sieg gewisser Akteure zu verzeichnen. Wollte man wirklich Geschichte erklären, müßte man die Lektion annehmen, die die Akteure selbst uns geben. So wie ich gesagt habe, daß die Akteure ihre Gesellschaften machen, kann man auch sagen, daß sie ihre Geschichte selbst machen. Sie, die Akteure, periodisieren, was sie können. Sie geben sich Perioden, sie lassen weg und verschieben, sie verteilen die Verantwortlichkeiten neu und teilen ihre Urteile aus: die »Reaktionäre«, die »Modernen«, die »Avantgarden«, die »Vorläufer«; sie können das *genausogut* wie ein Histori-

40 Charles Péguy: *Clio: dialogues de l'âme païenne et de l'âme charnelle*, Paris 1914, ist vermutlich die tiefgründigste Studie über die Artikulationen der verschiedenen historischen und religiösen Zeiten. Siehe auch Gilles Deleuze: *Differenz und Wiederholung*, München 1992 (1968).

ker, weder besser noch schlechter. Von der Geschichtswissenschaft müßte man die gleiche Demut verlangen, wie ich sie von der Soziologie eingefordert habe. So wie diese ihre »sozialen Gruppen« und ihre »Interessen« aufgeben muß, um die Akteure sich wechselseitig selbst definieren zu lassen, müßte man auch von der Geschichtswissenschaft verlangen, daß sie ihre »Perioden«, »Höhepunkte« und »großen Einschnitte« aufgibt. Man würde dabei nichts verlieren, denn die Akteure sind ebenso gute Historiker, wie sie gute Soziologen sind. Gewiß aber würde man dabei etwas gewinnen: anstatt die Fortbewegung der Akteure durch Zeit und Daten zu erklären, würde man endlich ausgehend von den Übersetzungen der Akteure die Herstellung der Zeit selbst erklären.[41]

Die Hygieniker werden nicht modern nach Jahrhunderten der Stagnation. Sie *machen* sich modern, indem sie alle anderen *verdrängen*. Um dies zu realisieren, wird jedes Argument über die Mikroben sofort von ihnen ergriffen, verstärkt, verallgemeinert, popularisiert, geglaubt, denn sie sehen sich als dafür verantwortlich an, das Unternehmen der Sanierung und Regeneration Europas zu lenken. Ihre kühnsten Ziele werden beinahe unbestreitbar. Um den Preis einer Akzeptierung der Mikrobiologie, einer Unterstützung der entsprechenden Laboratorien und selbst um den Preis eines fortgesetzten Lobes des »großen Pasteur« treiben sie ihre Sache schneller voran und stärken überall ihre Position, indem sie ihre Gegner schwächen, ob Mikroparasiten oder öffentliche Autoritäten. Die Zeit, die sie *machen*, arbeitet jetzt für sie.

41 Außer ihrem jeweiligen Know-how und ihrer professionellen Loyalität ist dies der einzige verbleibende Unterschied zwischen Wissenschaftshistorikern und Wissenschaftssoziologen: Erstere fangen lieber an mit dem zeitlichen Rahmen, in dem die Akteure situiert sind, während letztere lieber den zeitlichen Rahmen als Konsequenz aus den Bewegungen der Akteure gewinnen wollen. Im übrigen erledigen beide Gruppen die gleiche Arbeit und sind nicht länger getrennt durch den absurden Graben zwischen Empirikern, die an Details und Erzählungen interessiert sind, und Theoretikern, die sich für Strukturen und zeitlose Schemata interessieren.

Man muß eine Wissenschaft abzuschließen wissen

Die einzige Möglichkeit für die Hygieniker, ihre Errungenschaften unumkehrbar zu machen, besteht darin, das Schicksal ihres Tuns mit etwas anderem zu verbinden, das weniger diskutabel ist. Weiter oben habe ich gezeigt, wie sie den Pasteurianern den Weg bereiteten, indem sie ihnen Vertrauen entgegenbrachten und verallgemeinerten, was diese sagten. Die Hygieniker tun noch mehr, sie sind sehr früh der Ansicht, daß die Mikrobiologie eine vollständige, fertige, definitive Wissenschaft sei, die »man nur noch anwenden muß«. Das erste Anzeichen für diese Schließungsoperation findet sich 1883 in der *Revue*: »Seit dem Tag, an dem die Parasitentheorie ein helles Licht auf die einst noch mysteriöse Ätiologie der Infektionskrankheiten geworfen hat, mußte man danach suchen, ob sie auch dabei helfen konnte, die wahre Natur des Malariagifts zu entdecken« (Richard, 1883, S. 113).

Von nun an wird die Gewißheit der Parasitentheorie als Prämisse genommen – sei es für Forschungsprogramme, *die man bloß noch* ausformulieren muß, sei es für praktische Maßnahmen, die bloß noch anzuwenden oder zu verallgemeinern sind.

Diese Schließungsoperation läßt sich nicht damit erklären, daß die Mikrobiologie zum damaligen Zeitpunkt eine exakte Wissenschaft war. Denn die Exaktheit einer Wissenschaft kommt ihr nicht von innen her zu. Auch sie kommt von der Solidität der Akteure, mit deren Schicksal sie sich zu verbinden vermag. Wie beeindrukkend die bereits gesammelten Forschungsergebnisse Pasteurs auch sein mögen, von sich aus können sie nicht das Vertrauen der anderen Akteure erklären, und zwar aus dem einfachen Grund, weil die fraglichen Akteure die einzigen sind, die sehen, was man damit anstellen könnte. Auch der vorherrschende Szientismus kann nicht für sich genommen dieses unmittelbare Vertrauen erklären, denn die Kontroversen sind damals genauso heftig wie in jedem anderen Jahrhundert. Die Gründe, aus denen es keine Kontroversen mehr gibt, sind die gleichen wie die, aus denen sie eröffnet werden. Will man die Symmetrie respektieren, muß man sagen, daß die Akteure eine Debatte hätten eröffnen können, wenn sie eine gewollt hätten. Das Fehlen oder das Vorhandensein einer Kontroverse mißt nur die jeweilige Bewegungsrichtung der Akteure. Der Beweis dafür ist, daß

Koch (s. o.) oder die Ärzte des *Concours Médical*[42] Kontroversen über die gleichen Gegenstände eröffnen, die den Hygienikern unwiderruflich geschlossen erscheinen.

Selbst wenn wir annähmen, der Inhalt der Mikrobiologie sei für das Vertrauen in sie verantwortlich, könnten wir dieses »Blackboxing« keinesfalls erklären durch die »reale« Effizienz der Mikrobiologie oder der Hygiene, denn diese Schließungsoperation *steht vor* der Verallgemeinerung der beiden Wissenschaften und *macht diese erst möglich*. Den besten Beweis für diese Diskrepanz liefert ein Herausgeberbeitrag der *Revue* von 1889. Die aktuellen Mortalitätsraten bei Infektionskrankheiten »*steigen seit fünfundzwanzig Jahren konstant*« (1889, S. 636). Wären Wissenschaft und Gesellschaften popperianisch, so hätten diese Zahlen sofort alle Anstrengungen der Hygieniker in Frage stellen müssen, mehr noch, auch die ihrer pasteurianischen Verbündeten. Das Gegenteil ist der Fall: »Aus diesen Zahlen«, fährt der Autor fort, »sollten wir nicht auf die Nutzlosigkeit der Anstrengungen der Hygieniker schließen oder auf die Unfruchtbarkeit der wissenschaftlichen Errungenschaften.«

Wie wir aus der Ethnologie wissen, gibt es in einem Hexerei- und Zaubereiprozeß stets Akteure, die man nicht verantwortlich machen darf, und andere, auf die hin sich die Anklage unausweichlich zubewegt.[43] Aus diesem Grund läßt sich ja anhand der Zauberei so gut die Fabrik der Gesellschaft erhellen. Hier ist es dasselbe. Nicht auf die Wissenschaft bewegt sich der Zweifel zu, sondern auf die Untätigkeit der Behörden: »Trotz der Fortschritte der Wissenschaft, trotz der Ratschläge von Ärzten und Ingenieuren läßt sich die hygienische Ökonomie einer großen und alten Stadt wie Paris schwer kontrollieren« (ebd.).

Wenn es darum geht, Allianzen zu schmieden, die dauerhaft ge-

42 Siehe Kapitel 3 von Latour: *Les microbes* (Anm. 1).

43 Siehe insbesondere Marc Augé: *Théorie des pouvoirs et idéologie*, Paris 1975, und Jeanne Favret-Saada: *Les mots, la mort, le sort*, Paris 1977 (engl. Übers.: *Deadly Words. Witchcraft in the Bocage*, Cambridge 1980). Der Prozeß des Anklagens ist ein ausgezeichnetes Modell nicht nur für die Untersuchung der Parawissenschaften oder der Zauberei, sondern auch der Wissenschaften. Indem der Ethnograph verfolgt, *wer* vorzugsweise angeklagt wird und *was* vorzugsweise als Ursache eines Mißgeschicks angesehen wird, kann er das Netzwerk der Assoziationen einer Gesellschaft leicht rekonstruieren. Den Anklageprozessen nachzuspüren ermöglicht einen direkten Einstieg in die »Soziologik«. Siehe Bruno Latour: *Science in Action* (Anm. 3), Kapitel 5.

nug sind, um das gesamte städtische Europa umzustoßen, darf man keine Anklage gegen die Wissenschaft oder die Pasteurianer richten. Darin liegt nicht Parteilichkeit oder Leichtgläubigkeit, sondern zeigt sich der Vertrauensvorschuß, der in die Forschungen über die Mikrobe investiert worden ist.

Wir können hier sehen, daß »Vertrauen« kein primärer Begriff ist. Es hängt ab vom Umfang der Operationen, in die sich die Hygieniker gestürzt haben. In der Natur der Veränderungen, die sie sich vorgenommen haben, liegt es, daß diese keinerlei Ergebnis bringen, bevor nicht alles beendet ist. Wie weiter oben gezeigt: Eine einzige Mikrobe kann alles in Gefahr bringen. Die Hygieniker sind unfähig, die Infektionskrankheiten im Keim zu ersticken, wenn nicht ständig und über mehrere Generationen hinweg investiert wird. Um Unumkehrbarkeit zu schaffen und sich definitiv von der Mikrobe zu befreien, darf man den Bau der Kanalisation nicht irgendwann abbrechen, noch auch nur für kurze Zeit die Impfungen aussetzen. Unter keinen Umständen darf man damit aufhören, die Hände der Hebammen zu desinfizieren oder die Milch zu sterilisieren. Die Netzwerke der Gesten und des Know-hows, die die Hygieniker aufbauen wollen, müssen ebenso durchgehend sein wie eine Kühlkette oder eine Öl-Pipeline. Um diesen langen Zeitraum zu schaffen, können unsere Autoren sich nicht den Luxus leisten, auch nur die kleinste Diskussion über Pasteur anzuzetteln. Nur so lassen sich die künftigen Bedingungen für die Verwirklichung der pasteurianischen Effizienz schaffen. Daher ist es nichtssagend zu behaupten, man habe an die Entdeckungen Pasteurs geglaubt, weil sie überzeugend waren. Sie sind überzeugend geworden, weil die Hygieniker an sie geglaubt und die anderen gezwungen haben, sie *in die Praxis umzusetzen*.

Um ihrer Position Dauer zu verleihen, müssen die Hygieniker eine Art »Potentialdifferenz« schaffen, eine möglichst große Potentialdifferenz zwischen den »unbestreitbaren Errungenschaften« der Wissenschaft und den »Ausflüchten der Behörden«. Dies war das einzige Mittel, einen »Skandal« *anzuzetteln* und die Verwaltung in Bewegung zu setzen. Das ist schon sehr früh sichtbar:

In einem Wort: Unter theoretischem Gesichtspunkt hat die Hygiene ihre Arbeit getan, doch sie ist nicht darüber hinausgegangen; und was die Praxis betrifft, sind wir im Rückstand gegenüber den meisten zivilisierten Nationen, denen wir auf wissenschaftlichem Gebiet doch voraus gewesen sind …

Auf dem Gebiet der Anwendung [ereifert sich Brochart] ist alles noch zu tun; dabei liegen die Lösungen doch bereit, man muß sich nur an die Arbeit machen, und zwar möglichst rasch. (1887, S. 389)

Hier sehen wir gut, wie sehr die Begriffe »Rückstand« und »Anwendung«, die so oft in der Soziologie der Innovation verwendet werden, das Ergebnis einer Strategie sind, um endlich andere Mächte in Bewegung zu setzen. Kein Forscher mit gesundem Menschenverstand hätte behaupten können, die Bakteriologie sei 1887 vollendet oder gar medizinisch anwendbar gewesen!

Es handelt sich keineswegs um ein »intellektuelles« Vertrauen in die Ergebnisse Pasteurs oder um Liebe zur Wissenschaft. Durch die Mikrobe und durch die Umwandlung der Mikrobiologie in eine *fertige* Wissenschaft wird es möglich, die langfristigen Sanierungspläne endlich *unbestreitbar* zu machen. Das ist nicht nur eine Metapher, sondern damit ist eine tatsächliche Garantie für die städtischen Investitionen gemeint. Denn wie soll man die Städte überzeugen, sich etwa an die Abwasserkanalisation zu machen, wenn weiterhin »an oberster Stelle« über die Unschädlichkeit der Abwässer gestritten wird? Wenn man dagegen die wissenschaftliche Diskussion abschließt, kann man den städtischen Behörden den Ertrag ihrer Investitionen garantieren: »Die Hygiene der Städte«, fährt Rochard fort, »wurde zum Gegenstand zahlloser Arbeiten, und alle Elemente, die damit zusammenhängen, sind uns ausreichend bekannt, so daß es möglich ist, an die Sanierung der ungesunden Örtlichkeiten zu gehen, man braucht keine Angst mehr zu haben, vom Weg abzuirren und sich in unproduktive Ausgaben zu stürzen«. (Ebd.)

Die abschließende Garantie mußte aber – am Ende der Kette – von den Laboratorien der Mikrobiologie und Mikrographie geleistet werden.

Wir verstehen nun, warum die Hygieniker Pasteur dermaßen Vertrauen entgegenbringen, warum sie es ablehnen, ihn anzuzweifeln, und warum sie seine Ergebnisse verallgemeinern. Das war nicht notwendig. Sie mußten jedoch die Wissenschaft so hoch wie möglich plazieren, wenn sie den vorliegenden Zustand und die Trägheit der Verwaltung zum Skandal machen wollten. Nun verstehen wir auch, wieso sie für diese Bewegung ausschließlich »Pasteur« verantwortlich machten – was ebenfalls nicht notwendig gewesen wäre. Weder aus Höflichkeit noch aus Liebe zur Wissenschaft beschäftigten sie sich mit den Mikroben. Wenn ihre Bewegungsrichtung der der Pasteurianer zuwidergelaufen wäre, müßten wir vielleicht immer noch auf die Pasteursche »Revolution« warten.

Doch die Hygieniker konnten die Potentialdifferenz noch weiter erhöhen, den Skandal über die Trägheit der Behörden noch weiter steigern, indem sie »Pasteur« die Hygiene selbst zuschrieben. Nicht Pasteur hat sich aus Boshaftigkeit oder Arroganz der neuen Hygiene bemächtigt. Vielmehr sind es die Hygieniker, die darauf angewiesen sind, aus »Pasteur« denjenigen zu machen, der alle ihrer Entscheidungen vorgeschrieben hat. Einen Hygieniker kann man in Zweifel ziehen, nicht jedoch »Pasteur«. Wenn im sekundären Dispositiv »Pasteur« so viel Raum zugestanden wird, so auch dies wieder deshalb, weil die Hygieniker es so wollten. Da sie sehr viel zahlreicher und einflußreicher waren, hätte Pasteur das Verfahren über die Zuschreibung der Verantwortlichkeit verloren, wenn sie nicht zugestimmt hätten.[44]

Vom neuen unbestreitbaren Akteur zum neuen autorisierten und autoritären Agenten

Die erstarkte, neu strukturierte Hygiene hat sich eine Zukunft geschaffen, sie zögert nicht mehr, sondern spricht jetzt mit Autorität, einer neuen Autorität in allen Bedeutungen des Wortes. Das ist deutlich zu sehen an einem Herausgeberbeitrag Richets aus dem Jahr 1883:

> Die Ingenieure verstehen sich auf die Kunst des Ingenieurs. Wissen sie, was Typhus ist? Kennen sie die Bedeutung des Wortes Ansteckung? Lesen sie die Mortalitätsstatistik von Paris? Die Administratoren kennen das administrative Regelwerk gut, doch wissen sie, was man unter Infektion, Desinfektion, Ansteckung und Epidemie versteht? Es ist wichtig, daß die Behörden nicht

44 Daher ist die Erklärung von Pasteurs Erfolgen ausgehend von seiner Fähigkeit, andere zu manipulieren, oder ausgehend von seiner Macht über die Hygieniker so nichtssagend. Wenn überhaupt jemand manipuliert wird, dann wird Pasteur es von Anfang an von den Hygienikern, die auf der Suche nach einer Lösung des Konflikts zwischen Reichtum und Gesundheit sind. Doch »Manipulation« ist ein Begriff wie »Macht« [power] oder »Strategie«. Alle implizieren irgendeinen Grad von Macht, Potentialität [potency] und sind daher im wesentlichen reduktionistisch (siehe Latour: *Les microbes* [Anm. 1], S. 196).

länger taub bleiben für den jeden Tag dringlicher werdenden und besser motivierten Aufruf der Hygieniker und endlich den sanitären Einrichtungen der Stadt Paris all die Einheitlichkeit und Wirksamkeit verschaffen, die diese bereits seit langem besitzen müßten. (1883, S. 225)

Hier finden wir den reinsten Ausdruck der verallgemeinerten Übersetzung, von der Serres in seinem *Parasiten* spricht. Indem sie sich des Pasteurismus bemächtigen, der sich der Mikroparasiten bemächtigt, verleihen die Hygieniker ihren Aufrufen mehr »Dringlichkeit« und eine »bessere Motivation«. Was tun sie also? Sie *verdrängen* die Ingenieure. Ihre Posten für uns! Die Ingenieure haben in ihren Welten und ihren Plänen die Mikroben vergessen; wir, die Hygieniker, berücksichtigen sie, und dank dieser neuen Macht müssen die Behörden uns nun in ihre Reihen aufnehmen. Alle werden sie fortbewegt, verschoben, übersetzt. Manche verlieren ihre Stellen (die Ingenieure, die Mikroben und die Behörden), andere gewinnen sie (die Pasteurianer, die Hygieniker). Die Behörden interessieren sich für die Politik, die Ingenieure für die trägen Körper, doch ein neuer Akteur tritt auf und stiftet Verwirrung: lebende, doch unsichtbare Körper, die überall umherwimmeln; welche die Pasteurianer in ihren Laboratorien am Werk sehen; was die Hygieniker ihnen glauben. Ich wies bereits darauf hin: Man macht keine Politik mit Politik, sondern mit *etwas anderem*. Hier haben wir eine schöne, ganz frische Machtquelle, um den Staat zu erobern. Die Fortsetzung des zitierten Herausgeberartikels ist im übrigen ganz eindeutig:

Es ist nötig, daß sie (die Behörden) endlich, soweit dies möglich ist, für die prompte Räumung des Unrats sorgen, die Sauberkeit des Wassers garantieren, sich um die gesundheitliche Zuträglichkeit der Wohnungen kümmern und die Verteidigung der öffentlichen Gesundheit gegen die Ansteckungskrankheiten sicherstellen. Das ist nicht nur eine Frage der Menschlichkeit oder des öffentlichem Wohlstands. In einem Land, in dem die Geburtenrate so niedrig wie in Frankreich ist, muß man sorgsamer mit menschlichen Existenzen umgehen; wie Rochard gesagt hat, geht es um den Bestand der französischen Nation. (Ebd.)

Damit ist nun die ganze Kette beschrieben: am einen Ende Frankreich; am anderen jene, die in ihren Laboratorien die Mikroben sichtbar machen; auf halber Strecke die Hygieniker, die die Daten aus dem Laboratorium in Hygienevorschriften übersetzen; ein wenig weiter die Behörden, die ihre Gesetze erlassen ausgehend von den Ratschlägen der wissenschaftlichen Hygiene, dieser neuen Profession, mit der man von nun an rechnen muß.

Die vollständige Hybridisierung zwischen Hygienikern und Pasteurianern vervielfältigt die Macht beider. Die geringste Hygienevorschrift läßt sich nun von einer anspruchsvollen und unbestreitbaren Wissenschaft diktieren; und die verborgeneren Arbeiten im Laboratorium finden sich nun mit dem Schicksal Frankreichs verknüpft. Archetyp dieser Allianz ist nicht Pasteur, sondern Chamberland, gleichzeitig Schüler von Pasteur, Hygienebeauftragter am Institut Pasteur, Abgeordneter, Hygieniker und Referent des Gesetzesvorhabens zur öffentlichen Hygiene von 1888. Als Héricourt den berühmten Chamberland-Bericht präsentiert, zeigt er das sekundäre Dispositiv in Aktion. Für ihn offenbart der Bericht die öffentliche Hygiene, »wie sie durch die Arbeiten der Schule von Pasteur geworden ist«. Er rühmt die Fortschritte, die man erhoffen darf von »der Anwendung all dieser miteinander zusammenhängenden mikrobiologischen Arbeiten, die vom Laboratorium in der Rue d'Ulm initiiert und angestoßen worden sind« (1888, S. 245).

Doch nicht diese Umkehrung der Priorität interessiert mich hier. Nein, das primäre Dispositiv ist interessanter, denn es schafft durch wissenschaftliche und juristische Gesetze eine neue, bisher unbekannte politische Macht. Man hat die Wissenschaft sehr schnell abschließen wollen, um sie unbestreitbar zu machen, jetzt will man das Gesetz abschließen, um seine Verpflichtungen unumkehrbar zu machen und die Entwicklung der Sitten zu beschleunigen. Der Sperriegel des wissenschaftlichen Gesetzes, der Sperriegel des juristischen Gesetzes und der Sperriegel der Sitten müssen sich einer nach dem anderen schließen, um die Regeneration der Gesellschaft zu erzwingen und den städtischen Massen wie den Mikroben gleichzeitig Platz zu machen.

Die ganze Bedeutung des Chamberland-Berichts liegt darin, diese neue Macht explizit zu definieren, die niemandes Platz einnimmt, sondern alle deplaziert, indem sie eine neue Quelle »politischer Macht« erfindet. Wie Rochard schreibt:

Schon kränkt der wachsende Einfluß der Hygiene mehr als einen Funktionär. ›Diese Ärzte sind ganz schön aufdringlich‹, sagte vor einigen Jahren ein Minister, ein wenig verstört vom Aufsehen, das der Typhus in den wissenschaftlichen Gesellschaften erregte, wie auch vom Widerhall ihrer Diskussionen in der nichtmedizinischen Presse. Es ist damit zu rechnen, daß man uns noch sehr viel lästiger finden wird an jenem Tag, wo wir nicht mehr bloß Ratschläge, sondern Befehle erteilen, wo die kompetente und autonome Direktion, die wir fordern, die Stadtverwaltungen zwingen wird, die notwendigen Maßnahmen zu ergreifen, und in den Haushalten der Städte die dazu erforderlichen Summen von Amts wegen vorsehen wird. (1887, S. 388)

Als Serres-Leser vor der Zeit betreibt unser Rochard seine Parasitologie. Der Typhus erregt Aufsehen; dieses Aufsehen stört den Minister; doch das Aufsehen wird zu einer zunächst noch nicht sehr selbstsicheren Stimme; dann zu einer Stimme, die Ratschläge gibt; schließlich zu einer, die Befehle erteilt. Der Grund für diese neue Selbstsicherheit ist leicht zu erraten: Die Hygieniker wissen nun, in wessen Namen sie sprechen; sie sprechen im Namen der bakteriologischen Wissenschaft, die ihrerseits im Namen jener unsichtbaren Population von Mikroben spricht, die diese Wissenschaft als einzige kontrollieren kann. Die militante Hygienebewegung hat ihren Anfang genommen. Man muß, meint unser militanter Hygieniker weiter, »die Menschen daran gewöhnen, das schützende Joch dieser neuen Autorität anzunehmen« (ebd.).

Der Chamberland-Bericht gibt dieser neuen Stimme Gewicht, die sich nun in alle politischen, ökonomischen und sozialen Beziehungen als Dritter einnistet. Er schlägt nämlich vor, »in jedem Departement in den Präfekturen einen autorisierten Agenten der öffentlichen Gesundheit einzusetzen, der über die Erfüllung der Gesetze wacht, sich über die gesundheitliche Zuträglichkeit der Zustände in den verschiedenen Kommunen informiert und jene von ihnen bezeichnet, wo Arbeiten nötig sind« (1888, S. 248).

Ein neuer Agent, um die neuen Agenten zu jagen, die durch die Mikrobiologie enthüllt worden sind. Welch schöne Einrichtung! *Auf jeden Parasiten anderthalb neue Parasiten!* Überall, wo sich die Mikrobe befinden kann, muß sich ein autorisierter Agent befinden, um sie von dort zu verjagen. Würde die militante Hygiene dieses Ziel erreichen, so hätte sie die Macht erobert, eine wenige Jahrzehnte zuvor noch unvorhersehbare und rasch unumkehrbar werdende Macht.

Übersetzt von Gustav Roßler

J. Andrew Mendelsohn

Der Mikroskopiker des modernen Lebens

Alexandre Yersin als Flaneur in Paris um 1890[1]

»Das Rollen der Fahrzeuge in der Straße! Und dazu die Schreie der Händler«, rief Alexandre Yersin aus, als er am 27. Oktober 1885 in Paris ankam. Als erstes erwarb er einen Zylinderhut, doch selbst mit diesem unerläßlichen Zeichen von Klasse und Mode hob sich der Sohn eines Schulmeisters aus einer Schweizer Kleinstadt kaum von den Menschenmengen und Schreien, den Staubwolken und Schlammpfützen ab. »Ich betrete das Warenhaus des Louvre ... Es ist unglaublich riesig, man verliert sich wirklich darin ... Was mir auffiel, war die Luft voller dichtem Staub, die man hier einatmet. Alles ist buchstäblich nur durch eine Art Nebel zu sehen. Und es herrscht ein Gedränge, ein Tumult.« Der Staub und die Menschenmenge der Stadt blieben ihm im Gedächtnis, als er vom Warenhaus am Montag zum Krankenhaus am Dienstag überging. Der zweiundzwanzigjährige Yersin war nach Paris gekommen, um Medizin zu studieren. Ein Jahrzehnt später sollte die Welt ihn als Entdecker des Pestbazillus (*Yersinia pestis*) kennenlernen.[2]

Yersin schiffte sich auf »eine große Entdeckungsreise« ein, als er seine ersten Monate zwischen dem Krankenhaus am Morgen und den Straßen von Paris am Nachmittag hin- und herpendelte, dabei sogar in die Unterkünfte der Armen der Stadt und in die Schlupf-

1 Der Text ist eine erweiterte Fassung von J. A. Mendelsohn: »The Microscopist of Modern Life«, in: *Osiris* 18, 2003, S. 150-170 (*A. d. Hg.*). – Für den Zugang zu unveröffentlichtem Material danke ich den Mitarbeitern der Archives de l'Institut Pasteur (im folgenden zitiert als AIP), insbesondere ihrer früheren Leiterin Denise Ogilvie und Daniel Demellier; den Mitarbeitern der Archives de l'Assistance Publique – Hôpitaux de Paris (im folgenden zitiert als AP-HP), insbesondere Sophie Riché; und Henri H. Mollaret und der verstorbenen Jacqueline Brossollet wie auch Bernardino Fantini und seinen Mitarbeitern an der Université de Genève für die unveröffentlichte Korrespondenz von Yersin mit seiner Mutter (im folgenden zitiert als Yersin Korrespondenz); siehe H. H. Mollaret und J. Brossollet: *Alexandre Yersin: le vainqueur de la peste*, Paris 1985.

2 Yersin Korrespondenz: 31. Oktober und 11. und 13. November 1885.

winkel ihrer Gassenjungen gelangte; er beobachtete und notierte seine Beobachtungen auf Hunderten von Seiten in einem Brief-«Tagebuch«, das er zweimal wöchentlich an seine Mutter schickte.[3] Nachdem er im Laboratorium von Louis Pasteur zu arbeiten begonnen hatte, wurde dieses Verhaltensmuster zur Struktur der ersten mikrobiologischen Untersuchung bei menschlichen Populationen. Die städtische Masse war nicht länger bloß die chaotische geheimnisvolle Antithese zu Labor und Klinik, sie wurde vielmehr zu einem Raum und einem Gegenstand bakteriologischen und epidemiologischen Wissens.

Sein Beobachten beim Umherstreifen hatte Yersin nicht in seiner Disziplin oder seiner Ausbildung erlernt. Unter Ärzten und Bakteriologen machte es ihn zwar einzigartig, nicht jedoch im größeren Paris der damaligen Zeit; denn Maler, Romanciers, Journalisten, Privatdetektive und sozialwissenschaftliche *enquêteurs* bewegten sich durch die Straßen und Häuser der Stadt, ermittelnd, beobachtend, darstellend. Anders als Yersin gehörten diese Menschen jedoch zu künstlerischen und wissenschaftlichen Bewegungen oder Traditionen. Auch entwickelte und förderte Yersin seine Beobachtungsaktivität nicht bewußt als Methode, wie sie es taten. Noch entlehnte er seine Forschungspraxis den Traditionen der sozialmedizinischen und epidemiologischen Untersuchung oder der Gesundheitspolizei.[4] Das macht seinen Fall historisch so interessant. Seine Jugend und seine Unkenntnis eines Großteils der höheren kulturellen und wissenschaftlichen Produktionen seiner Zeit, wie es aus seinem umfangreichen Tagebuch hervorgeht, machen seinen Fall zu einer ungewöhnlich kontrollierten historischen und soziologischen Demonstration der Macht, welche die Stadt selbst besaß, um mit ihrer physischen und menschlichen Geographie, ihrem Straßenleben besondere Forschungsweisen und Beobachtertypen der sozialen und natürlichen Welt hervorzubringen.

3 Yersin Korrespondenz: 7. und 13. November 1885.

4 Michelle Perrot: *Enquêtes sur la condition ouvrière en France au 19e siècle*, Paris 1972; Bernard-Pierre Lecuyer: »Médecins et observateurs sociaux: les Annales d'hygiène publique et de médecine légale (1820-1850)«, in: *Pour une histoire de la statistique*, 2 Bde., Paris 1977, Bd. 1, S. 445-476; William Coleman: *Death Is a Social Disease: Public Health and Political Economy in Early Industrial France*, Madison 1982; William Coleman: *Yellow Fever in the North: The Methods of Early Epidemiology*, Madison 1987; Andrew Aisenberg: *Contagion: Disease, Government, and the ›Social Question‹ in Nineteenth-Century France*, Stanford 1999

In seinem Essay *Der Maler des modernen Lebens* (1863) vertrat der Dichter Charles Baudelaire den Gedanken, daß die Erfahrung des Bads in der Menge und des Schauspiels der Metropole eine neue Art von »Beobachter« hervorgebracht hatte, einen, der sich so schnell bewegte, so einsam und so flüchtig war wie das moderne Leben selbst, das er sehen wollte und in Gemälden festzuhalten suchte.[5] Unter den aus dem Leben oder der Literatur gegriffenen Modellen für diese Figur befand sich auch der Pariser Sozialtyp des *flâneur*. Zwar hatten auch andere Städte charakteristische Beobachter hervorgebracht, wie etwa London seinen »spectator«.[6] Doch nirgendwo sonst erwies sich eine solche Figur als kulturell so beherrschend und so zentral für den Aufbau der Identität einer Stadt wie in Paris. »Wandern ist menschlich, flanieren pariserisch«, konnte Yersin in Victor Hugos Roman *Les misérables* lesen, dem Buch, das den jungen Bakteriologen in seinem Stadtleben begleitete und in mancher Hinsicht auch führte, so als könnte er die verlorengegangene städtische Welt bewohnen, in der der Roman spielte: das alte Paris der Jahre zwischen 1820 und 1840, vor der teilweisen Zerstörung und dem Neuaufbau unter Baron Haussmann im Second Empire. Dieser Aufsatz erzählt die Geschichte, wie Paris – mit seinem veränderten öffentlichen Raum, seinen Vergangenheiten, die noch in der Gegenwart erlebt werden konnten, und den narrativen Strukturen seiner Romane – einen Beobachter der natürlichen und sozialen Welt schuf, mitsamt seinen eigenen Beobachtungspraktiken und dem Gefühl, daß die Metropole erkannt werden konnte.

In anderen Städten, insbesondere in New York oder in dem von der Cholera heimgesuchten Hamburg, beruhte, wie wir sehen werden, der Beginn der bakteriologischen Untersuchung der Bevölkerung um 1890 auf ganz anderen städtischen Strukturen und Mustern des Alltagslebens. Sie waren charakteristisch für jene Orte und ihren jeweiligen nationalen Kontext zu einem bestimmten historischen Zeitpunkt, und doch gehörten sie zu einem allgemeinen, wiedererkennbaren Aspekt der Moderne, einem anderen als dem von Baudelaire formulierten; es handelte sich um das, was Zeitgenossen

5 Charles Baudelaire: »Le peintre de la vie moderne« (1863), in: *Écrits sur l'art*, Paris 1999, S. 503-552, hier S. 508, 514; siehe T. J. Clark: *The Painting of Modern Life: Paris in the Art of Manet and His Followers*, London 1984.

6 Dana Brand: *The Spectator and the City in Nineteenth-Century American Literature*, Cambridge 1991.

– vom unbekannten Bakteriologen bis zum gefeierten sozialen Denker – die »rationale« Organisation und Verwaltung der sozialen und materiellen Welt nannten, die Überwachung der Bevölkerungen durch disziplinarische Institutionen, technische Kenntnisse und bürokratische Staatsformen. Diese Moderne war nicht die der Flüchtigkeit, sondern eine, die jene, die sie erlebten, dazu brachte, ihre Welt mit einer Maschine zu vergleichen.[7]

Yersins Geschichte führt uns ebenfalls in die Kulturgeschichte einer experimentellen Laborwissenschaft. Seine Mikroskopie der städtischen Infektionen gehört zu einem wichtigen Kapitel in der Entstehung der medizinischen Mikrobiologie; daran beteiligt war Pasteurs wichtigster Mitarbeiter Emile Roux, der den jungen Medizinstudenten als seinen Assistenten einstellte. Die Forschungsarbeit der beiden war die erste in der Schule Pasteurs, die sich mit einer gewöhnlichen menschlichen Krankheit beschäftigte, und in einem von ihnen begründeten Ausbildungsgang prägte sie das ätiologische und epidemiologische Erklärungsmuster, das dann Generationen von Schülern und Hunderte von Gastforschern und -studenten am Institut Pasteur gelehrt werden sollte. Mein Argument lautet, daß Formen des städtischen Lebens und dessen Beziehung zum »Land« in Wissenschaft verwandelt wurden. Yersin machte aus seinen Freizeitaktivitäten Forschungspraxis: Flanieren, Romanlektüre, sogar der Ausflug des Stadtbewohners ans Meer trugen zu seiner Forschung bei. Seine Erweiterung der bakteriologischen Feldforschung auf Gebiete außerhalb der Stadt folgte genau den Routen, auf denen Ausflüge an die See stattfinden. Roux' Labormethoden, Datenanalyse und die Erklärungsweise der Krankheit, die er am Institut Pasteur unterrichtete, entwickelten sich ihrerseits aus dem, was Yersin als Roux' »Lebensweise« (*genre de vie*) bezeichnete, insbesondere seine sich verändernde körperliche Verfassung und Gesundheit in ih-

7 Die relevante Literatur ist äußerst umfangreich. Neben den klassischen Schriften von Max Weber und Michel Foucault siehe Detlev J. K. Peukert: *Max Webers Diagnose der Moderne*, Göttingen 1989; Paul Rabinow: *French Modern: Norms and Forms of the Social Environment*, Cambridge, Mass. 1989; James C. Scott: *Seeing Like a State: How Certain Schemes to Improve the Human Condition Have Failed*, New Haven 1998. Nur wenige Autoren haben diese beiden Aspekte der Moderne und ihren historischen Zusammenhang erörtert, wie etwa Marshall Berman: *All That Is Solid Melts into Air: The Experience of Modernity*, New York 1982; Clark: *Painting of Modern Life* (Anm. 5).

rer Beziehung zu Stadt und Land. Hier ging es ernsthaft um Leben und Tod und zugleich spielerisch um inszenierte Selbstdarstellung – und zwar als ein entschieden Unmoderner. So besteht diese Kulturgeschichte nicht nur aus Darstellungsformen, sondern auch aus Handlungsformen, körperlichen Zuständen und ihren Bedeutungen, und um dem gerecht zu werden, werde ich dies mit Yersin »Lebensweise« nennen. Sprache vermittelt, doch am allerwenigsten tut sie das durch Metaphern und Symbole.

Yersins städtische Untersuchungen waren Teil eines neuen Projekts zur Diphtherie, von dem er Roux überzeugt hatte. In den europäischen und nordamerikanischen Städten war die Diphtherie gegen Ende des 19. Jahrhunderts eine häufig auftretende, gefürchtete Kinderkrankheit. Sie bot Roux die Gelegenheit, eine allgemeine Hypothese zu erforschen, die er und Pasteur in ihren Milzbrandstudien 1881 aufgestellt hatten: daß die Ansteckungskrankheit nicht nur aus der Ansteckung hervorging, sondern auch und vielleicht vor allem aus der Aktivierung latenter (»abgeschwächter«) Mikroben, die bereits in menschlichen und tierischen Körpern vorhanden waren. Epidemien gingen demnach nicht so sehr aus Invasionen hervor als vielmehr aus Störungen eines empfindlichen Gleichgewichts zwischen Mikroben und tierischem Leben. Mit dieser Hypothese extrapolierten die Pasteurianer nur Beobachtungen aus dem Labor auf die Natur insgesamt; diese Beobachtungen hatten sie bei der Entwicklung und Produktion von Impfstoffen gemacht, als sie die Virulenz von Mikroorganismen zu verändern versuchten.[8] Aus der »Feld«-Forschung gab es hierzu noch keine Belege.

Die Diphtherie betrat die Szene: Bei Untersuchungen der Kehlen von Kindern war nach 1880 eine Bakterienform gefunden worden, die von Friedrich Loefflers »Diphtheriebazillus« nicht zu unterscheiden, bei Menschen und Labortieren jedoch nicht pathogen war. Loeffler, ein Student Robert Kochs, taufte sie einfach auf den Namen »Pseudodiphtherie-Bazillus« und betrachtete sie als eine eigene Spezies, die für die Krankheit irrelevant war. Doch war sie es wirklich? Im Hôpital des Enfants-Malades, wo Yersin als Assistenzarzt arbeitete, begann er im Mai 1889 damit, Hals und Mund von

8 J. Andrew Mendelsohn: »›Like All That Lives‹ Biology, Medicine and Bacteria in the Age of Pasteur and Koch«, in: *History and Philosophy of the Life Sciences* 24, 2002, S. 3-35.

»normalen« Kindern zu untersuchen (d. h. solcher mit anderen Leiden wie Sonnenbrand oder Krebs). Bei zwei Dritteln dieser Kinder fand er den sogenannten Pseudodiphtherie-Bazillus.[9] Doch wie stand es mit gesunden Kindern, die früher die Krankheit hatten?

Kunst und Wissenschaft des »Plein air«

»Ich verfolge in der Stadt Kinder, die genesen sind und das Krankenhaus verlassen haben«, notierte Yersin in seinem Brieftagebuch vom 23. Juni 1889. Er setzte seine Aktivität die ganze Woche hindurch fort und mit Unterbrechungen die nächsten sechs Monate. Mit seinen Reagenzgläsern war er in der Stadt unterwegs, besuchte wiederholt Kinder in ihren Arbeiter- und Kleinbürgerwohnungen – z. B. Philippe Recoussines, den achtjährigen Sohn eines Weinhändlers im neunten Arrondissement – und kehrte mit Proben aus ihrem Rachen ins Labor zurück, wo er Kulturen anlegte, mit seinem Mikroskop erforschte und bei Meerschweinchen auf Virulenz untersuchte.[10] Lassen sich diese Exkursionen nicht einfach nach dem Modell des ins Haus gerufenen Arztes verstehen? Die medizinische Rolle war gewiß notwendig, mit ihrer Hilfe konnte Yersin Proben von den Körpern der Menschen nehmen. Doch sie war bei weitem nicht ausreichend. Hausbesuche gehörten zur Arbeit niedergelassener Ärzte, nicht zur Routinearbeit der Krankenhäuser. Außerdem war die Ausweitung eingreifender Untersuchungen bzw. Tests von Kranken auf Gesunde ein Schritt, der normalerweise nicht zur Rolle des Mediziners gehörte. In das Krankenhaus hinein- und wieder hinauszugelangen war keine beiläufige Angelegenheit für Patienten, Angehörige und Personal. Das Kommen und Gehen des Personals war beispielsweise verbunden mit routinemäßigem Kleiderwechsel, Waschen und Desinfektion.[11] In seinem Lehrbuch *Clinique de*

9 Émile Roux und Alexandre Yersin: »Contribution à l'étude de la diphthérie (3e mémoire)«, in: *Annales de l'Institut Pasteur* 4, 1890, S. 385-426; AIP: Fonds Yersin, 12 Forschungsnotizbücher (1887-1891) betitelt *Tonsite* (im folgenden zitiert als Yersin, *Tonsite*): *Tonsite V*, S. 8, *Tonsite VI*, S. 3, passim; *Tonsite VII*, S. 1-14.

10 AP-HP: Hôpital des Enfants-Malades, Registre des entrées, 1889, Nr. 1932. AIP: Yersin: »Diphthériques suivies après la guérison«, 1889, S. 3.

11 Siehe Émile Vialle: *Le service des douteux à l'hôpital des Enfants malades*, med. Diss., Paris 1900.

l'Hôpital des Enfants-Malades von 1884 beschloß der Chefarzt der Kinderklinik die lange Darstellung eines wichtigen Falls mit den Worten: »Schließlich hat das Kind das Krankenhaus verlassen, und damit ist die Beobachtung abgeschlossen.«[12] Der Raum der medizinischen Beobachtung und der Raum des Krankenhauses fielen normalerweise zusammen.

Wie einleitend jedoch bereits bemerkt, war Yersin zwar einzigartig unter Klinikärzten und seinen Pasteurianer-Kollegen, doch bei weitem nicht der einzige rastlose Erforscher der Pariser Bevölkerung zur damaligen Zeit. Zu seinen Forscher-Kollegen gehörten Emile Zola, Edmond und Jules de Goncourt, Romanciers und Vorkämpfer für den wissenschaftlichen Realismus in der Literatur. 1885, genau am Abend von Yersins Ankunft in Paris, als dieser allein in seiner Pension zu Abend speiste, saß Zola mit Edmond de Goncourt beim Essen. Der Erziehungsminister, empörte sich Zola, hatte gerade eine Theaterproduktion von *Germinal* verboten, seiner Sozialkritik der Arbeitsbedingungen der Bergleute.[13] Sein neuer Roman, an dem er schrieb und der im folgenden Jahr unter dem Titel *L'Œuvre* erscheinen sollte, beschrieb die Notlage des von den Kritikern lächerlich gemachten Avantgarde-Künstlers.[14] Das unglückselige Gemälde, um das der Roman kreiste, trug den Titel *Plein air*, eine Redewendung, die »im Freien« oder »draußen« bedeutete und sich auf eine künstlerische Bewegung bezog, die bekannt war als die *école du plein air* oder die *plein-airistes* oder zunehmend auch als Impressionismus.

Angefangen bei seinen Besprechungen von Edouard Manet in den 1860er Jahren, sah Zola die neue Malerei als Gegenstück zum wissenschaftlichen Realismus, nach dem er in seinem literarischen Werk suchte.[15] Dem pflichteten andere bei. *Plein air* war nicht nur eine Sache des Stils und des Sujets (Licht und Atmosphäre impres-

12 Eugène Bouchut: *Clinique de l'Hôpital des Enfants-Malades*, Paris 1884, S. 586.

13 Yersin Korrespondenz: 27. Oktober 1885; Edmond und Jules de Goncourt: *Journal: mémoires de la vie littéraire*, hg. von Robert Ricatte, 4 Bde., Paris 1956, Bd. 3, 27. Oktober 1885.

14 Émile Zola: *L'Œuvre*, Paris 1983 (1886).

15 Auf die Beobachtungspraxis fokussierend assimiliert Robert L. Herbert: *Impressionism: Art, Leisure, and Parisian Society*, New Haven 1988, Kapitel 2, den Impressionismus überzeugend mit dem literarischen Naturalismus. Die intendierte »Objektivität« des literarischen Naturalismus wird jedoch gewöhnlich kontrastiert mit der »Subjektivität« der künstlerischen und literarischen Moderne: siehe

sionistischer Freiluftszenen), sondern ebenso der künstlerischen Praxis. Die Künstler sollten eine Wand ihres Ateliers einreißen, um »eine Öffnung zur Straße« herzustellen, schrieb 1876 ein Anhänger der Bewegung. Die Ateliers der Impressionisten überblickten die neuen von ihnen gemalten städtischen Räume, und ständig waren die Maler in Paris und seinen Vororten unterwegs.[16] Ähnlich beschafften auch Zola und die Goncourts das Material für ihre Romane zu Fuß, erkundeten die Stadt mit dem Stift in der Hand, um zu finden und zu schaffen, was sie »menschliche Dokumente« nannten.[17] Nur auf diese Weise konnte der Künstler quasi als Sozialwissenschaftler an das gelangen, was »man heute als *la verité du plein air* bezeichnet«, wie es der republikanische Staatsmann Jules Ferry formulierte. Er sprach als Bildungsminister beim Salon von 1879 und lobte jene, die das Atelier und seine traditionellen Sujets hinter sich gelassen hatten, auf der Suche nach einer flüchtigeren (*fugitive*), doch gleichzeitig näheren und aufdringlicheren Wirklichkeit.[18]

Yersins Mentor Roux, dessen Ansichten über die Impressionisten wir nicht kennen, von dem wir aber wissen, daß er politisch und kulturell gut informiert war (er las Zolas Romane, und als ein Mitrepublikaner und Dreyfusianer bewunderte er später Zolas Willenserklärung »J'accuse«), fand einen eigenen Ausdruck für die Bakteriologie im Feld, für die Bakteriologie außerhalb des Labors. Er nannte sie »bactériologie en plein air«![19] »Plein air« war so sehr ein Topos, eine Artikulationsweise des künstlerischen, sozialen und wissenschaftlichen Lebens und der Praxis im Frankreich der Dritten Republik, daß eines der ersten Handbücher für die Erhebungen zur städtischen Sozialforschung, *Les enquêtes: pratique et théorie* von Pierre du Maroussem (das in einer sozialwissenschaftlichen Reihe erschien, mit der Roux' Mentor, der Pasteurianer Emile Duclaux,

Richard Lehan: *The City in Literature: An Intellectual and Cultural History*, Berkeley 1998, Kapitel 4-5.

16 Herbert: *Impressionism* (Anm. 15), Kapitel 1; Zitat S. 20.

17 Émile Zola: *Carnets d'enquête: une ethnographie inédite de la France*, hg. von Henri Mitterand, Paris 1986. Über »documents humains« in Goncourt: *Journal*, Bd. 2, S. 96 (24. Oktober 1864); Bd. 3, S. 496 (15. Oktober 1885).

18 Zitiert nach Françoise Cachin: »Le paysage du peintre«, in: *Les lieux de mémoire*, hg. von Pierre Nora, 2 Bde., Paris 1997, Bd. 1, S. 957-996, hier S. 987.

19 Émile Roux: »L'œuvre médicale de Pasteur« (1896), in: *Pasteur, 1822-1922*, hg. vom Institut Pasteur, Paris 1922, S. 55-87, hier S. 65; AIP: Korrespondenz Roux' mit Elie und Olga Metchnikoff.

assoziiert war), eine »deutsche« von einer »französischen Schule« folgendermaßen unterschied: »Auf der einen Seite haben wir das Leben der Archive; auf der anderen das Leben der Aktivität und des *plein air* – ein wenig das des ›Reporters‹ und des ›Detektivs‹«.[20] Kurzum, Yersins Paris war das Paris der Kunst und der Wissenschaft des *plein air*, das Paris des einsamen, mobilen Beobachters: des Malers, der mit seinen Pinseln in der Stadt unterwegs war, des sozialen *enquêteurs,* des Romanciers mit seinem Notizbuch oder schließlich des Bakteriologen mit seinen Reagenzgläsern. Das Atelier, die Bibliothek, das Büro der Stadtverwaltung, das *cabinet* des Schriftstellers, das Labor und die Klinik – sie alle waren notwendig für die künstlerische und wissenschaftliche Praxis, doch eine Wand dieser Räume mußte eingerissen werden, um an die *verité du plein air* zu gelangen.

Nun wären diese wissenschaftlichen, kulturellen und politischen Verbindungen und Resonanzen interessant genug, wenn Yersin Teil von ihnen gewesen wäre. Doch er war es nicht, wie seine Briefe zeigen, und das macht seinen Fall so aufschlußreich für die Rolle, die Raum und Straßenleben der Stadt nicht nur im Verlauf seiner wissensgenerierenden Tätigkeit spielten, sondern vielleicht ebenso bei den kulturellen und politischen Aktivitäten der anderen. Yersins Paris war unter Napoleon III. und seinem Präfekten Georges Haussmann neu aufgebaut worden, es sollte zum individuellen Gang durch die Stadt einladen, damit man ihre visuelle Größe bewunderte und sich an ihrer Schönheit und ihrem Wohlergehen erfreute. Das massive Buch, das zur Ausstellung von 1867 der Welt die umgewandelte Stadt präsentierte, trug einfach nur den Titel *Les Promenades de Paris*.[21] Die Impressionisten bewohnten und malten dieses neue Freiluft- und Freilicht-Paris: nicht seine vielen malerischen und verwinkelten Straßen, die es nach wie vor gab und die den älteren, romantischeren Naturen gefielen, sondern die neuen Boule-

20 Pierre du Maroussem: *Les enquêtes: pratique et théorie*, Paris 1900, S. 5; siehe auch Émile Duclaux: *L'hygiène sociale*, Paris 1902. Beide erschienen in der Reihe Bibliothèque générale des sciences sociales, herausgegeben von Dick May (Jeanne Weill), École des hautes études en sciences sociales, deren Direktor Duclaux wurde. Maroussem beaufsichtigte eine langfristige sozioökonomische Erhebung über das zentrale Paris in der Tradition des Klassikers des Ingenieurs Frédéric Le Play von 1855, *Les Ouvriers européens*.

21 Adolphe Alphand: *Les Promenades de Paris*, 2 Bde., Paris 1867-1873.

vards, Plätze und Parks, die Gare Saint-Lazare, das vorstädtische Seineufer und die Orte an der Meeresküste, zu denen jedes Wochenende Tausende von Parisern mit den neuen Eisenbahnen fuhren, unter ihnen Claude Monet mit seinen Malutensilien und später, wie wir noch sehen werden, Yersin mit seinen Reagenzgläsern. In der Kunst der Impressionisten und in der Mikrobiologie Yersins lassen sich parallele Ausdrucksformen derselben gewandelten menschlichen und physischen Geographie der Stadt sehen.[22]

Ebenfalls relevant war eine Reihe früherer Entwicklungen im 19. Jahrhundert. Die Ausdrücke *flânerie* und *flâneur* hatten sich schon vor der Haussmannisierung eingebürgert, um eine durch das Aufkommen des Luxuskonsums als Schauspiel entstandene neue Verhaltensform zu beschreiben. Paris in den 1820er und 1830er Jahren erlebte einen ökonomischen Aufschwung und eine Verlagerung des bürgerlichen Alltagslebens aus dem Innern des Hauses hinaus in neue halböffentliche Enklaven des Schauspiels, Müßiggangs und Konsums wie Cafés, Tanzhallen, Theater und Einkaufsarkaden. Die Presse begann sich durch Werbung zu finanzieren anstatt durch Subskription, sie erreichte zum ersten Mal ein Massenpublikum und füllte sich mit Bildern, Zerstreuung und Verlockung. Der Fortsetzungsroman und der Feuilleton-Journalismus wurden geboren. Es war das große Zeitalter der Beobachtung, Beschreibung und Klassifizierung der schwindelerregenden neuen sozialen Welt der Metropole. Die Schriftsteller und Künstler der Stadt formten die Bezeichnung *flâneur* für eine scharf beobachtende, dandyhafte Gestalt. Der Flaneur personifizierte die sich selbst beobachtende Metropole.[23]

Auch wenn der Ausdruck *flâneur* in der zweiten Jahrhunderthälfte im Pariser Vokabular blieb und weiterhin auf Individuen angewandt wurde – so etwa auf den impressionistischen Maler Manet

22 Siehe die längere Entwicklung in François Bedarida und Anthony Sutcliffe: »The Street in the Structure and Life of the City: Reflections on Nineteenth-Century London and Paris«, in: *Journal of Urban History* 6, 1980, S. 379-396.

23 Richard D. E. Burton: *The Flaneur and His City: Patterns of Daily Life in Paris, 1815-1850*, Durham 1994; Eckhardt Köhn, *Straßenrausch: Flanerie und kleine Form. Versuch zur Literaturgeschichte des Flaneurs von 1830-1933*, Berlin 1989, Kapitel 1; Walter Benjamin: *Das Passagen-Werk*, hg. von Rolf Tiedemann, 2 Bde., Frankfurt am Main 1998; siehe auch Maurice Agulhon: *Le cercle dans la France bourgeoise, 1810-1848*, Paris 1977.

von seinen Freunden[24] –, veränderte sich die Praxis der solitären sozialen Beobachtung mit der Veränderung der Stadt. Zwei Bilder fangen diesen Wandel ein. Um 1840 war es *en vogue*, mit Schildkrötengeschwindigkeit durch die Arkaden zu flanieren, und das hieß buchstäblich, eine kleine Schildkröte an einer Leine mit sich zu führen.[25] Manche Karikaturen zeigten eine schlendernde oder sogar stehende Figur, zwar blasiert, aber dennoch fasziniert von den anderen Passanten, denn sie führte ein Opernglas mit sich.[26] Als jedoch 1876 der Impressionist Gustave Caillebotte sich im Zylinderhut auf dem neuen Pont de l'Europe im Gehen porträtierte, hatte sich der Flaneur verwandelt, er war zu einem schnell schreitenden Beobachter in einem großzügigen geometrischen Stadtbild geworden, das geprägt war von Eisenträgerbrücken und Haussmanns Boulevards.[27]

Wie diese Figuren war auch Yersin ein männlicher Beobachter, der zu Fuß unterwegs war: mit einem Zylinderhut, der seine soziale Klasse und Unabhängigkeit anzeigte, denn er unterschied ihn sowohl vom Kleinbürger mit seinem einfachen Hut als auch vom Arbeiter mit seiner Mütze; gleichzeitig beschäftigt und zerstreut, im Unterschied zum Fußgänger, der geschäftlich oder zur Arbeit unterwegs war; mit intelligentem und beobachtendem umherschweifenden Auge und mit gezücktem Stift, im Unterschied zum bloßen Müßiggänger oder *badaud*; und schließlich einsam und ohne soziale und häusliche Bindungen, im Unterschied zum Paar oder zur Familie beim Spaziergang.[28] Der Zylinderhut fungierte als seine Lizenz zu schauen, die anderen um ihn herum zu beobachten. Der ein Opernglas schwingende Mann war eine gängige Pariser Figur, von Karikaturen des Flaneurs um 1840 bis hin zu Manets *L'Exposition universelle de 1867* und späteren Bildern des Stadtlebens in dem von Haussmann umgewandelten Paris. Und der Flaneur trägt stets einen Zylinderhut, nie eine Melone oder eine Arbeitermütze.[29] Yer-

24 Herbert, *Impressionism* (Anm. 15), S. 35.

25 Walter Benjamin: *Charles Baudelaire: Ein Lyriker im Zeitalter des Hochkapitalismus*, hg. von Rolf Tiedemann, Frankfurt am Main 1974, S. 52.

26 Louis Huart: *Physiologie du flâneur*, Paris 1841.

27 Herbert: *Impressionism* (Anm. 15), S. 23.

28 Siehe oben Anm. 23; Keith Tester (Hg.): *The Flâneur*, London 1994.

29 Beispiele in Huart, *Physiologie du flâneur* (Anm. 26); Clark, *Painting of Modern Life* (Anm. 5); Alphand, *Promenades*, Bd. 2 (Anm. 21), Tafel von Buttes Chaumont.

sins Mikroskop war zwar nicht so transportabel wie ein Fernglas, doch gelegentlich bewegte er sich durch die Stadt »mit meinem Mikro bewaffnet«, und wenn auch nur, um es zwischen seiner Unterkunft und den verschiedenen Arbeitsstätten hin- und herzutransportieren.[30]

Ständig in Bewegung, die vorbeieilende Menge über den Rand seines Glases beobachtend, wenn er eines der kostenlos ausgeschenkten Sirupgetränke schlürfte, für die er in den Warenhäusern anzuhalten pflegte, tauchte Yersin in das Straßenleben ein. Wie gesagt, viele taten das nicht. Im Oktober 1885, kaum zehn Tage bevor der junge Schweizer in Paris anlangte, war ein junger Wiener ebenfalls dort angekommen, um in einer Pariser Klinik zu studieren. Sigmund Freud. Er war fasziniert von der französischen Hauptstadt, aber schreckte vor ihrem Straßenleben zurück: »sie drängen sich ebenso – Männer und Frauen – um alle Nuditäten wie um die Leichen in der Morgue und die gräßlichen Anschlagzettel in den Straßen«, auf denen die neuesten Fortsetzungsromane angepriesen wurden.[31] Yersin dagegen machte sich ausdrücklich auf, um das Leichenschauhaus zu besuchen. Als Medizinstudent mit einer Schwäche für das visuelle Schauspiel, verliebt in seinen Anatomieatlas und sogar geneigt, die Formvollendetheit eines amputierten Fußes zu beschreiben, den er zu sezieren hatte, besuchte er das Leichenschauhaus sowohl wegen der in den Glaskästen ausgestellten Körper als auch wegen des Schauspiels und der Erfahrung der Menge.[32] Während Freud erste Gedanken über »psychische Epidemien« und Massenpsychologie in den Menschenmengen von Paris hatte,[33] ließ er diese nie nahe an sich heran. Yersin dagegen suchte das Bad in der Menge, eine Erfahrung, die viele von Baudelaires Schriften beseelte und die für diesen mit der Beobachtung des modernen Lebens iden-

30 Yersin Korrespondenz: 13. November 1885.

31 Freud an Minna Bernays, 3. Dezember 1885, in Sigmund Freud: *Briefe 1873-1939*, hg. von Ernst und Lucie Freud, Frankfurt am Main 1980, 3. korrigierte Aufl., S. 192.

32 Yersin Korrespondenz: 31. Oktober 1885; siehe Vanessa R. Schwartz: *Spectacular Realities: Early Mass Culture in Fin-de-Siècle Paris*, Berkeley 1998, Kapitel 2.

33 Jan Goldstein: »›Moral Contagion‹: A Professional Ideology of Medicine and Psychiatry in Eighteenth- and Nineteenth-Century France«, in: Gerald L. Geison (Hg.): *Professions and the French State, 1700-1900*, Philadelphia 1984, S. 181-222, hier S. 181.

tisch war.[34] Freuds Tagesablauf hielt sich eng an den regelmäßigen Rhythmus von »le Tout-Paris« oder »la vie parisienne«, am Tage in der Klinik arbeitend und am Abend im Theater oder auf einer eleganten *soirée*, was die Zeiteinteilung von Yersin im Vergleich fast schon bohèmehaft machte, zumindest dann, wenn er sich nicht auf seine medizinischen Prüfungen vorbereitete oder von Roux mit Arbeit überhäuft wurde.[35] Im selben Monat, als sich Freud über die gräßlichen Plakate und die von ihnen beworbenen Fortsetzungsromane beklagte, im Dezember 1885, war Yersin gerade dabei, sein Leben in einen Fortsetzungsroman zu verwandeln. Er verwickelte sich auf der Straße in romanhafte Eskapaden und berichtete über diese in seinen Briefen mit der Schlußzeile: »Voilà mein Roman. Ich bin sogar versucht hinzuzufügen: Fortsetzung nächste Woche in der nächsten Nummer, na wie wäre das?«[36]

In Yersins brieflichem Tagebuch haben wir – ein seltenes Exemplar – die Autobiographie von jemandem, der sich auf eine deutlich erkennbar flaneurhafte Weise benimmt. Es ist darüber hinaus ein lebendiges Beispiel für die Verwandlung dieser städtischen Lebensweise in eine berufliche, ja sogar wissenschaftliche Praxis – eine Verwandlung, von der Walter Benjamin vermutete, sie sei in den Anfängen der Tätigkeit des Reporters und des Detektivs zu finden. Nur hätte er sie wohl kaum in den Natur- und Laborwissenschaften vermutet.[37] Keineswegs war Yersin sich des Typus Flaneur besonders bewußt, noch eiferte er ihm gar nach. Karikaturen und Texte über städtische Sozialtypen wie den *flâneur* und den *badaud* waren ohnehin nach 1850 allmählich seltener geworden, denn die zunehmende Größe der Stadt, städtische Mobilität und Anonymität, die zunächst solche Typologien und physiognomischen Erwartungen hervorgebracht hatten, hatten nun einen Punkt erreicht, an dem jene unplausibel und wunderlich erschienen.[38] Es wäre auch irreführend,

34 Baudelaire: »Peintre« (Anm. 5), S. 511-514.

35 Freud: *Briefe* (Anm. 31), S. 175-217; Anne Martin-Fugier: *La Vie élégante: ou, la formation du Tout-Paris, 1815-1848*, Paris 1990; Julia Csergo: »Extension et mutation du loisir citadin: Paris XIXe siècle-début XXe siècle«, in: *L'avènement des loisirs, 1850-1960*, hg. von Alain Corbin, Paris 1995, S. 121-168.

36 Yersin Korrespondenz: 26. Dezember 1885.

37 Benjamin: *Baudelaire* (Anm. 25); siehe Tester: *Flâneur* (Anm. 28); Rolf Lindner: *Die Entdeckung der Stadtkultur: Soziologie aus der Erfahrung der Reportage*, Frankfurt am Main 1990.

38 Huart: *Physiologie du flâneur* (Anm. 26); Andrée Lhéritier (Hg.): *Les Physiologies:*

ein Individuum, Yersin eingeschlossen, vollständig mit einem Sozialtypus zu identifizieren. »Beobachter, Flaneur, Philosoph, nennt ihn, wie ihr wollt«, schrieb Baudelaire über den Maler des modernen Lebens.[39] Eher geht es darum, daß Yersins Aufgehen im Alltagsleben und in der Straßenkultur von Paris seine Selbstdarstellung und seine Verhaltensweisen formte, so wie Paris seit Jahrzehnten schon Menschen geformt hatte. Der *feuilletoniste* mußte kaum noch anspornen: »So profitiert von dieser Pariser Manie, um eure Alben mit Skizzen zu füllen, eure Notizbücher mit Bemerkungen und eure cerebralen Künstlermappen mit Beobachtungen!«[40]

Die Ursprünge im Straßenleben und der entsprechende Stil von Yersins Feld-Bakteriologie treten deutlich hervor, wenn man sie mit den bakteriologischen Praktiken andernorts vergleicht. Innerhalb weniger Jahre wurde in New York City eine zweite Erhebung städtischer Infektion vom Bakteriologen der Stadtverwaltung William Park durchgeführt. Dieser hatte, wie Yersin, soeben sein Medizinstudium beendet, eine Ausbildung in Bakteriologie erhalten und diese eingesetzt, um die Diphtherie in der Klinik zu untersuchen.[41] Sein Plan zur Erforschung der Diphtherie-Infektion in der Stadt war im Stil an New York orientiert, so wie Yersins Plan an Paris.

Ausgerichtet auf effizienten Handel, Transport und Kontrolle, hatte man den Stadtplan von Manhattan als Gitternetz entworfen, ein Modell, das Haussmanns Ingenieure ausdrücklich verworfen hatten; es würde sich weder zur Verschönerung noch zu *promenades* eignen.[42] Die Gitternetz-Form und ihre vorgeblichen Tugenden wurden später für die klassische Moderne, in der Architektur und Stadtplanung des 20. Jahrhunderts, zentral, waren jedoch so alt wie das römische Fort. Aus republikanischen Gesichtspunkten und Nützlichkeitserwägungen hatte Thomas Jefferson darauf gedrängt, daß Washington, D. C., als Gitternetz angelegt wurde, konnte sich

Catalogue des collections de la Bibliothèque nationale, Paris 1958; Benjamin: *Baudelaire* (Anm. 25).

39 Baudelaire: »Peintre« (Anm. 5), S. 508.

40 Zitiert in Herbert: *Impressionism* (Anm. 15), S. 33.

41 Siehe Evelynn Maxine Hammonds. *Childhood's Deadly Scourge: The Campaign to Control Diphtheria in New York City, 1880-1930*, Baltimore 1999.

42 Antoine Picon: »Les modèles de la metropole: les polytechniciens et l'aménagement de Paris«, in: *Le Paris des polytechniciens: des ingénieurs dans la ville, 1794-1994*, hg. von Bruno Belhoste u. a., Paris 1994, S. 137-151.

dabei allerdings nicht gegen den französischen Straßenbauingenieur L'Enfant durchsetzen, der das Gitternetz ablehnte, der fehlenden Größe und Schönheit wegen, und der eine amerikanische Hauptstadt aus Kreisen, Ovalen und Sternen mit Radialstraßen entwarf, ein Modell, das die New Yorker Behörden ihrerseits 1811 ablehnten, der räumlichen und kommerziellen Ineffizienz wegen. Ihre »Prinzipien der Ökonomie« diktierten eine Einebnung und Aufteilung der Wildnis der Insel in standardisierte Blöcke und Parzellen für den Grundstücksmarkt – keine Vereinfachung für den Staat, sondern für den Immobilienmarkt.[43] Das haussmannisierte Paris ermunterte den Bakteriologen (wie den Schriftsteller und Maler) dazu, den traditionellen Arbeitsplatz zu verlassen und seine Arbeit als Teil des städtischen Raums und der Freizeit in der Stadt fortzusetzen. Das ökonomische Ethos und das Gitternetz Manhattans luden den Bakteriologen dazu ein, ein regelmäßiges, räumliches System des Transports und der Kommunikation von Bakterienkulturen und Information zu schaffen. Genau das tat Park. Bakteriologische »Kulturen-Sets« wurden zusammengestellt (kleine Holzkisten, die ein steriles Reagenzglas, ein Abstrichstäbchen, Instruktionen und ein Formular enthielten) und an vierzig »Stationen« überall in der Stadt aufgestellt, wo niedergelassene praktische Ärzte sie kostenlos abholen und wieder abgeben konnten, wenn Sputumproben bei ihren Patienten entnommen worden waren. Als Stationen dienten die Läden privater Apotheker, die damit den Ärzten aus der Nachbarschaft einen zusätzlichen Grund gaben, ihr Geschäft aufzusuchen. Die Kästen am Ende des Tages einzusammeln war Aufgabe eines eigens damit betrauten Angestellten der Gesundheitsbehörde. Um die Resultate der Proben zu erfahren, riefen die Ärzte am Mittag des nächsten Tags die Nummer »1191 Spring« an oder warteten, bis sie am Nachmittag ihren Bericht per Post erhielten.[44] Entsprechend diesen beiden physisch und sozial sehr unterschiedlichen Stadt-

43 Edwin G. Burrows, Mike Wallace: *Gotham: A History of New York City to 1898*, Oxford 1999, Zitat S. 421; über das Gitternetz Richard Sennett: *Civitas: die Großstadt und die Kultur des Unterschieds*, Frankfurt am Main 1991, S. 69-89. Zur »staatlichen Vereinfachung«: James C. Scott: *Seeing Like a State: How Certain Schemes to Improve the Human Condition Have Failed*, New Haven 1998.

44 Hermann M. Biggs u. a.: *Report on Bacteriological Investigations and Diagnosis of Diphtheria, From May 4, 1893, to May 4, 1894* = Health Department, City of New York, *Scientific Bulletin No. 1*, New York 1895, S. 3-6.

strukturen wurden Reagenzgläser und menschliche Populationen zum ersten Mal zusammengebracht: Manhattan mit seinem Gitternetz effizienter Transport- und Kommunikationsmittel, einschließlich Post und Telefon; Paris als Stadt der Freizeit und des Schauspiels im Freien und der Boulevards mit ihren Passanten.

»Seit langem«, beklagte sich Yersin im November 1889, »hat es keine guten Fälle mehr im Krankenhaus gegeben, das heißt gutartige Diphtherien bei Kindern aus der Umgebung, die man nach der Genesung verfolgen kann.«[45] So bestieg er sein Fahrrad. Die Pariser hatten die Vorstädte entlang der Seine westlich der Stadt entdeckt; insbesondere mit der Erweiterung der Bahnstrecken von der Gare Saint-Lazare aus wurden sie in Vorposten von Paris für »Land«-Partien verwandelt und von den Impressionisten auf die Leinwand gebannt. Yersin hatte die Vorstädte früher mit dem Fahrrad erkundet, und nun kehrte er wochenlang Tag für Tag mit dem Fahrrad (und manchmal mit der Bahn) zurück. Doch nun war er mit seinen Reagenzgläsern im Gepäck unterwegs, um die zahlreichen Kinder einer Familie im vorstädtischen Nanterre zu untersuchen.[46] Das Fahrrad war damals kaum ein übliches Verkehrsmittel. Fahrradmodelle mit gleich großen Rädern kamen gerade erst auf den Markt, und Luftreifen wurden erst im folgenden Jahr eingeführt. Wenn schon die bloße Omnibusreise in den Worten Victor Hugos bedeutete, von »Balkonen auf Rädern« aus, seine Augen an der Stadt zu weiden,[47] so fügte das *vélo* dem noch die Schnelligkeit hinzu (Zeitgenossen sprachen von einem »Kult der Geschwindigkeit« bei den jungen Menschen), und die Neuheit machte einen Teil des Schauspiels aus. Fahrradfahren bedeutete Jugend, Freiheit und Bohème und war auch bald auf dem Pariser Theater zu bewundern.[48]

Freiluft-Kunst und -Wissenschaft charakterisierten sich nicht nur durch eine bestimmte Praxis, sondern auch durch einen bestimmten Gegenstand und eine bestimmte Empfindungsweise. Für die Impressionisten (und die Naturalisten in der Literatur) sollte die

45 Yersin Korrespondenz: 10. November 1889.

46 AP-HP: Hôpital des Enfants-Malades, Registre des entrées, 1889, Nr. 4181. AIP: Yersin, *Tonsite VIII*, S. 7 f., 22, 32, 34. Yersin Korrespondenz: 8. Dezember 1889; 1.-15. Sept. 1889 (Radfahren).

47 Zitiert nach Benjamin: *Passagen-Werk*, Bd. 1 (Anm. 23), S. 545.

48 Stephen Kern: *The Culture of Time and Space, 1880-1918*, Cambridge, Mass. 1983, Zitat S. 111.

Kunst sich mit dem Alltagsleben in der wirklichen Welt beschäftigen, in der der Künstler lebte, und nicht mit den mythischen, heroischen, religiösen und historischen Szenen der Romantik. Sie malten den zufälligen Betrachter mit unbestimmter Absicht, die zweideutigen sozialen Gruppen und fragmentarischen Situationen, und das, was Baudelaire die ständig sich verändernden Szenen von »la vie triviale« nannte, die Gegenwart in »ihrer essentiellen Qualität als Gegenwart«, oder was er 1863 und Ferry 1879 als »flüchtige« Realität bezeichneten.[49] Unter Verwendung dieser Sprache und mit dem Konzept des »menschlichen Dokuments«, für das Zola und die Goncourts sich einsetzten, präsentierte Maroussems *Enquête*-Handbuch von 1900 das Feld der sozialen *enquête* als den »Bereich der ›Aktualität‹« oder als »das zeitgenössische ›Dokument‹, die Momentaufnahme der Gegenwart«.[50] Der Gegenstand von Yersins Stadt-Bakteriologie war gleichfalls die tägliche Aktualität der Mikroben und ihrer Virulenz, die flüchtige alltägliche Mikroskopie der Kehlen der Stadt. Er glossierte die Ätiologie nicht als Krankheitsverursachung, sondern als die »Verhaltensweise der Mikrobe« vor und nach der Krankheit[51] – eine Art Alltagsleben der Mikroben. Es zu verfolgen erforderte die »Schnelligkeit«, die Baudelaire beim Maler des modernen Lebens fand,[52] erforderte den auf seinem *vélo* mit seinen Reagenzgläsern durch die Straßen flitzenden Wissenschaftler und, wie wir noch sehen werden, »kleine Bewegungen« von »zwei Sekunden« für die Abstriche quer über Zungen.[53] Weder die Mechanismen der Immunität, die Chemie der Toxine und Antitoxine, die Biologie der Virulenz und der Variation, die andauernden Debatten über Ätiologie und Epidemiologie noch die Tiermodelle im Labor, die Patienten in der Klinik oder die Ausarbeitung einer Theorie hätten Yersin in die Lage versetzen können, die flüchtige, doch wirkliche »Plein-air-Wahrheit« der sich verschiebenden Infektionen der Stadt zu erfassen.

49 Baudelaire: »Peintre« (Anm. 5), S. 504, 507; Clark: *Painting of Modern Life* (Anm. 15).

50 Maroussem: *Les Enquêtes* (Anm. 20), S. 5: »domaine de ›l'actualité‹«, »le ›document‹ contemporain, l'instantané du présent«.

51 Yersin Korrespondenz: 16. Juni 1889 (»la façon dont le microbe se comporte«).

52 Baudelaire: »Peintre« (Anm. 5), S. 507; Herbert: *Impressionism* (Anm. 15), Kapitel 1.

53 Siehe Anm. 99 unten.

Die Geheimnisse, die Mohikaner und die »Misérables« von Paris

Das Labor, die Klinik, die Stadt: Yersins Aktivität hatte die Grenzen zwischen diesen drei Bereichen verwischt und sie in einen einzigen Wissensraum verwandelt. Während Labor und Klinik schon immer Stätten der Wissensproduktion gewesen waren, war die soziale Stadt virtuell die Antithese zu einer Stätte und einem Gegenstand bakteriologischen oder epidemiologischen Wissens. Aus der Wasserversorgung oder von kranken Individuen wurden Bakterien isoliert, doch nicht von der Bevölkerung insgesamt. Epidemiologisch ließ sich die Stadtbevölkerung geradezu als das Unerkennbare definieren. Fast während des gesamten 19. Jahrhunderts mieden die epidemiologischen Forscher Paris. Seine soziale Komplexität schloß das Verfolgen von Fällen und Übertragungen aus. Die epidemiologische Forschung konzentrierte sich statt dessen auf Krankheitsausbrüche in kleinen, ländlichen Gemeinschaften.[54] »In Paris aber«, notierten Zeitgenossen, »und überhaupt in grossen Städten lassen sich die Thatsachen über Contagion einer so häufigen Krankheit [wie Typhus] selten stringent constatiren.«[55]

Die Pariser Bevölkerung mochte bakteriologische und epidemiologische Geheimnisse bergen, doch Yersin hielt diese für untersuchbar und erkennbar. Sein Modell dafür lag in Beobachtungs-, Erkundungs- und Darstellungsformen der Stadt, die nicht aus der Geschichte, Geographie und Kultur der Bourgeoisie kamen, wie gerade erörtert, sondern aus Darstellungen und Orten der unteren Klassen. Vor der Umwandlung der Stadt unter dem Second Empire waren die hell erleuchteten Arkaden und Cafés umgeben gewesen von einem alten, gefährlichen und labyrinthartigen Paris. Das Bürgertum sah die Stadt jenseits ihrer Enklaven und der wenigen Boulevards als ein völlig undurchdringliches Gewirr von engen Gassen und Geheimnissen, eine Unterwelt des Verbrechens und der »gefährlichen Klassen«.[56] Die Haussmannisierung zerstörte viel von diesem halb realen, halb imaginären Paris.

54 Coleman: *Yellow Fever* (Anm. 4), S. 20 f.

55 Zitiert nach E. H. Ackerknecht: »Anticontagionism between 1821 and 1867«, in: *Bull. Hist. Med.* 22, 1948, S. 562-593, Zitat S. 589 (vgl. S. 71 ff. in diesem Band).

56 Siehe Louis Chevalier: *Labouring Classes and Dangerous Classes in Paris during the First Half of the Nineteenth Century*, übers. von Frank Jellinek, London 1973; Ri-

Wie aber konnte dann das alte Paris als Modell für Yersin dienen? Durch Bücher. Er suchte seinen Weg durch die Stadt nicht nur beobachtend und notierend, sondern auch lesend. Das Bürgertum hatte sich eine Vorstellung von dieser Welt verschafft (und der geheimen Sprache ihres Slangs gelauscht), indem es einsamen, verkleideten Ermittlern folgte, den Helden der ersten Romane für ein Massenpublikum. Den Prototyp dafür hatte Eugène Sue mit *Die Geheimnisse von Paris* (1843-1844) geliefert, ein Roman, der Alexandre Dumas' *Die Mohikaner von Paris* (1856-1857) und Victor Hugos *Les Misérables* (1862) beeinflußte, die beide in der ersten Jahrhunderthälfte spielten. Alle drei Bücher standen gegen Ende des Jahrhunderts immer noch an der Spitze der populären Bücherliste.[57] Während Freud in der Kathedrale von Nôtre-Dame saß und *Nôtre-Dame de Paris* las, Hugos Roman über die mittelalterliche Zeit der Stadt, »um Paris zu verstehen«, verstand Yersin Paris, indem er, mindestens zweimal, *Les Misérables* las, Hugos Roman über den labyrinthischen physischen und sozialen Raum der Stadt.[58]

Von Anfang an führten Yersins Erkundungen ihn in das alte Paris. Im November 1885 beispielsweise schlenderte er aus dem Tor des berühmten Friedhofs Père Lachaise und ließ die Touristenroute, den Fremdenführer, wenn auch nicht den Stadtplan, hinter sich: »Als ich Père Lachaise verlasse, den Stadtplan in der Hand, begebe ich mich in ein Gewirr von Gassen, die alles mögliche, nur nicht sauber sind und wo man deutlich jenen sonderbaren Geruch riecht ... die Kinder in Lumpen und anscheinend halb verwildert.« Er fuhr fort: »man stelle sich einen schmalen Durchgang zwischen den Häusern vor. Der Boden ist schwarz und zähflüssig, einige Kinder wälzen sich darin.«[59] Männer ohne Arbeit, denen er in der Nacht nicht hätte begegnen wollen, lungerten herum, die Hände in den Taschen. *Les misérables* zu lesen und aus dem Paris Haussmanns sich in labyrinthische und gefährliche Straßen zu stürzen, verliehen auf diese Weise Yersin eine zweite Form des Lebens in Zeit und

chard D. E. Burton: »The Unseen Seer, or Proteus in the City: Aspects of a Nineteenth-Century Parisian Myth«, in: *French Studies* 42, 1988, S. 50-68.

57 Anne-Marie Thiesse: *Le Roman du quotidien: lecteurs et lectures populaires à la belle époque*, Paris 1984.

58 Freud an Minna Bernays, 3. Dezember 1885, in Freud: *Briefe* (Anm. 31), S. 182; Yersin Korrespondenz: 3. März 1889.

59 Yersin Korrespondenz: 21. November 1885.

Raum, jenseits der Oberflächen und der Flüchtigkeit des Flanierens. Mit Yersins Untersuchungen gesunder Körper »in der Stadt« und mit den Reagenzgläsern, die er durch die Stadt transportierte, wurden 1889 die in der Literatur aufspürbaren und offenlegbaren sozialen Geheimnisse von Paris zu seinen zugänglichen bakteriologischen Geheimnissen.

Nicht nur schuf Yersin eine typische pariserische Bakteriologie aus Formen und Fiktionen des Alltagslebens in dieser Stadt, sondern seine Art der Forschung und die Umwandlung der Stadt in einen Ort bakteriologischer Erkenntnis setzten eine bestimmte Art von Stadt voraus: das Paris des *plein air* und auch das Paris der Romane und Formen des Alltagslebens, eben jenes Paris der ergründbaren Geheimnisse. Dieses Paris war in den 1880er Jahren schwer aufzufinden. Der für die Ausstellung von 1867 geschriebene *Paris-Guide* verkündete: »Die Straße existiert nicht länger in Paris; nachdem die Straße gestorben ist, beginnt die Herrschaft des Boulevards.«[60] Niemand blieb gleichgültig: Entweder man betrauerte oder man feierte das Verschwinden der alten Straße in Paris.[61] Man tat, als wären die alten Straßen von Paris vollkommen verschwunden, so daß für die Weltausstellung von 1900 ein Modell des alten Paris aufgebaut wurde, komplett mit den alten gewölbten Pflastersteinen.[62] Für Yersin konnte daher der Roman den Reiseführer nicht nur im Raum, sondern auch in der Zeit bilden. Es geht hier nicht um die triviale Tatsache, daß aus einer Vogelperspektive gesehen der physische Neuaufbau der Stadt unvollständig blieb, sondern daß an irgendeinem beliebigen Tag jemand wie Yersin nicht notwendigerweise im Paris von, sagen wir, 1889 lebte, sondern auch in dem von 1830. Die Stadt existierte in vielfachen historischen Zeiten.

Die Romane von Sue, Dumas und Hugo bereiteten den Weg für den Aufstieg der modernsten und städtischsten literarischen Gattung: der Kriminalgeschichte.[63] James Fenimore Coopers *Mohikaner* war eine Inspirationsquelle für die neue Gattung, wie es Sue in

60 Zitiert nach Anthony Vidler: »The Scenes of the Street«, in: *On Streets*, hg. von Stanford Anderson, Cambridge, Mass., 1978, S. 29-111, hier S. 99.

61 Siehe Clark: *Painting of Modern Life* (Anm. 15), S. 32-44.

62 Charles Rearick: *Pleasures of the Belle Époque: Entertainment and Festivity in Turn-of-the-Century France*, New Haven 1985, S. 139.

63 Régis Messac: *Le ›Detective Novel‹ et l'influence de la pensée scientifique*, Genf 1975 (1929), Kapitel 2 3.

seinem Vorwort und Dumas in seinem Titel anerkannte. Gegen Ende des Jahres 1886, nachdem er ein Jahr in der Stadt war, kaufte sich Yersin – vielleicht aufmerksam gemacht durch eines von Freuds »gräßlichen« Plakaten – »5 Bände Cooper«, darunter *Der letzte der Mohikaner* und *Die Prärie*, und freute sich darauf, sie an Sonntagen zu lesen.[64] Einerseits waren die »Mohikaner« von Paris seine »Wilden«, die außerhalb des Gesetzes lebten (Kriminelle) oder außerhalb der Zivilisation (die *misérables*, insbesondere seine zerlumpten Gassenjungen). Andererseits waren sie die wahren Einwohner und Kenner der Stadt, ihre Eingeborenen, als einzige mit Sinnen und Fähigkeiten begabt, um in dieser riesigen Wildnis zu leben, Spuren zu verfolgen, zu jagen. Angesichts dieser Kultur von Paris ist es nicht überraschend, wenn gegen Ende des Jahrhunderts der Sozialwissenschaftler Maroussem die *enquête* nicht nur am Leben in *plein air* ausrichtet, sondern auch am Leben »des ›Reporters‹ und des ›Detektivs‹« sowie des Forschungsreisenden.[65]

Suivre, »verfolgen«, so lauteten das Schlüsselwort und die Praxis, durch die Flanieren, Medizin, Polizei, Verbrechen, *Les misérables* und die anderen Proto-Kriminalromane von Paris miteinander verbunden waren. Das Verfolgen war verknüpft mit der Figur des unsichtbaren, jedoch alles sehenden Beobachters, des »Proteus«, der eine gemeinsame Metapher für den Kriminellen, die Polizei, den Flaneur und den Romancier darstellte. Wie die Goncourts 1864 in ihrem Tagebuch notierten: »Ein Autor sollte in seinem Buch sein wie die Polizei in der Stadt: überall und nirgendwo.« Die Entfremdung des sozialen Lebens in der Metropole beschwor diese realen und phantasierten Gestalten herauf, die sich gekonnt durch die städtische Massengesellschaft bewegten und imstande waren, sie zu deuten.[66] Als Yersin im Jahre 1889 das Hôpital des Enfants-Malades verließ, um die »Kinder in der Stadt zu verfolgen«, betraten die Leser von *Paris-Secret* das Krankenhaus zusammen mit dem Flaneur-Autor Ignotius, einem selbsternannten literarischen »Porträtisten« von Paris, der ebenfalls die Kinder der Stadt verfolgte. Nachdem er seine Leser zu Fuß in die Geheimnisse der Gefängnisse, Friedhöfe,

64 Yersin Korrespondenz: 26. September 1886.

65 Maroussem: *Les Enquêtes* (Anm. 20), S. 5; Yersin Korrespondenz: 13. November 1885. Siehe Dominique Kalifa: *Naissance de la police privée: detectives et agences de recherches en France, 1832-1942*, Paris 2000.

66 Burton: »Unseen Seer« (Anm. 56).

Pflegeanstalten, Waisenhäuser, der Oper, des Leichenschauhauses, der Polizeipräfektur eingeführt hat, kommt Ignotius in Kapitel 25 am großen Eingangstor der Enfants-Malades an. Wie hineingelangen? Kein Problem für den Flaneur-Experten: »Ich folgte einer Mutter« und ihrem Kind in das Krankenhaus und in die ausgetüftelten Prozeduren der großen Eingangshalle, wo man eine Nummer zugeteilt bekam wie in der Banque de France, und dann weiter durch das ganze seltsam belebte Krankenhaus, wo keine Stille herrschte, sondern das Geschnatter seiner »enfants sauvages«.[67] Wenn Yersin davon sprach, »Kinder in der Stadt zu verfolgen«, so brachte er zwei spezielle Verwendungsweisen des Worts »verfolgen« (*suivre*) im 19. Jahrhundert zusammen: einerseits die medizinische Bedeutung (die Krankheit eines Patienten verfolgen) und andererseits die polizeiliche Bedeutung, die sich auf alle jene weiter oben erwähnten Außenseiter bezog, insbesondere die Charaktere in Yersins Stadtführer für die Metropole, *Les misérables*.[68] In der Tat läßt sich der Roman als die lebenslange Verfolgung des ehemaligen Sträflings Jean Valjean durch den Polizeiinspektor Javert resümieren.

Diese Besonderheit von Yersins Praxis im städtischen Leben und dessen zeitgenössischer Literatur läßt sich noch deutlicher sehen, wenn man sie mit der sogenannten Schuhsohlen-Epidemiologie vergleicht, die ein wenig später aufkam. Wie in einer richtigen Kriminalgeschichte weiß der Verfolger hier noch nicht, wem er gerade nachspürt, und muß darüber hinaus Spuren und Zeichen auffinden, um das Rätsel eines isolierten Krankheitsfalles oder -ausbruchs zu lösen.[69] Im Unterschied dazu existierte ein solches Rätsel weder in Yersins Feld-Bakteriologie noch in den Proto-Kriminalromanen von Sue, Dumas und Hugo (oder der *flânerie*-Literatur wie in *Paris-Secret*). Hier liegt das Geheimnis nicht in einem Rätsel, das man zu lösen hat, sondern in einer geheimen Welt, die man betritt und durch die man hindurchfinden muß – sei es durch das dunkle Labyrinth des alten Paris, sei es durch die unentzifferbare, atomisierte Menge des neuen. Beim »Verfolgen« von Opfern durch Kriminelle

67 Ignotius [Félix Patel]. *Paris-Secret*, 3. Aufl., Paris 1889, Kapitel 25.

68 Siehe *Trésor de la langue française: dictionnaire de la langue du XIXe et du XXe siècle (1789 1960)*, hg. von Paul Imbs, Paris 1971-1994, 16 Bde., siehe »suivre«.

69 Der klassische Fall ist George A. Soper: »Typhoid Mary«, in: *Military Surgeon* 45, 1919, S. 1 15.

und von Kriminellen durch Polizeiinspektoren (und umgekehrt) kennt der Verfolger stets die Identität des Verfolgten. Es gibt eine Parallele zwischen der Polizeitätigkeit, der narrativen Form der Romane darüber und Yersins Praxis, so wie es auch eine Parallele gibt zwischen der Schuhsohlen-Epidemiologie, der Detektivarbeit und der ziemlich anderen narrativen Struktur der Kriminalgeschichte.

Das bedeutet freilich nicht, daß es keine Spannung gäbe und alles bekannt wäre. Wird Javert Valjean finden, und wo? Wo wird Yersin die Bazillen finden, und wie wird es um ihre Virulenz bestellt sein? Er sei, schrieb Yersin am 30. Juni 1889 an seine Mutter, die ganze Woche »unterwegs gewesen, um die Diphtherie-Mikrobe von verschiedenen Kindern erneut zu erhalten, die die Krankheit vor nicht allzulanger Zeit hatten. Es geht um die Frage, wie lange sie ihre Virulenz bewahren kann«.[70] Zurück im Labor, nach der Impfung von Meerschweinchen mit Kulturen, die in unterschiedlichem zeitlichen Abstand nach der Genesung aus dem Rachen der Kinder entnommen worden waren, ergab sich die Tendenz von zunehmend weniger toten Versuchstieren.[71] Die Genesung, schien es, ging mit einer Abschwächung der Virulenz einher. Doch immer noch gab es Unklarheiten und Überraschungen. »Stell Dir vor, wir haben gerade herausgefunden, daß der Diphtheriebazillus im Mund der Kinder *mit all seiner Virulenz* weiterbestehen kann, obwohl die falschen Membranen vollständig verschwunden sind. Das ist eine sehr merkwürdige Tatsache und außerdem sehr wichtig.«[72]

Der Roman, die Polizei und der Staat

In einer wichtigen Hinsicht war Yersin weder Flaneur noch Mohikaner-Ermittler. Indem er die Geheimnisse und die flüchtige *Plein-air*-Wahrheit der Infektion in der Stadt verfolgte, konnte er sozial und physisch nicht distanziert oder unbeteiligt bleiben. Er mußte Wohnungen betreten und Beziehungen mit Individuen und Familien eingehen. Das gleiche taten Maroussem und seine *enquêteurs* in den *quartiers* der Arbeiterklasse; »Erkundung« und »das Leben der

70 Yersin Korrespondenz: 30. Juni 1889.

71 AIP: Yersin: »Diphthéries examinées après guérison« und »Diphthéries suivies après guérison«, 1889, S. 8 ff.

72 Yersin Korrespondenz: 25. Juni 1889 (Hervorhebung hinzugefügt; J. A. M.).

Aktivität und des ›*plein air*‹« waren nicht genug. Doch wie sollte Yersin dies anstellen? Wieder einmal imitierte das Leben die Kunst von Hugos Roman.

Im Dezember 1885 berichtet er seiner Mutter von »einem Abenteuer, sogar einem Roman, wenn man so will«. Bei einem seiner Streifzüge war er auf einen Gassenjungen gestoßen, der von einem wütenden Lebensmittelhändler am Auge verletzt worden war. Eine Menge hatte sich um ihn geschart, und der Junge war in den Friseurladen auf der anderen Straßenseite gebracht worden. Zunächst unentschlossen, öffnete Yersin schließlich einen Durchgang durch die Menge, untersuchte das verletzte Auge und brachte, begleitet von einer ganzen Bande von Gassenjungen, den Jungen ins Krankenhaus und dann nach Hause. Die unmittelbare Umgebung des Kindes löste eher Unbehaglichkeit aus; die Treppe war »wirklich geeignet, um sich den Nacken zu brechen«. Oben angekommen, öffnete der Junge die Tür zu einem verdunkelten Raum. In dem Bett, das ein Viertel des Raums einnahm, lag der Vater, ein sechzehn- oder achtzehnjähriges Mädchen (»Sechsmal verheiratet!«) und »ein Kleines« von vier oder fünf Jahren. »Alle schlafen im selben Bett!«[73]

Zweifellos beschrieb Yersin hier eine wahre Begebenheit aus seinem Leben. Doch gleichzeitig reproduzierte er die Klischee-Beschreibungen des Lebens der Arbeiterklasse, die von einem Augenzeugenbericht in den nächsten wanderten und dann in die Literatur. Die berühmte Passage, die der Hygieniker Louis Villermé 1840 (mit moralistischen Obertönen) veröffentlicht und worin er eine Kellerwohnung der Arbeiterklasse beschrieben hatte, wo alle in einem Bett schliefen, ist beispielsweise eine Szene, die man in sozialmedizinischen Schriften vor 1840 ebenfalls findet. Von Villermé wanderte diese Beschreibung zum politischen Ökonomen Adolphe Blanqui, der sie in seinem Bericht von 1848 über die Arbeiterklasse verwendete, und von dort in Parlamentsreden und in die literarischen Werke Victor Hugos.[74] Somit ist der Ausruf des Hugo-Enthusiasten Yersin, daß sein Abenteuer »sogar ein Roman« sei, nicht nur eine Redeweise. Als Yersin die Chennebault-Kinder untersuchte, lag sein »Roman«-Abenteuer vier Jahre zurück, doch er hatte die Abenteuer der Jungen in Hugos Roman gelesen. Im März 1889 – zwei

73 Yersin Korrespondenz: 26. Dezember 1886

74 William M. Reddy: *The Rise of Market Culture: The Textile Trade and French Society, 1750 1900*, Cambridge 1984, S. 174-183.

Monate bevor er sich mit seinen Reagenzgläsern in die Stadt stürzte – sandte Yersin das Buch an seine Mutter und erklärte ihr, daß er es zum zweiten Mal gelesen hatte und darauf begierig war, es ein drittes Mal zu tun.[75] Villermé, Blanqui, Hugo, Yersin: Das Drehbuch für das Verhältnis des Bakteriologen zur Stadt war teilweise in einer 50 Jahre dauernden Fortsetzungsreihe geschrieben worden von Schreibern-Lesern der Stadt, von der sozialmedizinischen Untersuchung bis hin zur Politik, Kunst, Naturwissenschaft und weiterer sozialmedizinischer Untersuchung. Yersin war so unwissend gegenüber den zeitgenössischen sozialen Beobachtern wie schon gegenüber den klassischen sozialmedizinischen Untersuchungen aus Villermés Zeit. So zeigt sein Fall, daß die Praktiken der sozialen Beobachtung nicht so sehr unmittelbar durch Lehre oder Ausbildung oder Beteiligung an akademischen oder Reformbewegungen weitergegeben wurden, sondern »in der Luft« lagen, in der städtischen Populärkultur, insbesondere in ihren literarischen Darstellungen.

Die Suche nach einem Abenteuer, das eines Romans würdig war, und die Tatsache, daß er ein Arzt war, brachten Yersin in die Wohnungen der Stadt. Auf einer tieferen Ebene kann man im Muster von Yersins Stadtleben und Wissenschaftspraxis allerdings die sozialen und narrativen Strukturen des Romans im allgemeinen und von *Les misérables* im besonderen am Werk sehen. Denn Yersin adoptierte seinen Jungen fast und versuchte monatelang, ihm Lesen beizubringen und eine Arbeit für ihn zu finden, um ihn aus dem »harten Leben eines 12jährigen Pariser Gassenjungen« herauszuholen, »auf der Straße ohne Kopfbedeckung, das Haar zerzaust, die Hose zerrissen und nur ein paar Fetzen als Hemd«. Damit nahm Yersin die Rolle von Victor Hugos Held ein – des Ex-Sträflings Jean Valjean, der stets unterwegs war und das Waisenkind Cosette adoptierte – und erschuf so die zentrale, belebende Beziehung des ganzen Romans neu. 1886 versuchte Yersin, »mon gamin« in einem Waisenhaus unterzubringen, scheiterte jedoch schließlich daran. Das war zweifellos als gute Tat gemeint, gleichwohl versuchte Yersin aus seinem Jungen, der einen Vater und Geschwister hatte, einen Waisen zu machen, was geradezu als ein Versuch angesehen werden kann, das Leben in die Schablone eines Buches zu zwingen.[76]

75 Yersin Korrespondenz: 3. März 1889.

76 Ebd.: 26. Dezember 1885, 14. März 1886.

Im allgemeinen stellten *Les Misérables* und ähnliche Romane aus dem 19. Jahrhundert die Metropole nicht nur als riesiges menschliches und physisches Labyrinth voller Geheimnisse dar, dessen Pfade nur ein paar Ermittler betreten konnten, sondern auch als eine Zusammenballung individueller Lebensgeschichten, die sich unvorhersehbar, doch manchmal bedeutsam in Zeit und Raum kreuzten und dabei persönliche Beziehungen stifteten. In den Romanen von Charles Dickens entstehen menschliche Beziehungen auf diese Weise aus dem Vorübergehen und Aufeinandertreffen von Männern und Frauen auf der Straße (seine »Sichtweise von Männern und Frauen, die zur Straße gehört«).[77] Die Entstehung persönlicher Beziehungen aus und trotz der städtischen Massengesellschaft – dies war genauso wie das Labyrinth von Geheimnissen und ihre detektivartige Erforschung die gemeinsame narrative Form sowohl der Romane der Jahrhundertmitte als auch der Feldforschung Yersins.

1889 ging diese ungewöhnliche Art von persönlicher Beziehung zur Stadt über in Yersins Praxis der bakteriologischen Untersuchung von Kindern in der Stadt. Sich derart Zugang zu Wohnungen und Körpern zu verschaffen war keine triviale Leistung.[78] In New York stützte sich Parks postalische Pathologie und Mikroskopie der städtischen Infektionen auf die Arzt-Patient-Beziehungen der privaten Arztpraxis, um bakteriologische Instrumente mit Körpern zusammenzubringen. Eine dritte Form der Untersuchung wurde im Winter 1892/93 in Hamburg gefunden, im Anschluß an die große Cholera-Epidemie, von der die Stadt im Herbst heimgesucht worden war; die lokale liberale Regierung hatte sich diskreditiert und mußte dabei zusehen, wie die preußischen und kaiserlichen Autoritäten die Situation von Berlin aus unter Kontrolle brachten.[79] Chef der an den Ort des Geschehens Gesandten war der deutsche Begründer der Bakteriologie, Robert Koch. Monate nach dem Abebben der Epidemie gab es immer noch verstreute Ausbrüche und Fälle. Beim Versuch, diese unter Kontrolle zu bringen, tat Koch den beispiellosen Schritt, jeden, der sich in der Nähe der Kranken aufhielt, von der Gesundheitspolizei festnehmen und zu einer bakteriologischen Untersuchungsstation bringen zu lassen. Wie in der Feldforschung

77 Raymond Williams: *The Country and the City*, London 1993, S. 155.

78 Siehe Aisenberg: *Contagion* (Anm. 4).

79 Richard J. Evans: *Death in Hamburg: Society and Politics in the Cholera Years, 1830-1910*, Oxford 1987.

Yersins, wenn auch auf ganz andere Weise, wurden hier ebenfalls Dutzende mehr oder weniger gesunder Individuen auf krankheitsverursachende Bakterien hin untersucht. Koch war in der Lage, verborgene »Kettenglieder« der Infektion in der Bevölkerung aufzuspüren, wenn nicht gar »den Verkehr der Menschen unter einander in seinen feinsten Fäden bloßzulegen«.[80] Während die Untersuchung in Paris auf den Freizeitpraktiken des Flanierens und der literarischen Stadterkundung beruhte, die in New York auf der Stadtverwaltung und der freiwilligen Kooperation der praktischen Ärzte, stützte sich die preußische Studie auf einen Moment verstärkter kaiserlicher Regierungsautorität (über eine nichtpreußische Stadt) und den Einsatz der städtischen Polizei.

Keine der drei Varianten wurde von nationalen oder städtischen Besonderheiten diktiert. Manhattan und die preußische Hauptstadt hatten ebenfalls ihre Beobachter, die zu Fuß unterwegs waren,[81] das Paris der Dritten Republik seine zunehmend nachforschende medizinische Polizei,[82] die New Yorker Gesundheitsbehörde ihre polizeilichen Zwangsmittel. Ein junger bakteriologischer Assistenzarzt berichtete, wie eines Nachts, als die Gesundheitsbehörde in New York von einem Pockenfall in einer Pension benachrichtigt wurde, er und die gesamten Mitarbeiter der Gesundheitsabteilung von zu Hause herbeigerufen und in alle Richtungen ausgesandt wurden, jeder begleitet von »zwei großen stämmigen Polizisten«, um noch in derselben Nacht in einer Razzia jeden einzelnen der Tausenden von Bewohnern der Pensionen der Stadt aus dem Schlaf zu reißen und zwangsweise zu impfen.[83] Daß Kochs bakteriologische Überwachungsmaßnahme im liberalen Hamburg durchführbar war, hatte demnach weniger mit irgendeinem sprichwörtlich »preußisch«-autoritären Regierungssystem zu tun, als vielmehr damit, daß die Stadt einer Art Notstandsregierung unterwor-

80 Robert Koch: »Die Cholera in Deutschland während des Winters 1892 bis 1893«, in: ders., *Gesammelte Werke*, hg. von J. Schwalbe, unter Mitwirkung von G. Gaffky und E. Pfuhl, Leipzig 1912, Bd. 2.1., S. 211.

81 Brand, *Spectator* (Anm. 6); Burrows und Wallace, *Gotham* (Anm. 43), Kapitel 40; Köhn, *Strassenrausch* (Anm. 23).

82 Aisenberg: *Contagion* (Anm. 4).

83 Charles E. Rosenberg: »Making It in Urban Medicine: A Career in the Age of Scientific Medicine«, in: Rosenberg, *Explaining Epidemics and Other Studies in the History of Medicine*, Cambridge 1992, Kapitel 10, hier S. 230 f.

fen wurde, die charakteristisch war für Cholera-Epidemien (und Pockenausbrüche) im 19. Jahrhundert, und daß die Untersuchung wie bei der New Yorker Impf-Razzia auf die Arbeiterklasse und verarmte Stadtbewohner sowie ortsfremde Dampfschiffsarbeiter im Hafen begrenzt war.[84]

Diese Vergleiche unterstreichen die Tatsache, daß Yersins Feldforschung ohne Polizeigewalt oder administrative Unterstützung auskam, jener »schweren Infrastruktur«, die man im allgemeinen bei der sozialen und medizinischen Datenerhebung für notwendig hielt.[85] Viel soziale und natürliche Beobachtung ist in der Tat die andere Seite von Überwachung und Administration, und sie kann in ihren subtileren und kontinuierlicheren Formen als die moderne Form der Macht verstanden werden, wie sie Michel Foucault herausgearbeitet und in panoptischen, disziplinarischen Institutionen identifiziert hat, wie etwa Gefängnissen, Schulen, Fabriken.[86] Die Fälle Hamburgs und New Yorks veranschaulichen dieses Gesicht der Moderne, das so verschieden ist von Yersins Mikroskopie des modernen Lebens. Das Ziel der Bakteriologen in New York bestand in der »administrativen Kontrolle« der Infektion, wie es in neuen und starken Worten hieß.[87] Auch wenn ihr System stärker auf staatlichen Dienstleistungen und nicht auf polizeilichen Maßnahmen fußte, blieben die Inspektoren der Gesundheitsbehörde positiven Testresultaten auf der Spur, sie unternahmen Hausbesuche und weitere Tests; und auch der tägliche Strom der Bakterienkultur-Proben aus dem Netz der Depotstationen zur Gesundheitsbehörde endete nicht nur unter dem Mikroskop auf dem Labortisch, sondern führte außerdem zu Markierungen »auf einem Stadtplan«, der auf diese

84 Über die relative Schwäche des preußischen Staates bei der Intervention in zivile Belange im vereinten Deutschland siehe David Blackbourn: *The Marpingen Visions: Rationalism, Religion and the Rise of Modern Germany*, Oxford 1993. Siehe allgemein Peter Baldwin: *Contagion and the State in Europe, 1830-1930*, Cambridge 1999.

85 Bernard-Pierre Lecuyer: »Médecins et observateurs sociaux: les Annales d'hygiène publique et de médecine légale (1820-1850)«, in: *Pour une histoire de la statistique*, 2 Bde., Paris 1977, Bd. 1, S. 445-476, hier S. 448.

86 Siehe Michel Foucault: *Überwachen und Strafen. Die Geburt des Gefängnisses*, übers. von W. Seitter, 10. Aufl., Frankfurt am Main 1992; Jacques Donzelot: *Die Ordnung der Familie*, übers. von U. Raulff, Frankfurt am Main 1979.

87 Siehe C.E.-A. Winslow: *The Life of Hermann M. Biggs: Physician and Statesman of Public Health*, Philadelphia 1929

Weise ständig den infektiösen Zustand der Stadtbevölkerung festhielt.[88] New Yorks Diphtherie-Überwachung beeindruckte Koch derart, daß er und seine Mitarbeiter eine Beschreibung dieser »rationellen Prophylaxis« veröffentlichten. Sie machten sich sogar die Mühe, Übersetzungen der »gedruckten Schemata« aus New York anzufertigen, »welche bei grosser Einfachheit alles für die beabsichtigten Zwecke Nothwendige enthalten«; woraus hervorgeht, daß das amerikanische »Bekämpfungssystem« eine technisch-administrative, organisatorische Erfindung war.[89] Innerhalb eines Jahrzehnts und insbesondere unter Koch sollte ein solches System in Teilen Deutschlands die Größenordnung und die Ausgereiftheit einer »wohldurchdachten Maschinerie« annehmen.[90]

Und dennoch: Hinter diesem urbanen bakteriologischen Panoptikum, hinter dem täglichen Markieren der Infektion auf dem Stadtplan im Büro-Laboratorium, im Herzen dieses universalen, unpersönlichen, »rationellen« technisch-administrativen Überwachungssystems – in der Tat an der entscheidenden Schnittstelle im System, dem intimen Punkt, wo Abstrichstäbchen aus Reagenzgläsern in menschliche Münder eingeführt wurden – standen weder polizeiliche Zwangsgewalt noch unpersönliche Mechanismen und Legitimität, durch die Max Weber den modernen bürokratischen Staat definiert hat, noch die internalisierte Gouvernementalität von dessen modernen Subjekten, sondern recht genau das, was Weber als »traditionale« *Face-to-face*-Gesellschaft bestimmt hat: die persönlichen und ökonomischen Bindungen zwischen niedergelassenen praktischen Ärzten und ihren Patienten, zwischen den Ärzten und den Apotheken in ihrem Viertel. Die »traditionale« Gesellschaft war in das unpersönliche »rationale« System verwoben und versetzte es in die Lage zu funktionieren. (Im ersten Jahr seines Einsatzes registrierte der Stadtplan das Testen und das oft mehrmalige Testen von 5611 Fällen auf Diphtherie-Verdacht.) Dieser Eklektizismus war als soziale Innovation so wichtig wie die Erfindung einheitlicher Utensilien, Formulare und Zirkulare. Der Erfolg des Systems

88 Biggs u. a.: *Report* (Anm. 44), S. 7, 31, 42, 50.

89 Wilhelm Kolle: »Die Massnahmen zur Verhinderung der Verbreitung von Tuberkulose und Diphtherie in Nord-Amerika«, in: *Zeitschrift für Hygiene und Infektionskrankheiten* 19, 1895, S. 139-152, Zitate S. 141; »rationell«, passim.

90 J. C. G. Ledingham, J. A. Arkwright: *The Carrier Problem in Infectious Diseases*, New York 1912, S. 5.

lag nicht darin, daß es sich einer reinen Bürokratie annäherte. Gleichzeitig sprachen solche Systeme diejenigen an, die sie erfanden, verwendeten und imitierten, weil sie so »rationell« und wie eine »Maschinerie« zu funktionieren schienen.[91]

Doch selbst in Yersins Fall schritt das Wissen nicht wirklich ohne Macht in irgendeiner Form fort. Das Modell aus Flanieren, Forschung und Freizeit hat eine Macht, die vielleicht deshalb unbemerkt bleibt, weil keiner dieser Bestandteile genau dem Bild der Ausübung sozialer Zwänge entspricht. Neben der disziplinierenden und panoptischen Form der Macht gibt es aber ebenso eine ethnographische. Damit meine ich nicht die Macht ethnographischer Darstellung, der Darstellung des Anderen, wie sie von Edward Said hinsichtlich des Orientalismus diskutiert worden ist, sondern eher die Macht der ethnographischen Feldforschung. Obwohl es schwerer zu sehen ist: Auch in Yersins Verwendung von Mustern des städtischen Alltagslebens war Macht eingebaut; und ebenso ist das, was Maroussems Handbuch »die Kunst des *enquêteur*« nannte – nämlich wie man sich zu verhalten hat, um »die notwendigen Beziehungen« mit Menschen herzustellen –, eine »eher schwierige Kunst«, für die es »keine Regeln« gibt, sondern nur ein paar Richtlinien: lebhaft und freundlich zu sein sichert den Erfolg, während ernstes, schüchternes und langsames Verhalten zum Scheitern führt.[92]

Yersins umfangreichste Familienuntersuchung war eine, die ihn im November und Dezember ständig mit *vélo* und Zug nach Nanterre führte. Von den fünf Chennebault-Kindern waren alle außer dem ältesten, der elf Jahre alten Marie, ungefähr zur gleichen Zeit in die *Enfant- Malades* aufgenommen und nach der Genesung wieder entlassen worden. Von Marie stammte ein Untersuchungsergebnis, das noch befremdlicher war als die von Yersin im Juni erwähnte »merkwürdige Tatsache«, daß eine virulente Infektion noch wochenlang nach der Genesung fortbestand. Eine Kultur aus Maries gesunder Kehle zeigte mehrere spezifische Kolonien. Vier von ihnen ließen die Meerschweinchen unversehrt, doch Bazillen aus der fünften Kolonie töteten ein Meerschweinchen. Und Marie war überhaupt nicht krank gewesen.[93]

91 Max Weber: »Bureaucracy«, in: *From Max Weber: Essays in Sociology*, hg. und übers. von H. H. Gerth und C. W. Mills, London 1948, S. 196-244.

92 Maroussem: *Les Enquêtes* (Anm. 4), S. 34.

93 AIP. Yersin, *Tonsite VIII*, S. 34, 41 f., 45; *Tonsite IX*, S. 8 f.

Im allgemeinen jedoch stützten die Resultate von Yersins bakteriologischen Untersuchungen der Chennebault-Kinder die Hypothese, daß mit der Genesung eine Abschwächung der Virulenz einherging. Beispielsweise war der sieben Jahre alte Marcel seit sechs Tagen wieder zu Hause, als Yersin aus seiner Kehle drei Kolonien isolierte, die Diphtherie-Bazillen zu sein schienen; eine von diesen tötete ein Meerschweinchen. Eine der drei Kolonien aus einer zwei Tage später entnommenen Probe tötete immer noch ein Meerschweinchen. Fünf Tage später jedoch ließen drei Kolonien aus einer erneuten Probe drei Meerschweinchen unversehrt.[94] Zwischen Genesung und Anwachsen der Zahl nichtvirulenter Pseudodiphtherie-Bazillen schien eine enge Korrelation zu bestehen. Etwa zur selben Zeit, im November 1889, gelang Roux und Yersin schließlich eine Abschwächung virulenter Diphtherie-Bazillen im Labor. So tauchte zwischen dem Labor, der Klinik und der Stadt ein ziemlich konsistentes, klares Bild auf, wie die Mikroben sich – in Yersins Worten –»nach« der Krankheit »verhalten«. Doch wie stand es um ihr Verhalten »vor« der Krankheit? Roux und Yersin mußten zeigen, daß sie abgeschwächte Diphtherie-Bazillen im Labor wieder zur Virulenz zurückbringen konnten. Und sie brauchten eine bessere Schätzung, wie weit verbreitet der abgeschwächte oder Pseudodiphtherie-Bazillus war. In der Tat blieben Zweifel bestehen hinsichtlich der wirklichen Beziehung zwischen den Pseudodiphtherie- und den Diphtherie-Bazillen.

Ab diesem Punkt entwarfen sie ein merkwürdiges und beispielloses Feldexperiment, welches die Unterschiede zwischen Yersin und Roux in sich einschloß. Diese Untersuchung wurde ebenfalls von Yersin mittels einer Freiluft-Freizeitaktivität durchgeführt, die mit der Urbanisierung und der Metropole des 19. Jahrhunderts entstanden war: die Fahrt aus der Stadt hinaus und wieder zurück. Yersin erweiterte sein pariserisches Wissenschaftsleben auf das Land entlang von Linien – buchstäblich Eisenbahnlinien –, die sich von der Metropole aus ausbreiteten.

94 AIP: Yersin, *Tonsite VIII*, passim; *Tonsite IX*, S. 8 f.

Am Freitag, den 20. Dezember 1889 bestieg Alexandre Yersin einen Zug an der Gare Saint-Lazare. Sein Ziel: der Fischerort Grandcamp an der Normandie-Küste, wo er vor ein paar Monaten Urlaub gemacht hatte. Einige Jahrzehnte früher hatte Paris das Meer entdeckt; und Dörfer wie Grandcamp wurden, unterstützt von neu gebauten Eisenbahnlinien, zu Erholungsorten der Stadt und zu Außenposten der Maler.[95] Seurat beispielsweise, der mit seiner Familie 1881 in Grandcamp Urlaub gemacht hatte, kehrte 1885 wieder hierher zurück, um zu malen.[96] So war Yersins erneute Reise typisch. In einem Brief vom 14. Dezember an die örtlichen Schulautoritäten hatte Roux um die Erlaubnis gebeten, die Schüler in Grandcamp zu untersuchen, wobei er erklärte:

»Im Verlauf unserer Forschung sind wir dazu geführt worden, die Mikroben im Mund von gesunden und von kranken Kindern zu vergleichen.« Zwar sei es auch möglich, einige Kinder bei guter Gesundheit in Paris zu untersuchen. »Doch die Großstadt [*la grande ville*] ist ein Ort, an dem Ansteckungen leicht vorkommen, und es ist zu vermuten, daß die Ergebnisse andere sein werden, wenn wir unsere Untersuchungen an Kindern durchführen, die auf dem Land [*la campagne*] leben, weitab von jeder Ansteckung ... [und] unter außergewöhnlich gesunden Bedingungen.[97]

Stadt und Land: Roux entwarf das Experiment anhand einer der ältesten binären Oppositionen der Zivilisation, einem Gegensatzpaar mit verschiedener und veränderlicher Bedeutung. Im allgemeinen wird seine Geschichte erzählt als eine Geschichte der Ideen und Darstellungsformen.[98] Hier können wir es dagegen in der Veränderung im Lebensmuster eines Wissenschaftlers, in seiner körperlichen Verfassung und wie er damit umging untersuchen, wobei all dies wiederum als Modell für seine wissenschaftlichen Interpretationen und Erklärungen diente.

95 Robert L. Herbert: *Monet on the Normandy Coast: Tourism and Painting, 1867-1886*, New Haven 1994.

96 Robert L. Herbert u. a.: *Georges Seurat, 1859-1891*, New York 1991, S. 233.

97 AIP: Roux an den Rektor der Académie de Caën, 14. Dezember 1889; Kopie in Yersin, *Tonsite IX*, S. 18 f.

98 Williams: *Country and City* (Anm. 77); Andrew Lees: *Cities Perceived: Urban Society in European and American Thought*, New York 1985; siehe aber auch Nicholas Green: *The Spectacle of Nature: Landscape and Bourgeois Identity in Nineteenth-Century France*, Manchester 1990.

Die Autoritäten hatten Roux' Anfrage positiv beantwortet, und am 21. Dezember um zehn Uhr morgens stand der erste Schuljunge mit geöffnetem Mund vor Yersin. Mit einigen raschen Bewegungen entnahm der junge Doktor etwas Schleim und gab ihn in ein Reagenzglas. Diese zwei Sekunden währende Operation wurde mit einunddreißig seiner Klassenkameraden wiederholt und nach dem Mittagessen bei siebzehn weiteren Kindern des Dorfes. »Alle sind bei guter Gesundheit«, schrieb Yersin in sein Labor-Notizbuch, »und seit mindestens vier Jahren hat es in Grandcamp keine Diphtherie gegeben.«[99] Er blieb noch über Nacht bei Fischern, die ihn im Sommer auf ihren Booten mitgenommen hatten, und war sonntags wieder auf der Rückfahrt in die Stadt,[100] das Gepäck voller Reagenzgläser und wenig anderem darin, zumindest war dies die Erwartung der beiden Forscher. Zurück im Labor, überprüfte Yersin die Kulturen und fand in der Hälfte von ihnen Kolonien von Diphtherie-Bazillen. Acht von diesen Kulturen testete er an Meerschweinchen. Diesen Tag und den folgenden beobachtete er die Tiere so aufmerksam wie stets. Nichts geschah; allen acht ging es »prächtig«, wie auch zwei Kaninchen, die mit Filtrat geimpft worden waren.[101]

»Unser Grandcamp-Experiment hat ein Resultat erbracht, das wir überhaupt nicht erwarteten«, schrieb Yersin an seine Mutter. Etwa die Hälfte der Münder barg abgeschwächte Diphtherie-Bazillen, »obwohl Diphtherie-Fälle in dieser Region [*pays*] selten sind. Daher muß dieser Bazillus sich häufig in nichtvirulentem Zustand im Mund befinden und seine Virulenz nur sehr schwer wiedergewinnen.«[102] Wieso hatte dieses Resultat sie überrascht? Hätte es nicht vielmehr als willkommener Beweis dienen müssen für die Ätiologie »Zurück zur Virulenz«, eine Hypothese, die Pasteur und Roux bereits 1881 aufgestellt hatten? Offenbar nicht. Roux hatte angenommen, die Ätiologie »Zurück zur Virulenz« wirke sich nur in endemischen Regionen aus, d. h. in Städten, und die Häufigkeit der Infektion mit nichtvirulenten wie auch mit virulenten Bazillen nehme rasch ab mit der Entfernung (»weitab von aller Ansteckung«) und dem Wechsel der Bedingungen (die »gesunden Bedingungen«

99 AIP: Yersin, *Tonsite IX*, S. 19.

100 Yersin Korrespondenz: 23. Dezember 1889.

101 AIP: Yersin, *Tonsite IX*, S. 20, 24.

102 Yersin Korrespondenz: 29. Dezember 1889.

von Grandcamp).[103] Ebenso hatte er geglaubt, daß an einem Ort, wo die klinische Diphtherie so lange nicht aufgetreten war (vier Jahre in Grandcamp), sogar abgeschwächte Bazillen ausgestorben sein müßten. Hinter den Resultaten des Grandcamp-Experiments verbarg sich ein grundlegender Zweifel: war Loefflers Pseudodiphtherie-Bazillus letztlich vielleicht doch eine eigene Spezies?

Diese Probleme konnte man teilweise im Labor angehen, indem man versuchte, Kulturen mit nichtvirulenten Bazillen zur Virulenz zurückzubringen. Nach wenigen Monaten, Anfang 1890, hatten Roux und Yersin das Gefühl, daß sie damit erfolgreich waren. Es handelte sich allerdings nur um ein Laborresultat, der Beweis aus dem Feld stand noch aus. Die Bedeutung der Stadt/Land-Differenz blieb unklar. Die Arbeit an der Interpretation sollte sich bis weit in den Sommer hinein erstrecken, und Roux sollte schließlich die verblüffenden Resultate des Experiments mit Hilfe einer sehr anderen Reise aufs Land interpretieren.

Als er und Yersin Mitte Mai 1890 dabei waren, ihre Diphtherie-Forschung zu Ende zu bringen, begann Roux, Blut auszuhusten. Roux, der Hauptmitarbeiter von Pasteur bei den Entdeckungen der Impfstoffe, war selbst mit dem Tuberkulose-Mikroorganismus infiziert. Seit seiner ersten Attacke 1883 hatte er unter Episoden von Lungenstauung mit Fieber und dem Aushusten von Blut gelitten. Es wäre jedoch falsch, einfach zu sagen, daß Roux »Tuberkulose hatte«. Obwohl er selbst Arzt und Begründer der medizinischen Bakteriologie war, stellte er sich seine körperliche Verfassung nicht entsprechend einer bestimmten Krankheitsentität vor. Was er statt dessen erlebte und formulierte, war die Erfahrung einer Erkrankung, die aus seinem Leben im Laboratorium und in der Stadt hervorgegangen war und seine Arbeit zu unterbrechen drohte. Während manche Wissenschaftler sich um ihren Körper genauso wie um ihren Geist sorgten und entsprechende Disziplin in der Tradition der galenischen Prinzipien übten, scheint Roux sich einer ungesunden Lebensweise hingegeben zu haben.[104] (Roux lebte als Junggeselle in einem Zimmer neben dem Laboratorium.) Er betrachtete »Ur-

103 Zu diesem Gedankengang unter den Pasteurianern siehe Emile Duclaux: *Le Microbe et la maladie*, Paris 1885, S. 199.

104 Siehe Christopher Lawrence, Steven Shapin (Hg.): *Science Incarnate: Historical Embodiments of Natural Knowledge*, Chicago 1998; William Coleman: »Health and Hygiene in the *Encyclopédie*: A Medical Doctrine for the Bourgeoisie«, in:

laub als Zeitverschwendung«.[105] Yersin sah in Roux' Krankheit »die beinahe zwangsläufige Folge seiner Lebensführung«, seines »bizarre genre de vie«.[106]

Nachdem Roux Paris im Sommer verlassen hatte und auf dem ruhigen Land lebte, stimmte er Yersin schließlich zu. Und so begann die Pastorale eines Pasteurianers, ein spielerischer und doch konsequenter Kult des Landlebens und der Ablehnung der Stadt, den Roux für viele Jahre ausleben sollte, mit neuen Gewohnheiten und Freundschaften. »Vivre à la campagne est une religion«,[107] rief ein Mitglied des Pasteur-Kreises aus, dem Roux besonders eng verbunden war. »Oh, wie gut ist doch das Leben in der frischen Luft«, schrieb Roux vom Land an den Freund und Kollegen Elie Metchnikoff. »Wir sind verrückt, sage ich Dir, in Laboratorien zu leben, in einer schmutzigen großen Stadt.«[108] Was genau war hier mit »Stadt« gemeint? Es ist auffallend, daß Roux in seiner Korrespondenz keinen der üblichen ergiebigen pathologischen Diskurse über die Stadt und Paris im besonderen verwendete.[109] Genaugenommen beschrieb er die Stadt überhaupt nicht. Für sich genommen konnte »schmutzige große Stadt« als eine Beschreibung gelten, wenn auch als eine minimale und nicht vergleichbar mit der üblichen anschaulichen Sprache; doch in ihren Briefen gebrauchten Roux und einige seiner Kollegen das Adjektiv *sale* (schmutzig, dreckig) für eine große Mannigfaltigkeit nicht vergleichbarer Dinge: die Stadt (»une sale grande ville«), Mikroben (»quel sale microbe«), Medizin und das Wissenschaftlerleben (»quel sale métier«) sowie körperliche Krankheit (»quelque sale petit foyer tuberculeux«).[110] Das Wort *sale* beschrieb weder all diese unterschiedlichen Dinge (eine Mikrobe selbst war nicht *sale*), noch gab es bloß zu

Journal of the History of Medicine and Allied Sciences 29, 1974, S. 399-421; Philipp Sarasin: *Reizbare Maschinen: Eine Geschichte des Körpers, 1765-1914*, Frankfurt am Main 2001.

105 Yersin Korrespondenz: 1. September 1889.

106 Ebd., 21. Mai und 8. Juni 1890.

107 AIP: Fonds Duclaux, Mary Duclaux: »Memoranda«, in: Notizbuch, nicht datiert, ca. 1904.

108 AIP: Roux an Elie und Olga Metchnikoff, 22. September 1893. Ich verwende ihre Schreibweise des Familiennamens.

109 Siehe Chevalier: *Labouring Classes* (Anm. 56); Vidler: »Scenes of the Street« (Anm. 60), S. 59, 68; Lees: *Cities Perceived* (Anm. 98).

110 AIP: Roux an die Metchnikoffs, 22. September 1893, 9. Oktober 1896, 8. Juli

verstehen, daß sie alle unangenehm wären; es verknüpfte sie, schuf eine Art von Identität oder Austauschbarkeit zwischen ihnen. Und es handelte sich hierbei um Ausrufe, und nicht um deskriptive oder metaphorische Ausdruckweisen. Gewöhnlich geht der Kulturhistoriker von letzteren aus; hier waren erstere der Schlüssel. Während Yersin sich durch Beobachtung und Narrativ auf die Stadt bezog, tat Roux es durch seine Gesundheit und seinen Lebensstil. Doch auch in diesem Fall konnte die Sprache vermitteln. Allerdings ist hier das relevante Sprachverständnis nicht die Literaturtheorie, sondern die Sprechakttheorie; keine Theorie der Darstellung, sondern der Anrufung, wie in der performativen Wirksamkeit von Worten bei der Magie. Es waren weniger Diskurse als Ausrufe über die Stadt, die Roux äußerte und dabei ein Wort verwendete, das sie mit seinen Ausrufen über Mikroben, körperliche Krankheit und das pathogene Laborleben verknüpfte. Wie wir noch sehen werden, produzierte er wissenschaftliche Bedeutungen und Methoden durch solche Verknüpfungen oder Austauschbarkeiten zwischen disparaten Dingen.

Auch wenn Roux im Sommer 1890 die Stadt und sein Laboratorium hinter sich gelassen hatte, nahm er seine Forschungsnotizen mit sich. »Seit drei Wochen habe ich versucht, [den] Artikel über Diphtherie zu schreiben. Zuerst ging es überhaupt nicht, ich arbeitete mühsam und dachte, ich wäre wirklich dumm geworden«, schrieb Roux im Juli an Metchnikoff. Keine Mühe hatte er dagegen damit, über das Heu und das Wetter, den Weizen und das Brot zu schreiben, im Gegenteil. Sein Auge wanderte über die Felder, und der Schreibstift folgte ihm leicht. »Dies sollte *le Metchnikoff agriculteur* interessieren.« Währenddessen fügten sich die Resultate der Diphtherie-Forschung immer noch nicht zusammen. »Ich befürchte sehr, daß der Artikel nicht viel taugen wird. Es gab einen Haufen kleiner Tatsachen, die nicht immer sehr interessant waren.«[111]

Eine Woche später jedoch hatte für Roux alles zusammengefunden, sein Gesundheitszustand verbesserte sich, das Manuskript war fertiggestellt und befand sich auf dem Weg zu Emile Duclaux, dem Herausgeber der *Annales de l'Institut Pasteur.* Wenn auch ein wenig uneinheitlich, war sein Inhalt gewiß kein »Haufen

1899, 31. August 1900, 1. Oktober 1902, 13. September 1903; Albert Calmette an Yersin, 15. Juni 1912; Yersin an Calmette, 23. August 1913.

111 AIP. Roux an Metchnikoff, 13. Juli 1890.

kleiner Tatsachen«. Die klarste und gleichzeitig kontroverseste Schlußfolgerung des Artikels lautete, daß der in vielen Mündern gefundene Pseudodiphtherie-Bazillus zur Virulenz zurückkehren und zum Ausbruch der Krankheit führen konnte. Besonders dann, wenn der Hals durch andere Krankheiten entzündet war, waren die abgeschwächten Bazillen imstande, wieder virulent zu werden.[112]

Im Verlauf nur weniger Tage im Juli 1890 hatte Roux eine Kehrtwendung gemacht, von Skepsis und Verzweiflung angesichts eines »Haufens kleiner Tatsachen« war er übergegangen zu dieser uncharakteristisch starken, einheitlichen Schlußfolgerung, die den Stil der ätiologischen Erklärung in Frankreich für viele Jahre festlegen sollte, insbesondere durch Roux' Lehrveranstaltungen am Institut Pasteur.[113] Wodurch genau war Roux dazu gebracht worden, seine Forschung anzuzweifeln, und wie hatte er diesen Zweifel überwunden? Da wir keine Aufzeichnung darüber haben, was Roux in dieser dritten Juliwoche über Diphtherie dachte, außer dem veröffentlichten Artikel, können wir uns nicht wirklich sicher sein. Dennoch scheint es angebracht, einen Hauptteil seiner Schwierigkeiten den experimentellen Resultaten zuzuschreiben, die ihn und Yersin bei ihrer Forschung am meisten verstörten: nämlich jene aus Grandcamp. Und trotz fehlender Aufzeichnungen über seine interpretatorischen Schwierigkeiten haben wir in den Briefen an Metchnikoff dennoch einen ungewöhnlichen Bericht darüber, wie er in bezug auf seine Arbeit empfand und was ihn beschäftigte – nämlich seine eigene Tuberkulosekrise und seine Rückkehr zur Gesundheit auf dem Land, in seinem Geburtsort Charent.

Roux' Tuberkulosekrise war durch sein Leben im Laboratorium und in der Stadt im Norden ausgelöst worden; er erholte sich in der Sonne, auf den Feldern des ländlichen Frankreich. Nach der Rückkehr zur Virulenz folgte hier, wie er es interpretiert hätte, die Abschwächung seiner sieben Jahre alten Tuberkulose. Genau zu der Zeit, wo Roux nicht wußte, was er mit dem »Haufen kleiner Tatsachen« zur Virulenz in der Diphtherie anfangen sollte, bot seine eigene Gesundheit ihm ein eindrückliches, einheitliches Modell. Es lenkte seine Aufmerksamkeit auf die Bedingungen des Wiederauf-

112 Roux und Yersin (Anm. 9).

113 AIP: Emile Roux: »Virulence et immunité«, studentisches Manuskript-Notizbuch von *Cours de M. Roux* (1894), Bd. ix, 45 und abschließende Vorlesung.

tretens und auf das Standardheilmittel gegen Schwindsucht – einen Aufenthalt auf dem Lande, mit Vorliebe in einem sonnigen, trockenen südlichen Klima, Ruhe und/oder körperliche Betätigung und vor allem das Leben in der frischen Luft weitab von der Stadt.[114]

Diese Bedeutungen gingen über die medizinische Behandlung hinaus, wie wir bei Roux' Ausrufen bereits gesehen haben. Diesen Sommer und von nun an jedes Jahr kehrte Roux sowohl im Raum als auch in der Zeit zurück, nicht nur von städtischer Krankheit zu ländlicher Verjüngung in der Landschaft seiner Jugend (sogar zu kindlichem Bäumeklettern), sondern auch – in dem Maße, wie er sich als »un rustique« stilisierte, der in seinen *sabots* umherschlurft – zur ursprünglichen Form des Landlebens in Frankreich oder gar der Menschheit: »Je suis comme les peuples heureux, je n'ai pas d'histoire«, spöttelte er gegenüber den Metchnikoffs.[115] Im Unterschied zu Yersins entwurzeltem, ruhelosem modernen Beobachter und suchendem Mohikaner-*sauvage* spielte Roux den Unmodernen, den Großstadtfeind und Agrarromantiker, den verwurzelten Rousseauschen *sauvage.* Damit befand er sich in Übereinstimmung mit dem Kult von *la terre* und mit der moralischen, ästhetischen, hygienischen und ökonomischen Aufwertung des Landlebens, die für das öffentliche Leben nach 1890 in Frankreich charakteristisch ist. 1887 konnte Zola noch *La terre* publizieren, das die ländliche Welt als rückwärtsgewandt, pathologisch, verkommen schilderte; 1892 feierte er dagegen in *Le débacle* ihre ordnenden und gesundheitsfördernden Tugenden. Romanciers und Minister, Regionalpolitiker und -schriftsteller, Ökonomen und Demographen kritisierten die Migration der Landbevölkerung in die tödlichen Städte und riefen zu einem *retour à la terre* auf, zum tatkräftigen Leben und zur Arbeit auf den Feldern. Während man einst in der natürlichen Umgebung hauptsächlich Gefahren für die Gesundheit gesehen und das Landleben als ungesund und rückwärtsgewandt betrachtet hatte, wurden nun Demographie und Bevölkerungsstatistik verwendet, um die Stadt als Tod, das Land als Leben umzudeuten.[116] Roux, der kein Aktivist in der agrari-

114 Siehe René und Jean Dubos: *The White Plague: Tuberculosis, Man, and Society*, New Brunswick 1992.

115 AIP: Roux an die Metchnikoffs, 10. Sept. 1893; Roux an Madame Duclaux, 2. Oktober 1907.

116 Pierre Barral: *Les agrariens français de Méline à Pisani*, Paris 1968, S. 128-140;

schen (oder irgendeiner anderen) Bewegung war, machte gleichwohl Anleihen bei ihr, als er seinem neuen Leben Gestalt gab, das näher »à la terre« war[117] und ihn, schon mit einem Fuß im Grabe, ins Leben zurückgebracht hatte.

Roux lebte physisch eine Krankheitsätiologie aus, die in der Stadt in seinem Innern entsprungen war und auf dem Lande wieder abklang. Die Analogie zu seiner Diphtherie-Forschung war nahezu vollkommen. Die Bedingungen, unter denen seine Attacke im Mai aufgetreten war, paßten genau zur Labormethode, die er und Yersin ausgearbeitet hatten, um abgeschwächte Diphtherie-Bazillen wieder zur Virulenz zurückzubringen: Verbindung mit anderen Infektionen. Denn Roux' latente Tuberkulose hatte um den 21. Mai 1890 herum aufgehört, gutartig zu sein; und im vorangegangenen Monat, vom 11. April bis zum 16. Mai, waren er und Yersin fast jeden Tag ins Krankenhaus gegangen, jenes »gelobte Land« der Mikroben,[118] um bei insgesamt achtzig Fällen Beobachtungen anzustellen und Proben aus dem Rachen zu entnehmen.[119] Die Beziehung zwischen Roux' Tuberkulose und seinen Beobachtungen zur Diphtherie war daher mehr als nur eine äußere Analogie; es schien einen gemeinsamen Mechanismus zu geben.

Man könnte zu Recht behaupten, daß diese Interpretation in die Labormethode eingebaut war, die Roux und Yersin gerade erfunden hatten, um die Virulenz wiederaufleben zu lassen, nämlich das Hinzufügen weiterer Infektionen. Das Modell dafür war letztlich die Stadt, oder vielmehr die Sichtweise von ihr als dem Ort, an

J. P. Houssel u. a.: *Histoire des paysans français du XVIIIe siècle à nos jours*, Roanne 1976, S. 398; Anne-Marie Thiesse: *Ecrire la France: le mouvement littéraire régionaliste de langue française entre la Belle Epoque et la Libération*, Paris 1991; Lees: *Cities Perceived* (Anm. 98), S. 140-142, 157 f.; siehe Pierre Vidal de la Blache: *Tableau de la géographie de la France*; Bd. 1 von Ernest Lavisse: *Histoire de la France illustré*, Paris 1911. Diese Bewegung kennt man hauptsächlich durch ihren nationalistischen rechten Flügel; siehe die vielen Werke von Zeev Sternhell, beginnend mit seinem *Maurice Barrès et le nationalisme français*, Paris 1972.

117 AIP: Roux an die Metchnikoffs, 30. September 1894; siehe auch 4. Oktober 1894.

118 Émile Duclaux: »Étude d'un microbe rencontré chez un malade atteint de l'affection dénommé ›Clou de Biskra‹«, in: *Bulletin de l'Académie de médecine*, 2. Folge, 13, 1884, S. 742-752, hier S. 742.

119 AIP: Yersin, *Tonsite XII*, S. 1-38.

dem abgeschwächte Mikroorganismen, die hier bereits zirkulierten oder vom Land ankamen, schädlich, pathogen wurden. Dafür verantwortlich war jener Aspekt der Stadt, der für die Pasteurianer definitiv feststand: daß sie voller Kontaminationen und Ansteckungen war. Abgeschwächte Kulturen zur Virulenz zurückzubringen, indem man sie absichtlich mit anderen Infektionen verband, war daher weniger eine Analogie zur Stadt als vielmehr die Umwandlung des Labors in die Stadt oder jenes Aspekts der Stadt, dessentwegen Yersin mit seinen Reagenzgläsern aufs Land gefahren war.

Weder Roux noch Yersin behaupteten explizit, ihre Methode bestünde darin, das Labor in eine Stadt von kontrollierten Ansteckungen zu verwandeln. Doch für eine solche Modellierung gibt es sehr eindrucksvolle Indizien. Sogar Roux, der vorsichtige Skeptiker, reflektierte zu diesem Zeitpunkt mittels Analogie über die Abschwächung, als er darauf hinwies, daß seine Labormethode zur Abschwächung mittels Analogie von der Klinik gekommen war. »Gibt es nicht eine gewisse Analogie zwischen unseren belüfteten Kulturen bei 39,5 Grad Celsius und denen in den Kehlen der Kranken?« schrieb er im Juli 1890. Und die Methode der Rückkehr zur Virulenz, indem man Infektionen hinzufügte, brachte inzwischen ähnliche Analogien hervor. »Ich denke, daß es meine dritte Influenza [diesen Winter] ist, die das Kulturmedium [*terrain de culture*] für mein zweites Furunkel vorbereitet hat«, schrieb Yersin am 9. Februar an seine Mutter, ein paar Tage nachdem er und Roux schließlich imstande gewesen waren, bei einem Meerschweinchen Diphtherie auszulösen, indem sie ihm Wundrose-Kokken und anschließend abgeschwächte Bazillen eingeimpft hatten. »Und ich bin nicht der einzige meiner Art. Seit Mittwoch hat Monsieur Chantemesse seine dritte Influenza; ich hoffe, er wird nicht ebenfalls Furunkel haben.«[120] Wie jeder Pasteurianer wußte, waren Furunkel verbunden mit Staphylokokken, einem Mikroorganismus, der von Pasteur zum ersten Mal aus einem Furunkel an Duclaux' Nacken isoliert worden war.[121] Im März war Yersin erfreut, daß er von keinem neuen Furunkel berichten mußte, wohl aber gab es »ein kleines hartes Korn, das mich beunruhigt. Es wird gewiß eini-

120 Yersin Korrespondenz: 9. Februar 1890.

121 Émile Duclaux: *Pasteur: The History of a Mind*, übers. von Erwin F. Smith und Florence Hedges, Philadelphia 1920, S. 269 f.

ge Mikroben in Lethargie enthalten.«[122] Er schien besorgt zu sein, daß eine weitere Ansteckung mit der Grippe deren Virulenz wiederaufwecken könnte.

»Gerade habe ich einen Gang über Land unternommen«, schrieb Roux Ende Juli an Metchnikoff. Das »Martyrium« der Verschriftlichung der Diphtherie-Forschung war endlich überstanden, und so auch seine Tuberkulosekrise. »Am Ende der Äste der Kirschbäume hingen noch Kirschen. Wie ein Junge kletterte ich auf die Bäume. Dabei habe ich mir zwar Hemd und Hose zerrissen, doch die Kirschen schmeckten um so köstlicher. Das Leben auf den Feldern ist entschieden mehr wert als das Laborleben.«[123] Von den Feldern aus gesehen erschien das Grandcamp-Experiment nicht länger als Stolperstein. Die Kinder von Paris und die von Grandcamp waren gleichermaßen mit Pseudodiphtherie-Bazillen infiziert. Doch die Kinder in Paris wurden von Diphtherie geplagt, während die Kinder in Grandcamp es nicht wurden. Wo lag da noch das Problem? Der Unterschied zwischen Gesundheit und Krankheit war ein Unterschied zwischen Stadt und Land, wenn auch nicht genau der, den Roux zu finden geglaubt hatte. Roux in Paris und Roux in Charent waren gleichermaßen mit Tuberkelbazillen infiziert. Doch Roux in Paris kollabierte, die Lippen rot vom Blut, das er aus seinem Kehlkopf ahustete, während Roux in Charent auf Bäume kletterte, die Lippen rot vom Saft der Kirschen.

Schluß

Stadt versus Land ist einer der grundlegenden binären Gegensätze der westlichen Kultur und gehört zu den bekanntesten Formen, um das Städtische darzustellen und die Moderne zu charakterisieren. Diese Polarität und die Ablehnung der Stadt (oder des Landes) werden gewöhnlich als intellektuelle, oft literarische Antworten wahrgenommen und untersucht. Die hier erzählte Geschichte zeigt jedoch, wie Stadt und Land die körperliche Erfahrung, die private und wissenschaftliche Lebensweise und den Diskurs eines Individuums strukturieren können, ohne darum eine Metapher

122 Yersin Korrespondenz: 23. März 1890.
123 AIP: Roux an Metchnikoff, 30. Juli 1890; 19. Juli (»Martyrium«).

oder eine sonstige Darstellungsform zu sein. Um die Schlußfolgerungen zur Rolle von Repräsentation und Sprache in den Fällen Yersins und Roux' etwas zu verallgemeinern: Im Verlauf dieser ganzen Geschichte haben wir gesehen, wie die Sprache verschiedene Bereiche vermittelt hat, weniger durch Metaphern oder Symbole als vielmehr durch Schlüsselworte mit vielfachen Referenten (etwa *suivre* und *plein air*); durch narrative Strukturen (manifest in der Fiktion und im Handeln); und durch Beschwörung und Ausrufe (*sale grande ville*, *quel sale microbe*). In Roux' Fall sehen wir, wie Stadt und Land als Lebensweise eines Wissenschaftlers (der die Stadt verläßt) und seiner körperlichen Verfassung ausgelebt werden. Roux ging aufs Land, um ein »Leben auf den Feldern« zu konstruieren, das ein Gegengewicht zum pathogenen »Laborleben« (oder »in Laboratorien zu leben, in einer schmutzigen großen Stadt«) bildete und so seine körperliche Gesundheit wiederherstellte. Der Prozeß oder die »Diätetik«, wie Roux es nannte, durch die der Wissenschaftler seine körperliche Gesundheit wiederherstellte und lernte, sie aufrechtzuerhalten, machte seinen Körper nicht zu einem besseren wissenschaftlichen Instrument, sondern zu einem besseren Modell.[124] In Roux' Verhalten war alles eins: sich von der Tuberkulose heilen, indem man die Stadt verließ; die Selbstinszenierung als Unmoderner, als Agrarromantiker inmitten der allgemeinen Aufwertung von *la terre* und *les champs* in der Dritten Republik; die Lösung des Rätsels der Interpretation bakteriologischer Daten; und schließlich die Begründung einer allgemeinen Ätiologie und Epidemiologie.

Und was wurde aus Yersin?

Der junge Doktor hätte in Paris Fuß fassen können, wenn er eine private Praxis aufgemacht hätte oder eine Karriere in den Pariser Kliniken oder gar am Institut Pasteur verfolgt hätte.[125] Doch er tat es nicht. Für etwa fünf Jahre war er unentwegt in der Stadt zu Fuß unterwegs gewesen, abwechselnd in der Menge badend und dessen überdrüssig, bis die Stadt schließlich zu klein für ihn wurde und er

124 AIP: Roux an Metchnikoff, 4. September 1890; 22. September 1893. Über den Körper als Instrument, siehe H. Otto Sibum: »An Old Hand in a New System«, in: J. P. Gaudillière, Ilana Löwy (Hg.), *The Invisible Industrialist: Manufactures and the Production of Scientific Knowledge*, Manchester 1998, S. 23-57; Pamela Smith: *The Body of the Artisan*, Chicago 2004.

125 Siehe etwa Rosenberg: »Making It in Urban Medicine« (Anm. 83).

sie wie die impressionistischen Maler in den späten 1880er und den 1890er Jahren verließ.

Wie diese Gestalten und ganz anders als so viele soziale Beobachter vor und nach ihm, insbesondere die Hygieniker, fragte Yersin nicht danach, ob die Stadt und das moderne Leben gut oder schlecht seien. Über die »Stadt jenseits von Gut und Böse« heißt es bei Carl Schorske: »nicht ethisch über sie zu urteilen, sondern sie voll und ganz in seiner eigenen Person zu erfahren, wurde zum Ziel« jener neuen Modernen, die nach 1860 in Paris auftauchten. Yersin war kein Künstler, doch für ihn wurde die Stadt, wie für Baudelaire und die Impressionisten, nicht erfahren und definiert durch ihren Ort in der historischen Zeit – degenerierend oder fortschrittlich – noch im Gegensatz zum Land, sondern eher durch ihre eigentümliche »zeitliche Qualität«, die in der Flüchtigkeit bestand.[126]

Nachdem er das Meer in Grandcamp entdeckt hatte (und mit gleicher Freude bei der Pariser Weltausstellung von 1889 in lebenden Schauspielen zum ersten Mal exotische Menschen gesehen hatte, am Fuße jenes neuen modernen Wunders, des Eiffelturms), verließ Yersin Paris nicht, um nach Hause zurückzukehren, sondern er ging nach Indochina, wo er sein ruheloses Forscherleben fortsetzte. Baudelaire hätte gut verstanden, daß dieser Schritt eher eine Fortsetzung als ein Bruch von Paris war: Sein Prosagedicht »Les foules« in *Le Spleen de Paris* erwägt die Austauschbarkeit von Einsamkeit und Menge und schließt mit einem Bild von Koloniegründern, Missionaren, die ans Ende der Welt verbannt sind, als den wahren Ebenbildern des städtischen *promeneur solitaire*, der sein Bad in der Menge nimmt.[127] Bald schon hatte Yersin vollständig die barfüßige, halbwilde, herumstreunende Verfassung der jugendlichen Helden von Paris bei Hugo erreicht, die des zerlumpten Reisenden Jean Valjean oder der Mohikaner aus seiner Cooper-Lektüre in Paris, denn bei seiner ersten Erkundungsreise in ein gebirgiges, »unbekanntes Gebiet« strengte er sich derart an, daß er seine Schuhe durchlief und zehn Tage lang gezwungen war, »barfuß« weiterzulaufen. »Er ist so

126 Carl E. Schorske: »The Idea of the City in European Thought: Voltaire to Spengler«, in: Oscar Handlin, John Burchard (Hg.), *The Historian and the City*, Cambridge, Mass., 1963, S. 95-114, hier S. 109 f.

127 Charles Baudelaire: »Les foules«, in: *Le Spleen de Paris: petits poèmes en prose*, Paris 1998, S. 44-46.

begeistert von seiner Forschungsfahrt«, schrieb Roux 1891 an Madame Metchnikoff, »daß er darum bittet, offiziell mit einer Entdeckungsreise im selben Gebiet betraut zu werden. Er ist wirklich ein origineller junger Mann, stets auf der Suche nach irgendeiner neuen Empfindung.«[128]

Übersetzt von Gustav Roßler

128 AIP: Roux an Mme Metchnikoff, 29. September 1891 (»C'est un garçon bien original, toujours à la recherche de quelque sensation nouvelle«).

Gerald L. Geison

Organisation, Produkte und Marketing im Unternehmen Louis Pasteurs[1]

> »In dieser Arbeit [über Seidenraupenkrankheiten] zeigte Pasteur Qualitäten, [... die] nicht Bestandteil seiner Größe sind, und [...] er hätte gut ohne sie auskommen können. Doch ich muß sie erwähnen, denn sie vervollständigen seine Physiognomie. Es sind dies die meisterhaften Qualitäten eines Industriechefs, der alles beobachtet, sich kein Detail entgehen läßt, alles wissen will und gleichzeitig eine persönliche Beziehung zu allen seinen Kunden herstellt ...«
> (Emile Duclaux, *Pasteur: History of a Mind*, S. 178 f.)

Es ist ein Paradox, wenn auch nur eines unter vielen in der Pasteur-Saga, daß diese Worte von Pasteurs Lieblingsschüler Emile Duclaux stammen. Denn niemand wußte besser als dieser, daß ein zentrales Merkmal von Pasteurs Größe gerade in seinen »meisterhaften Qualitäten eines Industriechefs« bestand. Duclaux' Widerstreben, dies zuzugeben, kann sicherlich auf eine Tendenz zurückgeführt werden, die damals so verbreitet war wie heute: eine scharfe Trennlinie zu ziehen zwischen »reiner« Wissenschaft und ihren »grundlegenden« industriellen Anwendungen. In der Tat trug Pasteur selbst bereitwillig dazu bei, diese Unterscheidung im Prinzip zu treffen, während er sie in der Praxis oft ignorierte.

In diesem Aufsatz geht es mir hauptsächlich darum, herauszustellen, wie sehr der reife Pasteur als Unternehmer, »Industrieller« und »Chef« einer Schule (oder besser, in seinem Fall, einer *équipe*) sogar

1 Der Autor verstarb vor der Fertigstellung dieses Aufsatzes. Wir haben uns entschieden, den Artikel so zu veröffentlichen, wie der Autor ihn zurückgelassen hat; als Anerkennung von Gerrys Verdiensten in der Geschichte der Life Sciences. Die bibliographischen Angaben sind vom Herausgeber vervollständigt worden. (*Anm. d. Hg.* von *History and Philosophy of the Life Sciences*, welche Gerald L. Geisons Artikel ursprünglich publizierten.)

noch erfolgreicher war, als er es als junger »reiner« Wissenschaftler gewesen ist. Man könnte sogar behaupten, obwohl Liebig einem hier ebenfalls in den Sinn kommt, daß Pasteur das erste wirklich schlagende Beispiel für den mächtigen Unternehmer-Wissenschaftler ist, einen Typus, mit dem inzwischen selbst gelegentliche Beobachter des modernen Wissenschaftsbetriebs vertraut sind. Daß Pasteur (wie Duclaux) hinsichtlich dieser neuen Rolle ambivalent war, sollte uns nicht überraschen. Denn Pasteur stand an der Schwelle zu einer neuen Ära in den Beziehungen zwischen biomedizinischer Wissenschaft, Industrie und Medizin. Niemand vor ihm hatte das ökonomische und medizinische Potential der experimentellen Biologie so vollständig aufgedeckt; allerdings wußte niemand genau, welchen Regeln zu folgen war, welche Verhaltensmuster als angemessen und welche als unangemessen zu gelten hatten für jemanden, der, wie Pasteur, darauf bestand, daß seine Loyalität zuerst der Grundlagenwissenschaft galt, selbst wenn sein öffentlicher Ruhm zusehends auf ihren »Anwendungen« beruhen sollte.

In diesem Zusammenhang ist es nicht weniger wichtig, daß Pasteur ebenfalls an der Schwelle einer neuen Ära des Laborlebens stand, was Organisation, Größe und Kosten betraf. Und auch in diesem Bereich waren die Regeln alles andere als klar. Wie Joseph Fruton betont hat, gab es mehr als ein Modell, mehr als einen »Stil«, wie man im späten 19. Jahrhundert ein Laboratorium organisieren konnte, und jeder dieser Stile hatte wichtige Auswirkungen auf Fragen wie Einkommensquellen, Beziehungen zum Staat und zur privaten Industrie, Zuweisung »geistigen Eigentums« und anderer Belohnungen sowie auf die Verteilung der Ressourcen zwischen verschiedenen Forschungsrichtungen und den zuweilen konkurrierenden Zielen von Forschung, Lehre und Ausbildung. Pasteur entschied sich für einen ausgeprägt hierarchischen, ja patriarchalischen Stil, bei dem nie irgendein Zweifel bestand, wer die Kontrolle hatte, wem hauptsächlich das Verdienst für die Produkte des Laboratoriums zukam oder wer über die Zuteilung finanzieller Ressourcen oder der Rechte auf »geistiges Eigentum« zu entscheiden hatte.

Auch wenn Pasteur der Tatsache gelegentlich ambivalent gegenüberstand: Von früh an war er in einem kollektiven wissenschaftlichen *Unternehmen* engagiert, und er war unglaublich erfolgreich darin. Wenn manche Leser überrascht, womöglich gar verletzt sind, daß mein Titel das Wort »Marketing« enthält, so gibt es zweifellos tiefere Gründe für diese Reaktion, doch bitte ich, mich bis zum Ende anzuhören. Lassen Sie mich versuchen, einige heuristische Vorteile anzuführen, die dafür sprechen, von der Pasteurschen Leistung als einem kollektiven Unternehmen zu sprechen und von Pasteurs Karriere in reifen Jahren als einem Beispiel für die neu entstehende Rolle des wissenschaftlichen Unternehmers. Dabei wird es sich als nützlich erweisen, Kategorien heranzuziehen, die aus der Welt der Industrie- oder Geschäftsunternehmen stammen: Betriebsanlagen, Arbeitskräfte, Produktionsweise, Produkte, Einnahmen, Marketing. Im mir zur Verfügung stehenden Rahmen kann ich nur eine vorläufige Skizze von Pasteurs Unternehmen in diesen Begriffen anbieten; das Thema würde gewiß eine Studie mit dem Umfang eines ganzen Buchs verdienen. Auch will ich meine Aufmerksamkeit beschränken auf die Periode vor der Eröffnung des Institut Pasteur im Jahre 1888, denn zu diesem Zeitpunkt war Pasteur schon zu krank, um sich an der Organisation des Instituts, das seinen Namen trägt, im einzelnen persönlich zu beteiligen, und delegierte dementsprechend diese Aufgabe an andere, insbesondere Duclaux.

Die Betriebsanlagen: Pasteurs Laboratorien vor dem Institut Pasteur

Jeder Besucher von Paris, der mit Wissenschaftsgeschichte zu tun hat, wird sich natürlich die Zeit nehmen, um das Institut Pasteur und sein Musée Pasteur zu besichtigen, von denen letzteres buchstäblich ein Schrein für den Meister ist. Zu einer derartigen Besichtigungstour sollte jedoch ebenfalls ein Besuch in Pasteurs ursprünglichem Laboratorium an der *Ecole Normale* in der rue d'Ulm gehören, das zwar weit vom Institut Pasteur entfernt liegt, doch ganz in der Nähe des Panthéon und anderer berühmter kultureller Einrichtungen im Quartier Latin, am linken Ufer der Seine. Wenn man die rue d'Ulm in Richtung Panthéon hinaufgeht, das sich am Ende der Straße befindet, kann man neben der *Ecole Normale* einen Pavillon sehen, an dem eine Marmorplakette mit folgenden Worten angebracht ist:

Le laboratoire de
Pasteur
Installé dans un grenier
en 1857
Fut établi dans ce pavilion
en 1860
et agrandi des bâtiments voisins
de 1862 à 1869.

In der rue d'Ulm 45, einem Gebäude nach der rue Claude Bernard in Richtung Panthéon findet man eine weitere Plakette, auf der zu lesen ist:

Ici fut le laboratoire de Pasteur
1857 Fermentations
1860 Générations spontanées
1865 Maladies des vers à soie
1881 Virus et vaccines
1885 Prophylaxie de la rage

Dieses zweite Gebäude ist eine spätere, von Pasteur veranlaßte Erweiterung des ursprünglichen Pavillons und mit letzterem durch eine lange eingeschossige Galerie verbunden. Diese an die rue d'Ulm angrenzenden Gebäude haben sehr grob folgende Ausmaße (wie ich sie vor zwanzig Jahren abgeschritten habe):

Ursprünglicher Pavillon (1859)	zwei Geschosse	4,5 x 10 m
Galerie (1871)	ein Geschoß	4,5 x 20 m
Zweites Gebäude (1871)	ein Geschoß	12 x 18 m

Was für eine kleine Anlage, um eine Revolution herbeizuführen! Zumindest könnten wir jetzt so denken. Sehr klein war sie in der Tat während der ersten fünf Jahre (1857-1862), in denen Pasteur einen Verwaltungsposten an der *Ecole Normale* innehatte, seiner *Alma mater*, wo er 1847 mit einer Arbeit über Kristallographie und optische Aktivität promoviert hatte. Nach einer Reifezeit von zehn Jahren in Straßburg und dann in Lille, wo er seit 1854 Dekan der neuen Fakultät der Wissenschaften gewesen war, wurde Pasteur 1857 als Direktor für wissenschaftliche Forschung nach Paris an die *Ecole Normale* zurückgerufen. Zur Position gehörten weder ein Laboratorium noch Forschungsmittel, und Pasteur mußte sich auf seine eigene Geschicklichkeit verlassen, um die bescheidensten Räumlichkeiten, Gerätschaften und finanziellen Mittel für seine Forschung zu beschaffen, die sich inzwischen auf die Untersuchung der Fermentierung verlagert hatte. Zunächst gelang es ihm, zwei winzige Räume in einem leerstehenden Dachgeschoß der *Ecole Normale* zu erhalten und irgendwie dafür zu sorgen, daß ein bescheidener Betrag staatlicher Mittel aus dem Haushaltsbudget der Schule (*la bourse du ménage*) abgezweigt wurde, um die Kosten für Mikroskope, Chemikalien und Reagenzgläser zu decken.

Von Anfang an wandte sich Pasteur an staatliche Stellen, um finanzielle Mittel für seine persönliche Forschung zu erhalten. Es stimmt zwar, daß er nur aus dringender Notwendigkeit heraus entsprechende Gesuche stellte, die »einem dieses Namens würdigen Wissenschaftler zuwider sein« mußten, wie er sagte. Doch er stellte sie, und dies mit erstaunlichem Erfolg, zu einer Zeit, die von Duclaux später als die »Bronzezeit« der Forschungseinrichtungen an der *Ecole Normale* bezeichnet wurde; damals sah die Hochschule ihre Aufgabe darin, Lehrer auszubilden, und so waren ihre wenigen Laboratorien der Lehre und nicht der Forschung gewidmet. 1859, zwei Jahre nach seiner Ankunft, nahm Pasteur den erwähnten Pavillon in Beschlag, bestehend aus »fünf mikroskopischen Räumen« in einem kleinen zweistöckigen Gebäude, das vorher einen Hausmeister und einen »Gebäudedienst« beherbergt hatte. Drei Jahre später, 1862, als seine Forschung zu Fermentierung und Urzeugung in weiten Kreisen bekannt wurde, nicht zuletzt unter führenden Persönlichkeiten der Regierung von Kaiser Louis Napoléon, wurde dieses Gebäude durch ein weiteres eingeschossiges Laboratorium beträchtlich erweitert. Und 1871 wurde das »Stamm«-Laboratorium in der rue d'Ulm 45 noch einmal erheblich erweitert; von etwa 300 Quadratmetern wurde seine Fläche auf 1300 vervierfacht, zusätzlich zum geräumigen Erdgeschoß des neuen Gebäudes. Diese letzte wichtige Erweiterung von Pasteurs Labor an der *Ecole Normale* war ein weiteres Beispiel für seine meisterhafte Fähigkeit, innerhalb des akademischen und politischen Systems Frankreichs in seiner damaligen Form zu arbeiten – auch wenn diese Gebäudeerweiterung ihren Ursprung in etwas hatte, das als eine seltene Niederlage für Pasteur in diesem System erscheinen konnte, eine Geschichte, die etwas genauer erörtert zu werden verdient.

In vieler Hinsicht war Pasteurs zehnjährige Amtszeit als Direktor der wissenschaftlichen Forschung an der *Ecole Normale* von 1857 bis

1867 ein großer Erfolg. Die Zahl der Kandidaten für die naturwissenschaftliche Abteilung der *Ecole Normale* stieg in diesen zehn Jahren enorm an. Am Ende seiner Amtszeit hatte die Zahl der Kandidaten für durchschnittlich fünfzehn Plätze jährlich 200 bis 230 erreicht, verglichen mit nur 50 bis 70 vor seiner Ernennung. Während seiner Zeit als Direktor entschied sich jeder Student, der gleichzeitig an der *Ecole Normale* und der berühmten *Ecole Polytechnique* zugelassen worden war, für erstere. Zweimal, 1861 und dann noch einmal 1864, hatte der für die *Ecole Polytechnique* an erster Stelle stehende Kandidat auf seinen dortigen Studienplatz verzichtet, um an der *Ecole Normale* zu studieren – etwas, das vor Pasteurs Zeit nie vorgekommen war. Pasteur war stolz auf diese institutionellen Erfolge und insbesondere darauf, daß die *Ecole Normale* nun eine solche Herausforderung für die *Ecole Polytechnique* darstellte, an der er selbst zwei Jahrzehnte zuvor abgelehnt worden war.

Doch Pasteurs administrative Talente betrafen nicht den Umgang mit der studentischen Disziplin an der *Ecole Normale*, für die er ebenfalls zuständig war. Seine Beziehungen zu Studierenden wurden als »nicht gerade häufig« und »oft unangenehm« beschrieben. Mit Beschwerden der Studenten über das Essen oder Regeln ging er alles in allem knapp, teilnahmslos und manchmal willkürlich um. 1863 war er entsetzt über die, wie es sich für ihn darstellte, Gehorsamsverweigerung der geisteswissenschaftlichen Studenten. Nach einem massiven Studentenprotest gegen seine Entscheidung, zwei Studierende von der Hochschule auszuschließen, weil sie in einem Zeitungsartikel die freie Rede verteidigt hatten, wurde Pasteur 1867 von seinem administrativen Posten an der *Ecole Normale* entbunden.

Diese Ereignisse stellten den Bildungsminister vor das Problem, eine angemessene Stellung für einen derart ausgezeichneten Wissenschaftler wie Pasteur zu finden, der nun kurz vor seinem 45. Geburtstag stand. Das Ministerium bot Pasteur eine Professur für Chemie an der Sorbonne an sowie eine Position als *maître de conférences* in organischer Chemie an der *Ecole Normale*, mit dem Recht, sein Zimmer und Laboratorium dort zu behalten. Statt dieses Angebot anzunehmen, unterbreitete er selbst einen alternativen Vorschlag, den er (am 5. September 1867) an den Bildungsminister und gleichzeitig an den Kaiser richtete. Mit seiner Ernennung zum Professor für Chemie an der Sorbonne war Pasteur durchaus einverstanden, doch sprach er sich aus mehreren Gründen gegen die vorgeschlagene Position an der *Ecole Normale* aus; unter anderem bereitete ihm Sorge, daß die Lehrverpflichtungen an beiden Hochschulen ihm zu wenig Zeit für seine eigene Forschung lassen würden. Statt dessen schlug er den Bau eines neuen, geräumigen und gut ausgestatteten Laboratoriums für physiologische Chemie an der *Ecole Normale* vor, in dem er seine eigene Forschung fortsetzen wollte. Um seinen Vorschlag zu rechtfertigen, berief er sich auf »die Notwendigkeit, die wissenschaftliche Überlegenheit Frankreichs gegenüber den Bemühungen rivalisierender Nationen zu sichern«, und entwarf darüber hinaus Forschungsprojekte von immenser praktischer Bedeutung, insbesondere im Bereich der Infektionskrankheiten.

Kaiser Louis Napoléon erklärte in einem Brief an den Bildungsminister sofort seine Unterstützung für Pasteurs Projekt. Mit dem Bau des Laboratoriums wurde im August 1868 begonnen, die Kosten von 60 000 Francs sollten zu gleichen Teilen vom Bildungsministerium und vom Ministerium des kaiserlichen Hauses übernommen werden. Das große neue Laboratorium sollte durch eine Galerie mit dem Pavillon verbunden werden, den Pasteur 1859 bezogen hatte. Doch die Arbeit am neuen Gebäude wurde grob und jäh unterbrochen, als Pasteur im Oktober 1868 einen schweren Schlaganfall erlitt. Sobald er wieder in der Lage war, protestierte er verärgert, und bald wurden die Arbeiten am Bau seines neuen Laboratoriums fortgesetzt. Kurz darauf unterbrachen allerdings der Deutsch-Französische Krieg und der Aufstand der Pariser Kommune den Bau, so daß Pasteurs Labor bis Ende 1871 unvollendet und unbenutzt blieb. Während des Krieges zog sich Pasteur in die Provinz zurück und begann mit einer Untersuchung über Bier, wobei sein ausdrückliches Ziel darin bestand, Frankreich in »einem Industriezweig zu dienen, in dem Deutschland uns deutlich überlegen ist«.

Im September 1871, nachdem die preußischen Truppen Paris verlassen hatten und der Aufstand der Kommune niedergeschlagen war, kehrte Pasteur in sein nahezu fertiggestelltes neues Laboratorium zurück und bat sofort darum, von seinen Lehrverpflichtungen an der Sorbonne befreit zu werden. Während er die Direktion seines Laboratoriums zu behalten versuchte, erklärte er sich aufgrund seines Gesundheitszustands für unfähig, weiterhin zu lehren. Auch wenn er noch keine fünfzig war, meinte er, daß ihm durch seinen Rücktritt vom Sorbonne-Lehrstuhl eine Rente zustehe, da er bereits dreißig Jahre in Universitätsdiensten gestanden habe (einschließlich seiner Tage als Tutor am *Collège* in Besançon). Weiterhin verlangte er eine nationale Entschädigung als Anerkennung für den Beitrag, den er durch seine Forschung für sein Land geleistet habe. Mindestens zweimal wiederholte er seine Forderungen gegenüber dem Präsidenten der neuen Dritten Republik, wobei er darauf hinwies, daß ihn die Abdankung des Kaisers Louis Napoléon unglücklicherweise um einen Senatssitz sowie um eine Entschädigung gebracht habe, die ihm durch kaiserliches Dekret zugestanden hätte. Im Laufe von drei Jahren erfüllten Funktionäre der Dritten Republik all seine Forderungen, ungeachtet seiner langen und engen Beziehung zu Louis Napoléon. Mit überwältigender Mehrheit gewährte ihm die Nationalversammlung im Juli 1874 eine nationale Entschädigung von 12 000 Francs jährlich, die ungefähr dem Gehalt entsprach, das er durch die Aufgabe seines Professorenamtes an der Sorbonne verloren hatte. (1883 wurde Pasteur eine zweite nationale Entschädigung zugesprochen, die seine lebenslange Rente mit 25 000 Francs mehr als verdoppelte und sie bei seinem Tode zunächst auf seine Frau, dann seine Kinder übertragbar machte.)

Anfang der 1870er Jahre war Pasteur ohne Einkommensverlust von all seinen Lehrverpflichtungen befreit; zugleich war es ihm gelungen, einen ständigen und wachsenden Nachschub an Forschungsassistenten sicherzustellen (wie wir gleich noch genauer sehen werden). Und er verfügte über ein neues Laboratorium, das uns vielleicht klein vorkommen mag, für die französischen Verhältnisse der damaligen Zeit jedoch recht groß und gut ausgerüstet war. Die räumlichen Zwänge an der *Ecole Normale* untersagten eine zusätzliche Erweiterung in der rue d'Ulm 45, doch Pasteurs Wirkungsstätte vergrößerte sich trotzdem durch die Hinzufügung von »Nebengebäuden« andernorts. Im Mai 1880, kurz nachdem Pasteur seine Entdeckung eines Impfstoffs gegen Hühnercholera bekanntgegeben hatte, verschaffte ihm die Stadt Paris Zugang zu unbebautem Land in der Nähe seines Laboratoriums. Auf diesem zum alten Collège Rollin gehörenden Grundstück sorgte Pasteur für die Unterbringung und Pflege der vielen Tiere, die bei seinen Experimenten verwendet wurden. Später im selben Jahr, 1880, stieg sein jährliches Budget für Forschungsausgaben, das kurz nach 1860 bei 2000 Francs gelegen hatte und 1871 auf 6000 erhöht worden war, durch einen zusätzlichen jährlichen Kredit des Landwirtschaftsministeriums von 50 000 Francs nahezu um das Zehnfache. Als das Ministerium genau dem Betrag zustimmte, um den Pasteur gebeten hatte, würdigte es damit den Erfolg seiner neuen Forschung über Impfstoffe gegen Tierkrankheiten und wollte zu weiteren anregen.

Am Weihnachtsfeiertag des Jahres 1881, nachdem er die Entdekkung eines Impfstoffs gegen Milzbrand verkündet hatte, bat Pasteur die französische Regierung, ein staatliches Laboratorium für die Produktion dieses Impfstoffs zu errichten. Zudem schlug er vor, daß er zum Direktor dieses staatlichen Laboratoriums ernannt werde, mit Assistenzstellen für seine beiden wichtigsten Mitarbeiter zur damaligen Zeit, Charles Chamberland und Émile Roux. Wenn der französische Staat dieses Projekt unterstütze, schrieb Pasteur, seien ihm mit dem Verschwinden des Milzbrands Ansehen und Dankbarkeit gewiß. Im Gegenzug bat er nur darum, daß er und seine Familie »materieller Sorgen enthoben« würden. Die Regierung lehnte Pasteurs Vorschlag jedoch ab, und sein eigenes Laboratorium wurde zum Zentrum der Herstellung von Milzbrandimpfstoffen. Eine neue Nebenstelle des Laboratoriums, an der rue Vauquelin gelegen, zwei Häuserblocks von der *Ecole Normale* entfernt, wurde gänzlich der Produktion dieses und weiterer Impfstoffe gewidmet und Chamberland anvertraut.

Als Pasteur 1884 eifrig nach einem Impfstoff gegen Tollwut forschte, empfahl eine (auf sein Ersuchen hin einberufene) Regierungskommission die Einrichtung eines großen Hundezwingers für die Unterbringung und Überwachung seiner Versuchstiere. Das ursprünglich ausgewählte Grundstück im Medon-Park wurde angesichts heftiger Proteste seitens der Anwohner aufgegeben, die sich gegen die Belästigung und Gefahr durch bellende, tollwütige Hunde in ihrer Nachbarschaft wehrten. Ähnliche lokale Proteste wurden laut, nachdem ein zweites Grundstück ausgewählt war – im Park von Villenevue l'Etang in Garches, nahe St.-Cloud; es handelte sich um eine riesige Staatsdomäne, etwa zwölf Kilometer vom Zentrum von Paris entfernt, die einst Kaiser Louis Napoléon gehört hatte. Obwohl die Proteste dazu beitrugen, daß eine Bereitstellung von 100 000 Francs durch die Regierung verschoben wurde, blieben sie letztlich wirkungslos. Im Mai 1885 wurden die alten Ställe des Château von St.-Cloud in einen riesigen gepflasterten Hundezwinger verwandelt, in dem sechzig Hunde untergebracht werden konnten. Bald wurde ebenfalls ein Laboratorium eingerichtet, und in der

Nähe wurden bescheidene Wohnmöglichkeiten für Pasteurs private Zwecke renoviert. Inzwischen hatte Pasteur es geschafft, daß er etwa 10 Prozent *aller* staatlichen Ausgaben für die *gesamte* wissenschaftliche Forschung in Frankreich erhielt.

Mit dem triumphalen Erfolg seines Impfstoffs gegen Tollwut, der im Juli 1885 zum ersten Mal bei einem Menschen eingesetzt worden war, wurden Pasteur und sein Laboratorium von Spenden dankbarer privater Individuen und Organisationen aus der ganzen Welt überschüttet. Eine formale Spendenmöglichkeit war bald organisiert, und die Spenden überstiegen im November 1888, als das großartige neue Institut Pasteur offiziell eingeweiht wurde, mühelos zwei Millionen Francs.

Und schließlich sollten wir auch nicht Pasteurs verschiedene frühere Laboratorien im »Feld« vergessen: ein improvisiertes Labor zur Untersuchung von Fermentierung und Wein in einem Café in Pasteurs Heimatstadt Arbois; eine aufgegebene Orangerie und andere Gebäude zur Untersuchung von Seidenwürmern in Pont-Guisquet in der Nähe von Alès (heute Alais) im Département Gard, wo Pasteur und seine *équipe* von 1866 bis 1870 ein Feldlabor und ein kleines Seidenraupenunternehmen betrieben hatten; ein Laboratorium und eine nahe gelegene Brauerei in Duclaux' Fakultät in Clermont-Ferrand für die Untersuchungen von Bier beim freiwilligen Exil aus Paris während des Deutsch-Französischen Krieges; Schafherden und Gebäude nahe Chartres für das Milzbrandstudium. Kurzum: Pasteur hatte, wie Emile Duclaux vor einem Jahrhundert darlegte, mehrere Laboratorien, zu denen sogar Ausbildungslaboratorien gehörten, und unter ihnen ist das in der rue d'Ulm nur das berühmteste. In der Tat erschweren es die starke Vermehrung und geographische Streuung von Pasteurs Forschungseinrichtungen (die im allgemeinen staatlich finanziert wurden), alle Pasteurschen Laboratorien zu identifizieren, geschweige denn zu beschreiben. Der Versuch wird zusätzlich erschwert durch die Veränderungen in der Forschungsrichtung und den damit zusammenhängenden Einrichtungen am Stamm-Laboratorium der *Ecole Normale* selbst, wo beispielsweise ein nicht unerheblicher Teil des Labors eine Zeitlang tatsächlich in eine Mikrobrauerei verwandelt wurde, um dann später wieder in eine Klinik für die Behandlung von Tollwut umgewandelt zu werden – stets im Einklang mit den sich verlagernden Forschungsprioritäten Pasteurs.

Die Pasteurschen Arbeitskräfte: Agrégé-préparateurs, Mitarbeiter, unsichtbare Techniker

Beachtenswert unter Pasteurs administrativen Reformen an der *Ecole Normale* waren jene, die mit den *agrégé-préparateurs* zu tun hatten, Laborassistenten, die selbst *normaliens*[2] waren. Auch wenn er diese Positionen nicht schuf, wie manchmal behauptet wird, veränderte Pasteur ihre Funktion radikal, denn er erhöhte ihre Anzahl von drei auf fünf pro Jahr und reduzierte gleichzeitig den Anstellungszeitraum von sieben oder acht Jahren auf zwei. Diese Reform verwandelte tatsächlich die *agrégé-préparateurs* aus Lehrassistenten in Laborarbeiter. Als Ziel gab Pasteur an, mehr *normaliens* zu Doktoraten und Karrieren in der Forschung zu ermutigen. Mit dem Erfolg seines Vorschlags wurde er selbst ein Hauptnutznießer der Reform, angefangen 1863, als der erste einer Reihe von *agrégé-préparateurs* seinem eigenen Laboratorium zugewiesen wurde. An Pasteurs ursprünglichem Labor an der *Ecole Normale* ist auf einer Tafel folgendes zu lesen:

Les collaborateurs de Pasteur à l'Ecole Normale ont été:
van Tieghem – Gayon
Gernez – Chamberland
Raulin – Roux
Duclaux – Boutroux
Grenet – Thuillier
Maillot – Perdrix
1858-1889

Die meisten dieser Namen werden selbst Wissenschaftshistorikern unbekannt sein, auch wenn fünf von ihnen im *Dictionary of Scientific Biography* auftauchen: Chamberland, Duclaux, Raulin, Roux und van Tieghem. Als in den 1880er Jahren mit der Arbeit an den Impfstoffen begonnen wurde, gab es zweifellos eine Menge anderer Arbeiter in dem Pasteurschen Unternehmen, angefangen bei den Ärzten (insbesondere Dr. Joseph Grancher), welche die Tollwutbehandlungen tatsächlich durchführten bzw. überwachten, bis hin zu solchen »unsichtbaren Technikern« oder »Laborgehilfen« wie Jean Arcoy und Eugène Viala, der als Jugendlicher zu Pasteurs *équipe*

2 Als »Normaliens« werden in Frankreich die Studenten der Ecoles Normales Supérieures bezeichnet (*Anm. d. Hg.*).

stieß, als diese in den späten 1860er Jahren mit der Arbeit über Seidenraupenkrankheiten beschäftigt war, und schließlich zum wichtigsten Techniker für die tagtägliche Arbeit bei allen Tierexperimenten zur Tollwut wurde. Inzwischen gab es noch weitere Techniker und Personal für die Tierpflege bei den Nebenstellen in der rue Vaquelin und in Garches.

Wenn man zu den Pasteurschen Arbeitskräften auch noch unentgeltliche Mitarbeiter, unbezahlte städtische und staatliche Beamte, Seidenraupenzüchter, Landwirte, Veterinäre, Ärzte und Hygieniker hinzuzählen will, so war das Unternehmen riesig, auf jeden Fall nach 1880. Wie Charles Darwin, mit dem er sonst fast nichts gemeinsam hatte, stand Pasteur im Zentrum eines gewaltigen Netzwerks von Korrespondenzen, das ihn mit wichtigen Informationen, Proben, Materialien versorgte; ganz zu schweigen von handgreiflicher Unterstützung, nicht nur in Form direkter finanzieller Mittel, sondern auch von freier Verpflegung und Unterkunft, ja sogar Bahnkarten. Zwei gut dokumentierte Fälle solcher freiwilliger Helfer Pasteurs sind ein Veterinär namens Maucer und der Bürgermeister von Saint-Hippolyte-du-Fort, nahe Alais, der sehr viel für die Pasteursche *équipe* während ihrer Arbeit über Seidenraupenkrankheiten Ende der 1860er Jahre tat. Es wäre sowohl gerecht als auch erhellend, solche Gestalten in unsere Geschichte vom Pasteurschen Unternehmen aufzunehmen, doch es ist nicht leicht, sie individuell und ernsthaft in unsere ohnehin bereits übervölkerten historischen Berichte zu integrieren. Und selbst wenn wir es könnten und täten, stünde Pasteur immer noch in der Mitte der Bühne. Aus diesem Grund muß man letztlich Duclaux' Bemerkung zurückweisen, wonach Pasteurs »meisterhafte Qualitäten eines Industriechefs« nicht Bestandteil seiner Größe waren und er »gut ohne sie hätte auskommen können«.

Anerkennung und Belohnungen im Pasteurschen Unternehmen

Es wird gewiß niemanden überraschen, daß es Pasteur selbst war, der die meiste Anerkennung und Belohnung für die Arbeit seiner *équipe* einstrich, und meist aus gutem Grund. Noch weniger wird es überraschen, daß seine Frau keinen Platz auf der Marmorplakette fand, die seine Mitarbeiter an der *Ecole Normale* auflistete. Glücklicherweise hat Émile Roux ihren Beitrag zum Pasteurschen Unternehmen hervorgehoben. In einer Rede anläßlich ihres Todes 1910, die später zu einer kurzen Biographie erweitert wurde, betonte er, daß sie tatsächlich die wichtigste Mitarbeiterin ihres Mannes war. Während der 45 Jahre ihrer Ehe, von 1849 bis zu seinem Tode 1895, diente sie als seine ergebene Gehilfin, unterstützende Partnerin, als Resonanzboden und pflichtbewußte Stenographin – ganz zu schweigen von ihrer Rolle als Mutter der fünf Kinder (von denen drei im Kindesalter starben) und als Verwalterin der Familienkonten.

Neben Madame Pasteur waren die wichtigsten Mitglieder von Pasteurs *équipe* Charles Chamberland, Emile Duclaux und Roux. Duclaux und Roux verdienen besonders hervorgehoben zu werden, nicht nur, weil beide in der genannten Reihenfolge Pasteurs Nachfolger als Direktoren des Institut Pasteur wurden. Der Pasteursche Erfolg beim Tollwutimpfstoff wäre ohne Roux undenkbar, während Duclaux sein erster und – nach allem, was man weiß – Lieblingsschüler und -mitarbeiter war, dessen brillante wissenschaftliche Biographie über seinen Meister bereits ein Jahr nach dessen Tod erschien. Eines der auffallendsten Merkmale der Pasteur-Saga ist ja, wie sehr Duclaux und Roux bewußt am Aufbau von Pasteurs Mythos beteiligt waren, denn beide schilderten ihn als einsames Genie, dessen Einsichten für den Erfolg des gesamten Unternehmens verantwortlich waren. Auf persönlicher Ebene oder der des Temperaments erstaunt dies im Fall von Roux, denn es gibt viele Belege für Zwietracht zwischen ihm und Pasteur, insbesondere, doch keineswegs ausschließlich, hinsichtlich der frühen Anwendung des Tollwutimpfstoffs bei Menschen, die Opfer von Bissen tollwütiger Tiere geworden waren. Meines Wissens gibt es keinen vergleichbaren Beleg für persönliche Zwietracht oder grundsätzliche Meinungsverschiedenheiten zwischen Duclaux und Pasteur. Eher im Gegenteil. Doch ich glaube, daß Duclaux auf der konzeptuellen Ebene eine »ökologischere« Sicht des Pasteurschen Unternehmens vertrat – eine Sicht, die später weiterverbreitet wurde von René Dubos, dessen populäre Biographie von 1950 sich manchmal erstaunlich stark an Duclaux' ein halbes Jahrhundert früher erschienene wissenschaftliche Biographie anlehnt.

Die Zurückhaltung und Selbstverleugnung von Duclaux und Roux habe ich andernorts zu erklären versucht, wobei ich herausgestellt habe, wieviel ihrer beruflichen Identität sie der Mitgliedschaft im exklusiven und bedeutenden Zirkel der Pasteurianer verdankten. Gleichwohl ist ihre lebenslange Rücksichtnahme auf den Mythos von Pasteur bemerkenswert, wenn man in Betracht zieht, wie sehr der Meister von ihnen (und anderen) abhängig war. Das geht nicht nur klar hervor aus Roux' entscheidenden Beiträgen zur Arbeit über die Tollwut in den 1880er Jahren, sondern ebenso bei Duclaux' sogar noch bemerkenswerteren Beiträgen zur Arbeit über die Seidenraupenkrankheiten von etwa 1867 bis 1870. Wie Richard Moreau festgestellt hat – in einem ausgezeichneten Artikel aus dem Jahr 1989, der noch nicht die Verbreitung gefunden hat, die er verdient –, war Duclaux nicht nur verantwortlich für die wichtigste experimentelle Arbeit und Beobachtung bei den Seidenraupenkrankheiten, wozu der geschwächte Pasteur nicht mehr in der Lage war; sondern Duclaux war auch die weitaus wichtigste intellektuelle und rhetorische Kraft hinter der »Pasteurschen« Deutung der Fleckenkrankheit bei Seidenraupen als einer komplexen Mischung von zwei Krankheiten, *pébrine* und *flacherie*, die nur entwirrt werden konnte, wenn man die Interaktionen zwischen Wirt, Parasit, Heredität und Umwelt genau beachtete. Mehr noch, Moreau zeigt auf, daß die wichtigsten Teile von Pasteurs berühmtem Buch über die Seidenraupenkrankheiten oft Wort für Wort aus den Notizbüchern von Duclaux entlehnt wurden.

Inzwischen ist man ja gewöhnt an Kontroversen über die vorgebliche »Aneignung« der Arbeit von Assistenten und Mitarbeitern durch Laborchefs, doch selbst heutige Zyniker dürften überrascht sein, wenn sie das volle Ausmaß kennen würden, in dem Pasteur von Duclaux' Arbeit abhängig war. Gewiß hat es nie ein »egalitäres« goldenes Zeitalter in der Geschichte des modernen Großlabors gegeben. Dennoch dürfte die zunehmende gemeinsame Ko-Autorschaft in unserem Jahrhundert eine gerechtere und genauere Verteilung von Verdiensten ausdrücken, als dies in Pasteurs *équipe* der Fall war. Trotz der Abhängigkeit von seinen Forschungsassistenten und Mitarbeitern, insbesondere nach seinem Schlaganfall im Jahr 1868, war Pasteur alles andere als großzügig, wenn es darum ging, ihren Beitrag in Form von expliziter Ko-Autorschaft oder durch eine gerechte Aufteilung des finanziellen Gewinns anzuerkennen, der in den 1870er und 1880er Jahren an das Unternehmen zu fließen begann.

Unter den Hunderten von Artikeln und Abhandlungen in der großartigen siebenbändigen Ausgabe von Pasteurs *Œuvres*, die sein Enkel Dr. Louis Pasteur Vallery-Radot herausgegeben hat, wird nur bei einigen Dutzend Texten formal anerkannt, das sie »in Zusammenarbeit mit« anderen entstanden sind, wie etwa Roulin, Joubert (am häufigsten zitiert), Chamberland und Roux (manchmal); doch kein einziges Mal taucht Duclaux auf, eine Auslassung, die beinahe unglaublich ist, wenn man die Enthüllungen Moreaus zur Arbeit über Seidenraupenkrankheiten berücksichtigt. Für entscheidende acht Jahre verbot Pasteur außerdem Chamberland und Roux die Veröffentlichung ihrer Arbeit über die Fähigkeit anderer Stoffe als Sauerstoff, den Milzbrand-Bazillus abzuschwächen (einschließlich insbesondere antiseptischer wie Kaliumdichromat, das sogar in Pouilly-le-Fort verwendet worden war). Nahezu überflüssig zu sagen, daß Pasteurs Gehalt und andere finanzielle Vorteile weitaus größer als die seiner Forschungsassistenten und Mitarbeiter waren, auch wenn das genaue Ausmaß der Ungleichheit weiter erforscht zu werden verdient.

Jedenfalls war es in keinem Fall einfach, für Pasteur zu arbeiten, und nicht jeder, der gefragt wurde, entschied sich, zu seiner *équipe* zu stoßen. Doch wer es tat, für den bot der Pasteur-Kreis einige der Eigenschaften und Werte der »Tante-Emma-Läden«, jener staatlich geschützten Familienunternehmen, die den Beobachtern des französischen und italienischen Lebens so vertraut sind. Für artige Angehörige des Pasteurschen Unternehmens scheint die Sicherheit des Arbeitsplatzes eine Selbstverständlichkeit gewesen zu sein, und es fällt auf, daß oft mehrere Mitglieder derselben Familie beschäftigt waren (manchmal bis in nachfolgende Generation hinein), insbesondere, doch nicht ausschließlich bei den Technikern auf unterer Ebene oder den Verwaltungsangestellten am Institut Pasteur, wo die beiden Bauernjungen zum ersten Mal gegen Tollwut behandelt worden waren. Der auffallende Paternalismus von Firmen des 19. Jahrhunderts, der im riesigen Bon-Marché-Kaufhaus genauso zu finden war wie in kleinen Familienläden, war auch in Pasteurs Laboratorium mehr als offensichtlich. Wie bereits bemerkt, diente seine Frau als seine persönliche Sekretärin, und in den 1880er Jahren stellte er den eigenen Neffen (Adrien Loir) als seinen persönlichen Forschungsassistenten ein; zumindest teilweise wollte er damit wohl sicherstellen, daß seine privaten Ansichten ganz und buchstäblich in der Familie blieben. Die vielleicht auffallendste »familiäre« Eigenschaft des Pasteur-Kreises war jedoch die stolze und unbeugsame Loyalität dem Familienoberhaupt gegenüber – eine Haltung, die, zumindest öffentlich, sogar von Duclaux und Roux vollkommen geteilt wurde.

Produkte und Marketing im Pasteurschen Unternehmen

Im vorangegangenen Abschnitt habe ich zwei Produkte der Pasteurschen *équipe* erwähnt: zum einen die *literarischen* Produkte, wie ich sie nennen würde, durch Publikationen repräsentiert, und zum anderen das *symbolische Produkt*, repräsentiert durch den Pasteurschen Mythos, die beide andernorts und zu anderer Gelegenheit ausführliche Diskussion verdienen. Hier möchte ich nur betonen, daß zumindest einige solcher Produkte klar und deutlich zum industriellen Bereich gehören und daß Pasteur sowohl ein sehr bereitwilliger als auch äußerst effektiver »Verkäufer« oder »Händler« war, trotz der gelegentlichen Zweifel an der Angemessenheit solcher Bemühungen. In der Tat wurden mehrere solcher Produkte offiziell patentiert oder lizenziert, wie es immer noch nicht allgemein bekannt ist; und auch wenn manche Produkte nicht kommerziell verwertet wurden, so wurden andere richtig auf dem Markt verkauft, insbesondere im Ausland, und bildeten eine beachtliche private Einnahmequelle für Pasteur und vielleicht ein paar Begünstigte unter seinen langjährigen loyalen Mitarbeitern, doch offenbar vor allem für das Pasteursche Unternehmen in Form von weiteren Investitionen in die Forschung.

In der Tat war Pasteur nie damit zufrieden gewesen, sich allein auf die Großzügigkeit des französischen Staates zu verlassen. Von Beginn seiner Laufbahn an bewarb er sich aktiv um Geldpreise von privaten wissenschaftlichen Gesellschaften und Regierungen anderer Länder. So erhielt er 1871 von der österreichischen Regierung 5000 Schillinge (etwa 8500 Francs) für seine Bemühungen um die Bekämpfung der Fleckenkrankheit der Seidenraupen; zum Teil wohl auch deshalb, weil er dafür sorgte, daß kostenlose Mikroskope an Seidenraupenzüchter verteilt wurden, und zum Teil wegen einer ungeheuerlichen, aber erfolgreichen Werbekampagne für die eigene Person, die einen deutschen Konkurrenten davon abhalten sollte, sich überhaupt um den Preis zu bewerben. Die spektakulärste Auszeichnung, um die sich Pasteur bewarb – diesmal allerdings erfolglos – war ein Preis von 625 000 Francs, den die Regierung von New South Wales (heute Australien) 1887 für praktische Maßnahmen gegen die sich explosionsartig vermehrende Kaninchenpopulation ausgeschrieben hatte. In einem Brief, in dem er in atemberaubender Weise auf sein Eigentumsrecht pochte, erklärte Pasteur, er hätte tatsächlich schon ein solches Mittel produziert – in Form eines Hühnercholera-Virus, für den Kaninchen äußerst anfällig seien –, alle Einnahmen aus dieser Verfahrensweise stünden allein ihm zu.

Die Hauptquelle des Pasteurschen Einkommens jedoch – abgesehen natürlich von der Freigebigkeit des französischen Staates – bestand in Einkünften aus jenen Patenten und Lizenzen, für deren kommerzielle Verwertung er sich schließlich entschieden hatte. Schon 1857 hatte er ein Patent für einen Prozeß alkoholischer Fermentierung angemeldet, und später erhielt er Patente für einen Bakterienfilter aus Porzellan (den Pasteur-Chamberland-Filter) und für seine Methoden zur Herstellung und Konservierung von Wein, Essig und Bier – Verfahren, die fast sofort als »Pasteurisierung« bekannt wurden. Das genaue Schicksal dieser Patente ist unklar. Die meisten scheint er nicht verwertet zu haben, doch infolge des Patents auf den Pasteur-Chamberland-Filter flossen ihm offenbar bedeutsame Einnahmen zu. Wesentlich größere Gewinne wurden durch die kommerzielle Verwertung des Anthrax-Impfstoffs erzielt, insbesondere dank ausländischer Lizenzen und Verkäufe. Wenn man der Schätzung eines Pasteur-Kritikers um 1885 Glauben schenken darf, belief sich der *jährliche* Nettogewinn aus dem Anthrax-Impfstoff auf 130 000 Francs; das ist mehr als das Doppelte dessen, was selbst ein Pasteur dem französischen Staat zu dieser Zeit abzuringen vermocht hatte.

Während Pasteur so staatliche und private Unterstützung in beispielloser Höhe anhäufte und seine Aufmerksamkeit auf praktische und insbesondere medizinische Probleme lenkte, machten sich seine Kritiker immer schriller bemerkbar. Ein Teil der medizinischen Profession und der, wie er sie gerne verunglimpfte, »sogenannten wissenschaftlichen Presse« verleumdete ihn als einen egomanischen und intoleranten Repräsentanten der »offiziellen« Wissenschaft und als skrupellosen, heimlichtuerischen und gierigen Opportunisten. Manche bestritten heftig, daß sein Werk all den riesigen industriellen, landwirtschaftlichen und medizinischen Nutzen gebracht hatte, den man ihm zuschrieb. Darin liegt viel Übertreibung, doch einige der von Pasteurs Kritikern vorgebrachten Behauptungen verdienen weitaus ernsthaftere und detailliertere Überprüfung, als bislang geschehen. Selbst jetzt noch ist nicht jeder von den (gezwungenermaßen) statistischen Beweisen überzeugt, daß Pasteurs Anthrax- oder Tollwut-Impfstoffe auch nur im entferntesten so effektiv waren, wie die Pasteurianer behaupteten.

Was solche Kritiker jedoch nie gewürdigt haben, weder zu Pasteurs Zeit noch später, ist, *warum* er ein so vollkommen geschickter Showman, Verkäufer und »Rhetoriker« – im altmodischen Sinn der Fähigkeit zu überzeugen – war. Es gelingt ihnen nicht, richtig einzuschätzen, wie sehr Pasteurs erfolgreichstes »Produkt« von allen sein eigener starker Glauben an die Keimtheorie der Krankheit war, die für ihn durch »eine nahezu unerbittliche innere Logik« mit seiner sogar noch tieferen Überzeugung vom Zusammenhang zwischen Asymmetrie und Leben verknüpft war – und in der Tat letztlich mit seinem noch tieferen Glauben an einen Schöpfer-Gott. Dann ist es nicht mehr so verwunderlich, daß er derart zuversichtlich und äußerst erfolgreich auf dem »Marktplatz der Ideen« agierte. In der Keimtheorie der Krankheit hatte er ein großartiges Produkt; und er war nicht nur von dessen praktischer Macht vollständig überzeugt, sondern auch von der engen Verbindung mit den geistigen Überzeugungen, die für ihn noch wichtiger waren.

Übersetzt von Gustav Roßler

Literatur

Boulger, G. S.: »The History of Silk«, Vortrag, gehalten vor der China Society at the School of Oriental Studies, London, 7. Mai 1920, veröffentlicht in einer Broschüre, London 1920.

Debré, P.: *Louis Pasteur*, Paris 1994.

Decourt, P.: *Les vérités indésirables*, Paris 1989.

Dubos, R. J.: *Louis Pasteur: Free Lance of Science*, Boston 1950.

Duclaux, E.: *Pasteur: The History of a Mind*, Vorwort von R. J. Dubos, Metuchen, N. J., 1973 [1896].

– »Le laboratoire de M. Pasteur«, in: *Pasteur 1822-1922. Centième anniversaire de la naissance de Pasteur*, Paris 1922, S. 4-23.

Feltwell, J.: *The Story of Silk*, New York 1990.
Geison, G. L.: *The Private Science of Louis Pasteur*, Princeton 1995.
Gueneau, L.: *Lyon et le commerce de la soie*, New York 1973 [1923].
Latour, B.: *Pasteur: une science, un style, un siècle*, Paris 1994.
Loir, A.: *A l'ombre de Pasteur*, Paris 1938.
Moreau, R.: »Le dernier pli cacheté de Louis Pasteur à l'Académie des Sciences (suivi du jugement inédit de Pasteur sur les travaux d'Emile Duclaux consacrés aux vers à soie)«, in: *La vie des sciences*, Comptes rendus de l'Académie des sciences, série générale, 6 (5), 1989, S. 403-434.
Nicol, L.: *L'épopée pastorienne et la médecine vétérinaire*, Garches 1974.
Rawlley, R. C.: *Economics of the Silk Industry: A Study in Industrial Organisation*, London 1919.
– *The Silk Industry and Trade*, London 1919.
Rosenberg, C.: *No Other Gods: On Science and American Social Thought*, Baltimore 1996 [1976].
Roux, E.: »L'œuvre médicale de Pasteur«, in: *Pasteur 1822-1922. Centième anniversaire de la naissance de Pasteur*, Paris 1922, S. 55-87.
– »L'œuvre agricultural de Pasteur«, in: *Pasteur 1822-1922. Centième anniversaire de la naissance de Pasteur*, Paris 1922, S. 88-102.
Tabius, J.: *De feuilles en fils: ou la sériculture en Haute-Provence*, Le Chaffaut 1992.
Todes, D.: »Pavlov's Physiological Factory«, 1996 (unveröffentlichtes Manuskript).
Wrotnowska, D.: »Diseases of the Silkworm: Pasteur in the Cevennes; His Relations with Adrien Jeanjean, Mayor of Saint-Hippolyte-Du-Fort«, in: *Alabama Journal of Medical Sciences*, 9, 1972, S. 206-211.

J. Andrew Mendelsohn

Von der »Ausrottung« zum Gleichgewicht

Wie Epidemien nach dem Ersten Weltkrieg komplex wurden[1]

Eine Ursache oder viele, Ansteckung oder Umwelt, Reduktionismus oder Holismus: Die Erklärungen epidemischer Krankheiten scheinen schon immer mit solchen unvereinbaren Gegensätzen operiert zu haben. Dieser Aufsatz geht jedoch davon aus, daß solche Kategorien nicht universal sind – oder präziser noch: daß diese Gegensätze, die vielleicht die epidemiologischen Konzepte des 19. Jahrhunderts zu erfassen vermögen, für das 20. Jahrhundert nicht mehr angemessen sind. Denn seit dem frühen 20. Jahrhundert erachteten führende Bakteriologen der Vereinigten Staaten, Englands und Deutschlands – je länger, je mehr – die direkte Kontrolle (oder die Verfolgung) von Mikroben und deren Ausrottung als nicht nur in der Praxis unmöglich, sondern auch als theoretisch unnötig und sogar irreführend. Während die traditionellen Darstellungen der Geschichte des öffentlichen Gesundheitswesens und der Medizin eine einfache Logik der Arbeiten von Pasteur und Koch entwerfen, lösten sich diese frühen Gewißheiten bakteriologischer Erklärung von epidemischen Krankheiten *de facto* schon während der Zwischenkriegszeit auf. Wie im folgenden gezeigt werden soll, war die Reform von Theorie und experimenteller Praxis und die Neudefinition von Epidemien als »Invasionen« zu jener von Epidemien als »Gleichgewichtsstörungen« nach dem Ersten Weltkrieg teils von der wissenschaftlichen Erfahrung von sich verändernden Krank-

1 Eine englische Version wurde auf der Jahresversammlung der History of Science Society, 7. bis 10. November 1996 in Atlanta, vorgetragen und ist veröffentlicht: »From Eradication to Equilibrium: How Epidemics Became Complex after World War I«, in: Christopher Lawrence und George Weisz (Hg.): *Greater than the Parts: Holism in Biomedicine, 1920-1950*, Oxford, New York 1998. Literaturangaben und Text sind ausführlicher in der deutschen Version. Für kritische Lektüre danke ich Lorraine Daston, Doris Kaufmann, Hans-Jörg Rheinberger, Skuli Sigurdsson und George Weisz. Die deutsche Übersetzung wurde mit freundlicher Hilfe von Tina Mendelsohn und Christoph Gradmann angefertigt.

heitsmustern und teils von sozialen und wissenschaftlichen Kontexten geprägt, insbesondere von der Kritik am »Maschinenzeitalter«. Die Teilnahme von Bakteriologen an dieser theoretischen Entwicklung der Zwischenkriegszeit, die von Historikern der Ökologie, Evolution und Physiologie als holistisch bezeichnet wurde, weist auf einen größeren Kontext des Wandels in der Kultur der Lebenswissenschaften hin – eines Wandels, der weniger mit organischen Metaphern als mit quantitativen konzeptionellen Strukturen und Stilen von Kausalerklärungen zu tun hatte, die sowohl in den physikalischen als auch den sozialen und biologischen Wissenschaften entwickelt worden waren.

Wenn zukünftige Generationen auf die Entwicklung der Wissenschaften von den Infektionskrankheiten im 20. Jahrhundert zurückschauen werden, wird vielleicht eines besonders auffallen: eine Entwicklung von medizinischen hin zu biologischen und vor allem ökologischen Erklärungen von Krankheiten. Welche historischen Konjunkturen und Neuentwicklungen aber sind es, die zur ökologischen Auffassung der übertragbaren Krankheiten geführt haben? Es liegt nahe, als Quelle des ökologischen Verständnisses von Krankheiten die Ökologie selbst anzunehmen. Die zwei Hauptmerkmale des modernen ökologischen Verständnisses von Epidemien – ein evolutionstheoretischer Standpunkt und die Verwendung mathematischer Modelle – zeigen sich auch in der Entstehung der Populationsökologie in den 1920er und 1930er Jahren.[2] Dynamisches Gleichgewicht, System, Evolution, Gewebe von Ursachen, Population selbst: Begriffe, die die Entstehung der Populationsökologie nach 1910 geprägt haben, sind auch Kernbegriffe der Epidemiologie geworden. Die andere naheliegende Erkenntnis über die ökologische Entwicklung des Verständnisses epidemischer Krankheiten ist, daß diese durch die Parasitologie geprägt war. Letztere wiederum hatte teilweise eine breite biologische Ausrichtung. Die natürliche Auslese bewirke auf Dauer, laut Parasitologie und späterer Epidemiologie, einen Zustand von »Frieden und Symbiose« zwischen Wirt und Parasit.[3] Sie bildeten insofern ein natürliches Ganzes.

2 Sharon E. Kingsland: *Modeling Nature: Episodes in the History of Population Ecology*, Chicago, London 1985.

3 Übersicht und Kritik: Gordon H. Ball: »Parasitism and Evolution«, in: *American Naturalist* 77, 1943, S. 345-64, Zitat auf S. 361; Paul W. Ewald: *Evolution of Infectious Disease*, Oxford, New York 1994.

All dies ist noch nicht von Historikern erforscht und geschildert worden. Und obwohl es plausibel klingt, bleibt eines sonderbar: Als die Populationsökologie und die evolutionstheoretische Parasitologie entstanden, existierte schon eine Wissenschaft der Infektionskrankheiten, und diese Wissenschaft, die Bakteriologie, formulierte das Paradigma des biomedizinischen Reduktionismus. Die Bakteriologie hatte der Medizin und der Biologie die besten Gründe geliefert, sich in Forschung und praktischer Anwendung nicht auf eine Ganzheit, auf alle Ursachen, sondern auf einen Teil des Ganzen, und zwar auf spezifische, notwendige Ursachen zu beschränken.[4] Außerdem hatte die Bakteriologie sowohl gedanklich als auch institutionell nichts mit dem von der Evolution abgeleiteten Zustand von Frieden und Symbiose zwischen Wirt und Parasit zu tun. Im Gegenteil: Die Bakteriologie war durch die medizinische Erfahrung eines Krieges zwischen »Mensch und Mikrobe« geprägt. Nur ein einziger Forscher, der Nobelpreisträger Ronald Ross, war in beiden Forschungsbereichen tätig, d. h. sowohl in der Anwendung der Mathematik auf die Biologie als auch in der medizinischen mikrobiologischen Laborforschung. Folgt man Sharon Kingsland, der Historikerin der Populationsökologie, so fand Ross innerhalb der Bakteriologie und der Epidemiologie mit seinem dynamischen Gleichgewichtsmodell der Infektionskrankheiten, das er 1911 in einem Buch über die Malaria veröffentlichte, keine Rezeption.[5] Wie dann kann man sich vorstellen, daß die neuen, ungeprüften Ideen einer »Newcomer«-Disziplin wie der Populationsökologie oder die nur wenig älteren Grundsätze der Parasitismuslehre, deren Gültigkeit für bakterielle und virale Krankheiten ebenfalls unbewiesen blieb, die etablierte Bakteriologie überwinden sollte: Ein paar Dutzend Erforscher von Population und Parasiten, verstreut in verschiedenen Disziplinen von der Physik über die Mathematik bis hin zur

4 Zur tatsächlichen Vielfalt der Bakteriologie siehe aber Pauline M. H. Mazumdar: *Species and Specificity: An Interpretation of the History of Immunology*, Cambridge 1995, 1. Teil; John Andrew Mendelsohn: *Cultures of Bacteriology: Formation and Transformation of a Science in France and Germany, 1870-1914*, Dissertation, Princeton University 1996; und für die spätere Periode: Ludwik Fleck: *Genesis and Development of a Scientific Fact*, Chicago 1979 (Basel 1935); deutsch: *Entstehung und Entwicklung einer wissenschaftlichen Tatsache*, Frankfurt am Main 1993; Olga Amsterdamska: »Medical and Biological Constraints: Early Research on Variation in Bacteriology«, in: *Social Studies of Science* 17, 1987, S. 657-687.

5 Kingsland: *Modeling Nature* (Anm. 2), S. 103.

Zoologie, sollen sich gegen die Bakteriologie durchgesetzt haben – eine fünfzig Jahre alte, kraftvolle, hoch professionalisierte Wissenschaft, mit ihrem internationalen Netz von Laboratorien und Fachzeitschriften, ihrer selbstverständlich zentralen Stellung in medizinischen und hygienischen Instituten der Universitäten, in Krankenhäusern, in staatlichen Einrichtungen für die öffentliche Gesundheitspflege und ihren namhaften, medizinisch geprägten Forschungsanstalten wie dem Pasteur-Institut in Paris, dem Rockefeller-Institut in New York, dem Koch-Institut in Berlin und dem Lister-Institut in London?

Die Lösung dieses Problems ist: Diese Überwindung kam von innen. Schon 1919 begann die Veränderung des bakteriologischen Ansatzes der reduktiven Biomedizin. Zur Zeit des Ersten Weltkriegs erreicht die Autorität der Bakteriologen ihren Höhepunkt. Ihre Grundsätze und Methoden hatte man systematisch und erfolgreich im Krieg angewandt: Zum ersten Mal in der Geschichte spielten Epidemien keine entscheidende Rolle in der Morbiditätsstatistik des Krieges. Dennoch brachte das letzte Jahr des Krieges eine Pandemie unerhörter Dimensionen und Letalität: die Influenza von 1918/19. Im Schatten der Influenzapandemie und des geheimnisvollen Auftretens einiger anderer epidemiologisch verwirrender Krankheiten verloren die Bakteriologen die Gewißheit in bezug auf das Wesen und die Ursachen der Epidemien. Sie griffen nach alternativen Ideen und Methoden, egal ob neu oder alt. Der spätere Nobelpreisträger Frank Macfarlane Burnet ließ also die Hälfte der Geschichte aus, als er 1940 in seinem klassischen Buch *Biological Aspects of Infectious Disease* die Entstehung eines neuen »ökologischen Verständnisses« der Durchsetzungskraft anderer, disziplinfremder Wissenschaftler gegenüber »bacteriologists [who] were trained as medical men« zugeschrieben hatte.[6] In diesem Aufsatz geht es um die biologische und quantitative Komplexität, die die »medical men« zwanzig Jahre zuvor schufen.

Die herrschende bakteriologische Auffassung von epidemischen Krankheiten und ihrer Kontrolle wurde 1893 nach der großen Hamburger Cholera-Epidemie von Robert Koch formuliert. Er stellte fest:

6 Frank Macfarlane Burnet: *Biological Aspects of Infectious Disease*, Cambridge 1940.

Hätte man in Hamburg nicht in so nachdrücklicher Weise die Cholera bis in ihre äußersten Schlupfwinkel verfolgt und jede auffindbare Spur des Infektionsstoffes unschädlich gemacht, dann wäre es nach meiner Überzeugung gewiß nicht gelungen, des über die Stadt in so massenhafter Weise ausgebreiteten Zündstoffes Herr zu werden. Aber so wurden die einzelnen Funken, ehe sie von neuem zünden konnten, erstickt. Natürlich konnte nicht jeder sofort entdeckt werden und die einzelnen Ketten setzten sich im Verborgenen fort; aber sie wurden immer seltener und mußten schließlich ebenfalls fortzuglimmen aufhören.[7]

Jede letzte verborgene Spur von Infektion bis in ihre äußersten Schlupfwinkel zu verfolgen: Das war das damalige Verständnis der Kontrolle von Infektionskrankheiten, was die Bezeichnung von Koch und vielen seiner Zeitgenossen als »Bazillenjäger« rechtfertigte. Vieles aus der damaligen Theorie und Praxis gilt noch heute: »Quellen und Wege« der Infektion; Insekten und Menschen als »Träger«; Isolierung anstatt Cordon sanitaire; persönliche mehr als öffentliche Hygiene; die Suche nach Bazillenträgern. Insofern ist es keine Überraschung, daß die Standardwerke über die Geschichte der Seuchenbekämpfung zur Annahme führen, das Prozedere hätte sich seit rund 1900 ziemlich wenig verändert.[8]

Wie verwirrend, dann auf die Worte zu stoßen, die Kochs Schüler, der Direktor des nach ihm benannten Institutes, Fred Neufeld, 1924 formulierte: »Es wäre m. E. ein großer Fortschritt, wenn … diejenigen, die sich mit Seuchenbekämpfung befassen, endlich die Vorstellung aufgeben würden, als sei es ihre Aufgabe, immer den letzten Bacillus (oder beim Fleckfieber die letzte Laus) in ihre entlegensten Schlupfwinkel zu verfolgen und zu töten.« Neufeld verwendete dieses Idiom nicht zufällig. Die Erinnerung an Kochs Bekämpfung der

7 Robert Koch: »Die Cholera in Deutschland während des Winters 1892 bis 1893 (1893)«, in: Julius Schwalbe, Georg Gaffky und Eduard Pfuhl (Hg.), *Gesammelte Werke von Robert Koch*, 2 Bde., Leipzig 1912, Bd. 2, 207-261, S. 217; zur Epidemie: Richard J. Evans: *Death in Hamburg: Society and Politics in the Cholera Years, 1830-1910*, Oxford 1987.

8 Im vorletzten Absatz vom klassischen Charles Edward Amory Winslow: *The Conquest of Epidemic Disease: A Chapter in the History of Ideas*, Princeton 1943, weist Winslow kurz auf eine »förderliche Reaktion gegen exklusive Betonung des Keimfaktors« (S. 379 f.); kein solcher Hinweis befindet sich bei George Rosen: *A History of Public Health*, erweiterte Aufl., Baltimore 1993; siehe aber Stephen J. Kunitz: »Explanations and Ideologies of Mortality Patterns«, in: *Population and Development Review* 13, 1987, S. 379-408; für diesen Hinweis danke ich George Weisz.

Cholera in den 1890er Jahren war für ihn und seine Altersgenossen noch präsent.[9] Neufelds Kritik war mehr als Rhetorik. Ab 1918 vollzogen er, seine Schüler und Kollegen in den führenden Ländern der Biomedizin – Deutschland, Großbritannien und den USA – einen Bruch mit der herrschenden bakteriologischen Auffassung von epidemischen Krankheiten und ihrer Kontrolle. Während Epidemien immer wiederkehrten, war die Infektion einer Population – so schien es nun – mehr oder weniger konstant. Und das würde auch so bleiben. Demgemäß hatten die Hygieniker der nächsten Generation den Eindruck, die 1920er und 1930er Jahre seien »der Tiefpunkt des Jahrhunderts im Hinblick auf die Akzeptanz des Ausrottungskonzepts« gewesen.[10]

Bei ihren experimentellen Methoden entfernten sich die Bakteriologen der Zwischenkriegszeit von der traditionellen Laboratoriumspraxis. Dem Wissen, welches durch die »künstliche« subkutane, intravenöse, oder peritoneale Einspritzung gewonnen worden war, wurde nun mißtraut und statt dessen die sogenannte »natürliche« Infektion durch Mund, Nase, Augen oder Haut hervorgehoben.[11]

9 Fred Neufeld: »Experimentelle Epidemiologie: Kritischer Bericht über einige neuere Forschungsergebnisse«, in: *Klinische Wochenschrift* 3, 1924, S. 1345-1351, S. 1350; zur Erinnerung an die Cholerabekämpfung: Fred Neufeld: »Seuchenprobleme, II: Neue Ergebnisse der experimentellen Forschung«, in: *Deutsche medizinische Wochenschrift* 51, 1925, S. 341-344, S. 343. Neufeld ist mehr für seine Entdekkung der Pneumokokkus-Typen bekannt: Maclyn McCarty: *The Transforming Principle: Discovering that Genes Are Made of DNA*, New York, London 1985; Robert Olby: *The Path to the Double Helix: The Discovery of DNA*, New York 1994 (1974).

10 Fred Soper der Rockefeller Foundation, zitiert nach Kunitz: »Explanations and Ideologies« (Anm. 8), S. 382.

11 Aus Neufelds Laboratorium zum Beispiel: Bruno Lange: »Untersuchungen über Superinfektion«, in: *Zeitschrift für Hygiene und Infektionskrankheiten* 94, 1921, S. 135-151; Bruno Lange, M. Yoshioka: »Beobachtungen über Infektion und Immunität bei Mäusetyphus«, in: *Zeitschrift für Hygiene und Infektionskrankheiten* 101, 1924, S. 451-465; Fred Neufeld: »Über einige grundsätzliche Fragen der aktiven Immunisierung«, in: *Zeitschrift für Hygiene und Infektionskrankheiten* 101, 1924, S. 466-490; Bruno Lange: »Über die Infektion von weißen Mäusen auf den natürlichen Wegen durch die Haut, die Mund- und Darmschleimhaut sowie die Augenbindehaut«, in: *Zeitschrift für Hygiene und Infektionskrankheiten* 102, 1924, S. 224-261; Fred Neufeld: »Über die verschiedene Empfänglichkeit junger und erwachsener Individuen für Infektionen und ihre Ursachen«, in: *Zeitschrift für Hygiene und Infektionskrankheiten* 103, 1924, S. 471-482; Bruno Lange und K. H.

Im Rückblick schien das alte bakteriologische Laboratorium ein Ort gewesen zu sein, wo Naturwidriges ohne Bezug auf den tatsächlichen Verlauf der Infektion veranstaltet wurde. Eine neuer Wissenschaftszweig entstand: die experimentelle Epidemiologie, wobei nicht mehr Einzeltiere, sondern Populationen der Infektion ausgesetzt wurden.[12] Neu waren weder die Beobachtungen von Spontanepidemien bei Tieren im Laboratorium noch die Idee der experimentellen Epidemiologie.[13] Neu war deren Umsetzung durch den englischen Bakteriologen W. W. C. Topley, durch Simon Flexner und seinen Mitarbeiter in den USA und unter Neufeld am Koch-Institut. Sie folgte unmittelbar dem Prozeß der Auflösung des bakteriologischen Modells der Epidemien nach dem Krieg.

Der Direktor des Koch-Instituts und seine Kollegen in der Bakteriologie waren nicht allein mit ihrer Überzeugung, ihre Wissenschaft sei am Problem der Epidemien gescheitert. Neufeld stimmte dem Leiter des damals aussichtsreichsten Zentrums der Bakteriologie, dem Rockefeller Institute for Medical Research, zu:

Wenn Simon Flexner kürzlich ausgeführt hat, daß wir uns einer Periode erneuten epidemiologischen Interesses nähern, wobei aber vielfach, besonders

Keschischian: »Über Versuche, weiße Mäuse durch Einatmung von Krankheitserregern zu infizieren«, in: *Zeitschrift für Hygiene und Infektionskrankheiten* 103, 1924, S. 569-583.

12 Olga Amsterdamska: »Standardizing Epidemics: Infection, Inheritance, and Environment in Prewar Experimental Epidemiology«, in: Jean-Paul Gaudillière, Ilana Löwy (Hg.), *Heredity and Infection: The History of Disease Transmission*, London, New York 2001, S. 135-179, schließt, daß eines der ersten experimentalepidemiologischen Forschungsprojekte, nämlich das am Rockefeller Institut, von holistischen Voraussetzungen ausging, aber zu reduktionistischen Schlüssen kam.

13 Zur Idee einer experimentellen Erforschung der Epidemien: Theobald Smith: »Parasitismus und Krankheit«, in: *Deutsche medizinische Wochenschrift* 38, 1912, S. 276-279, S. 278. Smith schickte dem Rockefeller-Experimentalepidemiologen Leslie T. Webster 1931 einen Sonderdruck aus dem Jahr 1904 und schrieb: »Sie können sehen, wie viel wir damals an dieselben Themen dachten« (Smith an Webster, 16. November 1931, Rockefeller Archive Center: Simon Flexner Papers, Mikrofilm 111). Die klassischen Mitteilungen über Epidemien unter Labortieren sind: Friedrich Loeffler: »Ueber Epidemien unter den im hygienischen Institute zu Greifswald gehaltenen Mäusen und über die Bekämpfung der Feldmausplage«, in: *Centralblatt für Bakteriologie und Parasitenkunde* 11, 1892, S. 129-141; J. Danysz: »Un microbe pathogène pour les rats (Mus decumanus et mus ratus) et son application à la destruction de ces animaux«, in: *Annales de l'Institut Pasteur* 14, 1900, S. 193-201.

in England und unter dem Eindruck der letzten Influenza-Pandemie, ›eine Reaktion gegen die Lehren der modernen, d. h. der bakteriologischen Epidemiologie‹ eingesetzt habe, ja in gewissen Kreisen sogar ›eine Neigung zur Rückkehr zu älteren, anscheinend etwas mystischen Lehren ... bis zu Hippokrates und besonders zu Sydenham‹, so trifft etwas Ähnliches wohl für alle Länder zu.[14] Woran liegt das?

Neufeld sah weiter als sein amerikanischer Kollege, erkannte eine Reaktion nicht nur der englischen Epidemiologie, sondern in der Epidemiologie überall. Beide deuteten an, die Bakteriologie könne von dieser Reaktion lernen, wie sehr rückwärtsgerichtet und »mystisch« einiges daran auch sein möge. Flexner, der nüchternste Reformer der bakteriologischen Theorie und Methode, ließ sich sogar auf die Extremisten ein, weil ihr Versuch, »die Epidemiologie nach breiteren Kriterien als den bakteriellen Erregern« zu definieren, »förderlich und zeitgemäß« sei.[15]

Die Methoden der traditionellen Epidemiologie – historisch-geographische, umweltbezogen physikalische, statistische – wurden schon lange vor dem Krieg von der »modernen«, bakteriologischen Epidemiologie überholt.[16] Die traditionelle Epidemiologie verschwand nicht, sondern wurde ein, wenn auch nur kleiner Gegenstrom. Die Rätsel der Influenza-Pandemie von 1918/19 und anderer ungewöhnlicher Krankheiten dieser Zeit machten die Kritik aktuell, die die Epidemiologen an der Bakteriologie geübt hatten. Bakteriologen mußten ihre Kritiker nun ernst nehmen und zugeben: »das ganze Problem der Krankheit als Massenphänomen ist [nicht mehr] reduzierbar auf die Verfolgung eines ›Keims‹ und die Entdeckung eines ›Impfstoffes‹«.[17] Die Synthese einer reformierten experimentellen Methode mit naturhistorischem, umweltbezogenem und statistischem Wissen von Epidemien schien in Reichweite.[18] Obwohl

14 Neufeld: »Experimentelle Epidemiologie« (Anm. 9), S. 1345. Neufeld zitiert Simon Flexner: »Experimental Epidemiology«, in: *Journal of Experimental Medicine* 36, 1922, S. 9-14, S. 10.

15 Flexner: »Experimental Epidemiology« (Anm. 14), S. 11.

16 Hiermit ist die Theorie der Epidemien gemeint; über die Methoden der praktischen Epidemiologie: William Coleman: *Yellow Fever in the North: The Methods of Early Epidemiology*, Madison 1987.

17 Major Greenwood: »The Science of Etiology, or The New Epidemiology« [Brief an den Herausgeber], in: *British Medical Journal* 1, 1921, S. 658.

18 Klinisches Wissen gehörte dieser Synthese nicht ausdrücklich an. Zur besser bekannten klinischen und pathologischen Kritik der Bakteriologie: Knud Faber:

der alte Gegenstand »Epidemie«, die Krankheitswelle, synthetischer als zuvor aufgefaßt wurde, wurde sie dadurch nicht zu einem Ganzen, sondern zum Teil eines neuen wissenschaftlichen Wesens, der Störung eines komplexen »Gleichgewichts«, zugleich biologisch und quantitativ. Wissenschaftshistorische bzw. -theoretische Standardkategorien wie monokausal/multikausal oder reduktionistisch/holistisch erscheinen aber unangemessen. Tatsächlich entstand diese Inadäquatheit durch genau die Entwicklungen, die hier beschrieben werden.

Die Umwälzung des epidemiologischen Denkens nach dem Ersten Weltkrieg wurde durch die Eigenarten der Seuchengeschichte der Zeit geprägt. Entscheidend war nicht so sehr, daß die Influenza-Pandemie die Gewißheiten der bakteriologischen Epidemiologie erschütterte oder daß die ätiologische Bedeutung des 1892 von Kochs Schüler Richard Pfeiffer festgestelltem »Influenzabazillus« bezweifelt wurde. Viel mehr spiegelte die Neudefinition der Epidemien – vom Einbruch hin zur Störung eines Gleichgewichts – einen Wandel in der Seuchengeschichte wider, und zwar das Ende der abendländischen Erfahrung von Epidemien als exotischen Seuchen wie Cholera, Gelbfieber oder Pest. Dem korrespondierte der Aufstieg von epidemischen Phänomenen wie Genickstarre (Meningitis), spinale Kinderlähmung (Poliomyelitis), Gehirnentzündung (Encephalitis lethargica) und Grippe (Influenza), die als von innen entstehend wahrgenommen wurden. Ein Rückgang der bakteriellen Darmkrankheiten bei gleichzeitiger Zunahme von häufig virusbedingten Atemwegserkrankungen, d. h., die Abkehr von Krankheiten, die mechanischen Wegen zu folgen schienen, mag auch den Eindruck einer neuen Komplexität verstärkt haben. Flexners Bemerkung, daß »jede Generation ihren eigenen Eindruck von epidemischen Krankheiten empfängt«,[19] kommt große Bedeutung zu.

Nosography: The Evolution of Clinical Medicine in Modern Times, 2. Aufl., New York 1930; Paul Diepgen: *Geschichte der Medizin*, 2 Bde., Bd. 2.2, Berlin 1955, S. 140-144; Russell C. Maulitz: »›Physician versus Bacteriologist‹: The Ideology of Science in Clinical Medicine«, in: Morris J. Vogel, Charles E. Rosenberg (Hg.), *The Therapeutic Revolution: Essays in the Social History of American Medicine*, Philadelphia 1979, S. 91-107, Paul Weindling: *Health, Race and German Politics between National Unification and Nazism, 1870-1945*, Cambridge 1989, Kapitel 3; Christiane Sinding: *Le clinicien et le chercheur: Des grandes maladies de carence à la médecine moléculaire* (1880-1980), Paris 1991.

19 Flexner: »Experimental Epidemiology«, wie Anm. 14, S. 9.

Natürlich steckt nicht der ganze Umfang der Nachkriegsreform der bakteriologischen Epidemiologie in dem sich wandelnden Bild der Epidemien. Der letzte Abschnitt dieses Beitrags zieht einige Verbindungen zu zeitgenössischen, dezidiert ganzheitlichen Strömungen in Biologie und Medizin. Hier wird ein viel breiterer Kontext einer neuen durch die quantitativen und physikalischen Wissenschaften geprägten Komplexität postuliert.

Das Standardmodell und seine Kritiker vor 1918

Im Jahrzehnt nach Kochs Cholerabekämpfung in Hamburg und Deutschland entwickelte sich das bakteriologische Wissen über Infektionskrankheiten von einer etwas unreifen Theorie der »Kontagien« und der Gefahren schmutziger Umgebung zu einer exakten Lehre der sogenannten »Quellen und Wege der Infektion«.[20] Eine Epidemie entstehe, so die Theorie, durch zufälliges Zusammenkommen von Infektionsquellen und empfänglichen Körpern, besonders über Insekten oder Menschen als Bazillenträger. Dieses Erklärungsmuster herrschte vor, solange das größte epidemiologische Problem nach den 1880er Jahren bestehen blieb: Woher kommt die Infektion, wenn kein Krankheitsfall zu finden ist? Das bakteriologische Modell hatte eine schlüssige Antwort: Die Infektion kam von gesunden Bazillenträgern.[21]

Es wurde aber bald schon klar, daß, auch wenn die Bazillenträgerlehre dieses neuere epidemiologische Problem lösen konnte, sie gleichzeitig ältere epidemiologische Probleme wiederbelebt hatte: Warum kommen und kehren Seuchen wieder und warum zu einer bestimmten Zeit und an einem Ort und nicht an einem anderen? Die sich an das Bazillenträgerkonzept anschließenden Entdeckun-

20 Nach dem Titel des klassischen Buches der amerikanischen »new public health«: Charles V. Chapin: *The Sources and Modes of Infection*, New York 1910. Zur internationalen Bedeutung dieses Buches: W. D. Foster: *A History of Medical Bacteriology and Immunology*, London 1970, S. 189.

21 Siehe Winslow: *The Conquest* (Anm. 8), Kapitel 16; Mendelsohn: *Cultures* (Anm. 4), Kapitel 9-11; John Andrew Mendelsohn: »›Typhoid Mary‹ Strikes Again: The Social and the Scientific in the Making of Modern Public Health«, in: *Isis* 86, 1995, S. 268-277. Alle Nachkriegsreformer der Bakteriologie nahmen die Bazillenträgerlehre als Anfangspunkt.

gen »verstärken nur die Verwirrung, weil sie beweisen, daß potentiell krankheitserregende Mikroorganismen, die Epidemien auslösen können, häufiger als bisher vermutet in unserer Umgebung anwesend sind«.[22] Nur ein einziges Mal hatte die Bazillenträgerforschung diese Probleme beleuchtet. Während der europäischen Genickstarre-Epidemien von 1905 bis 1910 zeigten die deutschen Bakteriologen Hayo Bruns und Josef Hohn, daß Krankheitsausbrüchen immer eine Steigerung der Zahl der Meningokokkenträger vorausgegangen war. Damit wiederum enthüllten die Bakteriologen neue epidemiologische Wissenslücken und stießen an die Grenzen ihrer Disziplin. Denn die nächste Frage: Weshalb gerade eine Steigerung der Kokkenträger?, wies wiederum auf unbekannte »meteorologische« Bedingungen hin.[23]

Auch den Kritikern der Bakteriologie fielen dieselben Probleme auf. In einer 1911 erschienenen Arbeit über die epidemische Genickstarre stimmte der französische Altmeister der militärischen Epidemiologie, Louis-Félix-Achille Kelsch, den Ansichten von Bruns und Hohn zu und kritisierte den Anspruch anderer deutscher Bakteriologen, sie könnten die Entstehung der neueren Epidemien allein durch den Verweis auf die Kontagion erklären.[24] Im eigenen Land fand Kelsch wenig Gründe, die Bakteriologie zu kritisieren. Nach der Pasteurschen Tradition entstanden Epidemien nicht nur durch Kontagion, sondern auch durch die von der Umwelt bewirkte »Steigerung der Virulenz« der schon in einer Population vorhandenen natürlich abgeschwächten Mikroorganismen. Durch diesen flexiblen Ansatz entwickelte sich die Mikrobiologie in Frankreich ungewöhnlicherweise im Einklang mit der traditionellen Epidemiologie.[25] Auch deswegen kam es in der französischen Medizin nach

22 Simon Flexner, Paul F. Clark und Harold L. Amoss: »A Contribution to the Epidemiology of Poliomyelitis«, in: *Journal of Experimental Medicine* 19, 1914, S. 195-204, S. 201.

23 Hayo Bruns, Josef Hohn: »Ueber den Nachweis und das Vorkommen der Meningokokken im Nasenrachenraum«, in: *Klinisches Jahrbuch* 18, 1908, S. 285-310, S. 301.

24 A. Kelsch: »De la méningite cérébro-spinale épidémique: Étude critique de sa pathogénie«, in: *Revue d'hygiene et de police sanitaire* 33, 1911, S. 1-53.

25 Beispielhaft: L.-F.-A. Kelsch: »Quelques considérations sur la pathogénie des maladies infectieuses en général et de la fièvre typhoide en particulier«, in: *Bulletin de l'Académie de médecine*, 3. Folge, 63, 1910, S. 10-34; Mendelsohn, *Cultures* (Anm. 4), Kapitel 2-3, S. 6; eine allerdings von meiner Darstellung abweichenden

dem Krieg weder zu einer Reaktion gegen die bakteriologischen Epidemiologie, noch wurde sie reformiert.

Im Gegensatz dazu erzeugten die Differenzen zwischen Koch und Pettenkofer sowie Koch und Virchow in Deutschland und zwischen den »sanitarian« und epidemiologischen Traditionen in Großbritannien andauernde Kritik an der Bakteriologie. Ihre Skepsis der Bakteriologie gegenüber vereinigte Kritiker, die eigentlich aus drei verschiedenen Traditionen kamen. Ein paar wenige erforschten Epidemien immer noch nach der uralten historisch-geographischen, deskriptiven Tradition, die im letzten Drittel des 19. Jahrhunderts mit den Arbeiten von August Hirsch und Charles Creighton ihren Höhepunkt erreichte, bevor sie von der Bakteriologie in den Schatten gestellt wurde.[26] Andere, in der Tradition des Begründers der wissenschaftlichen Hygiene Max von Pettenkofer stehend, versuchten quantitative Beziehungen zwischen lokalen Umweltbedingungen und dem Ausbruch von Epidemien festzustellen.[27] Pettenkofers Methoden und Theorien erfuhren einen herben Rückschlag durch das Hamburger Cholera-Unglück bzw. Kochs Bekämpfung desselben und wurden von der immer weiter verbreiteten Anwendung der Bakteriologie methodologisch ins Abseits gestellt. Dennoch wurde sein kritischer Ansatz im 20. Jahrhundert von dem bakteriologisch ausgebildeten Hygieniker Karl Kißkalt aufrechterhalten und erneuert – eine Entwicklung, die durch die unangemessene Aufmerksam-

Einleitung zu Kelsch und zur französischen Militärepidemiologie bietet: Michael A. Osborne: »French Military Epidemiology and the Limits of the Laboratory: The Case of Louis-Félix-Achille Kelsch«, in: Andrew Cunningham, Perry Williams (Hg.), *The Laboratory Revolution in Medicine*, Cambridge 1992, S. 189-208.

26 August Hirsch: *Handbuch der historisch-geographischen Pathologie*, 2. Aufl., 3 Bde., Stuttgart, 1881-1886; Charles Creighton: *A History of Epidemics in Britain*, 2 Bde., Cambridge 1894; Johanna Bleker: »Die historische Pathologie, Nosologie und Epidemiologie im 19. Jahrhundert«, in: *Medizinhistorisches Journal* 19, 1984, S. 33-52.

27 Eine Alternative zur pauschal abwertenden beziehungsweise hagiographischen Literatur über Pettenkofer bietet: Franz Weiling: »J. G. Mendel sowie die von M. Pettenkofer angeregten Untersuchungen des Zusammenhanges von Cholera- und Typhus-Massenerkrankungen mit dem Grundwasserstand«, in: *Sudhoffs Archiv* 59, 1975, S. 1-19; zur älteren umweltbezogenen Tradition: L. J. Jordanova: »Earth Science and Environmental Medicine: The Synthesis of the Late Enlightenment«, in: L. J. Jordanova, Roy S. Porter (Hg.), *Images of the Earth: Essays in the History of the Environmental Sciences*, Chalfont St. Giles 1979, S. 119-146; Caroline Hannaway: »Environment and Miasmata«, in: W. F. Bynum, Roy Porter (Hg.), *Companion Encyclopedia of the History of Medicine*, London 1993, S. 292-308.

keit, die Pettenkofers idiosynkratische und dogmatische Schüler genießen, etwas überschattet wird.[28] Wesentlich mit der Münchener Tradition einverstanden waren auch Adolf Gottstein, Ferdinand Hueppe und andere bakteriologisch ausgebildete Hygieniker, die an der Entwicklung der Konstitutionslehre in den 1890er Jahren teilhatten. Diese Forscher richteten ihr Interesse mehr auf den Wirt als auf den Parasiten oder die Umwelt und besonders auf Massenschwankungen der individuellen Empfänglichkeit, die entweder von Änderungen der sozialen und Umweltverhältnisse oder von der seuchenbedingten natürlichen Auslese bestimmt wurden.[29] Schließlich entdeckten einige Forscher, nach dem Beispiel des Bevölkerungsstatistikers William Farr, mathematische Regelmäßigkeiten bei der Entstehung und der Wiederkehr bestimmter epidemischer Krankheiten. Sie bezeichneten das Phänomen als epidemische »Wellen und Cyclen« und diskutierten, wie man diese erklären sollte.[30]

Vor allem in Großbritannien bestanden solche epidemiologischen Traditionen unabhängig von den medizinischen Fakultäten oder Akademien und widerstanden der sogenannten »Laboratory Revolution« der Medizin.[31] Außerdem wurde im 20. Jahrhundert die

28 Zu den dogmatischen Schülern: Norman Howard-Jones: »Gelsenkirchen Typhoid Epidemic of 1901, Robert Koch and the Dead Hand of Max von Pettenkofer«, in: *British Medical Journal,* 1973, S. 103-105; Richard J. Evans: *Death in Hamburg: Society and Politics in the Cholera Years, 1830-1910*, Oxford 1987, S. 502 f.; zu Kißkalt als Bakteriologe, Epidemiologe und Erneuerer der Pettenkoferschen Hygiene: Manfred Stürzbecher: »Kißkalt, Karl«, in: Historische Kommission bei der Bayerischen Akademie der Wissenschaften (Hg.), *Neue Deutsche Biographie*, Berlin 1952 ff., Bd. 11, S. 687; zu Kißkalt als Rassenhygieniker: Weindling: *Health* (Anm. 18).

29 Adolf Gottstein: *Allgemeine Epidemiologie*, Leipzig 1897, bes. S. 333; Adolf Gottstein: *Die Periodizität der Diphtherie und ihre Ursachen: Epidemiologische Untersuchung*, Berlin 1903; zu Gottstein und Hueppe: Weindling: *Health* (Anm. 18), S. 170-173, 186-188.

30 John M. Eyler: »William Farr on the Cholera: The Sanitarian's Disease Theory and the Statistician's Method«, in: *Journal of the History of Medicine* 28, 1973, S. 79-100; John M. Eyler: *Victorian Social Medicine: The Ideas and Methods of William Farr*, Baltimore 1979; Victor L. Hilts: »Epidemiology and the Statistical Movement«, in: Abraham M. Lilienfeld (Hg.), *Times, Places, and Persons: Aspects of the History of Epidemiology*, Baltimore, London 1980, S. 43-55.

31 Andrew Cunningham, Perry Williams: *The Laboratory Revolution in Medicine*, Cambridge 1992; siehe Lloyd G. Stevenson: »Science Down the Drain: On the

theoretische Epidemiologie, insofern sie immer mehr von der Mathematik bestimmt wurde, zu einer nahezu rein anglo-amerikanischen Wissenschaft. Deswegen spielen in diesem Aufsatz die britischen Epidemiologen eine weitaus wichtigere Rolle als ihre deutschen Kollegen Gottstein und Kißkalt. Deren Arbeit nach 1918 stand übrigens so eindeutig in der Kontinuität der deutschen antibakteriologischen Bewegung am Ende des 19. Jahrhunderts, daß man von einer Reaktion nach dem Ersten Weltkrieg kaum sprechen kann.[32]

Eine besondere institutionelle Grundlage hielt die Epidemiologie in Großbritannien auf Dauer intellektuell unabhängig und lebendig, die 1850 gegründete Epidemiological Society of London, die kein Pendant in Deutschland oder Amerika hatte.[33] Nach 1900 wurde die biometrische Schule des Statistikers Karl Pearson, die vor allem für ihren Einsatz für die Eugenik und gegen den Mendelismus bekannt ist, zum zweiten institutionellen Standbein.[34] Der erste, der Pearsons mathematische Methoden der Epidemiologie anwandte, war der spätere Leiter der statistischen Abteilung des Medical Research Council, John Brownlee.[35] Besonders der eifrige Pearson-Schüler Major Greenwood vertiefte sich in die Welt der traditionellen Epidemiologie. Ihre Methoden verband er mit denjenigen seines Lehrers, zugleich nahm er die Skepsis beider – sowohl der traditionellen Epidemiologen als auch der Biometriker – gegenüber

Hostility of Certain Sanitarians to Animal Experimentation, Bacteriology and Immunology«, in: *Bulletin of the History of Medicine* 29, 1955, S. 1-26; Dorothy Watkins: *The English Revolution in Social Medicine, 1889-1911*, Dissertation, University of London 1984.

32 Adolf Gottstein: *Die Lehre von den Epidemien*, Berlin 1929; Karl Kißkalt: »Epidemiologie und Bakteriologie«, in: *Münchener medizinische Wochenschrift* 74, 1927, S. 918-921; zur neuen »Geomedizin« siehe aber Paul Weindling: »Heinrich Zeiss, Hygiene and the Holocaust«, in: Dorothy Porter, Roy Porter (Hg.), *Doctors, Politics and Society: Historical Essays*, Amsterdam, Atlanta 1993 (*Clio Medica* 23), S. 174-187.

33 Abraham M. Lilienfeld, David E. Lilienfeld: »›The Greening of Epidemiology‹: Sanitary Physicians and the Epidemiological Society of London (1839-1870)«, in: *Bulletin of the History of Medicine* 52, 1979, S. 503-528.

34 William B. Provine: *The Origins of Theoretical Population Genetics*, Chicago 1971; Donald A. MacKenzie: *Statistics in Britain, 1865-1930: The Social Construction of Scientific Knowledge*, Edinburgh 1981.

35 Brownlee war nicht Pearson-Schüler und nahm nicht an der Nachkriegsreaktion teil; siehe Hilts: »Epidemiology« (Anm. 30).

der Bakteriologie auf.[36] Greenwood schlug eine Brücke zwischen der Epidemiological Society und dem Galton Laboratory, zwischen der alten epidemiologischen Kritik und der neuen eugenischen Kritik der Bakteriologie. Er arbeitete gelegentlich mit dem Bakteriologen William Bulloch zusammen, der ein Standardwerk zur Geschichte der Bakteriologie verfaßt hat; zu seiner Zeit war er einer der am wenigsten orthodoxen Vertreter seines Fachs. Bulloch und Greenwood vertraten in Mitteilungen über die Tuberkulose an die Epidemiological Section der Royal Society of Medicine (nach 1906 Nachfolger in der Epidemiological Society) und in Diskussionen Pearsons biometrische Version der alten Auffassung, daß in der Ätiologie dieser Krankheit »die Disposition ein weit wichtigerer Faktor als die Infektion«, der »Boden« entscheidender als der »Keim« sei.[37] Die Frage war keine rein akademische. Greenwood warnte vor der Verschwendung »ungeheurer Summen öffentlicher Gelder«, wenn das nationale Gesundheitsamt, das Local Government Board unter Sir Arthur Newsholme, seinem kontagionistischen Tuberkulosebekämpfungsmuster treu bleiben würde. Newsholme war kein einseitiger bakteriologischer Hygieniker. Aber er schloß sich Koch an. Wie Koch war er zu dem Schluß gekommen, die »institutionelle Isolierung« sei der Schlüssel einer erfolgreichen Tuberkulosebekämpfung, denn der Hauptfaktor bei der bekannten Korrelation zwischen Tuberkulose und Verstädterung sei »das Steigen der Exposition«, nicht »das Abnehmen der Resistenz«.[38] Noch viel weniger wichtig sei die vererbte Disposition. In

36 Zu Greenwood: Lancelot Hogben: »Major Greenwood, 1880-1949«, in: *Obituary Notices of Fellows of the Royal Society* 7, 1950, S. 139-154; MacKenzie: *Statistics* (Anm. 34); zu anderen Auseinandersetzungen zwischen Biometrikern und Bakteriologen: J. Rosser Matthews: *Quantification and the Quest for Medical Certainty*, Princeton 1995.

37 William Bulloch, Major Greenwood: »The Problem of Pulmonary Tuberculosis Considered from the Standpoint of Disposition«, in: *Proceedings of the Royal Society of Medicine* 4, 1910-11, Epid. Sect., S. 147-184, S. 147.

38 Arthur Newsholme: »The Relative Importance of the Constituent Factors in the Control of Pulmonary Tuberculosis«, in: *Transactions of the Epidemiological Society of London* 25, 1905-06, S. 31-140, S. 110 f.; zur Anhängerschaft zu Koch: Newsholme in der Diskussion von J. Edward Squire: »Some Points in Relation to Tuberculosis and its Prevention«, in: *Proceedings of the Royal Society of Medicine* 4, 1910-11, Epid. Sect., S. 27-50, S. 49; allgemein zu Newsholme: John M. Eyler: »The Sick Poor and the State: Arthur Newsholme on Poverty, Disease and Responsibility«, in: Porter/Porter: *Doctors, Politics* (Anm. 32), S. 188-211.

einem Brief an Pearson beschrieb Greenwood einen typischen Zusammenstoß zwischen einem Biometriker und Hygieniker an der Royal Society:

> Newsholme stand dann auf und hielt eine gewaltige Strafrede, worin er die Statistik, die Vererbung und meine Wenigkeit empört abwies ... Dieses ganze Schäumen am Mund scheint mir ein ermutigendes Zeichen der Stärke unserer Stellung zu sein. Letzten Endes ist Newsholme Chef des Local Government Board, und ich bin ein junger und unbekannter Mann.[39]

Der junge und unbekannte Mann ergänzte bald seine biometrischen Arbeiten durch ein Interesse an der Epidemiologie als solcher. In diesem Fach erhielt er schließlich 1927, nach acht Jahren beim Gesundheitsministerium, die erste Professur an der neuen London School of Hygiene and Tropical Medicine. 1910 wurde er als Statistiker an das Lister Institute for Preventive Medicine berufen, eine Institution, die als britisches »Pasteur-Institut« gegründet wurde und die sich der bakteriologischen Forschung widmete. Es war aber klar, wie Greenwood in einem geheimen Memorandum zugab, daß er »aus einem mit ihm [dem Lister Institute; J. A. M.] verfeindeten wissenschaftlichen Kreis« kam.[40] Als Greenwood sich immer mehr der Epidemiologie zuwandte, versprach er Pearson, »die biometrische Fahne hochzuhalten«. Dennoch teilte er seinem Lehrer mit, er lese in den Schriften »der alten Knaben, Sydenham usw. Der arme alte Newsholme und seine Freunde halten kaum das Niveau von Sydenham, obwohl letzterer doch im 17. Jahrhundert lebte«.[41] So wurde ein Weg eingeschlagen, der die moderne mathematische Statistik mit dem Neohippokratismus vereinigen sollte.

Der wichtigste von Greenwoods Mitstreitern an der Epidemiological Section, William Hamer, war von 1912 bis 1925 Landesgesundheitsrat von London. Bulloch schilderte ihn einmal als »etwas heterodox wie ich selbst«.[42] Als Hamer in einem Vortrag die Haupt-

39 Major Greenwood an Karl Pearson, 26. November 1910, University College London Manuscript Room: Pearson Papers, 707. Der Brief bezieht sich auf die Diskussion von Squire: »Some Points« (Anm. 38), S. 48 f.

40 Major Greenwood an C. J. Martin, 2. Januar 1914, Wellcome Institute for the History of Medicine, Contemporary Medical Archives Center: Archives of the Lister Institute, SA/LIS/H.10.f11-24.

41 Major Greenwood an Karl Pearson, 7. Juli 1912, University College London Manuscript Room: Pearson Papers, 707.

42 William Bulloch an Sir William Palin Elderton, 12. März 1913, University College

stütze der bakteriologischen Epidemiologie, die Bazillenträgerlehre, angriff, brach ein Streit zwischen den Epidemiologen und dem Chefbakteriologen des Lister-Instituts, J. C. G. Ledingham, der das Trägerkonzept in die britische öffentliche Gesundheitspflege eingeführt hatte, aus.[43] Hamer bestand darauf, es sei fast unmöglich nachzuweisen, daß ein bestimmter Bazillenträger eine Epidemie verursacht habe, da der Träger nur aufgrund der Epidemie entdeckt werde: »*Post hoc ergo propter hoc.*« Außerdem habe niemand jemals einen statistischen Kontrollversuch dazu gemacht, ob die Prozentzahl der Bazillenträger in der Gesamtbevölkerung wirklich kleiner sei als die Prozentzahl der Bazillenträger bei den epidemiologisch Verdächtigen, z. B. bei der Köchin eines Haushalts, in dem Typhus ausgebrochen war.[44] Nach einer langen eingehenden Kritik solcher »sins of commission« der Trägerhypothese wies Hamer kurz auf die angeblich noch größere »Unterlassungssünde« hin: Die Trägerhypothese vernachlässige die »allgemeine Epidemiologie« der Krankheit, d. h. jahreszeitliche Schwankungen, Vorkommen nach Alter und Geschlecht, örtliches und zeitliches Auftreten usw.[45]

Diese Unterlassungen schienen den meisten Bakteriologen und Hygienikern nicht besonders gravierend zu sein, zumindest bis zum Ende des Ersten Weltkriegs, als die große Influenza-Pandemie fast ohne Vorwarnung ausbrach, schnell wieder verschwand und mehr Opfer als der Krieg selbst hinter sich ließ. Die Wirkung der Pande-

London Manuscript Room: Pearson Papers, 171; Major Greenwood: »Sir William Hamer«, in: *British Medical Journal* 2, 1936, S. 154 f.

43 J. C. G. Ledingham: *Report to the Local Government Board on the Enteric Fever »Carrier«; Being a Review of Current Knowledge on this Subject*, London 1910; J. C. G. Ledingham, J. A. Arkwright: *The Carrier Problem in Infectious Diseases*, London 1912.

44 Der Autor bezieht sich hier auf den Fall der »Typhoid Mary«, einer Köchin in New York, die jahrelang inhaftiert wurde, weil sie als Typhusbazillenträgerin galt. Vgl. dazu den Artikel von Marouf A. Hasian: »Macht, medizinisches Wissen und die rhetorische Erfindung von ›Typhoid Mary‹« in diesem Band, S. 496-520. *Anm. d. Hg.*

45 William H. Hamer: »Typhoid Carriers and Contact Infection: Some Difficulties Suggested by Study of Recent Investigations Carried out on ›Living Lines‹«, in: *Proceedings of the Royal Society of Medicine* 4, 1910-11, Epid. Sect., S. 105-146, S. 106 f., S. 132; siehe auch William H. Hamer: »Some Bacteriological Problems Considered from an Epidemiological Point of View«, in: *Proceedings of the Royal Society of Medicine* 2, 1908-09, Epid. Sect., S. 89-132.

mie auf die Gesellschaft und die Medizin ist bekannt, weniger aber ihre Wirkung auf die Wissenschaft, abgesehen von der Bazillus/Virus-Frage.[46]

Im Angesicht »neuer Krankheiten« und einer Pandemie

Am 13. November 1918, zwei Tage nach dem Waffenstillstand, versammelten sich 30 Hauptvertreter der britischen öffentlichen Gesundheitspflege, die Hälfte von ihnen Militäroffiziere, in der Royal Society of Medicine zu einer zwei Tage dauernden Diskussion über die Grippe. Ein etwas überforderter Sir Arthur Newsholme eröffnete die Debatte. »Ich kenne keine hygienischen Maßnahmen, die gegen die Verbreitung der pandemischen Influenza wirksam sind«, gab er zu. Der einst so selbstsichere Chef des Gesundheitsamtes stand nun dem Unbekannten gegenüber: »den geheimen Ursachen der Pandemicität«.[47]

Die alte Spaltung war noch zu sehen: Auf der einen Seite standen die Bakteriologen und die kontagionistischen Gesundheitsbeamten, auf der anderen Seite der Biometriker Greenwood und die traditionellen Epidemiologen. Hamer griff noch die Bakteriologen an, Newsholme wiederum Hamer (und das *British Medical Journal* Newsholme und seine gutgläubige »Hoffnung, die Mikrobe zu verfolgen und [...] zu vernichten«[48]). Aber der Krieg und die Pandemie

46 Alfred W. Crosby: *America's Forgotten Pandemic: The Influenza of 1918*, Cambridge 1989; Martha L. Hildreth: »The Influenza Epidemic of 1918-19 in France: Contemporary Concepts of Aetiology, Therapy, and Prevention«, in: *Social History of Medicine* 4, 1991, S. 277-294; Ton van Helvoort: »A Bacteriological Paradigm in Influenza Research in the First Half of the Twentieth Century«, in: *History and Philosophy of the Life Sciences* 15, 1993, S. 3-21.

47 »Discussion on Influenza«, in: *Proceedings of the Royal Society of Medicine* 12 1918-19, S. 1-102, S. 3, S. 14. Ähnliche, epidemiologisch allerdings weniger interessante Versammlungen fanden in Deutschland statt: Aufzeichnung über die am 26. Oktober 1918 im Königlichen Preußischen Ministerium des Innern abgehaltene Versammlung der Regierungs- und Medizinalräte; Niederschrift über die Beratungen des Reichs-Gesundheitsrats (Ausschuß 1 – für Gesundheitswesen im allgemeinen) am 16. Oktober 1918, Geheimes Staatsarchiv Preußischer Kulturbesitz: Rep. 76 VIII B, 3834.

48 »The Etiology of Influenza [editorial]«, in: *British Medical Journal*, 1918, S. 494 f.

hatten alle bescheidener gemacht und eine Möglichkeit zur Zusammenarbeit eröffnet. In diesem Aufsatz geht es nicht um alte Konfliktlinien, sondern um die Art und Weise, wie jedes Wissen nicht nur durch die Erfahrung der Pandemie erschüttert und umgewandelt wurde, sondern auch durch eine Reihe rätselhafter, oft schlecht unterscheidbarer sogenannter »neuer« epidemischer Krankheiten aus dem letzten Jahrzehnt des 19. Jahrhunderts, die nun irgendwie als Vorläufer und Begleiter der Pandemie und daher wichtiger als zuvor erschienen: die epidemische Genickstarre, spinale Kinderlähmung, Gehirnentzündung. Ihr plötzliches Auftauchen verwirrte alle. Hamers frühere bakteriologische Gegner konnten ihm kaum widersprechen, daß »diese ›neuen Krankheiten‹ nicht durch Zellenzählungen in Hirnflüssigkeit oder durch Untersuchung nach der Ab- oder Anwesenheit bestimmter Stämme von Mikroorganismen völlig begriffen werden konnten«.[49] Hamers eigene historische und statistische Methoden erweckten auch nicht viel mehr Hoffnungen.

Die Erfahrung dieser Epidemien ließ Wissenschaftler wie Hamer oder Flexner die Möglichkeit einer gemeinsamen epidemiologischen Erklärung für alle Krankheiten bezweifeln, sogar für diejenigen wie Cholera oder Diphterie, die man für gut verstanden gehalten hatte. Flexners Untersuchungen über spinale Kinderlähmung führten ihn 1914 zu einer umfassenden Beurteilung: »Wir besitzen keine allgemein annehmbare Theorie, die die epidemischen Wellen von Krankheit erklärt.«[50] Die allgemeine Auffassung, die in den nächsten Jahren Gestalt annahm, spiegelte mehr die wahrgenommenen epidemiologischen Eigenarten der sogenannten »neuen Krankheiten« und der Influenza wider als ihre bloße Pandemizität und Mortalität.

Zuerst tat jede Gruppe das, was vielleicht jeder tut, dem etwas verlorengeht. Sie griff auf die vernachlässigte eigene Tradition zurück:

49 Hamer in »Discussion on Epidemic Encephalitis«, in: *Proceedings of the Royal Society of Medicine* 12, 1918-19, Conjoint Meeting: Med., Path., Epid. Sects., i-xxiii, S. vii.

50 Flexner, Clark und Amoss: »A Contribution« (Anm. 22), S. 201; Hamer kommentierte diese Stelle und fügte seine eigene Verwirrung hinzu: William H. Hamer: »The Epidemiology of Cerebrospinal Fever«, in: *Proceedings of the Royal Society of Medicine* 10, 1916-17, Epid. Sect., S. 17-44, S. 42; Neufeld erwähnte 1914 die epidemiologischen Eigenarten der Genickstarre und der Kinderlähmung, zeigte aber keine allgemeinen Zweifel: Fred Neufeld: *Seuchenentstehung und Seuchenbekämpfung*, Berlin, Wien 1914.

die Bakteriologen auf Pasteur, die Epidemiologen auf Hippokrates. Die Lehre der »epidemischen Konstitutionen« Thomas Sydenhams, des sogenannten »englischen Hippokrates«, versuchte durch historische Epidemiologie und durch Hinweise auf tellurische, meteorologische und sogar kosmische Bedingungen den Sachverhalt zu erklären, daß zu bestimmten Zeiten, etwa hundertjährlich, spezifische, aber klinisch sich ähnelnde Krankheiten gewütet hatten. Hamer und Greenwood fühlten sich von Sydenhams Lehre angezogen, weil ihre mathematischen Modelle der epidemischen Welle diesen Sachverhalt weder erklären noch thematisieren konnten. Die beiden hatten 1918/19 das Gefühl, einen solchen alle hundert Jahre erfolgenden Ausbruch zu erleben, eine außergewöhnliche Pandemie von spezifischen, aber auch sich ähnelnden grippeartigen Atemwegserkrankungen, die sich wiederum mit beispiellosen Epidemien ungewöhnlicher mit dem Nervensystem zusammenhängender Krankheiten verband. Die meisten Skeptiker der Bakteriologie gingen nicht so weit wie Hamers Freund, der prominente Londoner neohippokratische Kliniker Francis G. Crookshank, der nur ein ungebrochenes klinisches Spektrum erkannte, oder wie Hamer selbst, der in seiner unvergleichlichen, provokativen Art und Weise einen »Nexus« vorausgesetzt hat, welcher »Genickstarre, spinale Kinderlähmung, Polio-Encephalitis, und Encephalitis lethargica zusammen mit der Influenza, Bronchitis, Lungenentzündung und epidemischem Katarrh verbindet«.[51] Einige Bakteriologen beschuldigten ihre Kritiker, unterscheidbare Krankheiten durcheinandergebracht und daher das kausale Problem unnötig kompliziert zu haben. Andere, wie z. B. Neufeld, untersuchten epidemiologische und sogar ätiologische Zusammenhänge. Ausbrüche überschnitten sich klinisch sowie epidemiologisch oft so weit, daß z. B. die Medizinal-

51 Hamer in »Discussion on Influenza 1918-19« (Anm. 47); Crookshank und Hamer in »Discussion on Epidemic Encephalitis 1918-19« (Anm. 49), S. iv-viii; Newsholmes Erwiderung: S. ix, xiii; zu Hamers provokativem Stil: Greenwood: »Hamer« (Anm. 42); zu Crookshank: Christopher Lawrence: »Still Incommunicable: Clinical Holists and Medical Knowledge in Interwar Britain«, in: Christopher Lawrence, George Weisz (Hg.), *Greater than the Parts: Holism in Biomedicine, 1920-1950*, Oxford, New York 1998. Ansichten wie diejenigen von Crookshank und Hamer erscheinen ungewöhnlich, allerdings ist das Auftreten der *Encephalitis lethargica* noch immer nicht befriedigend erklärt und wird einer Mutation des Influenzavirus zugeschrieben: Mirko D. Grmek: »Le concept de maladie émergente«, in: *History and Philosophy of the Life Sciences* 15, 1993, S. 281-296, S. 295.

abteilung des preußischen Kultusministeriums Fälle, Gutachten und Rundschreiben, die später unter den neuen Begriff »epidemische Encephalitis« gefaßt wurden, als »Influenza« sammelte. Erst nach einigen Jahren wurde die diagnostische Kategorie fixiert, die Terminologie standardisiert und eine Akte für Encephalitis eröffnet.[52]

Den Epidemiologen schien Sydenhams Lehre auf solche Probleme zugeschnitten zu sein. Er hatte aber den Ruf, mystisch zu sein. Dafür machte Greenwood das 18. Jahrhundert verantwortlich und würdigte die Ironie des Umstands, daß der beste Zuspruch für die Lehre der epidemischen Konstitutionen gerade von den Bakteriologen kam, die »nicht viel Verehrung für Sydenham haben sollten«. Denn in der Pandemie von 1918/19 spielten zahlreiche unterschiedliche Bakterien eine Rolle, aber die klinischen Fälle tendierten zu einem einzigen Krankheitsbild: einer schweren, oft tödlich verlaufenden Lungenentzündung.[53] Die epidemische Konstitution schien vielen nichts anderes zu sein als ein literarisches Zitat, aber Greenwood zeigte, wie die Idee bei der Analyse der Ursachen der Epidemien erfolgreich verwendet werden konnte.[54] Obwohl er sich später von Sydenham entfernte, war es 1920 sein Hauptziel, »den noch unbestimmten Begriff einer epidemischen Konstitution präzis zu machen«.[55]

52 Geheimes Staatsarchiv Preußischer Kulturbesitz: Rep. 76 VIII B, 3834 (Influenza, 1892-1926, inklusive Encephalitis nach Februar 1920) und 3764 (Epidemische Encephalitis, 1924-1931); siehe auch Christian Faßbender: »Das epidemische Auftreten der Grippe und der Encephalitis lethargica in Preußen im Jahre 1920 und die gegenseitigen Beziehungen der beiden Krankheiten«, in: *Veröffentlichungen aus dem Gebiete der Medizinalverwaltung* 13, 1921, S. 565-602; Fred Neufeld an das Preußische Ministerium für Volkswohlfahrt, 6 April 1921, Geheimes Staatsarchiv Preußischer Kulturbesitz: Rep. 76 VIII B, 3834; Neufeld in Verhandlungen des Preußischen Landesgesundheitsrats, Nr. 2: »Ueber die Encephalitis und die Ausführungsbestimmungen zu dem Gesetz betr. Abänderung des Gesetzes vom 28. August 1905«, in: *Veröffentlichungen aus dem Gebiete der Medizinalverwaltung* 19, 1924, Nr. 3.

53 Major Greenwood: »Sydenham as an Epidemiologist«, in: *Proceedings of the Royal Society of Medicine* 12, 1919, Epid. Sect., S. 55-76, S. 63 f.

54 Major Greenwood: »The Epidemiology of Influenza«, in: *British Medical Journal* 2, 1918, S. 563-566, bes. S. 565.

55 Greenwood in der Diskussion von Francis G. Crookshank: »First Principles: and Epidemiology«, in: *Proceedings of the Royal Society of Medicine* 13, 1919-20, Epid. Sect., S. 159-184, S. 181; Major Greenwood: »Epidemiology, Historical

Die unmittelbare Reaktion der Bakteriologen auf die sogenannten »neuen Krankheiten« und die Pandemie läßt sich einfacher darstellen. In Großbritannien, in den USA und in Deutschland brachten sie fast einstimmig die alte außerhalb Frankreichs vernachlässigte oder abgelehnte These Pasteurs wieder zur Geltung, das Kommen und Gehen von Seuchen hinge von Massenschwankungen in der Virulenz der Erreger ab.[56] Warum taugte das Standardmodell der »Quellen und Wege« von Infektion nicht mehr? Die Antwort ist entscheidend für unser Verständnis der Wende im epidemiologischen Denken nach dem Ersten Weltkrieg: Die neueren Krankheiten, die neueren Epidemien schienen nicht von außen zu kommen, sondern von innen. Anders als die paradigmatischen Epidemien der vorherigen Jahrhunderte, wie die Cholera und die Pest, die in Europa und Amerika aus den »Brutstätten« in Indien oder China einfielen, gingen die »neuen« Epidemien des frühen 20. Jahrhunderts von zu Hause aus, und zwar »sporadisch«, d. h. ohne naheliegende Beziehung zu Quellen und Wegen der Infektion. Deswegen wurde z. B. die Gehirnentzündung als »unheimlich« empfunden.[57] Über spinale Kinderlähmung schrieb 1931 der amerikanische Bakteriologe und Hygieniker Milton Rosenau an Flexner: »Als meine eigenen Kinder noch jung waren, überlief es mich bei dem Gedanken an die Rätsel dieser Krankheit kalt, und jetzt, da ich Enkelkinder habe, passiert mir das gleiche.«[58] Neufeld gab schon 1920 zu, die Anschau-

and Experimental«, in: *Herter Lectures for 1931*, Baltimore 1932, S. 9; siehe auch Francis G. Crookshank (Hg.): *Influenza: Essays by Several Authors*, London 1922.

56 Beispielhaft: W. W. C. Topley: »The Goulstonian Lectures on the Spread of Bacterial Infection«, in: *Lancet* 2, 1919, S. 1-5, S. 45-49, S. 91-96; siehe auch Flexner, Clark und Amoss: »A contribution« (Anm. 22); F. W. Andrewes, William Bulloch und R. T. Hewlett: »Report of the Special Advisory Committee upon Bacteriological Studies of Cerebrospinal Fever during the Epidemic of 1915«, in: Medical Research Committee: *Special Report Series*, Nr. 2, London 1916, S. 58 f.; Simon Flexner: »Epidemiology and Recent Epidemics«, in: *Journal of the American Medical Association* 73, 1919, S. 949-952; Fred Neufeld: »Zur Aetiologie und Epidemiologie der Grippe«, in: *Berliner klinische Wochenschrift* 56, 1919, S. 9-11; Fred Neufeld: »Zur Frage des Influenzaerregers«, in: *Deutsche medizinische Wochenschrift* 46, 1920, S. 957-959.

57 Solche Ausdrücke wurden häufig verwendet; Zitat hier von F. Stern: Circular [über Encephalitis] Univ. Nervenklinik Göttingen, November 1922, Geheimes Staatsarchiv Preußischer Kulturbesitz: Rep. 76 VIII B, 3764.

58 Milton J. Rosenau an Simon Flexner, 17 August 1931, Rockefeller Archive Center: Simon Flexner Papers, Mikrofilm 102.

ung, der Influenza-Erreger sei zugleich mit dem Neuauftreten der Seuche in Europa aufgetaucht, »etwa wie wir den Cholera- oder Pestbazillus gleichzeitig mit der Einschleppung und dem Erlöschen einer Epidemie kommen und verschwinden sehen, – eine solche Anschauung, wie sie ursprünglich wohl vertreten worden ist, kann unmöglich länger aufrechterhalten werden«.[59] In literarischer Sprache, wie sie Greenwood eigen war, kam 1921 das britische Gesundheitsministerium zu dem Schluß, die epidemische Grippe sei »wesentlich ein internes Problem jedes Landes; es kann nicht die Rede davon sein, den Wolf aus dem Schafpferch auszusperren, er legt sich seit Jahren regelmäßig mit dem Lamm nieder«.[60] Mit dem Untergang des Paradigmas der pandemischen Cholera und Pest wurde die allgemeine Vorstellung von Epidemien als Invasionen von Bazillen aufgegeben.

Obwohl die ersten Experimente zu Epidemien mit Mäusen die Hypothese der Virulenzschwankungen bestätigten,[61] gerieten die Bakteriologen bald ins Zweifeln und begannen Schwankungen der individuellen Empfänglichkeit in Betracht zu ziehen. Früher hatten sie das Auftreten und Verschwinden der Seuchen teilweise durch die Abnahme und Wiedererwerbung der spezifischen Immunität erklärt. Nun aber erschien ihnen die Schwächung und Stärkung der allgemeinen Resistenz als Funktion der wechselnden Umweltbedingungen plausibel und notwendig. Experimente lieferten unvorhergesehene Ergebnisse. Neufelds Schüler Bruno Lange fand z. B. Lungenentzündungsepidemien unter Mäusen, die nicht nur aufgrund von Unregelmäßigkeiten der Temperatur oder der Fütterung ausbrachen, sondern sogar infolge von Enthaarung der Tiere bei anderen Experimenten. Lange mußte sich fragen, ob die einfache Übertragung der Infektion auf vorher nicht infizierte Körper bei Infektionskrankheiten überhaupt eine Rolle spielte. Laut dem von

59 Neufeld: »Zur Frage des Influenzaerregers« (Anm. 56), S. 957; schon während der Sekundärepidemie Herbst 1918 schloß Neufelds Kollege Otto Lentz, der am Kultusministerium für Seuchenbekämpfung zuständig war, daß »der Name ›Spanische Krankheit‹« nicht berechtigt war, weil eine genaue Überprüfung der Akten vom Frühling, das heißt vor der Primärepidemie, Fälle in Preußen zeigte: Aufzeichnung 1918 (Anm. 47).

60 Ministry of Health (Great Britain): »Report on the Pandemic of Influenza, 1918-19«, in: *Reports on Public Health and Medical Subjects*, Nr. 4, London 1920, S. 29

61 Topley: »The Goulstonian Lectures« (Anm. 56); Flexner: »Experimental Epidemiology« (Anm. 14), S. 12.

Koch und seinen Zeitgenossen erstellten Schema der epidemiologischen Erklärung waren Umweltfaktoren natürlich immer mit eingerechnet worden. Dies waren aber Faktoren bei der Übertragung und keine Körperveränderungen. Auch wich der Wirtsfaktor bei Langes Experimenten von früheren Erwartungen ab, denn dieser war weder immunologisch spezifisch noch physiologisch oder anatomisch lokalisiert, sondern entsprach eher dem »Verhalten des Gesamtorganismus«.[62]

Das Bemerkenswerteste an diesen ersten Schritten der Reform der bakteriologischen Epidemiologie ist, wie einfach sie waren. Bakteriologen hatten keine spürbaren begrifflichen Schwierigkeiten, entscheidende Faktoren über pathogene Mikroorganismen und sogar immunologisch unspezifische Faktoren hinaus anzuführen. »Mitwirkende Ursachen« nannte Flexner sie und zog ausdrücklich das Denken der beiden Hauptgegner Kochs, Pettenkofers und des Transformisten Karl Wilhelm von Nägeli, heran. Insgesamt bestand keine Scheidelinie zwischen Mono- und Multikausalität.[63] Der Übergang war relativ einfach, teilweise weil die Bakteriologen über das epidemiologische Verhalten der Genickstarre, der spinalen Kinderlähmung, der Encephalitis und der Grippe verblüfft waren. Ein wichtiger Grund für die Mühelosigkeit dieses Wandels ist, daß weder ein Kernbegriff noch eine wissenschaftliche Entität dadurch in Frage gestellt wurde. Das Kontagion war immer noch das Kontagion, Faktoren noch Faktoren, Ursachen noch Ursachen, die Epidemie noch immer, was sie gewesen war.

62 Bruno Lange: »Experimentelle Beiträge zur Frage der Disposition und ihrer Bedeutung für Entstehung und Verlauf von Seuchen«, in: *Deutsche medizinische Wochenschrift* 51, 1925, S. 1975-1977.

63 Ich verwende diese Termini nicht im Wortsinn, sondern als abgekürzte Bezeichnung für eine verändernde Betonung; Flexner, Clark und Amoss: »A Contribution« (Anm. 22), S. 201.

Die neuen Objekte der Bakteriologie

Der Übergang von der Mono- zur Multikausalität oder von der Krankheitsübertragung zu den Umweltbedingungen stellte nur den Beginn einer Reform der Bakteriologie dar. Sie ging viel weiter. Worte wie Übertragung, Faktor usw. bedeuteten nun nicht mehr das, was sie immer bedeutet hatten. Außerdem waren die Eigenschaften, die die Epidemie bedingen sollten, nicht mehr Eigenschaften der Gegenstände (Körper, Bakterien), sondern von deren Verhältnissen. Nach 1920 waren Faktoren in der bakteriologischen Epidemiologie nicht mehr, was sie früher gewesen waren. Merkwürdigerweise war auch die Übertragung nicht mehr das, was sie früher gewesen war. Sie wurde komplex, sowohl hinsichtlich der Quantität als auch der Biologie. Obwohl das alte Objekt »Epidemie«, die Krankheitswelle, synthetischer denn je aufgefaßt wurde, bildete sie kein Ganzes, sondern wurde Teil eines neuen Themas. Dieser neue nun im Brennpunkt stehende Gegenstand wurde aus der Zeit und dem Raum zwischen Epidemien geschaffen: das »Gleichgewicht«, das von der nun zu einem »Epiphänomen« reduzierten Epidemie gestört wurde.

Während Flexner 1914 das Vorhandensein »mitwirkender Ursachen« postuliert hatte, schrieb er 1922, die Bedingungen von Epidemien schlössen »in ihrer größeren Komplexität [...] nicht nur die verschiedene Eigenschaften der Mikrobe, sondern auch die des Wirtes und zudem noch ihre zahlreichen Reaktionen aufeinander« ein.[64] Wie kontrolliert Flexners Sprache auch war, er formulierte die kausale Unzulänglichkeit der Bakterien deutlich und sah die Ursachen der Epidemien nicht in den alten Gegenständen, Körpern und Mikroben, sondern zwischen ihnen, d. h. in ihren relationalen Eigenschaften und ihrer Wechselwirkung. Übrigens war »Komplexität« ein neues Wort in der bakteriologischen Sprache der Epidemien.[65] Die Bakteriologen hatten zuvor eine Weltanschauung vertreten, in der Krankheit nicht von den schlichten, fast reinen Li-

64 Flexner: »Experimental Epidemiology« (Anm. 14), S. 11.

65 Neben dem Zitat von Flexner siehe auch W. W. C. Topley: »The Spread of Bacterial Infection: Some Characteristics of Long-Continued Epidemics«, in: *Journal of Hygiene* 19, 1920-21, S. 350-379, S. 357; W. W. C. Topley: »The Spread of Bacterial Infection: Some Characteristics of the Pre-Epidemic Phase«, in: *Journal of Hygiene* 21, 1922-23, S. 10-19, S. 19; W. W. C. Topley: »The Spread of Bacterial Infection:

nien der Quellen, Kontakte, Vektoren und Träger der Infektion abwich.

Die Neuheit des Diskurses der Komplexität erkennt man auch daran, daß Flexner jetzt keine Zitate anführen konnte, so wie er früher Pettenkofers und Nägelis Ansichten über mitwirkende Ursachen hatte zitieren können. Das Muster der multikausalen Erklärung war, interessanterweise auch bei den Bakteriologen, längst und blieb noch lange Pettenkofers Formel, in der »X« den Mikroorganismus, »Y« einen Umweltfaktor und »Z« die persönliche Disposition bezeichnete.[66] Eine Krankheit oder Epidemie konnte nur entstehen, wenn alle drei zusammenkamen. Warum genügten ab 1920 dieses höchst flexible Muster und die Multikausalität selbst nicht mehr? Warum mußte man sich nun Wechselwirkungen und Komplexität vorstellen? Der Grund dafür ist, um es noch einmal zu betonen, daß bei den verstörenden epidemischen Krankheiten des frühen 20. Jahrhunderts, die die Vorstellungen einer Generation von Medizinern prägten, die Infektion mehr oder weniger konstant zu sein schien. Deutlich, wenn auch etwas übertrieben gesagt, waren X, Y und Z *immer* zusammen – vor, während und nach der Epidemie.

Während Bakteriologen sich ohne allzu große Schwierigkeiten ein qualitatives, biologisches Wechselspiel von Wirt und Parasit vorstellen konnten, war eine entsprechende Komplexität in ihren quantitativen und räumlichen Verhältnissen schwer faßbar, obwohl genauso wichtig. Während des Krieges fanden britische Militärärzte heraus, daß die Vermehrung der Meningokokkenträger, der eine Genickstarre-Epidemie folgte (wie von Bruns und Hohn 1907 festgestellt), eine abgestufte Regularität aufwies. Man konnte voraussagen, daß eine Epidemie immer dann ausbrechen würde, wenn die Zahl der Träger 20 Prozent erreicht hatte. Um die Zahl der Keimträger auf 10 Prozent herabzusetzen, genügte es, den Abstand der Betten in den Baracken auf ca. einen Meter voneinander zu erhöhen.[67]

Some General Considerations«, in: *Journal of Hygiene* 21, 1922-23, S. 226-236, S. 231; Neufeld: »Experimentelle Epidemiologie« (Anm. 9), S. 1345.

66 Beispiele sind zahlreich; siehe Mendelsohn: »›Typhoid Mary‹« (Anm. 21), S. 273; Fielding H. Garrison: »The Newer Epidemiology«, in: *Military Surgeon* 53, 1923, S. 1-14.

67 J. A. Glover: »Observations on the Meningococcus Carrier-Rate in Relation to Density of Population in Sleeping Quarters«, in: *Journal of Hygiene* 17, 1918, S. 367-377; J. A. Glover: »›Spacing Out‹ in the Prevention of Military Epidemics

Bruns' und Hohns typische multikausale Vorstellung, nach der man »meteorologische« Bedingungen hinzufügen müsse, stellte sich als überflüssig heraus. Diese »sehr merkwürdige[n] Beobachtungen«, um Neufeld zu zitieren, haben eine ganze Generation von Bakteriologen und Hygienikern fasziniert.[68] Die Beziehung zwischen Infektionsquellen und dem Ausbruch einer Epidemie konnte nun offensichtlich nicht mehr als unmittelbar angesehen werden. Andernfalls hätten 12 oder 15 Keimträger unter 100 Menschen genau so gefährlich sein müssen wie 20.

Ronald Ross, der 1902 den Nobelpreis für seine Arbeit über den Malariaparasiten und seinen Träger, die Anophelesmücke, erhielt, war vor dem Krieg zu ähnlichen Schlüssen gekommen. Gegen die allgemeine wissenschaftliche Meinung behauptete er, die Verbreitung der Malaria hänge vor allem von der örtlichen Dichte der Anophelesmücken ab. Aus der mathematischen Analyse schloß er, die Krankheit würde verschwinden, falls jene Dichte unter eine gewisse Schwelle sank. Sogar ein kleiner Anstieg über diesen Wert hinaus würde jedoch zu unverhältnismäßig großen Wirkungen, d. h. zu Epidemien führen.[69] Die Nachkriegsmalaria-Epidemien waren laut Neufeld, der von dieser Arbeit gewußt haben mag, nicht Folge einer Einschleppung des Parasiten. Sie waren auf örtliche Einflüsse des landwirtschaftlichen Verfalls und der Verarmung der Bauernbevölkerung in Kombination mit der Zahl und Verteilung der Anophelesmücken zurückzuführen. Solch eine Analyse regte nicht gerade zu einer auf die Ausrottung des Parasiten bei allen menschlichen Parasitenträgern gerichteten Kochschen Malariabekämpfung an.[70] Neufeld stellte sogar das in Frage, was bis heute als größter hygieni-

of Cerebro-Spinal Fever«, in: *British Medical Journal* 2, 1918, S. 509-512; ders.: »Observations of the Meningococcus Carrier Rate, and their Application to the Prevention of Cerebrospinal Fever«, in: *Cerebrospinal Fever: Studies in the Bacteriology, Preventive Control, and Specific Treatment of Cerebrospinal Fever among the Military Forces, 1915-19* (Medical Research Council, Special Report Series, Nr. 50), London 1920, S. 133-173.

68 Neufeld: »Experimentelle Epidemiologie« (Anm. 9), S. 1350; siehe auch Topley: »The Goulstonian Lectures« (Anm. 56), S. 2, 4; Winslow: *The Conquest* (Anm. 8), S. 344 f.

69 Kingsland: *Modeling Nature* (Anm. 2), S. 98 f.

70 So beschrieb Koch seinen eigenen Stil der Malariabekämpfung: Koch an Georg Gaffky, 18. August 1899, in: Bernhard Möllers: *Robert Koch: Persönlichkeit und Lebenswerk, 1843-1910*, Hannover 1950, S. 241.

scher Erfolg des Krieges gilt: die Verhütung des Flecktyphus durch Massenentlausungen und Grenzkontrollen. Gegen das Ideal pilzdichter Grenzkontrollen behauptete Neufeld, gemäß der Malariatheorie von Ross und der Beobachtungen über Meningokokkenträger, eine bestimmte Quantität des Infektionsstoffes bzw. Zahl der Läuse müßte »dauernd zirkulieren, sonst reiße der Faden ab«. Die Einschleppung einzelner Fleckfieberfälle führe niemals zu einer Epidemie oder einem endemischen Zustand. »Alle paar Wochen einmal ihr Hemd wechseln«, empfahl der Direktor des Robert-Koch-Instituts, »dann erübrigen sich alle großen Entlausungsanstalten.«[71] Eine herabsetzendere Kritik der Theorie und Praxis der bakteriologischen Seuchenbekämpfung ist schwer vorstellbar.

Was Neufeld und andere Bakteriologen ahnten und in einer Sprache der Praxis auszudrücken versuchten, wußten manche Forscher in der von Farr ausgehenden Tradition der statistischen Epidemiologie schon lange. Deren Erkenntnisse wurden am deutlichsten formuliert in einem Vortrag, der 1906 von dem Bakteriologiekritiker und späteren Neohippokratiker Hamer gehalten wurde. Hamer schlug ein quantitatives Modell der epidemischen Welle vor, das man später »den Grundstein der heutigen Konzepte der Epidemiologie der übertragbaren Krankheiten« nannte. Solche Modelle sollten Schlüsse über die Ursachen der Welle und ihre Periodizität ermöglichen. Hamer ging davon aus, daß die Geschwindigkeit der Neuinfektionen proportional zur Dichte der infizierten und empfänglichen Individuen ist, wie beim Massenwirkungsgesetz in der Chemie. Es hatte sich durch seine Analyse der Masernkurve für London gegen jede Intuition herausgestellt, daß man nur eine konstante Bedingung brauchte, um die periodischen Schwankungen der Seuche zu erklären: nämlich das ständige Hinzukommen neuer empfänglicher Individuen durch Geburt und Einwanderung. Bakteriologische, immunologische und Umweltvariablen spielten keine Rolle.[72]

Nach Hamers Modell konnte der Verlauf der Epidemie nicht in

71 Neufeld: »Seuchenprobleme, II« (Anm. 9), S. 342-344.

72 William H. Hamer: »The Milroy Lectures on Epidemic Disease in England – The Evidence of Variability and of Persistency of Type«, in: *Lancet* 1, 1906, S. 569-574, S. 655-662, S. 733-739, S. 734 f.; das »Grundstein«-Zitat: Robert E. Serfling: »Historical Review of Epidemic Theory«, in: *Human Biology* 24, 1952, S. 145-166; siehe vor allem Hilts: »Epidemiology« (Anm. 30).

ihre Bestandteile, d. h. die infizierten und empfänglichen Menschen, aufgelöst werden. Denn das Modell begriff den An- und Abstieg der Epidemie nicht als eine sich verändernde Anzahl von Infektionen, sondern als eine sich verändernde Geschwindigkeit der Infektionen und Dichte der Körper, also Eigenschaften, die zum Ganzen und nicht zu seinen Teilen oder sogar zu ihren einzelnen Begegnungen gehörten. Das war die theoretische Darstellung der »merkwürdigen« Verflechtung, der relativen Struktur der Übertragung, die die Bakteriologen infolge ihrer Faszination durch die Beobachtung der Genickstarre-Epidemien während des Kriegs erkannten.

Diese Studien über Meningokokkenträger waren nicht die einzige Anregung für ihre Denkweise. Einige Bakteriologen hatten Hamers Vortrag von 1906 gelesen oder wußten von den Debatten unter den statistischen Epidemiologen. Topley, der oben als Mitbegründer der experimentellen Epidemiologie erwähnt wurde, war 1919 wahrscheinlich einer der ersten, der Hamer zitierte und die Idee der Dichte rezipierte. Bis 1922 hatte angeblich auch Flexner Hamer gelesen.[73] Es ist durchaus möglich, daß sowohl Topley als Flexner und seine Mitarbeiter einige ihrer ersten epidemiologischen Experimente nach Hamers Modell durchführten. Frische Mäuse wurden regelmäßig zu einer infizierten Gruppe hinzugefügt. Wie Hamers Modell voraussah, fanden sie heraus, daß die bloße Einführung empfänglicher Mäuse in eine infizierte Population genügte, um eine Epidemie auszulösen, die zunächst zunahm, um später bis auf ein »Gleichgewicht« bei den Überlebenden zurückzugehen. Dieses konnte wiederum durch die fortlaufende Einführung frischer Mäuse in eine Epidemie gestört werden.[74] Dieses Ergebnis, eine vielleicht unbeabsichtigte Bestätigung der Ideen eines unermüdlichen Kritikers der Bakteriologie, blieb lange das wichtigste Resultat der Experimente der Bakteriologen über Epidemien.

Obwohl eine Synthese der Traditionen im Gang war, erwies es sich als schwierig, die alte Denkweise in bezug auf die Übertragung

73 Topley: »The Goulstonian Lectures« (Anm. 56), S. 95 f.; Flexner: »Experimental Epidemiology« (Anm. 14), S. 11.

74 Topley: »The Spread of Bacterial Infection« (Anm. 65); Harold L. Amoss: »Experimental Epidemiology, II: Effect of the Addition of Healthy Mice to a Population Suffering from Mouse Typhoid«, in: *Journal of Experimental Medicine* 36, 1922, S. 45-69.

zu verändern, da viele Bakteriologen immer noch dachten, die These der Virulenzschwankungen wäre doch nötig, um die epidemische Welle zu erklären.[75] Der Rockefeller-Forscher Leslie T. Webster kam in seinem ersten Beitrag zur »räumlichen und quantitativen Verteilung der Bazillen« der komplexen Denkweise der Statistiker sehr nahe, schwenkte aber später auf den bakteriologischen Arbeitsbegriff der »Dosierung« um.[76] Diese hybriden Denkweisen entstanden wahrscheinlich, weil den meisten Bakteriologen, anders als Hamer und vielen Epidemiologen, der selbstverständliche Gebrauch mathematischer Methoden fehlte.[77] Die Ausnahme, die die Regel bestätigt, ist Ronald Ross. Als einziger unter den Mikrobiologen begriff er vor 1918 die mögliche Komplexität und Dynamik der Übertragung, und er war der einzige, der mit mathematischen Modellen arbeitete. Ebenso entzog sich der Bakteriologe Topley der Vorstellung von Virulenzschwankungen und näherte sich dem Denken der Statistiker, weil er angefangen hatte, mit einem Statistiker zusammenzuarbeiten: Ab 1925 veröffentlichte er die Mehrzahl seiner Artikel gemeinsam mit Greenwood. Desgleichen wichen die Rockefeller-Forscher von diesem Weg ab, gerade weil sie von der Mathematik und der Statistik entfernt waren – eine Entfernung, die Greenwood bei der Kontroverse zwischen den beiden Gruppen betonte.[78] Kurzum, die neue Komplexität und die neuen Gegenstände

75 W. W. C. Topley: »The Spread of Bacterial Infection: The Potential Infectivity of a Surviving Mouse-Population, and their Resistance to Subsequent Epidemics of the Same Disease«, in: *Journal of Hygiene* 20, 1921, S. 103-109, S. 108; ders.: »The Spread of Bacterial Infection (Pre-Epidemic Phase)« (Anm. 65), S. 18; Amoss: »Experimental Epidemiology, II« (Anm. 74), S. 48, 64, 69.

76 Leslie T. Webster: »Contribution to the Manner of Spread of Mouse Typhoid Infection«, in: *Journal of Experimental Medicine* 37, 1923, S. 269-274; ders.: »The Application of Experimental Methods to Epidemiology«, in: *American Journal of Hygiene* 4, 1924, S. 134-142; dies bestätigt das Argument von Amsterdamska: »Standardizing Epidemics« (Anm. 12).

77 Hamer war »Twelfth Wrangler« bei den Cambridge Mathematical Tripos: Major Greenwood: »Sir William Hamer«, in: *Lancet* 2, 1936, S. 161 f. Hamers mathematische Ausbildung war nicht ein hinreichender Grund für diese Denkweise, denn andere Epidemiologen, die mit mathematischen Modellen arbeiteten, wie zum Beispiel John Brownlee, vertraten die These, Virulenzschwankungen seien der Hauptfaktor beim Kommen und Gehen von Epidemien: John Brownlee: »Statistical Studies in Immunity: The Theory of an Epidemic«, in: *Proceedings of the Royal Society of Edinburgh* 26, 1906, S. 484-521.

78 Topley und Greenwood bekleideten gerade die ersten Professuren der Bakteriolo-

der Nachkriegsbakteriologie entstanden heterogen und blieben mehrdeutig.

Wie auch immer sie vor sich gingen – solche Veränderungen würden gar nicht ins Auge fallen, wenn man Standardkategorien wie monokausal/multikausal, Reduktionismus/Holismus und Übertragung/Umwelt oder Charles Rosenbergs tiefsinnigere Formel »contamination/configuration« anwenden würde.[79] Die Übertragung hatte nun eine örtliche und zeitliche Struktur; »contamination« eine »configuration«. Ebenso hatte die so gefaßte Epidemie – obwohl die bestimmenden Eigenschaften einer epidemischen Welle, d. h. die Dichte der empfänglichen Körper und die Geschwindigkeit der Begegnungen, Eigenschaften des Ganzen waren – doch nur eine Ursache: das regelmäßige Hinzukommen empfänglicher Individuen. Die Epidemie war insofern sowohl nicht reduzierbar als überaus reduzierbar. Es kam auf den Gesichtspunkt an. Unsere Standardkategorien scheitern also analytisch, indem sie wesentliche Veränderungen der Objekte nicht begreifen. Diese Veränderungen machten zuvor unzweifelhaft gültige Kategorien auf bestimmte Gebiete des Wissens seither unanwendbar. Sie waren nicht so universell, wie es schien.

Um zurück zu der Epidemie selbst zu kommen: Gerade die Veränderungen, die dem alten Phänomen »Epidemie« Verflechtung und analytische Unauflösbarkeit verliehen hatten, machten es nun immer mehr epiphänomenal. In der Nachkriegsreform der bakteriologischen Epidemiologie wurde die Epidemie von einem Ganzen zu einem Teil. Topley z. B. ging von den Genickstarrebeobachtungen während des Krieges aus und schlug 1919 für alle epidemischen Infektionskrankheiten vor, »daß die Verteilung des Parasiten der Ausdruck eines dem Krankheitsausbruch vorausgegangenen biologischen Prozesses ist, und daß die typischen Fälle nur das Endresultat dieses Prozesses sind«.[80] Einige Forscher entwickelten diesen Ge-

gie beziehungsweise Epidemiologie an der London School of Hygiene and Tropical Medicine; ihre erste gemeinsame Arbeit war: Major Greenwood, W. W. C. Topley: »A Further Contribution to the Experimental Study of Epidemiology«, in: *Journal of Hygiene* 24, 1925, S. 45-110; zur Kontroverse: Major Greenwood: »Epidemiology, Historical and Experimental«, in: *Herter Lectures for 1931*, Baltimore 1932, S. 27, passim.

79 Charles E. Rosenberg: »Explaining Epidemics«, in: *Explaining Epidemics and Other Studies in the History of Medicine*, Cambridge 1992, S. 293-304.

80 Topley: »The Goulstonian Lectures« (Anm. 56), S. 3

dankengang weiter und wiesen den Terminus ›Epidemie‹ diesem Prozeß selbst anstatt den Krankheitsfällen zu. Während des Krieges zogen z. B. Bulloch und seine Kollegen den Schluß, die Genickstarre sei »ein Epiphänomen der Epidemie«.[81] Schließlich wurde die Epidemie als Abschluß der Störung eines Gleichgewichts bezeichnet. Experimentalepidemien unterstützten die aus der Untersuchung natürlicher Epidemien gewonnene These: Sie waren weniger Invasionen als Störungen eines natürlichen, wenn auch etwas paradoxen Ruhezustandes menschlicher und bakterieller Populationen.[82]

Das Gleichgewichtskonzept bot sich sogar im Fall der Cholera an, deren Epidemiologie lange »besonders einfach« ausgesehen und die das bakteriologische Vorkriegsmodell der Epidemien geprägt hatte. Dreißig Jahre nach Kochs wissenschaftlichem Sieg in Hamburg umgab sich die Cholera, das Paradebeispiel des Kochschen Erfolgs, wieder mit epidemiologischen Rätseln: nämlich mit der »merkwürdige[n] Tatsache [...], weshalb eine Seuche, die mehrfach alle Erdteile überzogen hat, nirgends dauernd festen Fuß gefaßt, sondern sich immer wieder auf ihren einzigen endemischen Herd in der Gangesniederung zurückgezogen hat«. Dort, in Indien, müßte ein »Gleichgewicht zwischen Wirt und Erreger« herrschen.[83] So wurde die Cholera in die von der epidemischen Grippe, Genickstarre und anderen »neuen« Krankheiten geprägte Anschauung einbezogen. Das Bild eines Gleichgewichts zwischen menschlichem Körper und Cholerabazillus läßt sich schwer mit den bekannten Bildern der Cholerajahre zusammenbringen: der Bazillus als tödliches Ungeziefer oder Teufel; die Opfer, die von einer Stunde auf die andere auf der Straße zusammenbrechen, als seien sie, so Koch, »von unsichtbaren Geschossen dahingestreckt«.[84]

81 Andrewes, Bulloch und Hewlett: »Report« (Anm. 56), S. 57.

82 Topley: »The Spread of Bacterial Infection: The Potential Infectivity« (Anm. 75); W.W.C. Topley: »The Spread of Bacterial Infection: The Effect of Dispersal during the Pre-Epidemic Stage, and of Subsequent Re-Aggregation«, in: *Journal of Hygiene* 21, 1922-23, S. 20-31; Flexner: »Experimental Epidemiology« (Anm. 14); Neufeld: »Experimentelle Epidemiologie« (Anm. 9).

83 Neufeld: »Experimentelle Epidemiologie« (Anm. 9), S. 1351; interessanterweise notierte Neufeld dieses Choleraproblem zuerst in einer Arbeit über die Influenza: Neufeld: »Zur Frage des Influenzaerregers« (Anm. 56), S. 957.

84 Koch an Hedwig Freiberg, 25. August 1892, in: Möllers: *Robert Koch* (Anm. 70), S. 630 f.

Genaugenommen war die Idee eines natürlichen Gleichgewichts zwischen Wirt und pathogenem Parasit nicht neu in der medizinischen Mikrobiologie. Schon in den 1880er Jahren hatten die Pasteurianer epidemische Krankheiten so gefaßt und das Wort »Gleichgewicht« verwendet.[85] Der amerikanische vergleichende Pathologe und Bakteriologe Theobald Smith bezeichnete, um ein anderes Beispiel zu nennen, epidemische Krankheiten als Störungen eines natürlichen Gleichgewichts durch Veränderungen der Virulenz und der individuellen Resistenz.[86] Neu nach 1918 war also, daß das »Gleichgewicht« vom Rande in den Mittelpunkt des epidemiologischen Wissens trat und nun weniger eine relativ einfache Bilanz angepaßter biologischer Eigenschaften als ein quantitativ komplexes System war. Nach Topley konnte das Gleichgewicht nicht nur durch einen biologischen »Prozeß«, sondern auch durch die Anhäufung eines »epidemischen Potentials« über einen bestimmten »kritischen Wert« hinaus gestört werden.[87] Binnen kurzem war die Epidemie ein neues Objekt des Wissens, ein Amalgam biologischer und quantitativer Komplexität geworden: nicht eine Gestalt, die sie beim Aufstieg der Bakteriologie verloren, sondern eine, die sie nie gehabt hatte.

Soziale und wissenschaftliche Kontexte

Mindestens ein Mitglied der nächsten Generation von Epidemiologen der frühen 1950er Jahre, John E. Gordon, betrachtete diese Ereignisse als eine »holistische« Bewegung.[88] Auf den ersten Blick ist diese Schätzung offensichtlich richtig. Obwohl keine der Hauptfiguren die Idee des »Ganzen« in irgendeiner bedeutungsvollen Form

85 Mendelsohn: *Cultures of Bacteriology* (Anm. 4), Kapitel 2-6.

86 Theobald Smith: »Some Problems in the Life History of Pathogenic Microorganisms«, in: *Science*, N. F., 20, 1904, S. 817-832; Smith: »Parasitismus und Krankheit« (Anm. 13); Theobald Smith: »Parasitism as a Factor in Disease«, in: *Science*, N. F., 54, 1921, S. 99-108.

87 Topley: »The Spread of Bacterial Infection (Pre Epidemic Phase)« (Anm. 65), S. 18; Topley: »The Spread of Bacterial Infection (The Effect of Dispersal)« (Anm. 82), S. 20.

88 John E. Gordon: »The Twentieth Century – Yesterday, Today, and Tomorrow (1920-)«, in: Franklin Henry Top (Hg.), *The History of American Epidemiology*, St. Louis 1952, S. 114-167, S. 115.

verwendete, schufen sie die Grundlage für eine Synthese verschiedener Methoden und Traditionen und definierten die bakteriologische Epidemiologie nach breiteren Kriterien als nach Krankheitserregern. Gemäß einem allgemeinen, von den Eigenarten der Seuchengeschichte ihrer Zeit abgeleiteten Prinzip dachten sie sich diese Erreger als Bestandteile eines Gleichgewichtszustandes anstatt als Eindringlinge.

Eine andere, mehr historisch orientierte Frage könnte lauten: Wie stand diese Reformbewegung den zeitgenössischen ausdrücklich »holistischen« Bewegungen in der Medizin und Naturwissenschaft gegenüber? Eine grundsätzliche Unterscheidung zwischen diesen Bewegungen und der Reform der bakteriologischen Epidemiologie erschwert die Frage, hebt aber auch einige Merkmale dieser Reformbewegung hervor. Die bekannten Beispiele des Holismus in den Naturwissenschaften wurden stark von nationaler Geschichte und Kultur sowie vom Streben nach umfassenden ideologischen und philosophischen Zielen geprägt.[89] Im Gegensatz dazu war die Nachkriegsbewegung in der bakteriologischen Epidemiologie international und hatte kein vorgebliches Ziel jenseits der Erklärung und Bekämpfung von Epidemien. Einige der britischen Epidemiologen waren zwar ausgesprochen ideologisch und philosophisch, aber weder zitierten die Bakteriologen die theoretischen Diskussionen in der Medizin und der Biologie, noch beteiligten sie sich daran, und noch viel weniger waren sie in die breiteren zeitgenössischen Kulturkämpfe involviert. Nichtsdestoweniger gibt es Spuren von Beziehungen.

89 T. J. Horder, Paul Weindling: »Hans Spemann and the Organiser«, in: T. J. Horder, J. A. Witkowski und C. C. Wylie (Hg.), *A History of Embryology*, Cambridge 1985, S. 183-242; Stephen J. Cross, William R. Albury: »Walter B. Cannon, L. J. Henderson, and the Organic Analogy«, in: *Osiris*, 2. Folge, 3, 1987, S. 165-192; Jonathan Harwood: *Styles of Scientific Thought: The German Genetics Community, 1900-1933*, Chicago 1993; Mitchell G. Ash: *Gestalt Psychology in German Culture, 1890-1967: Holism and the Quest for Objectivity*, Cambridge 1995; Anne Harrington: *Reenchanted Science: Holism in German Culture from Wilhelm II to Hitler*, Princeton 1996; Jonathan Harwood: »Weimar Culture and Biological Theory: A Study of Richard Woltereck (1877-1944)«, in: *History of Science* 34, 1996, S. 347-377; obwohl es sich um Akausalität anstelle von Holismus handelt, siehe auch Paul Forman: »Weimar Culture, Causality, and Quantum Theory, 1918-1927: Adaptation by German Physicists and Mathematicians to a Hostile Intellectual Environment«, in: *Historical Studies in the Physical Sciences* 3, 1971, S. 1-115.

Eine vielversprechende Figur für weitere Studien ist gewiß Theobald Smith, dessen lang gehegte Auffassungen über Parasitismus und Gleichgewicht im vorigen Abschnitt erwähnt wurden. Smith hatte 1901 die Berufung als erster Direktor des neu gegründeten Rockefeller-Instituts abgelehnt, blieb aber bis zu seinem Tod 1934 Mitglied und war auch Präsident des wissenschaftlichen Aufsichtsrats. Laut dem Bakteriologen Hans Zinsser war Smith ein »tower of strength« für Flexner. Wie Neufeld interessierte sich Smith für das Wesen und die Grenzen der Experimentalmethode. In der Einleitung zu seinem *Parasitism and Disease*, das Zinsser zwei Jahre später mit Claude Bernards *Introduction à l'étude de la médecine experimentale* verglich, behauptete Smith, das Experiment hätte »die ältere vergleichende Methode etwas in den Schatten gestellt«. Das Experiment ließ aber

> das Problem bestehen, die Eigenschaften des Ganzen auf Grund der wechselwirkenden Tätigkeiten seiner Teile darzulegen. [...] Beide Methoden haben ihre besonderen Vorteile und Nachteile. Das Ganze muß von einem Mittel ergänzt werden, um unter die Oberfläche zu schauen und den Mechanismus, der seine Tätigkeiten kontrolliert, zu beobachten. Die experimentelle Methode darf sich nicht durch zu viele dazwischenkommende Maschinen vom Ganzen trennen und muß einen Weg finden, um das Bruchstück, das für experimentelle Zwecke chirurgisch entfernt wurde, wieder in das Ganze hineinzustellen. Die vergleichende Methode ist oft in der Lage, die von experimentellen Verfahren abgeleiteten Verallgemeinerungen zurückzuhalten und den Experimentator davon abzuhalten, daß er sich vom Ziel, d. h. von einem Verständnis der Gesamtheit [totality] abwendet.[90]

Flexner verehrte Smith nicht nur wegen seiner großen Leistungen für die Bakteriologie, sondern auch wegen seiner holistischen Herangehensweise: »Es gibt niemanden, glaube ich, der in der gleichen Weise wie Sie die Prozesse des Parasitismus als ein Ganzes faßt.«[91]

90 Theobald Smith: *Parasitism and Disease*, Princeton 1934, S. ix; Hans Zinsser: »Theobald Smith, Biographical Memoirs«, in: *National Academy of Sciences* 17, 1936, S. 261-303, S. 285; Zinsser stimmte zu und kritisierte die Tendenz der bakteriologischen Forschung, »isoliert Bruchstücke eines Problems zu Analysezwecken abzutrennen, bei gleichzeitig häufiger Mißachtung der Korrelation der Ergebnisse mit dem Gesamtproblem« (S. 284).

91 Simon Flexner an Theobald Smith, 7. Mai 1928, Rockefeller Archive Center: Simon Flexner Papers, Mikrofilm 111; Zinsser: »Theobald Smith« (Anm. 90), S. 278; 1914 wurde Smith Leiter einer neuen, der Tierpathologie zugewandten Ab-

Obwohl Smith nichts zur Theorie der epidemischen Wellen veröffentlichte, tauchen sein evolutionistisches Denken und seine Gleichgewichtsvorstellung in Topleys und Neufelds Forschungsberichten auf.[92] Niemand aber, wie Flexner schrieb, teilte Smith' Ansicht ganz, und es wäre verkehrt, ihn für alle stehen zu lassen.

Ein weiterer Gesichtspunkt von Smith' Denken wurde von der Nachkriegsreform geteilt. Die Gefahren des »experimentellen Maschinenzeitalters« für die Wissenschaft maßen sich, laut Smith, mit der Gefahr für die Menschlichkeit durch die technologische Zivilisation selbst. »Die gesellschaftliche und industrielle Entwicklung der Menschheit«, schrieb er 1904, »führt immer wieder zu Gleichgewichtsstörungen in der Natur, deren unmittelbare oder indirekte Äußerungen unter anderem die Zunahme der Krankheit ist.« Die Zivilisation war weniger das Gegenmittel als die Ursache der Krankheit, ein gefährliches *Imperium in Imperio*.[93] Das war nicht ganz das Credo von Simon Flexner, der sich von Berufs wegen und vielleicht auch aus Temperament sowohl der experimentellen Methode als auch dem *Imperium* gewidmet hatte. Dennoch: im Hintergrund von Flexners Streben nach einer umfassenderen Theorie der Epidemien und hinter seiner Ansicht, die technologische Zivilisation hätte ebenso viele Gesundheitsprobleme geschaffen wie beseitigt, erkennt man Smith und seine moderate Kritik der Moderne.[94]

Greenwood, Hamer und Crookshank teilten Smith' Sorge um die Gefahren des Maschinenzeitalters für die Wissenschaft wie für die Gesundheit. Wenngleich nur durch das eigene Verhalten, suchten sie den medizinischen Wissenschaftler als Kulturträger anstatt als Techniker neu zu formen. Wie der Bakteriologe Bulloch kümmerten sie sich um die Vergangenheit, eher um sich von der Naturwissenschaft und Technologie ihrer Zeit etwas zu entfernen, als um die-

teilung des Instituts; zu Flexners breiter biologischer Auffassung der Medizin: Peyton Rous: »Simon Flexner, 1863-1946«, in: *Obituary Notices of Fellows of the Royal Society* 6, 1948-49, S. 409-445, S. 426.

92 Neufeld: »Experimentelle Epidemiologie« (Anm. 9); Topley fragte bei Smith persönlich nach: Topley: »The Spread of Bacterial Infection (Pre-Epidemic Phase)« (Anm. 65), S. 18; Topley: »The Spread of Bacterial Infection (The Effect of Dispersal)« (Anm. 82), S. 30.

93 Smith: »Some Problems« (Anm. 86), S. 832; Smith: »Parasitismus und Krankheit« (Anm. 13), S. 277; siehe auch Smith: »Parasitism« (Anm. 86), S. 103, 105.

94 Flexner: »Experimental Epidemiology« (Anm. 14), S. 14; Flexner: »Epidemiology and Recent Epidemics« (Anm. 56).

se oder jene alten Idee wiederzufinden. Es ist kein Zufall, daß der junge Greenwood Historiker werden wollte und daß er und Bulloch, die von Kollegen für die »historische Würze« ihrer wissenschaftlichen Arbeit gelobt wurden, die frühen Standardwerke über die Geschichte ihrer jeweiligen Wissenszweige geschrieben haben.[95] Sie wollten sich, teilweise indem sie Hippokrates (oder Pasteur) lasen, »von der Enge des bloßen Technischen« befreien. Ihre Schriften zeigen ferner, daß die Erfahrung des Großen Krieges diese Sorge bis in ihre Vorstellung, wie Epidemien am besten betrachtet werden sollten, hinein verschärfte: nämlich mit »der Vogelschau auf alles«, vom Gipfel anstatt vom Graben aus. Hippokrates, Sydenham und Farr waren »keine bloß hoch spezialisierten Techniker; sie wußten, daß der Beobachter auf dem Gipfel sich nicht allein auf das Fernglas oder allein auf die Kamera verlassen durfte. [...] Sie begriffen völlig, das Lied handelt sowohl vom Mann als auch von den Waffen, und die Bedingungen des menschlichen Lebens waren, ebenso, wie wir heute sagen, umweltbedingt wie eugenisch, waren dem Epidemiologen genauso wichtig wie die *materies morbi*«.[96] Ein großer Teil der medizinischen Öffentlichkeit in Großbritannien nahm die sogenannte »neue Epidemiologie« als eine Beleidigung der »Realisten« wahr. Diejenigen waren beleidigt, die verlangten, »etwas auf der Platte – der Petriplatte – gezeigt zu bekommen und zu erfahren, daß ›das der Keim ist, der die Krankheit verursacht‹«. Es war dies eine Position, die das *British Medical Journal* 1919 den meisten Ärzten und Laien zuschrieb.[97] Im Lauf der Zeit kamen genug Stimmen zu-

95 Zitat: Diskussion von Bulloch und Greenwood: »The Problem of Pulmonary Tuberculosis« (Anm. 37), S. 178; Hogben: »Major Greenwood (Anm. 36); William Bulloch: *The History of Bacteriology*, New York 1979 (1938); Major Greenwood: *Medical Statistics from Graunt to Farr*, Cambridge 1948; Major Greenwood: *Some British Pioneers of Social Medicine*, London 1948.

96 Major Greenwood: »The Epidemiological Point of View«, in: *British Medical Journal* 2, 1919, S. 405-407; auch zur Wirkung des Krieges: Garrison: »The Newer Epidemiology« (Anm. 66); zu Greenwood und der »social medicine«: Milton Terris. »The Changing Relationships of Epidemiology and Society: The Robert Cruikshank Lecture«, in: *Journal of Public Health Policy* 6, 1985, S. 15-36, S. 26; »das Lied handelt sowohl vom Mann als auch von den Waffen«: Virgil: *Aeneid*, Loeb Classical Library 63, Cambridge, Mass. 1994, Buch 1, Zeile 1, S. 240: »Arma virumque cano«.

97 »The New Epidemiology«, in: *British Medical Journal* 1, 1921, S. 432; siehe auch den darauffolgenden Streit zwischen Greenwood und einem Bakteriologen: S. 534, S. 581, S. 622, S. 658.

sammen, so daß Hamer in einem Buch *Zurück zu Hippokrates*, das voll von Alfred North Whiteheads organischer Wissenschaftsphilosophie war, berichten konnte, das »Makroskopische« bekomme endlich die Aufmerksamkeit, die zu lange dem »Mikroskopischen« geschenkt wurde, und »Relativisten und Kosmogonisten fangen an, ihre Köpfe wieder zu erheben«.[98]

Zur Zeit von Neufelds Reform der bakteriologischen Epidemiologie und der experimentellen Methode kulminierten holistische Bewegungen in verschiedenen Fächern der deutschen Medizin und Biologie, und eine allgemeine »Krise der Medizin« wurde heftig diskutiert.[99] Die Reformer der Koch-Schule nahmen daran aber nicht teil. Sie wurden von den selbsternannten Holisten sogar kaum bemerkt. Innerhalb der Epidemiologie zitierte z. B. Kißkalt Arbeiten von Neufeld und Lange, als er seine Kollegen antrieb, »die Seuche wieder als ein Ganzes« aufzufassen, ein Streben, das »offenbar der jetzigen Zeitrichtung« entgegenkäme. Der »gleiche Wechsel«, bei dem der Mediziner nun den kranken Menschen anstatt die Krankheitsursachen in den Mittelpunkt der Betrachtung setzte, »hat sich auf vielen anderen Gebieten vollzogen«, so daß z. B. Geisteswissenschaftler den Ursprung der Werke Goethes nicht mehr in die »Begebenheiten seines Lebens«, sondern »allein in die Persönlichkeit, in den einheitlichen Mittelpunkt, den Widerstreit einer kosmisch-expansiven Lebensfülle mit den Beschränkungen des Augenblickes« setzten und ein Philosoph wie der ehemalige Biologe Hans Driesch einen »Zug zur Ganzheit« zeigen konnte. Aber Kißkalts Anmerkungen über Neufeld und Lange handelten von begrenzten technischen Fragen. Er kündigte keine holistische Richtung am Robert-Koch-Institut an.[100] Außerhalb der Hygiene, z. B. in Karl Kötschaus und Adolf Meyers 1936er Handbuch der holistischen Entwicklungen in

98 William H. Hamer: *Epidemiology, Old and New*, London 1928, S. ix-x.

99 Harwood betont aber, daß die Mehrzahl der deutschen Biologen sogar der Weimarer Zeit doch als »mechanist materialist« bezeichnet werden können: Harwood: »Weimar Culture« (Anm. 89). Zur Krise und zum Holismus in der Medizin: Eva-Maria Klasen: *Die Diskussion über eine ›Krise‹ der Medizin in Deutschland zwischen 1925 und 1935*, Med. Diss., Johannes-Gutenberg-Universität Mainz 1984; Carsten Timmermann: *Concepts of the Human Constitution in Weimar Medicine, 1918-1933*, M. A. Thesis, University of Manchester 1996; Cay-Rüdiger Prüll: »Holism and German Pathology (1914-1933)«, in: Lawrence und Weisz: *Greater than the Parts* (Anm. 51).

100 Kißkalt: »Epidemiologie« (Anm. 32).

der Biologie und der Medizin, erschien die neue Koch-Schule überhaupt nicht. So verwurzelt war die Vorstellung der Bakteriologie als Paradigma der starren, »einseitigen«, reduktionistischen Wissenschaft, daß sie weiterhin so zusammengefaßt wurde, als hätte sich seit »Koch und Pasteur« nichts verändert. Kötschau und Meyer nahmen es auf sich zu zeigen, wie Bakteriologen Infektionskrankheiten holistischer betrachten sollten.[101] Sie hätten eine reformierte Bakteriologie finden können, dachten aber, sie müßten sie erfinden.

Dennoch paßte sich unter Neufeld die Koch-Schule, die alles Verkehrte der modernen technologischen Medizin verkörpern sollte, einer feindlichen Umgebung an, genauso wie, laut Paul Forman, deutsche Physiker derselben Zeit sich in Übereinstimmung mit dem Relativismus, der Akausalität und den wissenschaftsfeindlichen Strömungen in der Weimarer Kultur brachten.[102] Einen seiner ersten Beiträge zur allgemeinen Epidemiologie Neufelds war ein Vortrag im Frühjahr 1925, als die Berliner mikrobiologische Gesellschaft und der Verein für Innere Medizin zum ersten Mal gemeinsam tagten, und zwar zum Thema »Seuchenprobleme«.[103] Dies geschah auf Anregung und unter der Leitung des Dekans der Berliner medizinischen Fakultät, Wilhelm His. His hatte schon 1910 zusammen mit Karl Sudhoff, dem historischen Epidemiologen Georg Sticker u. a. eine etwas seltsame (und kurzlebige) Buchreihe »Zur historischen Biologie der Krankheitserreger« gegründet und im darauffolgenden Jahr beim deutschen Kongreß für innere Medizin die Konstitutionsmedizin zum Thema gemacht. Nun begrüßte er die Gelegenheit, Bakteriologen, Kliniker und Epidemiologen zusammenzubringen, um das vernachlässigte Gebiet der »allgemeinen Epidemiologie« wiederzubeleben.[104] Neufelds Vorredner, dessen

101 Karl Kötschau und Adolf Meyer: *Theoretische Grundlagen zum Aufbau einer biologischen Medizin*, Dresden, Leipzig, 1936, S. 163-166.

102 Forman: »Weimar Culture« (Anm. 89).

103 Neufeld: »Seuchenprobleme, II« (Anm. 9).

104 Wilhelm His: »Seuchenprobleme: Einleitende Worte«, in: *Deutsche medizinische Wochenschrift* 51, 1925, S. 299; Karl Sudhoff und Georg Sticker gemeinsam mit Viktor Fossel, Tibor von Györy, Wilhelm His (Hg.): *Zur historischen Biologie der Krankheitserreger: Materialien, Studien und Abhandlungen*, Gießen, 1910; siehe Bleker: »Die historische Pathologie« (Anm. 26), S. 47 f.; Wilhelm His: »Geschichtliches und Diathesen in der inneren Medizin«, in: *Verhandlungen des deutschen Kongresses für innere Medizin* 28, 1911, S. 15-35.

Vortrag mit seinem im wesentlichen übereinstimmte, war Gottstein, der 1919 den Koch-Schüler Martin Kirchner als preußischen Ministerialdirektor für medizinische Angelegenheiten ersetzte. Diese Ernennung hatte »eine Umkehr der amtlichen Politik« bedeutet, insofern »als biologische, gesellschaftliche und epidemiologische Kritik der Bakteriologie angenommen wurde«.[105] Neufeld zeigte sich an einer Synthese interessiert und strebte danach, die Bakteriologie zu einem Teil der Lösung anstatt zum Problem zu machen. Seine Arbeit wurde sowohl von Gegnern als von Befürwortern entsprechend aufgenommen.[106] Seine These, die Epidemizität des Fleckfiebers hänge von kritischen Mengen ab, und sein Vorschlag, die strengen, lausdichten Bekämpfungsmaßnahmen zu lockern, wurden von Kollegen des Reichsgesundheitsrats abgelehnt: Sie hatten kein Sensorium für eine solche Komplexität und wollten noch immer den letzten Bazillus oder die letzte Laus in ihre entlegensten Schlupfwinkel verfolgen und töten.[107]

1933 ersetzten die Nationalsozialisten Neufeld durch einen Bakteriologen, dessen Lebenslauf Hermann Göring selbst für ausreichend

105 Adolf Gottstein: »Seuchenprobleme: Persönliche Empfänglichkeit«, in: *Deutsche medizinische Wochenschrift* 51, 1925, S. 299-303; Weindling: *Health, Race* (Anm. 18), S. 171.

106 Befürwortend: Martin Hahn: »Seuchenprobleme, III: Ueber Schutzimpfungen«, in: *Deutsche medizinische Wochenschrift* 51 (1925), S. 381-385, S. 385; ein Hauptgegner der »neuen Koch Schule« war Bernhard Nocht, Direktor des nationalkonservativen Hamburger Instituts für Schiffs- und Tropenhygiene, zitiert bei Friedrich Wolter: »Fortschritte oder Rückschritte der epidemiologischen Forschung?«, in: *Deutsche medizinische Wochenschrift* 53, 1927, S. 1088-1090; als letzter dogmatischer Anhänger der Pettenkoferschen »Bodentheorie« war Wolter auch Neufeld-Gegner. Zu Nocht: Weindling: »Heinrich Zeiss« (Anm. 32). Andere Gegner übersahen Neufelds Reform und stellten ihn als Dogmatiker der alten Koch-Schule dar: E. Friedberger: »Fortschritte und Rückschritte der epidemiologischen Forschung«, in: *Deutsche medizinische Wochenschrift* 53, 1927, S. 1334-1336.

107 Aufzeichnung über die am Sonnabend, dem 27. März 1915 im Dienstgebäude des Kaiserlichen Gesundheitsamts abgehaltene Sitzung des Reich-Gesundheitsrats über die Bekämpfung des Fleckfiebers, S. 33-35, und siehe auch Neufeld an Preußisches Ministerium des Innern, 10. Januar 1916, S. 4, Geheimes Staatsarchiv Preußischer Kulturbesitz: Rep. 76 VIII B, 3767; Fred Neufeld: »Zur Bekämpfung des Fleckfiebers«, in: *Medizinische Klinik* 13 (1915), S. 5-7 (Sonderdruck); ders.: »Fortschritte und Rueckschritte der epidemiologischen Forschung«, in: *Deutsche medizinische Wochenschrift* 53, 1927, S. 687-690, S. 687.

militärisch, kolonial und bakterienvernichtend hielt.[108] Obwohl Neufeld seine Stellung als Direktor (und Präsident) des Robert-Koch-Instituts teilweise krankheitsbedingt aufgab, hätte er seine Position vielleicht doch behalten können, wenn er *entweder* ein ausgesprochen holistischer Bakteriologe wie der Rassenhygieniker Kißkalt *oder* ein dem nationalsozialistischen Koch-Mythos entsprechend aggressiver Bakterienjäger gewesen wäre.[109] Er war aber weder das eine noch das andere, sondern ein freimütiger Kritiker der direkten Seuchenbekämpfung und der Bakterienhetzjagd, der nicht Ganzheit oder Einheit, sondern Vielfalt und Verflechtung wahrnahm. Und er war ein Internationalist, der sogar kurz nach dem Weltkrieg seinen deutschen Kollegen immer wieder über die britische und amerikanische Forschung berichtet hatte. Die letzten Worte, die Neufeld über das Wesen der epidemischen Krankheit veröffentlichte, faßten 1935 seine Ansichten zusammen:

Diese Faktoren [der Ätiologie und der Epidemiologie] liegen teils in den Besonderheiten der einzelnen Erreger, teils in den überaus mannigfaltigen

108 Neufelds Ersetzung durch Friedrich Karl Kleine: Preußischer Minister des Innern (Göring) an Preußischer Ministerpräsident und Staatsminister, 30. Juni 1933, Geheimes Staatsarchiv Preußischer Kulturbesitz: Rep. 90, 964; als Nachfolger Neufelds wurde Kleine schon im Februar an Göring als »ein unermüdlicher Vorkämpfer für den nationalen Gedanken« vorgeschlagen: Hauptgeschäftsführer der Deutschnationalen Volkspartei an Reichsminister Göring, 28. Februar 1933, Geheimes Staatsarchiv Preußischer Kulturbesitz: Rep. 76 VIII B, 2921. Zur politischen Liberalität des Koch-Instituts unter Neufeld und zur Dominanz nationalkonservativer und militärischer Prägung am Reichsgesundheitsamt: Michael Hubenstorf: »›Aber es kommt mir doch so vor, als ob Sie dabei nichts verloren hätten‹: Public Health in Exile und der wissenschaftliche Unterbau des nationalsozialistischen ›Volksgesundheitsdienstes‹: Zum Exodus von Wissenschaftlern aus den staatlichen Forschungsinstituten Berlins im Bereich des öffentlichen Gesundheitswesens«, in: Wolfram Fischer u. a. (Hg.), *Exodus von Wissenschaften aus Berlin: Fragestellungen – Ergebnisse – Desiderate – Entwicklungen vor und nach 1933*, Berlin, New York 1994, S. 355-460.

109 Zu Neufelds Erkrankung: Preußischer Minister des Innern Göring, 30. Juni 1933 (Anm. 108); Neufeld an Simon Flexner, 3. Aug. 1935, und Flexner an Neufeld, 5. September 1935, Rockefeller Archive Center: Simon Flexner Papers, Mikrofilm 82; Paul F. Cranefield: *Science and Empire: East Coast Fever in Rhodesia and the Transvaal*, Cambridge 1991, S. 323; der Koch-Mythos ist am besten durch den Film: *Robert Koch – Der Bekämpfer des Todes* (1939) bekannt; zu Vielfalt und Widersprüchen der Nazi-Biomedizin: Robert N. Proctor: *Racial Hygiene: Medicine under the Nazis*, Cambridge, Mass. 1988, Kapitel 8; Weindling: »Heinrich Zeiss« (Anm. 32), Harrington: *Reenchanted Science* (Anm. 89), Kapitel 6.

Anlagen des Wirtes, und das Zusammenspiel beider ergibt im einzelnen so verwickelte Verhältnisse, daß es äußerst schwer zu entwirren ist und der weiteren Forschung genügend Probleme übrigbleiben. Pasteur hat einmal gesagt: ›Les combinaisons de la nature sont à la fois plus simples et plus variées que celles de notre imagination.‹ Er hat damit ungefähr wiederholt, was vor ihm ein großer deutscher Naturforscher, Goethe, allgemeiner ausgedrückt hat, indem er sagte, in der Natur sei ›alles einfacher, als man denken kann, und verschränkter, als zu begreifen ist‹.[110]

Es war nicht gerade üblich, einen solchen Überblick über »die Entwicklung der epidemiologischen Forschung seit Robert Koch« mit einer bewundernden Diskussion seines französischen Konkurrenten zu schließen. Wenn ein Landsmann Zeuge sein mußte, dann hatte weniger Koch als Goethe die Natur in ihrer wahren Komplexität empfunden. Neufeld hätte wissen müssen, was es zu seiner Zeit gewöhnlich bedeutete, diesen großen deutschen Naturforscher zu zitieren. Man liest hier aber nichts über *Ganzheit* oder *Gestalt*.

Um zum Schluß zu kommen: Obwohl Worte wie »holistisch« oder »multikausal« die groben Umrisse der Nachkriegsreform der bakteriologischen Epidemiologie beschreiben mögen, erschließen sie doch nicht die relevanten Kontexte. Bezüglich der Einzelheiten versäumt dieser historiographische und wissenschaftstheoretische Diskurs, wie wir im letzten Abschnitt gesehen haben, zu zeigen, was sich damals begrifflich veränderte. Noch schlimmer: Wenn das Wort »holistisch« auf ein Modell angewandt wird, wie es Hamer an die neue Epidemiologie überliefert hat, verdunkelt es den ebenso reduktiven Charakter der ursächlichen Erklärung. Wenn die Unauflösbarkeit des einstweiligen Gleichgewichts, die Beziehung zwischen kausalen Faktoren, die Wechselwirkung zwischen Wirt und Parasit, die Dichte der Körper oder die Geschwindigkeit der Begegnungen dennoch ganzheitlich genannt werden sollten, dann muß auch die Kinetik in der physikalischen Chemie oder die Thermodynamik seit Mitte des 19. Jahrhunderts als ganzheitlich beurteilt werden.

Die Beziehung zu quantitativen und kausalen Strukturen der physikalischen Wissenschaften ist für das Verständnis der Wende im Wissen über Epidemien offenbar viel wichtiger als die meist unhistorisch betrachteten Kategorien wie Holismus bzw. Reduktionis-

110 Fred Neufeld: »Die Entwicklung der epidemiologischen Forschung seit Robert Koch«, in: *Klinische Wochenschrift* 14 (1935), S. 737-741, S. 741.

mus, Mono- bzw. Multikausalität oder die Unterscheidung in notwendige und hinreichende Ursachen. Sie ist gleichfalls wichtiger als die ausdrücklich kulturbezogenen und -bedingten holistischen Bewegungen, die schließlich von der Einheit des Organismus ausgingen. Bakteriologen haben selten auf andere Wissenschaften hingewiesen. Deshalb ist es schwierig, ihre Anwendung eines Terminus wie »Gleichgewicht« oder »kritische Menge« in Zusammenhang mit Entwicklungen z. B. in der Physiologie oder Ökologie zu bringen.[111] Woran alle beteiligt waren – und was eine weitere Studie verdiente –, war der viel breitere Kontext einer neuen Komplexität, der sich erstens durch Aufnahme von quantitativen Strukturen aus den physikalischen Wissenschaften (oft in qualitativer Form, wie bei »Gleichgewicht«, »epidemisches Potential«, »kritische Menge«) und zweitens durch einen Wandel in der Natur der kausalen Erklärung auszeichnete. Als z. B. Hamers Freund, der Neohippokratiker Crookshank, 1919 die Vorstellung von einem »Gewebe von Ursachen [...], die alle notwendig sind, um die Wirkung auszuüben«, für die Epidemiologie vorschlug, dachte er weder an Hippokrates noch an die »entangled bank« (Darwin) der Ökologen, sondern an einen Artikel, den er 1916 im *Journal of Mental Science* gelesen hatte.[112] Die Mannigfaltigkeit der Wissenschaften, in denen sich diese Veränderungen zeigten, und das Konglomerat von Traditionen, Methoden, Institutionen und Nationalkulturen, aus dem sich die oben beschriebene Entwicklung im Wissen über Epidemien zusammensetzte, spricht vielleicht eher für das Vorhandensein eines viel breiteren epistemischen Wandels.

111 Cynthia Eagle Russett: *The Concept of Equilibrium in American Social Thought*, New Haven, London 1966; Garland Allen: *Life Science in the Twentieth Century*, Cambridge 1978; Kingsland: *Modeling Nature* (Anm. 2), Kapitel 1; Cross und Albury: »Walter B. Cannon« (Anm. 87); Donald Worster: *Nature's Economy: A History of Ecological Ideas*, 2. Aufl., Cambridge 1994, Kap. 15.

112 Crookshank: »First Principles« (Anm. 55), S. 163, Charles Darwin: *On the Origin of Species*: A Facsimile of the First Edition, Cambridge, Mass., 1964, S. 489; Joel B. Hagen: *An Entangled Bank. The Origins of Ecosystem Ecology*, New Brunswick 1992; zum »Gewebe von Ursachen« in der späteren und heutigen Epidemiologie: Milton Terris. »The Complex Tasks of the Second Epidemiological Revolution: The Joseph W. Mountin Lecture«, in: *Journal of Public Health Policy* 4, 1983, S. 8-24, S. 16.

Bakteriologie und Politik

Mariko Ogawa
Die Cholera und der Suez-Kanal

Die britische Debatte über Robert Kochs Theorie des Cholerabazillus[1]

Zwischen 1830 und dem Ersten Weltkrieg sollen in Europa sechs große Cholera-Epidemien aufgetreten sein. Über die ersten vier Epidemien, besonders die erste, und die mit ihnen verbundenen Bemühungen, Wasserqualität und Abwassersysteme in dieser Zeit zu verbessern, sind sehr viele Forschungsarbeiten veröffentlicht worden.[2] Von Richard Evans und Frank Snowden wurden wichtige Untersuchungen zu den letzten beiden Epidemien veröffentlicht: Evans erörtert im wesentlichen die Cholera-Epidemie in Hamburg in den 1890er Jahren, und Snowden widmet sich der Cholera in Neapel, die um 1910 auftrat. Beide Arbeiten erstrecken sich jedoch auch auf Epidemien der 1880er Jahre und speziell auf solche in Südfrankreich und Italien.[3]

1 Ich bedanke mich bei Dr. Andrew Cunningham für seine Freundlichkeit, mich als Gastwissenschaftlerin an die »Wellcome Unit for the History of Medicine« nach Cambridge eingeladen zu haben, was mir den Zugang zu unschätzbaren Materialien in Cambridge und London verschaffte. Den National Archives of India danke ich für ihre Erlaubnis, dort Forschungen durchzuführen. Ich möchte auch Michael Kruse und Sarah Starcevic für ihre hilfreichen sprachlichen Hinweise danken. Eine erste Fassung dieses Aufsatzes habe ich 1997 auf dem internationalen Kongreß für Wissenschaftsgeschichte in Lüttich vorgestellt und habe ihn zur Publikation in den *Proceedings* eingereicht. Der vorliegende Beitrag ist stark überarbeitet und erweitert.

2 Siehe zum Beispiel Nottidge C. Macnamara: *A History of Asiatic Cholera*, London 1876. Zu den verschiedenen Hygienebemühungen siehe John Snow: *Snow on Cholera*, New York 1965; Margaret Pelling: *Cholera, Fever and English Medicine 1825-1865*, Oxford 1978; Jean-Pierre Goubert: *The Conquest of Water. The Advent of Health in the Industrial Age*, Cambridge, Oxford 1986. In den 1860er Jahren wurde viel über die Qualität der Wasserversorgung diskutiert; siehe zum Beispiel Christopher Hamlin: »Politics and Germ Theories in Victorian Britain. The Metropolitan Water Commissions of 1867-9 and 1892-3«, in: Roy MacLeod (Hg.), *Government and Expertise. Specialists, Administrators and Professionals, 1860-1919*, Cambridge 1988, S. 110-127; ders.: *A Science of Impurity. Water Analysis in Nineteenth Century Britain*, Berkeley, Los Angeles 1990.

3 Richard J. Evans: *Death in Hamburg. Society and Politics in the Cholera Years, 1830*

Eine fünfte Epidemie der 1880er Jahre, die zunächst auf Ägypten beschränkt war, sich dann aber auf Italien, Südfrankreich und Spanien ausbreitete, hat jedoch, wenn man von den Arbeiten von William Coleman, Norman Howard-Jones und Anne Hardy einmal absieht,[4] kaum eingehende wissenschaftliche Beachtung gefunden. Es sieht so aus, als stellten gerade die Jahre 1883/1884 eine Forschungslücke dar, obwohl uns einige Autoren – David Arnold, Mark Harrison, Sheldon Watts und Jeremy D. Isaacs z. B. – hervorragende Beschreibungen der damit zusammenhängenden Thematik der Hygiene in Britisch-Indien für die zweite Hälfte des 19. Jahrhunderts liefern.[5] Diese Epidemie und speziell die damalige britische Reaktion zu verstehen ist jedoch aus drei Gründen besonders wichtig.

Erstens bedeutete die Existenz des Suezkanals in den 1880er Jahren im Vergleich zu den Verhältnissen während früherer Epidemien einen großen Unterschied. Die Cholera in Ägypten von 1883 war der erste Ausbruch der Krankheit nach Fertigstellung des Kanals, und die Ursache dieser Epidemie wurde von einigen europäischen Mächten den englischen Schiffen angelastet, die, von Indien kommend, durch den Kanal ihren Weg ins Mittelmeer nahmen.

Zweitens waren Großbritannien, Frankreich und die deutschen Länder, deren Bevölkerungen während der vier früheren Epidemien alle selbst von der Cholera heimgesucht worden waren, zur Zeit der in Ägypten herrschenden Epidemie noch frei von der Cholera und

1910, Oxford 1987; Frank M. Snowden: *Naples in the Time of Cholera, 1884-1911*, Cambridge 1995.

4 William Coleman: »Koch's Comma Bacillus. The First Year«, in: *Bull. Hist. Med.* 61, 1987, S. 315-342; Norman Howard-Jones: *The Scientific Background of the International Sanitary Conferences 1851-1938*, Genf 1975, diskutiert hauptsächlich die Entsendung von Robert Kochs Cholerakommissionen nach Ägypten und Indien und die sechste Hygienekonferenz von Rom 1885; Anne Hardy: »Cholera, Quarantine and the English Preventive System, 1850-1895«, in: *Med. Hist.* 37, 1993, S. 250-269. Anne Hardy thematisiert in erster Linie Englands Erfahrungen mit der Cholera nach 1850.

5 David Arnold: *Colonizing the Body. State Medicine and Epidemic Disease in Nineteenth-Century India*, Berkeley, Los Angeles 1993; Mark Harrison: *Public Health in British India. Anglo-Indian Preventive Medicine 1859-1914*, Cambridge 1994; Sheldon Watts: *Epidemics and History. Disease, Power, and Imperialism,* New Haven 1997; Jeremy D. Isaacs: »D. D. Cunningham and the Aetiology of Cholera in British India, 1869-1897«, in: *Med. Hist.* 42, 1998, S. 279-305.

konnten es sich leisten, Forschungskommissionen zur Untersuchung der Krankheit zu entsenden. Im Hinblick auf die Entwicklung eines internationalen Hygienesystems ist es interessant festzuhalten, daß die drei Großmächte in dieser Phase des Imperialismus nahezu gleichzeitig Forschungsteams nach Ägypten schickten, von denen sich jedes in seiner Arbeit mit unterschiedlichen nationalen Erwartungen konfrontiert sah.

Drittens ist die Cholera von 1883/84 vom Standpunkt der Bakteriologie aus gesehen interessant, weil es sich um die entscheidenden Jahre der Identifizierung des Cholerakeims handelt. Der deutsche Bakteriologe Robert Koch war noch immer damit beschäftigt, seine berühmten Postulate zur Bestimmung einer mikrobiellen Ursache für eine Krankheit zu formulieren – und tatsächlich stießen diese gerade im Zusammenhang mit dem Cholerakeim auf theoretische Schwierigkeiten.

Peter Baldwin hat einen informativen Überblick darüber veröffentlicht, auf welche Weise die europäischen Nationen zwischen 1830 und 1930 auf die ständig vorhandene Gefahr einer epidemischen Ansteckung reagiert haben.[6] Was die britische Reaktion auf die fünfte Cholera-Epidemie angeht, verweist Coleman auf Kochs Kommissionen in Ägypten und Indien in den Jahren 1883/84 und stellt fest, daß die Briten sehr wenig taten, um der neuen Epidemie zu begegnen.[7] Es gibt allerdings Belege dafür, daß die Briten tatsächlich bemüht waren, sich mit dem Problem auseinanderzusetzen; so wurde beispielsweise William Guyer Hunter entsandt, um die Cholera in Ägypten zu untersuchen, und sein Schlußbericht wurde 1883 in den *British Command Papers* veröffentlicht.[8] Ein Aufsatz mit dem Titel »The Official Refutation of Dr. Robert Koch's

6 Peter Baldwin: *Contagion and the State in Europe, 1830-1930*, Cambridge 1999.

7 »Man muß sich fragen, was die Briten taten. Die Antwort lautet, zumindest zu Beginn der neuen Epidemie: sehr wenig. Ihr Reich umfaßte Indien, und die britische Armee hatte jüngst … Ägypten eingenommen, zwei Hauptverbreitungsgebiete der Cholera.« Siehe Coleman: »Koch's Comma Bacillus« (Anm. 4), S. 336.

8 United Kingdom Parliament. *Despatch from Sir Edward Malet Inclosing a Report by Surgeon-General Hunter on the Cholera Epidemic in Egypt*, C. 3732 LXXXV, 1883, S. 1-3. Folgt man der Recherche von Philip Curtin, dann war das Typhusregister der ägyptischen Garnison Mitte der 1880er Jahre eines der schlimmsten im britischen Reich. Da Typhus jedoch weitgehend als eine endemische Krankheit angesehen wurde, wurde ihm international keine politische Aufmerksamkeit zuteil. Typhus wird im Laufe des 19. Jahrhunderts in den britischen Regierungsvorlagen

Theory of Cholera and Commas«, der im Februar 1886 im *Quarterly Journal of Microscopical Science* gedruckt wurde (und offenbar nirgends sonst in der Forschungsliteratur erwähnt wurde), ist im Hinblick auf die britische Reaktion sehr aufschlußreich, rückt er doch das Verhältnis zwischen der Bakteriologie und der sozialen, ökonomischen und politischen Situation der Zeit deutlich ins Blickfeld.[9] Eine eingehende Untersuchung der »offiziellen Widerlegung« und sachlich verwandter Dokumente trägt daher zur bisher geleisteten Forschung über die Interaktion von Wissenschaft und Politik bei, wenn es um die gesellschaftliche Antwort auf eine Krankheit im allgemeinen und um die Rolle der Politik bei der Handhabung der Cholera-Epidemie im besonderen geht.[10]

Ausgehend von der »offiziellen Widerlegung« möchte ich im folgenden die britische Reaktion auf die Cholera in Ägypten 1883 untersuchen und die Bedeutung von Infektionskrankheiten in einer Phase des Imperialismus eingehender betrachten.

Die »offizielle Widerlegung« der Kochschen Theorie

Die anonym veröffentlichte Schrift »The Official Refutation of Dr. Robert Koch's Theory of Cholera and Commas« beginnt mit der Erklärung, es handle sich hier um ein Memorandum, welches von einem Komitee erstellt worden sei, das der Indienminister zum Zweck der Begutachtung eines Berichts der Doktoren Edward Klein und Heneage Gibbes mit dem Titel »An Inquiry into the Etiology of Asiatic Cholera« einberufen habe. Nach dieser Einleitung werden die Mitglieder des Komitees namentlich aufgeführt, darunter auch die Namen von Ärzten der Königin, von Professoren und anderen herausragenden Wissenschaftlern.

selten erwähnt. Philip D. Curtin: *Disease and Empire. The Health of European Troops in the Conquest of Africa*, Cambridge 1998, Kapitel 5.

9 »The Official Refutation of Dr. Robert Koch's Theory of Cholera and Commas«, in: *Quarterly Journal of Microscopical Science* 26, 1886, S. 303-316.

10 Siehe zum Beispiel Erwin H. Ackerknecht: »Anticontagionism between 1821 and 1867«, in: *Bulletin of the History of Medicine* 22, 1948, S. 562-593 (s. in diesem Band S. 71-110); Pelling: *Cholera* (Anm. 2); Hardy: »Cholera« (Anm. 4); Evans: *Death in Hamburg* (Anm. 3); Arnold: *Colonizing the Body* (Anm. 5); Harrison: *Public Health* (Anm. 5); Isaacs: »D. D. Cunningham« (Anm. 5); Snowden: *Naples* (Anm. 3); Baldwin: *Contagion and the State* (Anm. 6).

In der Wissenschaftsgeschichte hat es viele politisch motivierte Kontroversen gegeben, doch es ist sicherlich sehr ungewöhnlich, wenn die Regierung eines Landes ein Komitee einberuft, dessen Raison d'être offenbar darin bestand, die Ideen eines Angehörigen einer anderen Nation zu widerlegen, und zwar besonders dann, wenn sich die fragliche Regierung anscheinend um Meinungen herummogelte, die in den führenden medizinischen Fachzeitschriften des eigenen Landes tonangebend waren. Schon der Titel »die offizielle Widerlegung« sollte uns zu denken geben. Warum kümmerte sich ein britisches Komitee, das von Indienminister Randolph Churchill einberufen wurde, um die Widerlegung von Kochs Choleratheorie? Und warum eine Widerlegung zu diesem Zeitpunkt? Und weshalb in dieser Fachzeitschrift? Ich möchte den gesellschaftlichen Hintergrund der Zeit näher beleuchten und den Gründen nachgehen, die schließlich zur Publikation einer solchen Schrift führten.

Der Text der »offiziellen Widerlegung« besteht aus siebzehn Punkten, von denen die meisten darauf abzielen, Kochs Forschungsergebnisse zur Cholera und seine Identifizierung einer mikrobiellen Ursache der Cholera Schritt für Schritt zu widerlegen. Die Punkte 1 bis 5 enthalten kurze Erklärungen zum Zustandekommen des Papiers, die Punkte 6 bis 16 sind pathologische Beschreibungen von Cholerafällen, und der letzte behandelt die Quarantäne. Die Punkte 15, 16 und 17 umfassen die Schlußfolgerungen des Berichts. Punkt 16 beginnt mit dem Hinweis darauf, daß Kochs Identifikation des Cholerabazillus fragwürdig sei: »[D]er diesbezüglich erbrachte Beweis berechtigt nicht zu dem Schluß, daß irgendwelche von ihnen [der mit der Cholera verbundenen bakteriellen Organismen] mit der Krankheit in einem ursächlichen Zusammenhang stehen«.[11] Punkt 17 unterbreitet praktische Vorschläge, wie mit der epidemischen Cholera umzugehen sei. Die wesentliche Empfehlung dabei lautet, die Quarantäne aufzugeben zugunsten »hygienischer Maßnahmen, die sich sicher bewährt haben«. Der Hauptteil dieses Ordnungspunktes belehrt den Leser darüber, daß »die Erfahrung in Europa und im Osten gezeigt hat, daß der *Cordon sanitaire* und Quarantänevorschriften als Mittel zu Eindämmung der Cholera nicht nur nutzlos sind, sondern eindeutig schädlich«.[12]

11 »Official Refutation« (Anm. 9), S. 316.

12 Ebd., S. 316.

Hätte man einen Organismus wie einen Bazillus als den Auslöser einer epidemischen Krankheit erkannt, dann hätten Städte, die an Verkehrsknotenpunkten liegen, die Krankheit traditionell mit einer Quarantäne bekämpft, obwohl bei einer lang andauernden Quarantäne mit einer Behinderung der freien Wirtschaftstätigkeit zu rechnen gewesen wäre. Um aufzuklären, aus welchen Gründen die Regierungen Großbritanniens oder Indiens Kochs Keimtheorie der Cholera verwarfen, ist es nicht nur notwendig, das Geschehen in den Bereichen Biologie und Medizin zu erforschen, sondern die Bereiche Politik und Ökonomie mit einzubeziehen, wie es neuere sozialwissenschaftliche Untersuchungen zur Medizin getan haben. Harrison bezeichnet diesen Wandel in unserem Krankheitsverständnis zusammenfassend als den Übergang von einer medizinisch und biologisch reduktionistischen zu einer historisch kontingenten Sichtweise.[13]

Die Keimtheorie war mit der Problematik der Quarantäne eng verknüpft, da sie davon ausging, daß Cholera-Ausbrüche nicht ausschließlich in bestimmten Gegenden örtlich begrenzt auftreten, sondern universell übertragbar sind. Großbritannien, das im Jahr 1875 ein großes Interesse am Suezkanal entwickelt hatte, wollte die Quarantäne bereits seit 1873 abschaffen und es bei medizinischen Inspektionen belassen.[14] Der Seeweg für Schiffe zwischen London und Bombay konnte durch den Suezkanal um 41 Prozent verkürzt werden und der zwischen London und Kalkutta um 32 Prozent. Als der Kanal im Bau war, malten sich viele Zeitgenossen aus, daß er den Mittelmeernationen wieder zu dem Rang in der Seefahrt verhelfen würde, den diese vor den großen Entdeckungen bekleidet hatten. Nichts dergleichen geschah; der Kanal verstärkte vielmehr die britische Dominanz in der Weltschiffahrt. Die britische Tonnage durch den Suezkanal betrug 1880 fast 80 Prozent des Gesamtvolumens, und insofern war der Kanal für den britischen Handel

13 Mark Harrison: »A Question of Locality. The Identity of Cholera in British India, 1860-1890«, in: David Arnold (Hg.), *Warm Climates and Western Medicine. The Emergence of Tropical Medicine, 1500-1900*, Amsterdam 1996, S. 147. Siehe auch Andrew Cunningham: »Transforming Plague. The Laboratory and the Identity of Infectious Disease«, in: Andrew Cunningham, Perry Williams (Hg.), *The Laboratory Revolution in Medicine*, Cambridge 1992, S. 209-244.

14 J. C. McDonald: »The History of Quarantine in Britain during the Nineteenth Century«, in: *Bull. Hist. Med.* 25, 1951, S. 22-44, bes. S. 38.

zweifellos sehr wichtig.[15] Bis 1883 nahm zudem ein Plan eines parallel zum ersten Kanal verlaufenden zweiten Kanals endgültig Gestalt an. Charles Aimé de Lesseps reiste im Juli 1883 nach London und unterzeichnete im Namen seines betagten Vaters, des Präsidenten der Suezkanal-Gesellschaft, einen Vertrag über den Bau eines zweiten Kanals.[16]

Die britische Regierung hatte wiederholt auf Abschaffung der Quarantäne gedrungen und wollte medizinische Inspektionen an ihre Stelle setzen. Da Großbritannien seit 1866 praktisch keine Cholera mehr erlebt hatte, zeigte dies um so deutlicher, daß die Quarantäne keine Lösung war, und man versuchte auch andere Nationen von dieser Auffassung zu überzeugen;[17] Kochs scheinbare Entdekkung eines Cholerabazillus implizierte allerdings, daß die Cholera durch den Suezkanal von Indien nach Ägypten oder gar nach Europa gebracht werden konnte, und diese Möglichkeit untergrub die Argumente der Briten. Die Quarantane würde die freie Durchfahrt durch den Kanal behindern, und wenn die freie Durchfahrt für Schiffe aus Indien und Australien nicht garantiert wäre, würde der Wert eines zweiten Kanals, für den die britische Regierung bereits eine Investition von bis zu 8 Millionen Pfund veranschlagt hatte, drastisch gemindert.[18] Das Auftreten der Cholera in Ägypten just zu diesem Zeitpunkt war daher höchst unwillkommen.

15 Daniel R. Headrick: *The Tentacles of Progress. Technology Transfer in the Age of Imperialism, 1850-1940*, New York 1988, S. 25-29. Obgleich die Tiefkühltechnik vor 1933 noch nicht entwickelt war, wurde 1880 zum ersten Mal gefrorenes Fleisch von Sydney durch den Suezkanal nach London transportiert. Dieser vielversprechende neue Markt für gefrorenes Fleisch erforderte, anders als die Stapelware Wolle, eine schnelle Beförderung. Siehe D. A. Farnie: *East and West of Suez. The Suez Canal in History 1854-1956*, Oxford 1969, Kapitel 19.

16 United Kingdom Parliament: *Correspondence respecting the Suez Canal*, C. 3698 LXXXIV.341, 1883, S. 1-46, darin: »Heads of Agreement between the Representatives of Her Majesty's Government and the President of the Suez Canal Company«, S. 44 f.

17 Zur Quarantäne und zum Antikontagionismus siehe Ackerknecht: »Anticontagionism« (Anm. 10). Zu diesem einflußreichen Text ist eine Reihe kritischer Schriften veröffentlicht worden: Roger Cooter: »Anticontagionismus and History's Medical Record«, in: Peter Wright und Andrew Treacher (Hg.), *The Problem of Medical Knowledge. Examining the Social Construction of Medicine*, Edinburgh 1982, S. 87-108; Gerry Kearns: *The Cholera Test in Nineteenth-Century Britain*, Liverpool Papers in Human Geography Working Paper Nr. 20, Liverpool 1986.

18 Von Australien kommende Schiffe mußten ihre Kohlevorräte in Ceylon oder

Europa hatte im 19. Jahrhundert bereits vier größere Cholera-Epidemien erlebt. Großbritannien selbst machte in den Jahren 1831/32, 1848/49, 1852 bis 1854 und 1865/66 schwere Epidemien durch, bei denen Zehntausende ihr Leben verloren;[19] seit 1866 war es aber von der Cholera im großen und ganzen verschont geblieben, was man der Hygienepolitik als Verdienst zuschrieb.

Als die Cholera in Ägypten ausbrach, waren die Europäer besorgt. Einigen Schätzungen zufolge starben in den drei Monaten von Juni bis September 1883 50 000 Ägypter[20] und die größte Befürchtung war, daß sich die Epidemie nach Europa ausbreiten könnte. Großbritannien war zu dieser Zeit stark in ägyptische Angelegenheiten verstrickt. Im Jahr zuvor hatte sich die britische Regierung durch einen Aufruhr in Alexandria und andere Überlegungen veranlaßt gesehen, eine Armee nach Ägypten zu entsenden, um die Europäer zu schützen und den Suezkanal zu sichern, und spätestens ab 1883 war Ägypten praktisch ein Protektorat des britischen Weltreichs.

Als die Oberhoheit ausübender Staat und angesichts der wachsenden internationalen Kritik, englische Schiffe hätten die Krankheit nach Ägypten gebracht, versuchten die Briten mit Nachdruck, die Epidemie dort einzudämmen. Als Sir Joseph Fayrer, Präsident des Medical Board des Indien-Ministeriums in London, gefragt wurde, was man in dieser Situation tun solle, empfahl er, Sanitätsinspektor William G. Hunter als Kommissionsleiter nach Ägypten zu schik-

Aden auffüllen, wenn sie als cholera-infektiös erachtet wurden. Letztlich wurde kein zweiter Kanal gebaut. Statt dessen investierte die britische Regierung 8 Millionen Pfund in den Ausbau des vorhandenen Suezkanals, der verbreitert und vertieft wurde, um den Erfordernissen der Seeschiffahrt zu entsprechen. 1887 wurde die elektrische Beleuchtung eingeführt, um eine nächtliche Befahrung zu ermöglichen und die Überfüllung somit insgesamt zu verringern.

19 Zu diesen Cholera-Epidemien siehe Pelling: *Cholera* (Anm. 2); Richard Thorne-Thorne: *On the Progress of Preventive Medicine during the Victorian Era*, London 1888.

20 N. C. Macnamara: *Asiatic Cholera. History up to July 15, 1892, Causes and Treatment*, London 1892, S. 28. Die europäischen Kommissionen beklagten jedoch wiederholt, dass nicht genug Leichen für die Forschung zur Verfügung standen (siehe unten). Der Grund dafür war vielleicht, daß die Leichen nicht mehr frisch waren, als die Forscher nach dem Höhepunkt der Epidemie eintrafen. Siehe Thomas D. Brock: *Robert Koch. A Life in Medicine and Bacteriology*, Madison, Wisc. 1988, S. 150 f.

ken, um die Cholera zu untersuchen. Am 12. Juli 1883 fand im British Local Government Board Office in London eine Ausschußsitzung zur Cholera in Ägypten statt, und hochrangige Vertreter des britischen Auswärtigen Amts und des Indien-Ministeriums nahmen zusammen mit weiteren Zuständigen Fayrers Vorschlag formal an.[21] Earl Granville, der britische Außenminister, schrieb daraufhin am 14. Juli eine Anfrage an Sanitätsinspektor Hunter.[22]

Wenige Tage nach dieser Sitzung berichtete die französische Zeitung *Le Moniteur Universel* von der Verärgerung Österreich-Ungarns über die offenkundige britische Nachlässigkeit hinsichtlich der drohenden Choleragefahr. Das politische Blatt zitierte das *Pesther Lloyd Journal* aus Budapest, das die Stimmung in Frankreich und in Österreich-Ungarn eingefangen hatte:

Die Nachlässigkeit der Engländer angesichts der Choleragefahr muß unausweichlich energische Maßnahmen von seiten der Kontinentalmächte provozieren. England unterhält die engsten Beziehungen zu Ägypten; deshalb wäre es die unbedingte Pflicht der britischen Regierung gewesen, die wirksamsten Mittel einzusetzen, um der Plage Herr zu werden. Aber die Rücksichtslosigkeit, die Gladstones Politik insgesamt charakterisiert, hat sich bei dieser Gelegenheit wieder einmal gezeigt, und *im Interesse des englischen Handels hat man die elementarsten internationalen Gepflogenheiten beiseite geschoben.*[23]

21 Die Teilnehmer dieses Komitees waren Charles Dilke, Staatssekretär des Auswärtigen Amts; Vernon Harcourt, Professor für Bautechnik am University College; Edmund Frederick Du Cane, Generalmajor der Armee; William Jenner, Präsident des Royal College of Physicians; J. M. Cunningham, medizinischer Leiter des indischen Gesundheitsdienstes, und andere. Jenner sollte später Vorsitzender des beschriebenen Untersuchungskomitees werden; siehe Joseph Fayrer: *Recollections of My Life*, London 1900, S. 439 f. Charles Dilke war durchweg ein kompromißloser Befürworter der freien Schiffahrt durch den Kanal, und seine neue Stellung als Präsident des Local Government Board führte zu häufigen Beratungen mit George Buchanan und Richard Thorne-Thorne, leitenden Beamten des Gesundheitsministeriums, sowie mit den verschiedenen Ministern, unter anderem dem Indien-Minister und dem Minister für die Kolonialgebiete. Siehe *The Local Government Directory, Almanac and Guide, for the Year 1884*, London 1884, S. 7-9; Stephen Lucius Gwynn und Gertrude M. Tuckwell: *The Life of the Rt. Hon. Sir Charles W. Dilke*, London 1917, S. 529.

22 United Kingdom Parliament: *Correspondence Respecting the Cholera Epidemic in Egypt: 1883*, C. 3788 LXXV, 1883, S. 11.

23 »Indignation contre l'Angleterre«, in: *Le Moniteur Universel*, 17. Juli 1883, S. 1 f., Hervorhebung im Original.

Inmitten dieser internationalen Schelte kam Hunter am 26. Juli 1883 in Kairo an und begann zusammen mit zehn englischen Ärzten, die ihm zu seiner Unterstützung zur Verfügung standen, mit der Untersuchung der Cholera-Epidemie.[24] Am Abend seiner Ankunft besuchte er eine Sitzung des Conseil Supérieur in Kairo und wurde zu dessen Mitglied gewählt. Bei einer späteren Sitzung betonte er die Nutzlosigkeit der Quarantäne und die Wirkungslosigkeit von Cordons sanitaires. Im August schickte er zwei kurze Berichte über die Epidemie an den britischen Generalkonsul Edward Malet, der sie an den britischen Außenminister Earl Granville weitergab. Hunter reiste nach Beendigung seiner Untersuchung am 13. September 1883 ab und erreichte London am Ende des Monats. Seinen Abschlußbericht reichte er im Dezember ein.[25]

Hunters Forschung umfaßte hauptsächlich Beobachtungen aus hygienischer Perspektive. Chemische und mikroskopische Untersuchungen des Wassers von Kairo und Damietta wurden von M. Albert Ismalun, dem Direktor des Khedivial Laboratoriums in Kairo, durchgeführt. Die Untersuchungstechniken, die diesem Labor zur Verfügung standen, waren allerdings verhältnismäßig schlicht – es gab beispielsweise keinen Test auf Keimkulturen –, so daß die Ergebnisse selbst nach zeitgenössischen Maßstäben zwangsläufig nicht aussagekräftig waren.[26]

In seinem Abschlußbericht führte Hunter die von Ismalun ermittelten Ergebnisse der Wasseranalysen an. Neben der Feststellung, daß das Wasser von Organismen verunreinigt sei, bemerkte er: »Das verunreinigte Wasser wurde von den Menschen ungefiltert getrunken, und diesem Umstand sowie der Tatsache, daß die ärmeren Klassen ungehindert dem Brauch nachgegangen sind, das Fleisch

24 *Despatch* (Anm. 8), S. 1-3.

25 United Kingdom Parliament: *Further Reports by Surgeon-General Hunter on the Cholera Epidemic in Egypt*, C. 3787 LXXV, 1883, S. 35-52.

26 Ebd., S. 47. Um einen Fachmann mit der Untersuchung des Wassers zu betrauen, hätte Hunter besser daran getan, den britischen Chemiker Edward Frankland um Hilfe zu bitten. Frankland war ein international anerkannter Experte für die Analyse von Wasserproben, die aus allen Teilen der Welt stammten. Siehe Colin A. Russell: *Edward Frankland. Chemistry, Controversy and Conspiracy in Victorian England*, Cambridge 1996, S. 393-395; Hamlin: »Politics and Germ Theories« (Anm. 2), S. 116-121. Hamlin hat die Arbeit Franklands erörtert, die noch vor den 1870er Jahren lag, während es die Verfügbarkeit neuen Quellenmaterials Russell ermöglicht hat, Franklands Arbeit in den 1880er Jahren aufzuklären.

von Vieh zu verzehren, das an Typhus verendet ist, muß die weite Verbreitung von Darmkrankheiten in dem Land zugeschrieben werden.«[27] Andererseits scheinen britische Bürger, die gegen Ende des 19. Jahrhunderts in Ägypten lebten, sich der Gefahren des unbehandelten oder nicht abgekochten Wassers bewußt gewesen zu sein. Als Antwort auf die ängstlichen Anfragen seiner Mutter wegen der Cholera schrieb ihr der Generalkonsul, daß sein Haushalt nichts als abgekochtes Wasser trinke und daß er selbst St. Galmier vorziehe.[28] Für den Gebrauch im Feld waren verschiedene Arten von Wasserfiltern verfügbar, und das britische Militär kochte sein Trinkwasser, unabhängig von der Filtermethode, regelmäßig ab.[29] John Snows Theorie der Cholera-Übertragung durch Wasser war in den 1850er Jahren in London publik gemacht worden (obwohl sie wenig Anerkennung fand), und Malets Bemerkungen und die Gewohnheit des britischen Militärs, Wasser abzukochen, weisen darauf hin, daß sich die Briten zumindest uber die prophylaktische Wirkung des Abkochens gegen die Cholera im klaren waren.[30]

Im Januar 1884 hielt Hunter vor der Epidemiologischen Gesellschaft in London einen Vortrag über seine Cholerakommission. In seiner Rede zog er den größtenteils auf meteorologischen Daten der letzten vierzehn Jahre basierenden Schluß, daß dieser jüngste Ausbruch der Cholera die Folge ungewöhnlicher Wetterbedingungen sei: Ägypten habe seit 1865 keine Cholera mehr erlebt, und das auf der Arabischen Halbinsel gelegene Aden sei selten von der Cholera heimgesucht worden, obwohl es Indien näher liege als Ägypten. Hunter bestritt daher, daß die Krankheit aus Indien eingeschleppt worden sei, und beharrte statt dessen auf dem Standpunkt, daß sie in Ägypten endemisch sei.[31]

Die von Hunter und seiner Delegation erzielten Ergebnisse haben die britische Regierung anscheinend zufriedengestellt, denn er wur-

27 *Further Reports by Surgeon-General Hunter* (Anm. 25), S. 47.

28 Edward Malet: *Egypt 1879-1883*, London 1909, Kapitel 16.

29 Philip D. Curtin: *Death by Migration. Europe's Encounter with the Tropical World in the Nineteenth Century*, Cambridge 1989, S. 119-124.

30 Hardy: »Cholera« (Anm. 4), S. 253; J. P. Vandenbroucke, H. M. Eelkman Rooda und H. Beukers: »Who Made John Snow a Hero?«, in: *Amer. J. Epidemiol.* 133, 1991, S. 967-973.

31 W. G. Hunter: »Remarks on the Epidemic of Cholera in Egypt«, in: *Trans. Epidemiol. Soc.* 3, 1883/84, S. 43-64 (die Titelangabe im Inhaltsverzeichnis lautet »The Origins of the Cholera Epidemic of 1883 in Egypt«).

de später zum ›Knight Commander of the Order of St. Michael and St. George‹ ernannt. Im Rückblick scheint er nicht der einzige mögliche Kandidat für die ursprüngliche Kommission gewesen zu sein. Tatsächlich war es so, daß Sanitätsarzt Nottidge C. Macnamara – eine Kapazität auf dem Gebiet der asiatischen Cholera, dessen Buch *A History of Asiatic Cholera* als ein Klassiker betrachtet wird – am 19. Februar 1883 an den Earl of Kimberley, Staatssekretär für Indien, geschrieben und sich die Gelegenheit erbeten hatte, in Ägypten an der Bakteriologie der Cholera arbeiten zu können.[32] Nach einem Gespräch mit Fayrer, dem Präsidenten des India Office Medical Board, lehnte Kimberley dies jedoch ab.[33] Während Fayrer Macnamaras Befähigung und Arbeitseifer nicht in Frage stellte, betonte er Kimberley gegenüber ausdrücklich, daß er Macnamaras Auffassungen über die Herkunft der Cholera nicht teile.[34] Macnamaras bisherige Forschung hatte ihn zu der Überzeugung geführt, daß die Cholera durch einen Darmbazillus hervorgerufen werde, eine Auffassung, die durch sein Studium der Bakteriologie bei Robert Koch in Berlin in den späten 1870er Jahren bekräftigt wurde.[35] Macnamaras

32 Macnamara: *Asiatic Cholera* (Anm. 20), S. 29. Siehe auch Macnamaras klassisches Werk: *A History of Asiatic Cholera* (Anm. 2). Biographische Angaben über Nottidge C. Macnamara finden sich in »Obituary«, in: *Brit. Med. J.* (nachfolgend *BJM*) 2, 1918, S. 619 f.; Sir D'Arcy Power: *Plarr's Lives of the Fellows of the Royal College of Surgeons of England*, Band 2, London 1930, S. 11-14.

33 Aktennotiz von Sir J. Fayrer, datiert vom 3. März 1883, India Office, Whitehall, zitiert bei Leonard Rogers: »A Tragedy. How Surgeon-Major N. C. Macnamara was Deprived of Priority in the Discovery of the Causative Organism of Cholera«, in: *Trans. Roy. Soc. Trop. Med. Hygiene* 43, 1950, S. 395-400, siehe bes. S. 398 f.

34 Deepak Kumar: *Science and the Raj, 1857-1905*, Delhi 1997, S. 171 f.; Rogers: »Tragedy« (Anm. 33), S. 395-400. Was die Priorität bei der Entdeckung des Cholera-Erregers angeht, müssen wir auch auf den Florentiner Arzt Filippo Pacini (1812-1883) verweisen. Pacini konnte den Organismus zwar nicht in Reinkultur isolieren, aber er identifizierte den im Dünndarm befindlichen Organismus als den Verursacher. Siehe »Pacini«, in: Charles Coulston Gillispie (Hg.), *Dict. Sci. Biog.*, 10, New York 1981, S. 266-268; Norman Howard-Jones: »Choleranomalies. The Unhistory of Medicine as Exemplified by Cholera«, in: *Perspect. Biol. Med.*, 1972, S. 422-433.

35 Nottidge C. Macnamara schreibt in einem Brief an Leonard Rogers: »Nachdem ich 20 aufeinanderfolgende Jahre in Bengalen an der Cholera gearbeitet habe, zog ich mir diese Krankheit zu, als ich mit Tieren experimentierte. Ich kehrte heim und ging kurz danach nach Berlin, um bei Koch Bakteriologie zu studieren; mit dem so erworbenen Wissen war ich voller Zuversicht, als ich im März 1873 [dies muß Februar 1883 heißen] anbot, nach Kairo zu gehen, um dort die Bakteriologie

Einstellung geht aus einem Brief vom 13. Oktober 1883 an Khaïry Pasha, den ägyptischen Innenminister, hervor, in welchem er seiner Überzeugung Ausdruck gibt, daß die Verlegung eines großen Kontingents indischer Truppen nach Ägypten im Jahr 1882 die Cholera dorthin gebracht habe; er hatte vor, diesen Weg der Cholera von Indien nach Ägypten nachzuweisen.[36] Aus Gründen, die ich unten noch erläutern werde, kam Macnamaras Theorie der britischen Regierung keineswegs gelegen, denn diese beabsichtigte zu bestreiten, daß die Cholera aus Indien eingeschleppt worden war.

Die französische und die deutsche Cholerakommission

Frankreich und Deutschland, welche die Ausbreitung der Cholera nach Europa befürchteten, sandten binnen drei beziehungsweise vier Wochen nach der britischen Delegation Kommissionen nach Ägypten. Die britischen Delegierten, die in Kairo von Bord gingen, kamen als erste an; sie verfügten über ein Maximalbudget von 6837 britischen Pfund für das Jahr 1883.[37] Als nächste traf die französische Kommission ein, die Alexandria im August 1883 erreichte, von der französischen Regierung mit 50 000 Francs ausgestattet.[38] Als letzte trat die deutsche Kommission auf den Plan. Sie wurde von Koch geleitet und war mit staatlichen Geldern in Höhe von 6000 Mark versehen.[39] Die Zielsetzung für jede dieser Forschungsgruppen be-

der Krankheit zu klären.« Aus: Rogers: »Tragedy« (Anm. 33), S. 397. Biographische Angaben erwähnen nirgends, daß Nottidge C. Macnamara bei Koch studierte.

36 Foreign Office: »Further Reports Respecting the Cholera Epidemics in Egypt«, Foreign Office Confidential Paper, FO 407/32, Nr. 4972, 1883-1884, S. 4B-4C, Public Record Office, London. Dieses Dokument enthält einen Brief von E. Baring, dem Nachfolger von Malet im Amt des Generalkonsuls, an Joseph Lister, in dem er vorschlägt, Nottidge C. Macnamaras Brief an Hunter weiterzureichen. Unter einem Eintrag desselben Titels in den British Command Papers gibt es allerdings weder eine Spur von Barings noch von Nottidge C. Macnamaras Brief. Lister war Schriftführer des Royal College of Physicians.

37 *Further Reports by Surgeon General Hunter* (Anm. 25), S. 62-65.

38 Hanspeter Mochmann und Werner Kohler: »The Clarification of the Etiology of Asiatic Cholera by the German Cholera Commission under the Direction of Robert Koch in the Year 1883-1884«, in: *Indian J. Pub. Health* 27, 1983, S. 6-20.

39 Ebd.; Brock: *Robert Koch* (Anm. 20), Kapitel 15.

stand darin, der Behauptung nachzugehen, die Cholera sei per Schiff von Indien nach Ägypten gelangt.

Die Voraussetzungen waren jedoch nicht so geartet, daß die Forschung in einem Geiste sachlich-wissenschaftlicher Objektivität vonstatten gehen konnte. So hatte beispielsweise der britische Außenminister Earl Granville ein Rundschreiben an alle britischen Vertreter in Europa geschickt, das den jüngsten Ausbruch der Cholera in Ägypten betraf und sie über die weit verbreitete internationale Kritik informierte, die britische Regierung »habe ihre gegenwärtige Stellung in Ägypten dazu ausgenutzt, die ägyptische Regierung zu zwingen, die einzig bekannten Vorsichtsmaßnahmen zu lockern, um Unannehmlichkeiten für den britischen Handel zu vermeiden«.[40] Die Vertreter Großbritanniens sollten den britischen Standpunkt verteidigen, daß »die allgemein anerkannte Theorie und Praxis der Quarantäne nicht nur nutzlos, sondern sogar schädlich ist«, und sie sollten ihre jeweiligen Gastländer von der Klugheit der britischen Vorgehensweise gegen die Epidemie überzeugen – der medizinischen Inspektion nämlich.[41]

Da das britische Imperium für seinen Reichtum auf den ungehinderten Schiffsverkehr zwischen seinen Häfen angewiesen war, verfolgte die von Hunter geleitete britische Kommission bei der Widerlegung des Vorwurfs, die Cholera in Ägypten sei von Indien her eingeschleppt worden, eindeutig politische und kommerzielle Interessen.[42] Außerdem wurde der relative Erfolg der britischen Vorgehensweise zur Verbannung der Cholera aus Großbritannien seit 1866, der auf Hygiene anstatt auf Quarantäne beruhte, »als Beweis für die Überlegenheit dieses Systems angesehen«.[43] Andererseits kann es keinen Zweifel daran geben, daß die französische und (speziell) die deutsche Kommission in dieser Zeit imperialer Rivalitäten handfeste Interessen hatten, den Vorwurf gut zu belegen.

Die französische Kommission war unter der Schirmherrschaft von Louis Pasteur organisiert worden, obwohl Pasteur selbst die Mitglie-

40 United Kingdom Parliament: *Circular Addressed to Her Majesty's Representatives in European Countries on the Subject of the Recent Outbreak of Cholera in Egypt*, C. 3729 LXXV, 1883, S. 2 f.

41 Ebd., S. 2.

42 Arnold: *Colonizing the Body* (Anm. 5), S. 189-195; Harrison: *Public Health* (Anm. 5), Kapitel 4.

43 Hardy: »Cholera« (Anm. 4), S. 268.

der nicht nach Ägypten begleitete. Die französische Gruppe hatte während ihrer Forschungen Schwierigkeiten, für ihre Arbeit geeignete Leichen von Cholera-Opfern zu finden, weil der Höhepunkt der Epidemie bereits überschritten war. Zudem zog sich einer der Forscher die Krankheit zu und starb kurz nach Ankunft der Kommission. So gaben sie schließlich ihr Vorhaben auf, nachdem sie ihren Kollegen begraben hatten, und reisten am 9. Oktober 1883 ab, ohne schlüssige Ergebnisse erzielt zu haben, obgleich Pasteur die Hoffnung gehegt hatte, daß die französischen Forscher die Ursache der Cholera vor Koch entdecken würden.

Die deutsche Kommission – zu ihr gehörten Koch, Georg Gaffky, Bernhard Fischer und der Chemiker Hermann Julius Paul Treskow – verrichtete ihre Forschungsarbeit am griechischen Hospital in Alexandria. Sie hatte eine Reihe von Tieren (Kaninchen, Meerschweinchen, Hunde, Katzen, Affen, Schweine, Ratten usw.) mitgebracht, die als Versuchsobjekte für ihre Experimente dienen sollten. Doch es gelang nicht, irgendeines der Tiere mit Cholera zu infizieren.[44] Kochs Delegation war ebenso wie die französische Gruppe nicht in der Lage, eine ausreichende Zahl von Choleraleichen zu Studienzwecken zu erhalten, weil der Höhepunkt der Epidemie bereits überschritten war. Um ihre Forschungen fortsetzen zu können, reisten die Wissenschaftler deshalb nach Indien weiter und trafen am 11. Dezember 1883 in Kalkutta ein. J. M. Cuningham, der britische Sanitätsinspektor, begrüßte sie am Tag nach ihrer Ankunft sehr entgegenkommend und bot ihnen an, den zweiten Stock eines Gebäudes, das an das Medical College Hospital angrenzte, für ihre Laborarbeit zu nutzen.[45] In seinem vierten Bericht an die deutsche Regierung schrieb Koch, er sei Cuningham und dessen Leuten für ihre Großzügigkeit sehr dankbar.[46]

Koch brachte auch nach Indien eine große Zahl von Tieren für seine Versuche mit, und er hatte Zugang zu guten Forschungseinrichtungen. Es gelang ihm allerdings wieder nicht, irgendeines seiner Versuchstiere mit Cholera zu infizieren. Dieser Fehlschlag, im Labor eine Infektion herbeizuführen, bedeutete, daß Kochs eigene

44 United Kingdom Parliament: *Further Reports Respecting the Cholera Epidemic in Egypt and the Proceedings of the German Scientific Commission*, C. 3996 LXXX III, 1884, S. 4.

45 Brock: *Robert Koch* (Anm. 20), S. 155 f.

46 *Further Reports* (Anm. 44), S. 35.

berühmte »Postulate« nicht erfüllt werden konnten. Dieses Problem wurde zum eigentlichen Zankapfel zwischen ihm und seinen Kritikern.[47] Trotz dieser einzelnen Unzulänglichkeit fühlte sich Koch sicher genug, um in seinem sechsten wissenschaftlichen Bericht für den deutschen Innenminister den Kommabazillus als den Cholerakeim zu identifizieren. Er rechtfertigte diese Identifizierung teilweise mit der Begründung, daß auch Typhusfieber und Lepra nicht auf Tiere übertragbar seien, obgleich man das Vorhandensein eines bestimmten Bakteriums als Ursache dieser Krankheiten akzeptiert habe.[48] Am 4. März 1884 sandte er seinen siebten und letzten Bericht an den Minister. Darin beschrieb er, wie sich Dorfbewohner mit Cholera ansteckten, die Wasser aus gemeinschaftlichen, mit Kommabazillen verseuchten Wasserspeichern verwendet hatten. Er hielt dies für einen wichtigen natürlichen Versuch mit menschlichen Subjekten, der die fehlgeschlagene Infektion in Tierversuchen aufwiege.[49]

Die deutsche Kommission kehrte im Mai 1884 nach Berlin zurück. Ihre Mitglieder wurden im gesamten deutschen Reich gefeiert, sie erhielten Medaillen aus der Hand des Kaisers, und man gewährte ihnen eine Förderung des Reichstages in Höhe von 100 000 Mark in Gold.[50]

47 Die letzte der als »Kochsche Postulate« bekannten Thesen hält fest, daß der Mikroorganismus in der Lage sein muß, die Krankheit erneut auszulösen, nachdem er vollständig vom Körper isoliert und wiederholt in Reinkultur gezüchtet worden ist. Mißlingt diese Probe, dann ist der Beweis einer ätiologischen Beziehung des Mikroorganismus zu einer Krankheit nicht erbracht. Zu Problemen mit Kochs Postulaten siehe Thomas M. Rivers: »Viruses and Koch's Postulates«, in: *J. Bacter.* 33, 1937, S. 1-12; Lester S. King: »Dr. Koch's Postulates«, in: *J. Hist. Med. & Allied Scie.* 7, 1952, S. 350-361; Alfred S. Evans: *Causation and Disease. A Chronological Journey*, New York 1993, Kapitel 7.

48 Robert Koch: »Sechster Bericht der deutschen wissenschaftlichen Commission zur Erforschung der Cholera«, in: *Deutsche medicinische Wochenschrift*, 20. März 1884, S. 191 f.; »Dr. Koch's Sixth Cholera Report«, in: *BMJ* 1, 1884, S. 568 f.

49 Robert Koch: »VII. Bericht des Leiters der deutschen wissenschaftlichen Commission zur Erforschung der Cholera«, in: *Deut. med. Wo.*, 3. April 1884, S. 221 f.; *Further Reports* (Anm. 44), S. 45 f.

50 Brock: *Robert Koch* (Anm. 20), S. 167.

Die Wahl von Emanuel Klein in die britische Indien-Kommission

Kochs Schlußfolgerungen wurden von der britischen und der indischen Regierung nicht positiv aufgenommen. Politische und wirtschaftliche Beweggründe bewogen sie (wie oben erklärt), sich einer keimtheoretischen Erklärung der Cholera so lange zu widersetzen, wie man dafür wissenschaftliche Gründe finden konnte. Wenn der Auslöser der Cholera eine mikrobiologische Entität wäre, dann könnte sie natürlich auch per Schiff transportiert werden, und infolgedessen müßten die Beschränkungen durch Quarantäne, die auf den Hygienekonferenzen von Konstantinopel und Wien vereinbart worden waren, verschärft werden.[51] Strenge Auflagen für den Schiffsverkehr würden aber den britischen Handel durch den Suezkanal unweigerlich beeinträchtigen.

Sir Joseph Fayrer, der sich dafür stark gemacht hatte, Hunter im Jahr 1883 nach Ägypten zu entsenden, reagierte in einem Brief an den Unterstaatssekretär für Indien auf die Nachricht von Kochs keimtheoretischer Erklärung der Cholera mit folgender Stellungnahme:

Die Lehre von der Ansteckung mit einem Keim, der von Mensch zu Mensch übertragbar sei, wird von vielen einflußreichen Kapazitäten auf dem Kontinent und hier bei uns nach wie vor weiter aufrechterhalten; wobei die ersteren lautstark auf eine Quarantäne dringen und uns vorwerfen, die Einschleppung der Cholera nach Europa stillschweigend zu dulden, anstatt unsere merkantilen Interessen zurückzustellen ... Daß in Verbindung mit der Cholera ein Bazillus entdeckt worden ist, soll gar nicht bezweifelt werden ... doch daß die Ursache der Cholera besser geklärt sein sollte als zuvor ... halte ich für eine gefährliche und nicht belegbare Aussage, insofern sie eben die Auffassungen von Ansteckung und die Bedeutung der Quarantäne weiter in den Vordergrund rücken wird, die bereits mit so viel Nachdruck vertreten werden ... Wenn ich mich auf Dr. Kochs Forschungen beziehe, die überaus wichtig sind, dann nicht mit der Absicht, ihnen ihren Wert abzusprechen, sondern weil ich die sofortige Akzeptanz der Schlußfolgerung und Behauptung mißbilligen möchte, der zufolge die Ursache der Cholera entdeckt worden ist, und um meiner Überzeugung

51 Neville M. Goodman: *International Health Organizations and Their Work*, Edinburgh 1971, S. 54-60; Howard-Jones, *Scientific Background* (Anm. 4), S. 23-41.

Ausdruck zu geben, daß wir der Lösung, wenn überhaupt, dann nur sehr wenig näher sind als zuvor.[52]

Fayrer fuhr fort, die wirtschaftliche und politische Bedeutung der Nachricht (genau) zu erklären: »Ich bin außerdem sehr darum besorgt, die üblen Konsequenzen zu verhindern, die unserem Schiffsverkehr und unserer internationalen Verständigung aus den Folgen dieser sogenannten Entdeckung erwachsen können.«[53] In dem Auszug aus diesem Brief, der 1885 (in den *Proceedings, Home, Sanitary*) erscheint, werden die Namen Klein und Gibbes noch nicht erwähnt. Fayrer dachte aber vielleicht schon daran, sie für eine Sonderkommission zu nominieren, die Kochs These in Indien prüfen sollte, denn er schreibt im gleichen Brief: »Glücklicherweise haben wir Pathologen und Mikroskopisten, die ebenso kompetent sind wie irgendwer in Deutschland oder sonstwo, um eine solche Untersuchung durchzuführen, und in Anbetracht der wichtigen Fragen, die hier berührt sind, würde ich dem Secretary of State in Council dringend empfehlen, einer solchen Untersuchung zuzustimmen.«[54] In seinen Erinnerungen erklärt Fayrer ausdrücklich, daß er im Mai 1884 Vorbereitungen traf, die Doktoren Edward Emanuel Klein und Heneage Gibbes abzuordnen.[55] Seiner Empfehlung folgend delegierte die britische Regierung Klein und Gibbes im August 1884, zu den Ursachen der Cholera eine unabhängige Untersuchung in Indien durchzuführen.[56] Klein und Gibbes verbrachten die Zeit von September bis Dezember 1884 in Indien. Nach ihrer Rückkehr legten sie dem Staatssekretär für Indien ihren Bericht über die Ätiologie der asiatischen Cholera vor.[57]

52 Joseph Fayrer, J. A. Godley, Under Secretary of State for India: *Proceedings of the Government of India in the Home Department*, Sanitary (nachfolgend PGI), Oktober 1884, Public Records in the National Archives of India, New Delhi, S. 609 f.

53 Ebd., S. 610.

54 Ebd.

55 Fayrer: *Recollections* (Anm. 21), S. 446 f.

56 Im Nachruf auf E. Klein im *J. Pathol.* heißt es: »Im Jahr 1885 wurde er zusammen mit Heneage Gibbes und Alfred Lingard nach Indien entsandt, um die Cholera zu untersuchen.« Aus: William Bulloch: »Emanuel Klein: 1844-1925«, in: *J. Pathol.* 28, 1925, S. 684-697, siehe bes. S. 688 f. Die Angabe 1885 beruht wahrscheinlich auf einem Irrtum.

57 Emanuel Klein, Heneage Gibbes: »An Inquiry by E. Klein, M. D., F. R. S., and Heneage Gibbes, M. D., into the Etiology of Asiatic Cholera«, in: *Cholera. In-*

Fayrers Empfehlung, Hunter mit der Leitung der ersten Cholerakommission nach Ägypten zu betrauen, ist leicht zu verstehen, wenn man ihr enges Verhältnis bedenkt: Sie waren zusammen am Charing Cross Hospital ausgebildet worden und waren beide für die britische Armee in Indien im Gesundheitsbereich tätig gewesen.[58] Die Auswahl von Edward Emanuel Klein (1844-1925) für die Leitung der Indien-Kommission ist allerdings erklärungsbedürftig.

Da Kochs Forschung in Indien seine Theorie, der Verursacher der Cholera sei das Kommabazillus, offensichtlich gestützt hatte, reichte Hunters miasmatische Erklärung der Epidemie, die auf meteorologischen Daten aufbaute, nicht mehr aus, um der Kritik aus Frankreich und Deutschland standzuhalten. Die britische Regierung würde nun von dem Sachverstand eines bekanntermaßen ausgewiesenen Mikrobiologen mehr profitieren können als von der Fachkenntnis des Sanitätsinspektors Hunter. Klein war Arzt und Mikrobiologe und der einzige Vertreter der Mikrobiologie in England, der ein Koch vergleichbares Ansehen genoß. In dem Nachruf auf ihn, der in den *Proceedings of the Royal Society of London* erschien, wurde er als Vater der Bakteriologie in Großbritannien beschrieben, der einzige Allgemeinbakteriologe in Großbritannien und drei Jahrzehnte lang der prominenteste Vertreter dieses Fachs.[59] Man sollte erwähnen, daß es zwei andere britische Bakteriologen gab, die anstelle von Klein oder zusätzlich zu Klein zur Wahl gestanden hätten: N. C. Macnamara, der umfassende Erfahrung mit der indischen Cholera hatte und der zu dem Zeitpunkt, als Hunters Kommission zusammengestellt wurde, den Wunsch ausgesprochen hatte, nach Ägypten zu gehen, um speziell die Cholera zu untersuchen; und ein vielversprechender junger Bakteriologe, der 32jährige William Watson Cheyne. Diese beiden Wissenschaftler neigten jedoch fachlich zur Keimtheorie der Cholera.[60] Beide hatten bei Koch studiert, und

quiry by Doctors Klein and Gibbes, and Transactions of a Committee Convened by the Secretary of State for India in Council, London 1885, S. 1 40.

58 »Fayrer, Sir Joseph« und »Hunter, William Guyer«, in: *Dictionary of National Biography*, CD-ROM (1995).

59 »Obituary Notices of Fellows Deceased«, in: *Proceedings of the Royal Society of London*, Folge B., 48, 1925, S. xxv-xxix.

60 Zur allgemeinen Situation der Bakteriologie in England siehe Keith Vernon: »Pus, Sewage, Beer and Milk. Microbiology in Britain, 1870-1940«, in: *Hist. Sci.*

Cheyne hatte Kochs *Untersuchungen über die Aetiologie der Wundinfectionskrankheiten* (1878) ins Englische übersetzt. Die beiden Männer sollten später Kochs Keimtheorie der Cholera in England vehement verteidigen. Daß keiner dieser Bakteriologen für die Kommission nach Ägypten oder nach Indien ausgewählt wurde, legt nahe, daß es die britische Regierung vorzog, keinen Forscher auszusuchen, der mit Kochs Auffassungen sympathisierte.

Dem aus Wien kommenden Klein hatte man angeboten, in den Mitarbeiterstab am Brown Institute in London einzutreten, als dieses 1870 gegründet wurde, um das Ansehen der britischen Mikrobiologie zu stärken.[61] In Wien war er Assistent von Professor Salomon Stricker gewesen, einer Autorität auf dem Gebiet der Histologie, und am Brown Institute wurde er Assistent von Professor John Burdon-Sanderson.[62] Gleichzeitig lehrte er Histologie am St. Bartholomew's Hospital.[63] Tatsächlich arbeitete er mehr als Mikroskopist denn als Mikrobiologe. Doch in der Mikrobiologie war seit den 1880er Jahren nicht nur der Gebrauch des Mikroskops erforderlich, sondern auch Versiertheit in den Techniken der Keimkultivierung. Deshalb hatte er sich die neuen Kulturtechniken in gewissem Umfang selbst angeeignet. In Anbetracht seiner fachli-

28, 1990, S. 289-325; Terrie M. Romano: »The Cattle Plague of 1865 and the Reception of ›The Germ Theory‹ in Mid-Victorian Britain«, in: *J. Hist. Med. & Allied Sci.* 52, 1997, S. 51-80. Romano schreibt: »Noch 1883 konnte der Veterinär James Lambert beklagen, es sei auffallend, wie selten britische Namen genannt werden, wenn man etwas über Forschungen lese, die mit der Keimtheorie zusammenhängen« (S. 74).

61 Zu E. Klein siehe Bulloch: »Emanuel Klein« (Anm. 56), S. 684-697; »Obituary Notes« (Anm. 59), S. xxv-xxix; W. J. O'Connor: *Founders of British Physiology. A Biographical Dictionary, 1820-1885*, Manchester 1988, S. 155-157. Zum Brown Institute siehe Lise Wilkinson: *Animals and Disease. An Introduction to the History of Comparative Medicine*, Cambridge 1992, Kapitel 10.

62 Nach der Veröffentlichung des *Handbook for the Biological Laboratory* (1873), das E. Klein, J. Burdon-Sanderson, M. Foster und T. L. Brunton in Zusammenarbeit verfasst hatten, gerieten Klein und Burdon-Sanderson in das Visier von Vivisektionsgegnern. Die Verabschiedung eines Gesetzes gegen die grausame Behandlung von Tieren 1876 erschwerte die Entwicklung der experimentellen Physiologie in England. Siehe Kapitel 4 von Richard D. French: *Antivivisection and Medical Science in Victorian Society*, Princeton 1975.

63 Klein war zunächst Dozent für Histologie (1872-1884), dann Dozent für allgemeine Anatomie und Physiologie (1884-1900) und danach Dozent für fortgeschrittene Bakteriologie (1903-1911), siehe Bulloch: »Emanuel Klein« (Anm. 56), S. 688.

chen Fähigkeiten und seines Alters muß Klein – damals vierzigjährig – auf dem Feld der Bakteriologie als geeigneter Gegenspieler zu dem 41jährigen Koch gesehen worden sein, und er wurde dementsprechend in Begleitung eines Assistenten, Dr. Heneage Gibbes, nach Indien entsandt. Gibbes war Dozent für Physiologie und Histologie am Westminster Hospital und hatte eine einzigartige Karriere durchlaufen. Im Alter von vierzehn Jahren wurde er Seemann und reiste nach China, wo ihm in Anerkennung seiner Verdienste gegen Piraten und Schmuggler der Titel eines »chinesischen Mandarins« verliehen wurde. Er kehrte später nach England zurück, um Medizin zu studieren, und erwarb seinen medizinischen Doktorgrad 1881 an der Aberdeen University.[64]

Sechs Monate bevor Fayrer Klein für die Kommission empfahl, hatte der Präsident der Royal Medical and Chirurgical Society of London, John Marshall, die Bitte an Pasteur gerichtet, ihm doch ein paar mikroskopische Proben der mutmaßlichen Cholerakeime zur Verfügung zu stellen, die von der französischen Kommission in Ägypten gesammelt worden waren. Am 12. Februar 1884 zeigte der Präsident den Mitgliedern der Gesellschaft zehn mikroskopische Objektträger, die ihm Isidore Straus im Namen von Pasteur geschickt hatte. Macnamara, Fayrer, Timothy Lewis (Assistenzprofessor an der Army Medical School), George Buchanan (Amtsarzt am Local Government Board) und weitere Fachleute berieten, was mit den Proben geschehen solle, und letztlich wurden drei Mitglieder für einen Ausschuß zur Untersuchung der Objektträger nominiert. Dieses Komitee, das aus Klein, Gibbes und Victor Horsley (Professor Superintendent des Brown Institute) bestand, berichtete am 26. Februar, man habe an den Bazillen keinerlei besondere Merkmale beobachten können.[65] Im Licht dieses Ergebnisses mochte Fayrer in

64 *The Medical Directory for 1887*, London 1887, S. 149; »A Mandarin of China« (Zeitungsausschnitt in der Sammlung der University of Michigan, Ann Arbor, Mich.). In den späten 1880er Jahren siedelte H. Gibbes in die USA über, wo er bis 1895 die Stellung eines Professors für Pathologie an der University of Michigan innehatte. Zwei weitere Kandidaten für die Kommission hätten Joseph Lister, ein Begründer der antiseptischen Chirurgie, und Kleins Doktorvater, John Burdon-Sanderson, sein können. Beide wurden als wichtige Befürworter der Keimtheorie betrachtet, obwohl Burdon-Sanderson in der zweiten Hälfte der 1870er Jahre Vorbehalte gegenüber der Theorie entwickelt zu haben scheint. Sie waren beide beträchtlich älter als Klein. Siehe Romano: »Cattle Plague« (Anm. 60), S. 67-76.

65 »Description of the Microscopic Preparations Sent to the President by Dr.

Klein und Gibbes die naheliegende Wahl für eine Untersuchung der Cholera in Indien gesehen haben.

Ereignisse, die den Sommer 1884 in Frankreich und Deutschland charakterisierten, als die Indien-Kommission zusammengestellt wurde, machten der britischen Regierung klar, daß sie Kochs Theorie der Cholera und der Kommas auf irgendeine Weise parieren mußte. In Frankreich hatte eine Cholera-Epidemie eingesetzt, und in Deutschland hatten sich zwischenzeitlich politische Entwicklungen angebahnt, die Bismarck ermuntern würden, die britische Verlegenheit in der Choleradebatte auszunutzen.

Die Cholera brach in Marseille und Toulon aus, und Koch reiste mit seiner früheren Kommission für Ägypten und Indien nach Südfrankreich, um die Cholera dort zu erforschen. Isidore Straus und Émile Roux, die 1883 Teilnehmer der französischen Kommission für Ägypten gewesen waren, begaben sich zur Untersuchung der Cholera nach Toulon, denn Pasteur hatte sie früher schon brieflich aufgefordert, den Fehlschluß in Kochs Theorie zu finden.[66] Koch identifizierte nun die französische Cholera als dieselbe, die auch in Ägypten und Indien aufgetreten war, eine Schlußfolgerung seiner Arbeit, die dem Vorwurf der deutschen Regierung, britische Schiffe hätten die Cholera von Indien nach Europa eingeschleppt, starken Rückhalt verlieh. Für die französische Regierung bedeutete dies, daß britische Schiffe die Krankheit nicht nur nach Ägypten, sondern auch über die französischen Grenzen gebracht hatten.

Auch Professor Timothy Richards Lewis aus Großbritannien, der später Schriftführer desjenigen Komitees werden sollte, das den Bericht der Indien-Kommission von Klein und Gibbes begutachtete (siehe unten), begab sich nach Südfrankreich, um die Cholera in Marseille und Toulon zu untersuchen.[67] Lewis hatte bei Max von

Straus«, in: *Proceedings of the Royal Medical and Chirurgical Society of London* 1, 1885, S. 203-208.

66 Brock: *Robert Koch* (Anm. 20), S. 176 f. Pasteur beharrte auf seiner Opposition zu Koch und protestierte stark gegen dessen Aufenthalt in Frankreich. Thomas D. Brock ist der Meinung, daß die Auseinandersetzung zwischen Pasteur und Koch wohl zum Teil in der französisch-deutschen Feindseligkeit wurzelte, die nach dem französisch-preußischen Krieg weiter schwärte.

67 T. R. Lewis und David D. Cunningham waren bereits früher einmal auf den Kontinent geschickt worden, um die mykologischen und bakteriologischen Arbeiten von De Bary, Hallier und Pettenkofer zu studieren, bevor sie 1869 ihre Ämter als wissenschaftliche Assistenten für Sonderaufgaben beim Hygienebeauf-

Pettenkofer studiert – einem hartnäckigen Kritiker von Kochs bakteriologischer Theorie der Cholera und führenden Kopf der deutschen Lokalisten (einer Gruppe, die auf die Reaktion von Keimfaktoren und lokalen Bodenfaktoren als die wahre Ursache der Cholera verwies).[68] Lewis zufolge war der von Koch als Cholerakeim identifizierte Kommabazillus in Wirklichkeit ein Spirillum, ein harmloser Organismus, der sogar im Mund gesunder Menschen vorkomme – ein Ergebnis, das den britischen Antikontagionisten vorübergehend etwas Luft verschaffte.[69]

Während Frankreichs südliche Regionen von der Cholera heimgesucht wurden, entdeckte Otto von Bismarck, der mit Blick auf bevorstehende allgemeine Wahlen darauf aus war, sein Ansehen beim Volk zu verbessern, daß eine antibritische Haltung beim Volk ankam – eine Situation, über die Earl Granville durch Lord Ampthill, den britischen Botschafter in Berlin, unterrichtet wurde.[70] Die deutsche Regierung hatte sich wiederholt beschwert, daß die britischen Quarantänevorschriften zu lax seien, und Bismarcks

tragten für die indische Regierung antraten. Siehe dazu Clifford Dobell: »T. R. Lewis«, in: *Parasitology* 14, 1922, S. 413-416. Nach seiner Rückkehr aus Indien nahm Lewis den Posten eines Assistenzprofessors für Pathologie an der Army Medical School an. Siehe »Lewis Timothy Richards«, in: *Dictionary of National Biography: Missing Persons*, hg. von C. S. Nicholls, Oxford 1993, S. 402 f. Siehe auch Isaacs: »D. D. Cunningham« (Anm. 5).

68 Dolman: »Pettenkofer, Max Josef von«, in: *Dict. Sci. Biog.* (Anm. 34), 10, S. 556-563. Dolman schreibt auch, daß von James Cuningham und seinen anglo-indischen Genossen in Kalkutta ein extrem lokalistisches Konzept entwickelt wurde.

69 »Obituary of Timothy Richards Lewis, M. B., C. M.«, in: *BMJ* 1, 1886, S. 1242 f. Lewis' Schlußfolgerung stellte sich schließlich als falsch heraus, wurde aber lange Zeit zur Widerlegung von Kochs Kommabazillus herangezogen, wie in Klein/Gibbes: »Inquiry« (Anm. 57), S. 7.

70 Bismarcks Haltung war zu dieser Zeit noch ungefestigt. Er hatte zwar versucht, im Volk Sympathien zu gewinnen, indem er eine Reihe von Wohlfahrtsmaßnahmen vorschlug, doch diese hatten ihm nicht so viele Wähler eingebracht, wie er gehofft hatte. Glaubt man Erich Eyck, dann war die Förderung des deutschen Kolonialismus und die Anfechtung der britischen Dominanz auch deshalb interessant für Bismarck, weil er darin ein Mittel sah, öffentlichen Zuspruch zu gewinnen. Siehe Erich Eyck: *Bismarck and the German Empire*, New York 1968, S. 274-276. Ampthills Briefe vom 2. und vom 16. August 1884 sind enthalten in: *Annual Report of the American Historical Association for the Year 1942*, Band 2, *Letters from the Berlin Embassy*, hg. von Paul Knaplund, Washington, D.C. 1944, S. 338 f.

kompromißlose Politik gegenüber dem britischen Empire überschattete eine Reihe internationaler Konferenzen zur Neuordnung von Ägyptens Finanzen, die im Sommer 1884 in London stattfanden.

Auf der Sitzung vom 28. Juli machte Graf Münster, ein deutscher Bevollmächtigter, einen ersten Versuch, die »ägyptische Hygienefrage« einzubringen, d. h. die Quarantänebestimmungen für den Suezkanal zu thematisieren. Daraufhin erklärten die Bevollmächtigten Italiens, Rußlands, Österreich-Ungarns und Frankreichs allesamt, ihre Regierungen hätten sie ermächtigt, Graf Münsters Vorschlag, das Problem auf die Tagesordnung zu bringen, zu unterstützen; sie beugten sich aber dem Veto des Konferenzpräsidenten Earl Granville, der entschied, solche Angelegenheiten würden die Zuständigkeit der Konferenz überschreiten.[71] Auf der Sitzung vom 31. Juli machte Graf Münster den zweiten Vorstoß, diese Frage zu thematisieren, und brachte eine formale Beschwerde über mangelhafte Hygienevorschriften für den Schiffsverkehr im Suezkanal vor.[72] Edmond Fitzmaurice, parlamentarischer Sekretär des britischen Auswärtigen Amtes und Autor einer Biographie von Earl Granville, beschrieb die Situation folgendermaßen:

> Um all diesen Schwierigkeiten noch die Krone aufzusetzen, wurde von den deutschen Bevollmächtigten plötzlich ein neuer Anlaß zur Meinungsverschiedenheit in die Konferenz hineingetragen, denn sie versuchten, die haarige Frage der Hygienevorschriften im Kanal in die Gespräche einzubringen, obwohl die Beratungen der Konferenz ausdrücklich auf Finanzen begrenzt worden waren. – Zwischen dem deutschen Botschafter und Lord Granville fand in den letzten Sitzungen ein heftiger Waffengang statt, wobei es um einen erneuten Versuch ging, die Hygienefrage auf die Tagesordnung zu setzen.[73]

In Deutschland bedachte man Münsters Angriff auf Großbritannien mit Beifall. Dort meinte man, Robert Koch und Rudolf Virchow (ein berühmter Pathologe und Anhänger von Koch) hätten mit ihrem offenen Vorwurf, Großbritannien habe die Cholera nach Frankreich gebracht, die Verantwortung der Briten für die Verbrei-

71 United Kingdom Parliament: *Translations of Protocols of Conferences Held in London Respecting the Finances of Egypt*, C. 4130 LXXXIX, 1884, S. 23.

72 Ebd., S. 31.

73 Edmond Fitzmaurice: *The Life of Granville George Levenson Gower, K. G. 1815-1891*, London 1906, Band 2, S. 329-335.

tung der Cholera in Europa wissenschaftlich bekräftigt.[74] Botschafter Ampthill schrieb daraufhin einen Brief an Earl Granville, in dem er ihn darauf aufmerksam machte, auf welche Weise die öffentliche Meinung in Deutschland gegen die lockeren Quarantänebestimmungen in britisch verwalteten Gebieten mobilisiert worden war.[75] Seit der Cholera-Epidemie in Ägypten von 1883 hatte Ampthill Informationen über Kochs Kommissionen, die Ägypten und Indien besucht hatten, gesammelt und Außenminister Granville ausführlich Bericht erstattet.[76]

Der Bericht von Klein und Gibbes

Klein und Gibbes trafen im September 1884 in Indien ein und verließen es im Dezember desselben Jahres. In dieser Zeit untersuchten sie vorwiegend in Bombay und Kalkutta aufgetretene Cholerafälle. Bei Mark Harrison in *Public Health in British India* heißt es: »Die beiden Ärzte erhielten monatlich 400 Rs als Bezahlung für ihre Dienste, für wissenschaftliche Ausrüstung bis zu 50 Rs und freie Überfahrt an Bord eines P & O Dampfers nach Bombay.«[77] Eine Darstellung ihrer Finanzierung, die davon leicht abweicht und detaillierter ist, findet sich in einem Brief von J. A. Godley, Unterstaatssekretär für Indien, an Klein (mit Datierung 26. Juli 1884, India Office, London). Aus diesem Brief geht hervor, daß Lord Kimberley, Staatssekretär für Indien, einer Finanzierung von Kleins Beteiligung in folgendem Umfang zugestimmt hatte:

(a) Honorar 800 £, wovon 150 £ vor Ihrer Abreise nach Indien gezahlt werden und der Rest bei Übergabe Ihres Berichts.

(b) Während des Aufenthalts in Indien 400 Rs Unterhaltskosten monatlich.

(c) Überfahrt erster Klasse auf einem Peninsular & Oriental Dampfer nach und von Bombay …

74 Evans: *Death in Hamburg* (Anm. 3), S. 273; Knaplund, *Annual Report* (Anm. 70), S. 338 f.

75 Knaplund: *Annual Report* (Anm. 70), S. 339.

76 *Further Reports* (Anm. 44), S. 2-6, 19-21, 33-36, 36-39, 40-46.

77 Harrison: *Public Health* (Anm. 5), S. 112; Mark Harrison beruft sich auf die *Proceedings Madras Sanitary Commissioner*, Nr. 42, 1884, der Unterstaatssekretär für Indien an die indische Regierung, 26. Juli 1884.

(d) Fahrtkosten erster Klasse per Eisenbahn, Dampfer oder dâk in Indien bei notwendigen Dienstreisen …

(e) Die Kosten wissenschaftlicher Ausrüstung nach Ihrer Festlegung in Abstimmung mit Dr. Gibbes, bis zur Höhe von 100 £ …«[78]

Die Bedingungen für Gibbes waren die gleichen bis auf sein Honorar, das insgesamt 500 £ betrug. Klein sollte auch eine Zuwendung für seinen Assistenten Mr. Lingard erhalten, der ihn begleitete.

Das Honorar ist ein nicht zu vernachlässigender Punkt. Denn 800 £ waren zu dieser Zeit eine beachtliche Summe und entsprächen heute nicht weniger als 51 200 £.[79] Das Jahreseinkommen eines Professors in Oxford oder Cambridge lag Mitte des 19. Jahrhunderts bei etwa 600 £. Was die erhebliche Abweichung bei den Beträgen angeht, die für die Finanzierung wissenschaftlicher Ausrüstung genannt werden, ist 100 £ statt 50 Rs sehr wahrscheinlich die richtige Summe. Im Dezember desselben Jahres sollte Indiens erstes medizinisches Labor für 15 000 Rs gebaut werden.[80] Die Vergütung von Klein und Gibbes scheint also recht großzügig gewesen zu sein.

Harrison bemerkt, daß die englische Cholerakommission ihre Arbeit einerseits in Verbindung mit dem Gesundheitsministerium, andererseits ohne Einmischung von offizieller Seite durchführen sollte.[81] Lord Kimberley hatte am 7. August 1884 einen Brief an Lord Ripon, den Generalgouverneur von Indien, gesandt. Darin erbat er dessen Kooperation mit den englischen Kommissionsmitgliedern und fügte Kopien diesbezüglicher Korrespondenz bei, darunter auch Fayrers Aktennotiz vom 19. Juli 1884, in der dieser schrieb, »die beiden englischen Delegierten sollten, was ihre Forschungsmethode angeht, vollkommen unbehindert sein«.[82] Fayrers

78 J. A. Godley an E. Klein: *Proceedings of the Government of India in the Home Department* (Anm. 52), Oktober 1884, S. 610 f.

79 Celia Sandys vermerkt, daß zwei Schilling und sechs Pence 1884 eine stattliche Summe waren, deren Äquivalent 1994 bei 8 Pfund liegt. Celia Sandys: *From Winston with Love and Kisses. The Young Churchill*, London 1994, S. 60.

80 Harrison: *Public Health* (Anm. 5), S. 113.

81 Ebd., S. 112.

82 Lord Kimberley an den Generalgouverneur von Indien, 7. August 1884, *PGI* (Anm. 52), S. 609. Kimberley fügte einen Auszug aus einem Brief von Joseph Fayrer an Godley vom 19. Mai 1884 bei; des weiteren die Kopie eines Briefes von Godley an E. Klein vom 26. Juli 1884; die Kopie eines Briefes von Godley an H. Gibbes vom 26. Juli 1884; und die Aktennotiz von Sir J. Fayrer, M. D., F. R. S., 19. Juli 1884, ebd., S. 612 f.

Vermerk zeigt aber auch seine ursprüngliche Absicht, daß J. M. Cuningham, der Leiter des Gesundheitsministeriums der indischen Regierung, und D. D. Cunningham an der Forschung beteiligt sein sollten und die Gesamtleitung der Untersuchung in J. M. Cuninghams Händen liegen sollte. Gleichwohl schreibt er in demselben Vermerk, Klein und Gibbes sollten vorbehaltlich der Gesamtleitung von Dr. Cuningham bei ihrer Untersuchung freie Hand haben sowie alle Möglichkeiten des Reisens und Arbeitens erhalten.

Es hatte also eine Anweisung gegeben, wonach ihre Untersuchung unbehelligt bleiben sollte. Trotzdem schreibt Gibbes in seinem Bericht der Forschungsreise, daß Klein gezwungen war, ihm die Forschungsarbeit für gut zwei Wochen allein zu überlassen, um bestimmte Angelegenheiten mit der indischen Regierung zu klären. »Am 8. Oktober reiste Doktor Klein nach Simla ab, um sich wegen eines Mißverständnisses in bezug auf unsere Arbeit mit der Regierung zu treffen, und ich blieb, um die Arbeit zu beenden ... Doktor Klein kehrte erst am 23. aus Simla zurück«.[83] Während der Abwesenheit von Klein verließ Gibbes per Bahn Bombay am 11. Oktober und traf am 14. in Kalkutta ein. Bemerkenswerterweise war Klein persönlich nach Simla gefahren, denn Gibbes beschreibt ihre Vorgehensweise folgendermaßen: »Wir richteten es so ein, daß immer einer von uns im Dienst und abrufbar war, wenn ein Todesfall eintrat, denn unser wichtigstes Ziel war, eine Post-mortem-Untersuchung unmittelbar nach dem Ableben, und dies taten wir ständig, manchmal binnen fünfzehn Minuten.«[84]

Dem Leiter eines zweiköpfigen Forschungsteams wird es die Untersuchung keineswegs einfacher gemacht haben, den Arbeitsplatz für zwei von zwölf Arbeitswochen aus bürokratischen Gründen verlassen zu müssen. Außerdem berichtet Klein in einem Brief an J. M. Cuningham vom 3. Dezember 1884, daß die Arbeit von Gibbes und ihm noch längst nicht abgeschlossen sei, und beklagt sich, dies sei zum Teil darauf zurückführen, daß die Laborausstattung und das

83 Heneage Gibbes: »A Short Account of the English Commission to India to Enquire into the Etiology of Cholera, with Some Observations Made during the Recent Epidemic in Europe«, S. 3, C. 1892, University of Michigan collection, Ann Arbor, Mich. Leider habe ich nicht herausfinden können, worin das von Gibbes angedeutete Mißverständnis genau bestand. Auch ließ sich kein Bezug darauf in einem anderen Dokument finden.

84 Ebd., S. 3 f.

Personal nicht ausreichten. »Wir waren gezwungen, unsere Arbeit hier [in Kalkutta] und in Bombay in einem einzigen Raum zu tun, und obwohl wir so schnell vorwärts kamen, wie das eben möglich war, war es keinesfalls das, was man für komfortabel oder wünschenswert halten würde.«[85] Ironischerweise sollte, wohl auch in Reaktion auf Kleins Kritik, der Bau eines medizinischen Labors noch im selben Monat beginnen.[86] Andererseits hatte Koch die Einrichtungen, die ihm im vorangegangenen Jahr zur Verfügung gestellt worden waren, offenbar sehr zufriedenstellend gefunden.[87]

Gegen Ende ihres Aufenthaltes verfaßten Klein und Gibbes einen 40seitigen Abschlußbericht, in dem sie ihre eigenen Untersuchungen im Zusammenhang mit der Forschung anderer Wissenschaftler erörterten, und legten ihn dem britischen Indien-Minister im März 1885 vor. Der Bericht beginnt mit der Auflistung von drei konventionellen Standpunkten zu den Ursachen der Cholera: Dem der miasmatischen Theorie, dem der Kontagionisten und dem der Lokalisten. Nach der Erläuterung, daß fast alle medizinischen Autoritäten der miasmatischen Theorie widersprächen und daß es große Teile der Öffentlichkeit und des medizinischen Fachpublikums mittlerweile für selbstverständlich hielten, daß Koch das Problem von Wesen und Ursache der Cholera gelöst habe, nehmen die Autoren die Frage auf, welche Beobachtungen Koch denn tatsächlich gemacht und welche Schlüsse er gezogen hat, und unterziehen sie einer systematischen Kritik.

Aus dem Bericht geht hervor, daß Klein den Ergebnissen Kochs hauptsächlich deshalb nicht traute, weil eine direkte Ansteckung mit Cholera überhaupt nicht vorkam oder sehr selten war. Er hatte beobachtet, daß Menschen, die einen Cholerakranken ständig betreuten oder mit diesem sogar im selben Raum lebten, sich selten mit der Krankheit ansteckten.[88] Wenn die Ursache der Cholera ein

85 E. Klein an den Surgeon General, *PGI* (Anm. 52), S. 927 f.

86 Aktennotiz von Surgeon-Major D. D. Cuningham [*sic*] zu Dr. Kleins Vorschlägen, ebd., S. 930 f.

87 *Further Reports* (Anm. 44), S. 35. Dem vierten Bericht von Koch zufolge war J. M. Cuningham sehr entgegenkommend und sicherte der deutschen Kommission jede erdenkliche Unterstützung zu, sowohl was die nötigen Arbeitsräumlichkeiten anging als auch die Gewährung der Möglichkeit, alle Cholerafälle zu beobachten.

88 »Die Betreuer eines Cholerapatienten, im selben Raum lebende Personen, Ärzte und Krankenschwestern, Personen, die damit befaßt sind, Ausscheidungen eines

Mikroorganismus war, hätte die Ansteckung in solchen Fällen viel häufiger sein müssen. Klein gestand Koch zu, herausgefunden zu haben, daß Kommabazillen im Gedärm von Cholera-Opfern reichlich vorhanden seien, war aber der Meinung, diese Tatsache berechtige nicht zu dem Schluß, der Kommabazillus sei der Erreger der Cholera. Vielmehr könne das Vorkommen des Kommabazillus ebensogut ein Epiphänomen sein. Wolle man bestreiten, daß es sich um ein Epiphänomen handelt, wäre eine Bestätigung der Kochschen Postulate unumgänglich.[89] Koch müsse den Nachweis führen, forderte Klein, daß Kommabazillen aus reiner Bakterienkultur in der Lage seien, die Krankheit hervorzurufen, wenn sie einem tierischen Organismus injiziert werden. Kochs Experimente mit Tieren seien jedoch ausnahmslos gescheitert.

Klein und Gibbes untersuchten ebenso wie Koch dörfliche Wasserspeicher und stellten fest, daß viele Dorfbewohner, die das mit den Fäkalien von Cholera-Opfern verunreinigte Wasser zu sich nahmen, die Krankheit selber nicht bekamen. Sie veröffentlichten diesen Befund im Anhang ihres Berichts, um die Untersuchungsergebnisse zu entkräften, die Koch an Wasserspeichern gewonnen hatte (wie von Koch in seinem siebten Bericht beschrieben).[90]

Als Klein und Gibbes ihren Bericht vorstellten, waren die Bedingungen für eine positive Aufnahme der britischen Position außerhalb Großbritanniens ungünstig. Die zweite Cholerakonferenz, auf der Koch die lokalistischen Auffassungen seines Erzrivalen Max von Pettenkofer widerlegte, wurde im Mai 1885 in Berlin abgehalten (siehe unten). Die sechste internationale Hygienekonferenz fand im Mai und Juni 1885 in Rom statt. Obwohl diese Konferenz normaler-

Cholerapatienten zu handhaben und zu entfernen, sind nach nahezu allen Schilderungen besonders davon ausgenommen.« Siehe Klein/Gibbes: »Inquiry« (Anm. 57), S. 3 f. Zu dieser Zeit war die Überzeugung verbreitet, daß eine Krankheit ansteckend sein müsse, wenn sie durch einen Keim hervorgerufen wird. Damit sind allerdings nicht alle Möglichkeiten erschöpft. Die Kategorie des Kontagionismus ist bei weitem enger als die der keimverursachten Krankheiten. Die Tatsache, daß die Cholera selten mit direkter Ansteckung einhergehe, wurde von den Gegnern der Keimtheorie bei jeder Gelegenheit wiederholt. J. M. Cuningham stellte fest, daß sich unter den annähernd 8000 Cholerafällen, die er untersucht hatte, lediglich 150 Fälle direkter Ansteckung befanden. Siehe Norman Chevers: *Commentary on the Diseases of India*, London 1886, S. 285

89 Klein/Gibbes: »Inquiry« (Anm. 56), S. 4 f. (Zu Kochs Postulaten siehe Anm. 47.)

90 Ebd., Anhang B.

weise nur alle sieben oder acht Jahre stattfand,[91] war sie dieses Mal auf Betreiben von Frankreich und Deutschland nach Ablauf von vier Jahren einberufen worden. Tatsächlich hatte Italien bereits 1883 darauf gedrungen, eine Konferenz in Rom anzuberaumen, um die Hygienefrage in Ägypten zu diskutieren.[92]

Großbritannien hatte zu den vorangegangenen Hygienekonferenzen ebenso wie die anderen Mächte zwei oder drei Vertreter geschickt, während Indien keine Vertretung eigenen Rechts besaß. Für die Konferenz in Rom hatten die Briten erfolgreich eine getrennte Vertretung und eigene Stimmrechte für Großbritannien und Indien aushandeln können.[93] In Rom wurde Großbritannien durch W. G. Hunter, den Leiter der Ägypten-Kommission von 1883, und durch Richard Thorne-Thorne, den stellvertretenden Amtsarzt am Local Government Board, vertreten, während Indien durch Fayrer und Lewis repräsentiert wurde. Lord Granville hatte sich vor der Konferenz schriftlich an die britischen Delegierten gewandt und sie daran erinnert, daß die Konferenz von »rein wissenschaftlichen und hygienebezogenen« Themen bestimmt sein sollte. Trotzdem fügte er hinzu, daß

die Regierung Ihrer Majestät ständig gegen das bislang praktizierte System der Quarantäne protestiert hat, da es jedem gesicherten Wissen hinsichtlich der Verbreitung der Cholera widerspricht – es ist wichtig für die allgemeinen Belange dieses Landes, daß Sie an der Formulierung eines vernünftigen

91 Die erste und zweite Konferenz wurden 1851 und 1859 in Paris abgehalten. Auf der ersten Konferenz, auf der John Sutherland einen extrem abolitionistischen Standpunkt zur Quarantäne äußerte, waren elf europäische Staaten und die Türkei vertreten; siehe Howard-Jones: *Scientific Background* (Anm. 4), S. 12. Die dritte fand 1866 in Konstantinopel statt und die vierte 1874 in Wien (sie war die erste nach Fertigstellung des Suezkanals). Als wichtige deutsche Mediziner waren Max von Pettenkofer und August Hirsch auf der Wiener Konferenz anwesend, wo die Seite der Quarantänegegner in einem gewissem Grade siegreich war: Das Quarantänegesetz war weiter in Kraft, doch die britische Regierung änderte die Quarantänebestimmungen zugunsten von Inspektionen. Nach der Wiener Konferenz wurde eine englische Übersetzung von Pettenkofers Werk über die Cholera veröffentlicht: Max von Pettenkofer: *Cholera. How to Prevent and Resist It*, London 1875. Die fünfte Konferenz wurde 1881 in Washington, D. C. abgehalten.

92 *Translations* (Anm. 71), S. 23.

93 Earl Granville an den Count Nigra, in: United Kingdom Parliament: *Correspondence Respecting the International Sanitary Conference at Rome*, C. 4531 LXXXI, 1885, S. 8.

und einigermaßen zweckmäßigen Regelwerks von Sicherheitsbestimmungen mitwirken, anstatt lediglich die Theorie zu erhärten, daß alle Vorschriften nutzlos sind.[94]

Diese vier Delegierten als Vertreter der britischen Interessen vermieden jegliche Diskussion über die Ätiologie der Cholera und vertraten die Ansicht, diese sei niemals aus Indien nach Europa importiert worden.[95] Nach der Konferenz berichtete Thorne-Thorne auf einer Sitzung der Epidemiological Society of London, Großbritannien und Indien hätten sich in der entscheidenden Frage der ungehinderten Durchschiffung des Suezkanals in der Minderheit von zwei Parteien befunden.[96]

Das Memorandum des Komitees zur Auswertung des Berichts von Klein und Gibbes

Im Juni 1885 bildete der britische Indien-Minister einen Ausschuß aus dreizehn medizinischen Größen des Landes, um den Forschungsbericht von Klein und Gibbes aus Indien zu begutachten. Nominell führte Sir William Jenner, Leibarzt der Königin und des Prinzen von Wales sowie Präsident des Royal College of Physicians, den Vorsitz des Komitees, auch wenn die Schlüsselfigur vermutlich Fayrer war, der seit 35 Jahren mit der britischen Gesundheitspolitik in Indien befaßt war. Eine weitere einflußreiche Gestalt des Komitees war dessen Schriftführer, T. R. Lewis. Die anderen zehn Mitglieder waren William Aitken, J. Burdon Sanderson, Norman Chevers, F. de Chaumont, William Gull, W. G. Hunter, John Macpherson, Jeffery A. Marston, William R. E. Smart und John Sutherland.[97]

94 Earl Granville an die britischen Delegierten, ebd., S. 10.

95 »International Surgery Conference«, in: *BMJ* 1, 1885, S. 1013 f.; »The International Sanitary Conference at Rome«, ebd., S. 1160 f.; »Special Correspondence, Rome: International Sanitary Conference Special Report«, in: ebd., S. 1174 f., 1221-1223; Howard-Jones: *Scientific Background* (Anm. 4), S. 46-57; Fayrer: *Recollections* (Anm. 21), S. 450-460; Richard Thorne-Thorne: »On the Results of the International Sanitary Conference in Rome, 1885«, in: *Trans. Epidemiol. Soc.* 5, 1885/1886, S. 135-149.

96 Thorne-Thorne: »Results of the Conference« (Anm. 95), S. 149.

97 William Aitken, F. R. S., war Professor für Pathologie an der Army Medical

Viele der Konferenzteilnehmer hatten in der Vergangenheit im Gesundheitswesen in Indien gearbeitet, und viele waren der Meinung, die Quarantäne sei sinnlos. Wie im Sitzungsbericht des Komitees protokolliert wurde, bemerkte Chevers, daß er von Cordons sanitaires und Quarantänesystemen als Mittel zum Schutz vor Cholera-Invasionen »absolut nicht überzeugt« sei,[98] und Marston stellte fest, »nichts könnte schlimmer sein als die Räumung eines Schiffs von Besatzung und Reisenden und die Unterbringung aller verdächtigen Personen in Lazaretten, denn diese würden ganz sicher zu Brutstätten der Krankheit werden, und die Folge wäre, einen Ort wie Suez zu einer zentralen Sammelstelle der Cholera zu machen«.[99] Die Bemerkungen von Smart zeigen, daß er in ähnlichem Umfang Quarantänesysteme ablehnte,[100] und de Chaumonts Zurückweisung der Quarantäne zur Choleraprävention war bereits gedruckt und veröffentlicht.[101]

Das Komitee traf sich dreimal, die Schlußsitzung wurde am 4. August 1885 abgehalten. Da die Kritik an Großbritannien auf der Hygienekonferenz in Rom so stark gewesen war, stand das Komitee unter dem Druck, eine deutliche Reaktion auf Kochs Schlußfolge-

School; John Burdon-Sanderson, F. R. S., war Professor für Physiologie in Oxford; Norman Chevers, C. I. E., verbrachte mehr als 27 Jahre mit der Durchführung von Hygienevorhaben in Indien; F. de Chaumont, Autor mehrerer Bücher, hielt auf der internationalen Gesundheitsausstellung in London 1884 Vorträge über Cholera und Diätetik; Joseph Fayrer, F. R. S., war Surgeon-General mit dem Ehrentitel eines Arztes der Königin und des Prinzen von Wales; William Gull, F. R. S., war außerordentlicher Arzt der Königin und Leibarzt des Prinzen von Wales; W. G. Hunter, K. C. M. G., war Surgeon-General mit dem Ehrentitel eines Chirurgs der Königin; John Macpherson war Generalinspekteur der Hospitäler; Jeffrey Marston war stellvertretender Surgeon-General und Leiter der Hygieneabteilung des Army Medical Department; William Smart, K. C. B., war Generalinspekteur der Hospitäler und Flotten (i. R.) mit dem Ehrentitel eines Arztes der Königin; John Sutherland, Mitglied der Army Sanitary Commission, war Delegierter auf der ersten internationalen Hygienekonferenz in Paris.

98 »Transactions of a Committee Convened by the Secretary of State for India«, in: *Cholera* (Anm. 57), S. 23.

99 Ebd., S. 26.

100 Ebd., S. 29.

101 F. de Chaumont: *Prevention of Cholera*, London 1884. Joseph Fayrer veröffentlichte später ein Buch mit ähnlicher Thematik: Joseph Fayrer: *The Natural History and Epidemiology of Cholera*, London 1888.

rungen zu zeigen. Drei der vier Delegierten, die für Großbritannien und für Britisch-Indien auf der Konferenz in Rom waren, saßen im Komitee, und die feste Haltung des Präsidenten war von Anfang an klar, als Jenner den Komiteemitgliedern ausdrücklich erklärte, ihre wichtigste Aufgabe sei nun die Prüfung, inwieweit die von den Doktoren Klein und Gibbes unterbreiteten Tatsachen die Beweise für die von Koch publizierte Keimtheorie stützten oder entkräfteten. Die Zielsetzung dieses Ausschusses bestand offenkundig nicht so sehr darin, den Bericht von Klein und Gibbes als solchen zu begutachten, sondern vielmehr Kochs Anspruch, den Cholerabazillus entdeckt zu haben, im Lichte des Berichts zu überprüfen. In dieser Hinsicht kamen Klein und Gibbes dem Komitee sicherlich entgegen, denn ihr Bericht war keine einfache Darstellung ihrer Verfahren und Schlüsse, sondern ein Punkt für Punkt vorgehender Vergleich der Kochschen Untersuchung mit ihrer eigenen und der Forschung von anderen. Vor diesem Hintergrund überrascht es nicht, daß Burdon-Sanderson schon auf der ersten Sitzung feststellte, die von Klein und Gibbes angeführten Befunde berechtigten offenbar zu der Schlußfolgerung, daß der Kommabazillus nicht die Ursache der Cholera sei.

Während Koch beanspruchte, den Erreger gefunden zu haben, der für die Cholera-Erkrankung letztlich verantwortlich sei, waren die Briten am meisten daran interessiert, welche Implikationen eine solche Entdeckung für die Prävention und Eindämmung von Cholera-Epidemien hatte. Die von William Gull auf der zweiten Sitzung des Komitees geäußerte Meinung ist höchst aufschlußreich für die Subtilität im Verhältnis der gegensätzlichen Standpunkte der Bakteriologie und der Hygiene:

Es erschien immer wahrscheinlicher, daß hygienische Maßnahmen die Voraussetzungen zerstören könnten, auf die das Choleragift zu seiner Existenz und Verbreitung angewiesen war; sie [die hygienischen Maßnahmen] könnten in der Tat nicht bloß die Bedeutung der Mikrobenpathologie in dieser Angelegenheit negieren, sondern eine rein wissenschaftliche Forschung diesbezüglich zunehmend erschweren. Mit anderen Worten, wir könnten tatsächlich in der Lage sein, uns vor den Invasionen der Cholera zu schützen, bevor die Wissenschaft die eigentliche Ursache der Krankheit herausgefunden hat.[102]

102 »Transactions« (Anm. 98), S. 15.

Der abschließend korrigierte Text des Protokolls für den dritten Sitzungstags des Komitees wurde vom Schriftführer Lewis erstellt und ohne Fußnoten im *Quarterly Journal of Microscopical Science* unter dem unmißverständlichen Titel »Die offizielle Widerlegung von Dr. Robert Kochs Theorie der Cholera und Kommas« veröffentlicht. Bezeichnend ist, daß sich der Titel dieser Veröffentlichung stark von demjenigen des Berichts unterscheidet, der ursprünglich von Klein und Gibbes vorgelegt worden war. Folgt man den Sitzungsberichten, dann traf sich das Komitee »zum Zweck der Begutachtung eines Berichts mit dem Titel ›Eine Untersuchung zur Ätiologie der asiatischen Cholera‹«.[103] Darüber hinaus dokumentieren sie, daß die Aufgabe, mit welcher der britische Minister Klein und Gibbes ursprünglich betraut hatte, darin bestand, »Wesen, Herkunft und Verbreitung der Cholera, den damit verbundenen mikroskopischen Organismus und dessen Beziehungen – ursächliche oder andersartige – zu der Krankheit zu ermitteln«.[104] Diese nüchterne Formulierung suggeriert ein neutrales wissenschaftliches Vorhaben, doch ein Brief Fayrers an den britischen Staatssekretär vom Mai 1884, der in denselben Sitzungsberichten angeführt wird, impliziert ein anderes Motiv für die Einsetzung einer Forschungskommission: Fayrer versucht die Aufmerksamkeit der Regierung auf Kochs »angebliche« Entdeckungen zu lenken und zugleich auf seine Meinung, eine »unbewiesene Behauptung« wie die von Koch hinsichtlich der Cholera sei »gefährlich«.[105] In diesem Licht erscheint die Umwandlung der von Klein und Gibbes vorgelegten »Untersuchung« in die veröffentlichte Form einer »Widerlegung« weniger rätselhaft.

Fayrer dachte zweifellos auch an Großbritanniens politische und kommerzielle Interessen.[106] Um abstreiten zu können, daß die Cholera von Indien nach Ägypten eingeschleppt worden sei, mußte die britische Regierung Kochs Theorie wissenschaftlich widerlegen oder zumindest deren Unerheblichkeit zeigen können. Auf der internationalen Hygienekonferenz in Rom hatte Fayrer bei einem erfolgreichen Antrag von der Unterstützung des italienischen Delegierten profitiert, so daß man sich darauf einigte, theoretische

103 Ebd., S. 11.

104 Ebd., S. 12.

105 Ebd., S. 11. Es mag sich dabei um den Aktenvermerk vom 19. Juli 1884 gehandelt haben (siehe Anm. 82).

106 Arnold: *Colonizing the Body* (Anm. 5), S. 194.

Angelegenheiten nicht im Plenum zu diskutieren, und Koch daran hinderte, seine Theorie auf der Konferenz zu verteidigen.[107] Da Großbritannien in Rom vergeblich versucht hatte, die Quarantänevorschriften abzuschwächen, in der Hoffnung, es bei medizinischen Inspektionen bewenden lassen zu können,[108] mußte es nun als unbedingt geboten erscheinen, daß die von Klein und Gibbes in Indien zusammengetragenen Daten, die Kochs Hypothese in Frage stellten, die Billigung des offiziellen Komitees erhielten.

Die Auswahl der Zeitschrift

Warum wurde eine wenig bedeutsame Fachzeitschrift für die Veröffentlichung des Papiers ausgewählt, wenn es doch mit Blick darauf verfaßt worden war, Koch offiziell zu widerlegen? In England gab es sicherlich geeignetere Zeitschriften dafür, wie *Lancet*, *Nature* oder das *British Medical Journal* (BMJ), die alle die Vorzüge einer weiteren Verbreitung und größerer Aktualität besaßen. Warum wurde der Artikel dann im *Quarterly Journal of Microscopical Science* gebracht? Ich habe keinen Hinweis darauf finden können, welche Gründe das Komitee selbst für einen Abdruck in dieser Zeitschrift sah. Ihr Herausgeber, Edwin Ray Lankester, war allerdings ein führender Kritiker von Kochs These des Cholerakeims, und Klein selbst gehörte der redaktionellen Leitung an.

Wenn man weiß, wie die medizinischen Gesellschaften Londons die Ergebnisse der Kommission bewerteten, erhält man weitere Fingerzeige, warum eine weniger bekannte Zeitschrift ausgewählt wurde. Obwohl sich das Komitee im Juli 1885 zum ersten Mal traf, um den Bericht von Klein und Gibbes zu besprechen, war dies nicht die erste Begegnung der Wissenschaftlergemeinschaft mit dessen Inhalten. Im Januar und März 1885 hatte Klein in London bei der Royal Society sowie bei der Royal Medical and Chirurgical Society über

107 Fayrer: *Recollections* (Anm. 21), S. 450-464. Joseph Fayrer hatte, bevor er nach Indien ging, in Rom studiert und dort den Grad eines Doktors der Medizin erworben. Er war mit dem italienischen Delegierten Jacob Moleschott, dem Vorsitzenden des technischen Komitees, eng befreundet, und sie berieten sich häufig im Laufe der Konferenz.

108 Howard-Jones: *Scientific Background* (Anm. 4), S. 55-57; Thorne-Thorne: »Results of the Conference« (Anm. 95).

die Ursachen der asiatischen Cholera gesprochen und die Untersuchungsergebnisse, die er mit Gibbes in Indien gewonnen hatte, vorgestellt.[109] Seine Darstellungen hatten eine so heftige Debatte entfacht, daß eine Sondersitzung der Royal Medical and Chirurgical Society für Ende März 1885 angesetzt und eine halbe Stunde früher als üblich anberaumt wurde, um der erwarteten Diskussion des vorläufigen Berichts von Klein und Gibbes Rechnung zu tragen.[110]

Nach der Rückkehr von Klein und Gibbes nach London traten Klein, Gibbes, Fayrer, Hunter, Macnamara und andere Fachleute, insbesondere W. W. Cheyne, in eine lebhafte Diskussion für und wider Kochs These ein, noch bevor das Komitee zur Begutachtung des Berichts zusammengetreten war. Das *British Medical Journal* veröffentlichte die Erklärungen Kleins zur Verteidigung seiner mit Gibbes durchgeführten Untersuchung,[111] brachte jedoch außerdem ausführliche Artikel von Cheyne, der für Koch eintrat und Klein mit Kritik bedachte.[112] (Cheyne, Assistenzchirurg am King's College Hospital, war ein Verteidiger und früherer Schüler von Joseph Lister, Professor der klinischen Chirurgie am King's College und Übersetzer von Kochs *Investigations into the Etiology of the Traumatic Infective Diseases* [1880].) Das *British Medical Journal* publizierte den größten Teil der Kontroverse über den Bericht, und *Lancet* druckte ausgewählte Teile sowie einige Kommentare und redaktionelle Stellungnahmen zu dem Thema (siehe unten).[113]

Auch im allgemeiner naturwissenschaftlich ausgerichteten Fachblatt *Nature* wurde Kochs Schlußfolgerungen Platz eingeräumt. Anfang Dezember 1884, als sich Klein und Gibbes noch in Indien

109 E. Klein: »English Cholera Commission. The Relation of Bacteria to Asiatic Cholera« [abstract], in: *BMJ* 1, 1885, S. 289 f.; ders.: »The Relation of Bacteria to Asiatic Cholera«, in: *Proc. Roy. Soc. London*, 5. Feb. 1885, S. 154-157.

110 »Reports of Societies: Royal Medical and Chirurgical Society«, in: *BMJ* 1, 1885, S. 654-656, S. 699-701.

111 E. Klein: »Some Remarks on the Present State of Our Knowledge of the Comma-Bacilli of Koch«, in: *BMJ* 1, 1885, S. 693-695; ders.: »Further Remarks on Comma-Bacilli«, ebd., S. 934 f.

112 W. Watson Cheyne: »The Cholera-Bacillus of Koch«, in: *BMJ* 1, 1885, S. 756 f.; ders.: »Reports to the Scientific Grants Committee of the British Medical Association. Report on the Cholera-Bacillus«, ebd., S. 821-823, 877-879, 931-934, 975-977, 1027-1031. Das *BMJ* widmete Cheynes Bericht im Laufe eines Monats über 20 Seiten.

113 Leitartikel, *Lancet* 1, 1885, S. 300 f.

aufhielten, berichtete die Redaktion von *Nature* über einen Artikel von Koch, der im Juli 1884 in der *Berliner klinischen Wochenschrift* erschienen war. Dieser Artikel beschrieb Kochs Ausführungen auf der ersten Cholerakonferenz in Berlin, die kurz zuvor stattgefunden hatte und auf der er seine Überlegungen zur Ursache der Cholera vorgestellt hatte, welche sich auf seine Forschungsarbeit in Ägypten, Indien und Südfrankreich stützten. *Nature* widmete Kochs Argumenten unter der Überschrift »Der Cholerabazillus« eine kurze Skizze von zwei Seiten. In den einführenden Bemerkungen drückte die Redaktionsleitung ihre große Bewunderung für Koch aus, wobei sie versicherte, daß keiner, der sein Papier gelesen habe, noch daran zweifeln könne, daß er ein engagierter, geistig aufgeschlossener und gewissenhafter Wissenschaftler sei, der für seine »genaue Beobachtung und Sorgfalt beim Ziehen von Schlüssen« bekannt sei.[114]

Die Redaktionsleitungen von *Lancet* und des *British Medical Journal* betrachteten den Bericht von Klein und Gibbes anscheinend als nützlich, doch nicht als überzeugend. Ein Herausgeberartikel im *British Medical Journal*, der Kochs Theorie und deren Kritiker, darunter auch Klein, diskutierte, kam zu dem Schluß, Koch habe »uns ein Mittel an die Hand gegeben, die asiatische Cholera im frühen Stadium zu diagnostizieren«.[115] *Lancet* hingegen riet auf der Grundlage des Berichts von Klein und Gibbes von übereilten Entscheidungen ab, was die Verdienste von Kochs Theorie anginge:

> Der Wert der Arbeit der englischen Kommission mag darin liegen, viel dafür getan zu haben, der weiteren Forschung den Weg zu bahnen, die nun zu vernachlässigen mehr als töricht wäre. Einige reden und schreiben so, als ob die zwiespältigen Ergebnisse den Beweis erbracht hätten, daß es vergeblich sei, den Gegenstand weiterzuverfolgen; und andere betrachten die Ergebnisse der englischen Kommission so, als hätten sie einer allzu eilig formulierten Schlußfolgerung den Todesstoß versetzt; aber das ist nicht der Geist, in dem man sich diesem Gegenstand nähern sollte ... Es ist ebenso kleinlich wie unwissenschaftlich, ihn nicht anhören zu wollen oder umgehend zu erklären, es könne keine weitere Untersuchung der Sache geben.[116]

Als die Kommissionsmitglieder den Bericht von Klein und Gibbes im Juli und August prüften, verwandelten sie ihn dennoch in eine

114 *Nature*, 4. Dezember 1884, S. 97 f.
115 »Etiology and Diagnosis of Cholera«, in: *BMJ* 1, 1885, S. 706.
116 Leitartikel (Anm. 113), S. 301.

»Widerlegung«. Der Rat von *Lancet* war auf taube Ohren gestoßen – so taub, daß weder im Sitzungsprotokoll des Komitees noch in der veröffentlichten »Widerlegung« irgendeine Erwähnung der Debatte vorkommt, die durch den Bericht ausgelöst wurde. Besonders merkwürdig ist das Schweigen von Fayrer und Hunter zu diesem Thema, insofern sie beide an den lebhaften Diskussionen teilgenommen hatten und die Kritik von Cheyne und anderen an Ort und Stelle gehört hatten. Wenn man die »Widerlegung« liest, könnte man glauben, es hätte gar keine abweichenden Stimmen in der britischen Medizin gegeben – während eine Durchsicht des *British Medical Journal*, von *Lancet* und *Nature* nahelegt, daß zumindest die Herausgeber und einige Beiträger dieser maßgeblichen und einflußreichen Zeitschriften stark zu einer Akzeptanz der Kochschen Ideen neigten, und das auch im Licht des Berichts von Klein und Gibbes.

Auf der zweiten Cholerakonferenz im Mai 1885 glaubte Koch offenbar, der Bericht von Klein und Gibbes sei in Großbritannien diskreditiert. Er verwies auf Kleins Kritik an seiner Arbeit und behauptete, Klein sei von Cheyne und anderen so gekonnt widerlegt worden, daß er einen Widerruf veröffentlichen müsse.[117] Es gibt keinen Anhaltspunkt für irgendeinen Widerruf, doch die Tatsache, daß Koch diesen Eindruck gewonnen hatte, ist ein Hinweis darauf, daß seine Ansichten zur Cholera unter der britischen Medizinerschaft Rückhalt gefunden haben mußten. Seit der englischen Cholera-Epidemie von 1865/66 hatten viele britische Spezialisten für Wasseranalyse – darunter Edward Frankland und Henry Letheby – geglaubt, daß die Cholera von einem lebenden Keim ausgehen könnte.[118]

Die wichtigsten britischen Medizinzeitschriften hatten den Bericht von Klein und Gibbes bereits diskutiert und hielten ihn für

117 R. Koch: »Further Researches on Cholera«, in: *BMJ* 1, 1886, S. 6-8, S. 62-66. Kochs Vortrag auf der zweiten Cholerakonferenz in Berlin, der den Bericht von E. Klein und H. Gibbes schwer kritisierte, wurde zwei Monate vor der Einberufung des Komitees, das die »Offizielle Widerlegung« produzierte, gehalten. Die englische Übersetzung von Kochs Vortrag erschien erst acht Monate nach der Konferenz, im Januar 1886, im *BMJ*. Diese zeitliche Verzögerung sollte uns zu denken geben.

118 Hamlin: »Politics and Germ Theories« (Anm. 2), S. 116-125; Hardy: »Cholera« (Anm. 4), S. 250-269.

nicht überzeugend; es war unwahrscheinlich, daß sie drucken würden, was das Komitee zuversichtlich eine »Widerlegung« nannte. Jemand, der die positive Aufnahme Kochs durch die führenden Fachblätter allerdings nicht teilte, war Edwin R. Lankester, Herausgeber des *Quarterly Journal*, das die »offizielle Widerlegung« schließlich brachte. Lankester schrieb einen langen Brief an die Herausgeber von *Nature*, in dem er die Redaktionsleitung scharf dafür kritisierte, Kochs Argumente für einen Cholerakeim publiziert zu haben, und geltend machte, dies sei nicht fair gegenüber Kochs Gegnern.[119] Zuvor hatte Lankester bereits einen Brief an die *Times* geschickt, der vor »der Gefahr für die Öffentlichkeit [warnte], die von der blinden Akzeptanz von Dr. Kochs Behauptungen ausgehen muß«.[120]

Schlußfolgerungen

Klein hatte die Anhaltspunkte, die gegen Kochs Theorie sprachen, nicht falsch dargestellt. Er hatte ganz im Gegenteil echte Unzulänglichkeiten an Kochs Position logisch aufgezeigt. Die französischen Forscher Straus und Roux hegten sogar dann noch Zweifel an der Richtigkeit von Kochs Darlegungen, als sie wie dieser im Sommer 1884 die Cholera in Südfrankreich eingehend untersucht hatten.[121] Die Vorstellung von Ansteckung wurde Mitte der 1880er Jahre sehr eng gefaßt; der Begriff ›Kontagion‹ trug starke Konnotationen eines wirklichen Kontakts und erschwerte es, sich Keimtheorien vorzustellen, bei denen eine Infektion anders als durch den direkten Kontakt erfolgen sollte. Der Sieg der Kontagienlehre war zu der Zeit noch längst nicht ausgemacht.[122] Das Beispiel der Wasserspeicher konnte auf zweierlei Art interpretiert werden: Während Koch die Zahl der Dorfbewohner hervorgehoben hatte, die mit Cholera infiziert worden waren, betonte Klein die Zahl derer, die nicht infiziert worden waren. Die Ironie wollte es, daß Koch seine berühmten Postulate im Falle der Cholera nicht erfüllen konnte. Deshalb mag es

119 *Nature*, 25. Dezember 1884, S. 168-171. Koch schrieb auch im *BMJ* (Anm. 117), S. 7, Lankester würde denselben Standpunkt einnehmen wie E. Klein

120 *Times* (London), 19. November 1884, S. 13.

121 Coleman: »Koch's Comma Bacillus« (Anm. 4), S. 336.

122 Siehe Anm. 88. Ein derartig eng gefaßtes Verständnis von Ansteckung wurde durch die Beweise nicht eindeutig gestützt.

durchaus eine Vereinfachung sein, zu sagen, die Zeit der Bakteriologie sei 1880 angebrochen, wie es in der Medizingeschichte üblich ist.

Während der Bericht von Klein und Gibbes in England begutachtet wurde, war Rudolf Virchow in Deutschland mit Max von Pettenkofer, der als führender Kopf der Lokalisten im Gesundheitswesen von Britisch-Indien viele Anhänger hatte, in eine öffentlich geführte Debatte über die Ursache der Cholera verstrickt.[123] Der Antagonismus zwischen Deutschland und dem britischen Empire fand also seine Parallele in einer innerbritischen und einer innerdeutschen Kontroverse. Wir können im Fall der fünften Cholera-Epidemie ein besonders gutes Beispiel dafür sehen, in welchem Grad das Streben der »Wissenschaft« von gesellschaftlichen und politischen Kräften beeinflußt werden kann, denn die eigentliche Differenz scheint in den wissenschaftlichen und politischen Zielen der Debatte bestanden zu haben. Durch Deutschlands Einverständnis, Kochs Entdeckung als Rechtfertigung für die internationale Quarantäne zu verwenden, fühlte sich die britische Regierung verpflichtet, Großbritanniens Seehandel zu schützen, indem es Kochs Entdeckung selbst angriff. Auf diese Weise wurde eine politische Entscheidung für die Anfechtung einer wissenschaftlichen Theorie getroffen. Das war aber aus zwei Gründen zweifellos ein Fehler.

Erstens wurden, wie wir sahen, die Grundsätze der Keimtheorie, auf denen Kochs Entdeckung beruhte, von einigen Autoritäten unter den britischen Medizinern akzeptiert. Zweitens mußte die Akzeptanz von Kochs Entdeckung oder der Keimtheorie ganz allgemein nicht notwendig zur Quarantäne führen. Die Gruppe der Mediziner des Privy Council war einhellig der Auffassung, daß die Cholera zwar per Schiff nach England gelangen könne, daß England aber in der Lage sei, die Cholera ohne Zuhilfenahme der Quarantäne zu besiegen, indem man auf die Qualität der Wasserversorgung achtete und indem man die Schiffahrt durch Inspektionen

123 Der T. R. Lewis und D. D. Cunningham übergeordnete Beamte, Surgeon-General J. M. Cuningham, sowie Lewis und Cunningham selbst waren anscheinend mit Pettenkofer befreundet. Pettenkofer schrieb ein Vorwort für die deutsche Übersetzung von Cuninghams Buch *Cholera. What Can the State Do to Prevent It?*, Calcutta 1884. Als Hygieniker vertrat Pettenkofer Ansichten, die denjenigen der britischen Hygienebewegung ähnlich waren; siehe Pauline M. H. Mazumdar: *Species and Specificity. An Interpretation of the History of Immunology*, Cambridge 1995, S. 68-71.

und Vorschriften kontrollierte.[124] Aufgrund dieses Vorgehens war Großbritannien nach 1866 bei der Verhinderung der Cholera die erfolgreichste Nation Europas. Koch selbst, der normalerweise die Wichtigkeit der Quarantäne betonte (sogar stark betonte),[125] führte die Ursache der Cholera-Epidemie in Hamburg von 1892, bei der er die Seuchenbekämpfung leitete, auf ungefiltertes Wasser, verelendete Behausungen und mangelhafte Kanalisation zurück,[126] und im Jahr 1894 verurteilte er Diskussionen um eine Schiffahrtsquarantäne als »völlig überflüssig«.[127]

Wie oben erwähnt, stellte William Gull bei der Einschätzung des Berichts von Klein und Gibbes fest, daß der Aufbau einer erfolgreichen Abwehr gegen die Cholera paradoxerweise nicht von der wissenschaftlichen Entdeckung ihrer eigentlichen Ursache abhinge. Und diese Sichtweise ist repräsentativ für die Entscheidung der britischen Regierung, sich – im Gegensatz zur deutschen Parteinahme für die Bakteriologie – lieber auf die Hygienewissenschaft zu verlassen. Die Nachrichten von Kochs Entdeckung verschafften zwar der Kontagientheorie neuen Rückhalt, führten aber selbst in den Ländern unter deutscher Hoheit nicht wirklich zur Anwendung von irgendwelchen praktischen Strategien der Choleraprävention, die man nicht schon früher erprobt hätte.[128]

Was sich jedoch veränderte, war die politische Situation. Oder mit den Worten von Andrew Cunningham und Bridie Andrews ausgedrückt: »Die Medizin ist immer ein bedeutendes Werkzeug des Imperiums gewesen.«[129] Nach Ansicht von Evans war die Regierung

124 Hardy: »Cholera« (Anm. 4), S. 255; McDonald: »History of Quarantine« (Anm. 14).

125 Evans: *Death in Hamburg* (Anm. 3), S. 267

126 Ebd., S. 478: »Deshalb akzeptierten Aktivisten aller politischen Schattierungen [in Hamburg] schnell die Kochsche Theorie, daß die Cholera von ungefiltertem Wasser, schlechten Unterkünften und unzureichender Kanalisation verursacht werde. Sie stellten einen Zusammenhang mit sozialer Ungleichheit und dem Fehlen konstitutioneller Demokratie her und gaben dem Staat die Schuld.«

127 Howard-Jones: *Scientific Bachground* (Anm. 4), S. 41: »Wie Robert Koch 1894 hervorhob, drang die Krankheit normalerweise auf dem Landweg nach Europa vor. Er verurteilte langwierige internationale Auseinandersetzungen über die Schiffahrtsquarantäne als völlig überflüssig.«

128 Evans: *Death in Hamburg* (Anm. 3), S. 267.

129 Andrew Cunningham, Bridie Andrews (Hg.): *Western Medicine as Contested Knowledge*, Manchester 1997, S. 1. Sheldon Watts ist derselben Meinung, wenn

des deutschen Kaiserreichs zu der Einsicht gelangt, daß Kochs Entdeckung und seine folgerichtige »Befürwortung einer starken staatlichen Intervention … mit dem Erfordernis für das Deutsche Reich übereinstimmte, sich gegenüber den verschiedenen [Klein-]Staaten, aus denen es sich zusammensetzte … durchzusetzen«.[130] Was sich in den deutschen Ländern bewahrheitete, hat sich außerhalb ihrer Grenzen ebenso bewahrheitet, und Kochs Entdeckung erwies sich als ein probates Mittel, mit dem die anderen europäischen Mächte die Briten in Verlegenheit bringen konnten, deren wachsendes Imperium man allmählich mit Gereiztheit zur Kenntnis nahm. Da Deutschland die kontagionistische Karte spielte, verließ sich Großbritannien eben auf den Antikontagionismus als Instrument zu seiner Verteidigung, um sich den Seeweg zu seinen überseeischen Besitzungen durch den Suezkanal freizuhalten.

Übersetzt von Karin Wördemann

er sagt, »die Tropenmedizin war daher von Anfang an ein ›Instrument des Imperiums‹«. Watts: *Epidemics and History*, (Anm. 5), S. xiii; siehe auch S. 281, Fn. 6.

130 Evans: *Death in Hamburg* (Anm. 3), S. 269.

Christoph Gradmann
Unsichtbare Feinde

Bakteriologie und politische Sprache im deutschen Kaiserreich[1]

Die kleinsten Feinde der Menschheit

In der Reihe epochaler Ereignisse, welche die Geschichte der Medizin strukturieren, erfreut sich der Aufstieg der medizinischen Bakteriologie am Ende des 19. Jahrhunderts seit längerem besonderer Beliebtheit. »Die ganze Medizin wurde umgewandelt«, stellte seinerzeit Erwin Ackerknecht fest und plazierte das Ereignis historisch an der Schwelle von der Krankenhaus- zur Labormedizin. Der Aufstieg der medizinischen Bakteriologie erschien ihm als »das wichtigste Ereignis des ereignisreichen 19. Jahrhunderts und vielleicht aller Zeiten«.[2] Begriffe wie bakteriologische Diagnostik, Chemotherapie der Infektionskrankheiten, Desinfektion, Trinkwasserreinhaltung, Körperhygiene usw. indizieren, daß die Bedeutung medizinisch-bakteriologischen Wissens nicht zuletzt darin gesehen wurde, daß es im Alltag des öffentlichen Gesundheitswesens, der Klinik oder schlicht im Badezimmer reproduzierbar und wirkmächtig erschien. Die sogenannte Laborrevolution, über die die neuere Historiographie mittlerweile die Entwicklung der Lebenswissenschaften im 19. Jahrhundert begreift, wurde mit dem Aufkommen der medizinischen Bakteriologie praktisch wirksam.

In der letzten Zeit hat dieses heroische Bild jedoch einige Kratzer bekommen, und sowohl das Bild einer gradlinigen Entwicklung der medizinischen Bakteriologie wie auch ihre Bedeutung für den Alltag der Medizin wurden in Zweifel gezogen.[3] Aus wissenschaftsge-

1 Der Text beruht wesentlich auf Christoph Gradmann: »›Auf Kollegen zum fröhlichen Krieg‹. Popularisierte Bakteriologie im Wilhelminischen Zeitalter«, in: *Medizin, Gesellschaft und Geschichte* 13, 1995, S. 35-40. Er wurde für diesen Sammelband übersetzt, aktualisiert und teilweise revidiert.

2 Erwin H. Ackerknecht, *Geschichte der Medizin*, Stuttgart 1959 (1955), S. 161.

3 Über Pasteur vgl. Gerald Geison, *The Private Science of Louis Pasteur*, Princeton, NJ, 1995. Zur Historizität von Erfindungen im allgemeinen: John Pickstone

schichtlicher Perspektive präsentiert sich der Aufstieg der bakteriologischen Erklärung der Infektionskrankheiten mittlerweile als ein historisches Phänomen, das als Ganzes leicht zu erkennen, aber im Detail schwer zu begreifen ist.[4] Damit stellt sich die Frage, wie und wann es der medizinischen Bakteriologie gelang, als jene Wissenschaft der sensationellen Entdeckungen zu erscheinen, die ihr historisches Bild prägt. Neben der Wissenschaftsgeschichte als Disziplin selbst, die nicht Gegenstand dieses Textes ist,[5] spielte dabei die populäre Rezeption der ›Mikrobenjäger‹ eine erhebliche Rolle. Der folgende Text behandelt am Beispiel der Wissenschaftspopularisierung der medizinischen Bakteriologie die aufeinander bezogenen Semantiken wissenschaftlicher Terminologie und politischer Sprache im deutschen Kaiserreich.[6]

(Hg.): *Medical Innovations in Historical Perspective*, Houndmill/Basingstoke, Hampshire 1992.

4 Nancy J. Tomes, John Harley Warner: »Introduction to the Special Issue on Rethinking the Reception of the Germ Theory of Disease: Comparative Perspectives«, in: *Journal of the History of Medicine and Allied Sciences* 52, 1997, S. 7-16.

5 Hierzu einführend: Christoph Gradmann: *Krankheit im Labor. Robert Koch und die medizinische Bakteriologie*, Göttingen 2005; John Andrew Mendelsohn, *Cultures of Bacteriology: Formation and Transformation of a Science in France and Germany, 1870-1914*, Diss. phil., Princeton University, 1996; Paul Weindling, *Epidemics and Genocide in Eastern Europe, 1890-1945*, Oxford 2000.

6 Zur Wissenschaftspopularisierung: Roger Cooter, Steven Pumfrey: »Seperate Spheres and Public Places: Reflections on the History of Science Popularisation and Science in popular Culture«, in: *History of Science* 32, 1994, S. 237-267; Steven Shapin: »Science and the Public«, in: *Companion to the History of Modern Science*, hg. von R. C. Olby, G. N. Cantor und M. J. S. Hodge, London/New York 1990, S. 990-1007; Roy Porter (Hg.): *The Popularisation of Medicine 1650-1850*, London, New York 1992. Zur Popularisierung der Mikrobiologie und verwandter Bereiche: Patrice Bourdelais, Andre Dodin (Hg.): *Visages du Cholera*, Paris 1987; Christine Brecht: »›Das Publikum belehren – Wissenschaft zelebrieren. Bakterien in der Ausstellung‹. Volkskrankheiten und ihre Bekämpfung« (1903), in: Christoph Gradmann und Thomas Schlich (Hg.), *Strategien der Kausalität. Ätiologisches Denken in Medizin und Naturwissenschaft im 19. und 20. Jahrhundert*, Pfaffenweiler 1998, S. 53-76; Gradmann: »›Auf Kollegen zum fröhlichen Krieg‹« (Anm. 1); ders.: »Bazillen, Krankheit und Krieg. Bakteriologie und politische Sprache im deutschen Kaiserreich«, in: *Berichte zur Wissenschaftsgeschichte* 19, 1996, S. 81-94; Sylvelyn Hähner-Rombach: »Von der Aufklärung zur Ausgrenzung. Folgen der bakteriologischen Krankheitserklärung am Beispiel der Tuberkulose«, in: Susanne Roeßiger, Heidrun Merk (Hg.), *Hauptsache gesund! Gesundheitsaufklärung zwischen Disziplinierung und Emanzipation* Marburg 1998, S. 59-76; Ulrike Kistner: »›Der Feind im Hause‹: Nationalismus, Rassismus und bio-politische Seuchenbekämpfung«, in:

Ein paar methodische Vorbemerkungen zur Geschichte der Bakteriologie im allgemeinen und zum Methodischen erscheinen angebracht. Wichtig ist zunächst, daß die Wahrnehmung der medizinischen Bakteriologie als eine Wissenschaft sensationeller Entdekkungen nicht etwa als Resultat historiographischer Bemühungen zu sehen ist, sondern von Anfang an Teil dieser Geschichte selbst war. Bereits der Aufstieg des Faches in den 1880er Jahren wurde von den Zeitgenossen als Durchbruch erlebt, der mit elektrisierenden Entdeckungen einherging. Robert Kochs ›Erregerjagden‹, sprich die Identifizierung der bakteriellen Erreger der Tuberkulose und Cholera 1882 und 1884, zählten ebenso dazu wie Louis Pasteurs Heilseren, allen voran das 1885 präsentierte Serum gegen die Tollwut.[7] Wissenschaftlern und Ärzten erging es dabei ähnlich wie der Öffentlichkeit; für beide erhielten die Infektionskrankheiten ein neues Gesicht. Im Verbund mit identifizierenden und visualisierenden Technologien – man denke an Anilinfarben, Mikrofotografie und Reinkulturen – vermochte die medizinische Bakteriologie eine unvergleichliche Vergegenständlichung der Infektionskrankheiten in Form des sichtbar gemachten Krankheitserregers anzubieten. Nach einem mißmutigen Kommentar Rudolf Virchows aus dem Jahre 1885 beherrschte die medizinische Bakteriologie zu dieser Zeit

Metis 6, 1997, S. 90-105; Ulrich Koppitz/Wolfgang Woelk: »Die Desinfektionsmaschine«, in: *Paedagogica Historica* 33, 1997, S. 833-860; Alan M. Kraut: *Silent Travellers: Germs, Genes, and the ›Immigrant Menace‹*, Baltimore, London 1994; Emily Martin: *Flexible Bodies: Tracking immunity in American Culture. From the days of polio to the age of aids*, Boston 1994, Naomi Rogers: »Germs with Legs: Flies, Disease, and the New Public Health«, in: *Bulletin of the History of Medicine* 63, 1989, S. 599-617; Nancy Tomes: *The Gospel of Germs: Men, Women, and the Microbe in American Life*, Cambridge, Mass., 1998; dies.: »The private Side of Public Health: Sanitary Science, Domestic Hygiene, and the Germ Theory, 1870-1900«, in: *Bulletin of the History of Medicine* 64, 1990, S. 509-539; Georges Vigarello: *Wasser und Seife, Puder und Parfüm. Geschichte der Körperhygiene seit dem Mittelalter*, Frankfurt am Main, New York 1988, S. 240-252, enthält interessante Beobachtungen zum Gegenstand.

7 Zum Echo des Kochschen Tuberkelbazillus: Thomas Schlich: »Ein Symbol medizinischer Fortschrittshoffnung. Robert Koch entdeckt den Erreger der Tuberkulose«, in: Heinz Schott (Hg.), *Meilensteine der Medizin*, Düsseldorf 1996, S. 368-374. Zu Kochs Entdeckungen einführend: Thomas D. Brock: *Robert Koch: A Life in Medicine and Bacteriology*, Madison/Wisconsin 1988, S. 117-168. Zu Pasteurs Tollwut-Experimenten: Geison: *The Private Science of Louis Pasteur* (Anm. 3), S. 206-236.

»nicht nur das Denken, sondern auch das Träumen zahlreicher älterer und fast aller jungen Aerzte«.[8] Beleg der Popularität ist auch die Gründung einer Reihe von Großforschungsinstituten wie des Berliner *Instituts für Infektionskrankheiten*, des Pariser *Institut Pasteur* und der *London School of Hygiene and Tropical Medicine* binnen weniger Jahre.[9]

Die Geschichte der medizinischen Bakteriologie ist also auch die eines zugleich wissenschaftlichen und öffentlichen Erfolges, und das Ansehen des Fachs speiste sich nicht zuletzt aus einem charakteristischen Wechselspiel dieser beiden Sphären: Es war nicht so sehr der Nachweis, daß es überhaupt Bakterien gab, als die behaupteten Gefahren, die von den »kleinsten, aber gefährlichsten Feinden der Menschheit«[10] ausgingen, und schließlich das glaubhafte Versprechen der Wissenschaftler, diesen gefährlichen Feinden begegnen zu können, das die Bakteriologie berühmt werden ließ.[11] Die populären Bilder von Bakterien als gefährlichen Krankheitserregern sind das Thema dieses Aufsatzes, und sie sollen in ihrer Beziehung zum wissenschaftlichen Diskurs ihrer Zeit untersucht werden. Gleichzeitig wird die Bedeutung beschrieben, die sie ihrerseits in der politischen Sprache des wilhelminischen Zeitalters erlangten.[12]

Die popularisierte Bakteriologie, die hier untersucht werden soll, wird als das Resultat eines wechselseitigen Austauschprozesses von

8 Rudolf Virchow: »Der Kampf der Zellen und Bakterien«, in: *Archiv für pathologische Anatomie und Physiologie* 101, 1885, S. 1-13, hier S. 8.

9 Hierzu Paul Weindling, der die Gründung des Institut Pasteur und des Instituts für Infektionskrankheiten im Zusammenhang der Wissenschaftspolitik ihrer Zeit vergleicht: »Scientific elites and laboratory organisation in fin de siècle Paris and Berlin. The Pasteur Institute and Robert Koch's Institute for Infectious Diseases compared«, in: Andrew Cunningham, Perry Williams (Hg.), *The laboratory revolution in medicine*, Cambridge 1992, S. 170-188.

10 Robert Koch: »Über bakteriologische Forschung«, in: *Gesammelte Werke von Robert Koch*, hg. von Julius Schwalbe, Leipzig 1912 (1890), S. 650-660, hier S. 660.

11 Vgl. über Bakterien als funktionale Repräsentanten von Krankheit: »Repräsentationen von Krankheitserregern. Wie Robert Koch Bakterien als Krankheitserreger dargestellt hat«, in: Hans-Jörg Rheinberger, Michael Hagner und Bettina Wahrig-Schmidt (Hg.), *Räume des Wissens. Repräsentation, Codierung, Spur*, Berlin 1997, S. 165-190.

12 Einige klassische Untersuchungen zur ›intellectual history‹ des Kaiserreiches, die hier Verwendung fanden: Roger Chickering: *We Men Who Feel Most German: A Cultural Study of the Pan-German League, 1886-1914*, Boston u. a. 1984; Martin Doerry: *Übergangsmenschen. Die Mentalität der Wilhelminer und die Krise des Kai-*

wissenschaftlichen und populären Vorstellungen begriffen. Es geht also nicht um Popularisierung im einfachen Sinne der Übersetzung wissenschaftlicher Begriffe in populäre Vorstellungen, sondern um ein Wechselspiel unterschiedlicher sprachlicher Aneignungen des gleichen Gegenstandes und um den Austausch von Begriffen, Metaphern und Bedeutungen, der dabei stattfand. Nun ist über die Frage der Metaphorik wissenschaftlicher Sprache viel geschrieben worden.[13] Ohne dieser Debatte etwas hinzufügen zu wollen, erscheint es lohnend, einige Charakteristika festzuhalten, die für meine Analyse des Verhältnisses von wissenschaftlicher und politischer Sprache – und nur darum geht es hier – von Bedeutung sind.[14] Wissenschaftler und Mediziner zur Zeit des deutschen Kaiserreiches hatten, wenig anders als dies heutzutage der Fall ist, eine eher technische Vorstellung der Sprache, mit der sie arbeiteten. Ihrem Anspruch nach sind solche Fachsprachen um Präzision bemüht, was dem Gebrauch von Metaphern enge Grenzen setzt. Dagegen dominiert in den Popularisierungen der Wissenschaft, die in der Alltagssprache stattfindet, das metaphorische Sprechen. So weit der Anspruch. Die Wirklichkeit sieht zumeist anders aus. Nicht nur ist die wissenschaftliche Sprache selbst von Metaphern durchsetzt, die eine produktive Rolle im wissenschaftlichen Prozeß spielen, es kommt zu dem, was für das Thema dieses Textes wichtig ist, zu einem intensiven Austausch verschiedener Sprachen. Wissenschaftliche Begriffe, wie etwa der Begriff der Ansteckung, werden der Alltagssprache

serreiches, mit einem Ergänzungsband, Weinheim/München 1986; Michael Jeismann: *Das Vaterland der Feinde. Studien zum nationalen Feindbegriff und Selbstverständnis in Deutschland und Frankreich, 1792-1918*, Stuttgart 1992.

13 Für den aktuellen Stand der Debatte sei einführend verwiesen auf Evelyn Fox Keller: *Making sense of life: explaining biological development with models, metaphors, and machines*, Cambridge, Mass., 2002. Zur Bedeutung von Metaphern im wissenschaftlichen Arbeiten jüngst exemplarisch Christina Brandt: *Metapher und Experiment. Von der Virusforschung zum genetischen Code*, Göttingen 2005. Zur Geschichte der Metaphern der Bakteriologie in der Öffentlichkeit: Philipp Sarasin: »Die Visualisierung des Feindes. Über metaphorische Technologien der frühen Bakteriologie«, in: *Geschichte und Gesellschaft* 30, 2004, S. 250-276 (in diesem Band S. 427-461, *Anm. d. Hg.*).

14 Über Strukturen und Gebrauch politischer Metaphorik: Herfried Münkler: *Politische Bilder. Politik der Metaphern*, Frankfurt am Main 1994; Francesca Rigotti: *Die Macht und ihre Metaphern. Über die sprachlichen Bilder der Politik*, Frankfurt am Main 1994.

entliehen und können, um die Bedeutungen eines Fachgebietes bereichert – etwa als durch Bakterien vermittelte Infektionen konnotiert –, wieder in die Öffentlichkeit zurückkehren. Für eine politische Ideengeschichte der Wissenschaft, die den Bezugsrahmen dieses Textes bildet, ist also die Existenz verschiedener Sprachen der Politik und Wissenschaft ebenso wichtig wie das Phänomen des Austauschs zwischen ihnen. Wissenschaftspopularisierung ist in diesem Sinne keine einfache Illustration wissenschaftlicher Erkenntnisse für Laien, sondern selbst ein historisches Phänomen, das aus der Interaktion wissenschaftlicher und politischer Diskurse über gemeinsame Objekte wie Krankheiten entsteht.[15]

Man kann diesen Gedanken am Beispiel des Darwinismus erklären und weiterentwickeln. Wichtige Begriffe der Darwinschen Lehre wie der »Kampf ums Dasein« machten erhebliche Bedeutungsanleihen in der Alltagssprache und wurden inner- wie außerwissenschaftlich stets auch in ihrem metaphorischen Gehalt wirksam. Einmal abgesehen von der Rolle, die sie in der Wissenschaft entfalteten, dienten diese Metaphern als Bindeglieder wissenschaftlicher und politischer Diskurse. So konnten sie z. B. politischen Argumenten den Anschein wissenschaftlicher Begründungen geben. Die Geschichte des Sozialdarwinismus ist hier insofern das beste Beispiel, als sie zu zeigen vermag, wie die Sprache der Evolutionsbiologie zur Rechtfertigung von Kriegen, Kolonialismus und anderem mehr eingesetzt werden konnte.[16] Der Biologe Oscar Hertwig,

15 Die Überlegungen des Autors erwuchsen insbesondere aus der Lektüre einiger Schriften Dominick LaCapras: *Geschichte und Kritik*, Frankfurt am Main 1987, sowie »Geistesgeschichte und Interpretation«, in: Dominick LaCapra, Steven L. Kaplan (Hg.), *Geschichte Denken. Neubestimmung und Perspektiven europäischer Geistesgeschichte*, Frankfurt am Main 1988, S. 45-86.

16 Eine nützliche Einführung in die Geschichte des Darwinismus: Peter Bowler: *Darwinism*, New York 1993. Zum Sozialdarwinismus: Paul Crook: *Darwinism War and History*, Cambridge 1994; Richard Weikart: »The Origins of Social Darwinism in Germany, 1859-1895« in *Journal of the History of Ideas* 54, 1993, S. 469-488. Zu den politischen Metaphern des Darwinismus: Peter Weingart: »›Struggle for Existence‹: Selection and Retention of a Metaphor«, in: Sabine Maasen, Everett Mendelsohn (Hg.), *Biology as Society, Society as Biology: Metaphors*, Dordrecht, Boston, London 1995, S. 127-151; Uwe Pörksen: »Die Metaphorik Darwins und Überlegungen zu ihrer möglichen Wirkung«, in: *Wissenschaftskolleg – Jahrbuch*, 1981/82, S. 256-280; sowie ders.: »Zur Metaphorik der naturwissenschaftlichen Sprache. Dargestellt am Beispiel Goethes, Darwins und Freuds«, in: *Neue Rundschau* 89, 1987, S. 64-82.

selbst ein Kritiker des Darwinismus, bezweifelte die Zulässigkeit solcher Übertragungen und wies auf die damit verbundenen Gefahren hin:

Man glaube doch nicht, daß die menschliche Gesellschaft über ein halbes Jahrhundert Redewendungen wie unerbittlicher Kampf ums Dasein, Auslese des Passenden, des Nützlichen, des Zweckmäßigen, Vervollkommnung durch Zuchtwahl usw. in ihrer Übertragung auf die verschiedensten Gebiete wie tägliches Brot gebrauchen kann, ohne in der ganzen Richtung ihrer Ideenbildung tiefer und nachhaltiger beeinflußt zu werden.[17]

Zwei ergänzende Überlegungen können als Abschluß der einleitenden Bemerkungen dienen. Zum einen sind vermutlich nicht alle Wissenschaften gleichermaßen intensiv an einer solchen popularisierenden Bedeutungsproduktion beteiligt. Es ist plausibel anzunehmen, daß der semantische Transfer, der ihr zugrunde liegt, im Verhältnis zum öffentlichen Ansehen der Disziplin steht. Weitverbreitete wissenschaftliche Konzepte haben die Eigenschaft, auf andere Gebiete des Wissens oder in außerwissenschaftliche Diskurse übertragen zu werden. Im letzteren Fall verändern sie ihren Charakter, verlieren tendenziell ihren Gegenstandsbezug zugunsten des stärker hervortretenden metaphorischen Gehaltes. Wissenschaftliche Informationen, die in politische Diskurse Eingang finden, werden dort zu dem, was der französische Philosoph Roland Barthes einmal als Alltagsmythen analysiert hat. Sie erscheinen jetzt nicht mehr als revidierbare Produkte wissenschaftlicher Forschung, sondern als Tatsachen der Natur:

Die Dinge verlieren in ihm [dem Mythos, C. G.] die Erinnerung an ihre Herstellung. Die Welt tritt in die Sprache als eine dialektische Beziehung von Tätigkeiten, von menschlichen Akten ein, sie tritt aus dem Mythos hervor als ein harmonisches Bild. [...] Alltagsmythen statten Problematisches mit dem Anschein des Selbstverständlichen aus, maskieren Geschichte als Natur und entheben sie der Notwendigkeit zur Rechtfertigung.[18]

Am Beispiel des Sozialdarwinismus erläutert, führt dies etwa dazu, daß die Beziehung von Kolonisierten und Kolonialherren nicht

17 Oscar Hertwig: *Zur Abwehr des ethischen, sozialen und politischen Darwinismus*, Jena 1921. Zu Hertwig: Paul Weindling: *Darwinism and Social Darwinism in Imperial Germany: The Contribution of the Cell Biologist Oscar Hertwig (1849-1922)*, Stuttgart, New York 1991.

18 Roland Barthes: *Mythen des Alltags*, Frankfurt am Main 1964 (1957), S. 130.

mehr als ein politisches Verhältnis, sondern als eine natürliche Tatsache erscheint. Geschichte und Politik verwandeln sich in Natur, und Politik wird als Naturwissenschaft mythologisiert.

Im Krieg mit Bakterien

Zweifellos gab es Anlaß, Bakterien, nachdem sie entdeckt worden waren, der Öffentlichkeit plausibel zu machen. Zwar war auch den Zeitgenossen des 19. Jahrhunderts die Vorstellung eines von Leben erfüllten Mikrokosmos geläufig, und der Gebrauch des Mikroskops konnte zuweilen sogar als Gesellschaftsspiel herhalten. Andererseits waren die Bakterien der medizinischen Bakteriologie etwas durchaus Neues.[19] Es war die Verbindung von Mikrobiologie mit dem Thema Krankheit, die dieses Wissen so aufregend erscheinen ließ, und die Kausalketten, die Robert Koch und andere Bakteriologen zwischen ansteckenden Krankheiten und den als ihre Ursachen betrachteten Bakterien etablierten, waren durchaus neu. Auch hatten um das Jahr 1880, als Bakterien populär wurden, nur wenige Wissenschaftler und sonst vermutlich kaum jemand Gelegenheit gehabt, diese Lebewesen durch ein Mikroskop zu betrachten.[20] Gleichzeitig aber begannen die Zeitgenossen in ihnen jene unvergleichliche Vergegenständlichung der Krankheit zu sehen, die der Bakteriologe Ferdinand Julius Cohn als »unsichtbare Feinde in der Luft«[21] bezeichnete. Die wichtigste Metapher, mit der sich die Beziehung dieser »Todfeinde des Menschengeschlechts« zu demselben beschreiben ließ, war die des Krieges. Robert Koch selbst mag hier als Exempel dienen. Als er 1882 seine Entdeckung des Tuberkelbazillus als Erreger der Tuberkulose präsentierte, beschrieb er die Bekämpfung der Tuberkulose als einen Kampf, in dem der Gegner nun endlich ein Gesicht, nämlich dasjenige des Bakteriums, erhalten habe: »Aber in Zukunft wird man es im Kampf gegen diese

19 Gradmann: *Krankheit im Labor* (Anm. 5), Kap 2.

20 Thomas Schlich: »›Wichtiger als der Gegenstand selbst‹ – Die Bedeutung des fotografischen Bildes in der Begründung der bakteriologischen Krankheitsauffassung durch Robert Koch«, in: Martin Dinges, Thomas Schlich (Hg.), *Neue Wege in der Seuchengeschichte*, Stuttgart 1995, S. 143-174.

21 Ferdinand Julius Cohn: »Unsichtbare Feinde in der Luft«, in: *Die Pflanze. Vorträge aus dem Gebiete der Botanik*, Breslau 1882.

schreckliche Plage des Menschengeschlechts nicht mehr mit einem unbestimmten Etwas, sondern mit einem faßbaren Parasiten zu tun haben«, formulierte er. Damit bestünden nun »besonders günstige Aussichten auf Erfolg«,[22] um die Krankheit zu bekämpfen. Um das Bild eines Krieges herumgelagert finden sich weitere Annahmen über Eigenschaften, so z. B. über ihren hinterhältigen Charakter und ihre Existenz im Verborgenen, die das Bild der feindlichen Bakterien plastisch gestalten. In einem Vortrag über Kriegsseuchen entwarf Koch das folgende Bild:

Schon im Frieden schleichen sie umher und zehren am Mark der Armee, aber wenn die Kriegsfackel lodert, dann kriechen sie hervor aus ihren Schlupfwinkeln, erheben das Haupt zu gewaltiger Höhe und vernichten alles, was ihnen im Wege steht. Stolze Armeen sind schon oft durch Seuchen dezimiert, selbst vernichtet; Kriege und damit das Geschick der Völker sind durch sie entschieden.[23]

Während nun derartige Metaphern sich in wissenschaftlichen Texten eher selten fanden, dominierten sie im populären Diskurs der Bakteriologie. In einer Festrede konnte vom »glorreichen Vernichtungskrieg [gegen] das gesamte Microgesindel«[24] die Rede sein. Die Teilnehmer eines medizinischen Kongresses scheinen 1886 gemeinsam das Lied »Krieg den Bakterien« gesungen zu haben:

Der Geist der Medizin ist leicht zu fassen,
Man durchstudieret die Bacterienwelt,
Nicht um am Ende Alles geh'n zu lassen,
Wie es dem lieben, gnäd'gen Gott gefällt, –
Nein, auf Collegen, zum fröhlichen Krieg
Mit den Bacterien, – uns winket der Sieg!
[…]

Dort wo die Lotosblum' am Ganges blühet,
Wächst auch der Kommapilz im trüben Tank,

22 Robert Koch: »Die Ätiologie der Tuberkulose«, in: *Gesammelte Werke von Robert Koch*, hg. von Julius Schwalbe, Leipzig 1912 (1882), S. 428-445, hier S. 444.

23 Ders.: »Die Bekämpfung der Infektionskrankheiten, insbesondere der Kriegsseuchen«, in: *Gesammelte Werke von Robert Koch*, hg. von Julius Schwalbe, Leipzig 1912 (1888), S. 276-289, hier S. 277.

24 Korb-Döbeln, *Liederbuch für Deutsche Ärzte und Naturforscher. Zweiter Abschnitt. Ambrosia und Nektar! Enthaltend: 200 ernste und heitere Fest- und Tafellieder, Reden, Aufsätze etc. medicinischen und naturwissenschaftlichen Inhalts, mit mancherlei Illustrationen*, Hamburg 1892, S. 480.

Vor welchem der Kulturmensch ängstlich fliehet, –
Der das entdeckte, Koch, sei tausend Dank!
Kennt man den Feind erst von Angesicht,
Fehlt es auch sicher an Mitteln uns nicht. […][25]

Über einen militaristischen Grundton hinaus lassen sich im populären Diskurs der Bakteriologie drei Eigenschaften von Bakterien als Krankheitserregern ausmachen. Sie stehen in erkennbarem Bezug zur wissenschaftlichen Bakteriologie, setzten aber durchaus eigene Akzente. Zunächst einmal erlauben die in populären und auch in wissenschaftlichen Texten verwendeten Metaphern in der Regel keine Unterscheidung zwischen Krankheiten und ihren Erregern. Ein weiteres, ebenfalls auf Ärztekongressen gesungenes Lied, »Der Tuberkel-Bacillen Klage«, verband die kriegerische Metaphorik mit einer Gleichsetzung von Krankheit und Erreger:

Ein großer Theil der Menschen fand
Durch uns den frühen Tod;
Wir hausten überall im Land
Und kannten keine Not.
[…]
Wir pflanzten uns wie Sand am Meer
Durch Sprossenbildung fort;
Wir waren ein gar stattlich Heer,
Und all von einer Sort.[26]

Die Gleichsetzung von Krankheit und Erreger wird auch in Formulierungen offenkundig, in denen die ganze Krankheit als Mikrobe adressiert wird. So pries die *Gartenlaube* 1891 Robert Koch als Kämpfer gegen »den Tuberkelbazillus, jenen entsetzlichen schleichenden Zerstörer des menschlichen Körpers«.[27]

Sehr deutlich wurde die Identifizierung von Krankheit und Bakterium auch auf einer Ausstellung über »Volkskrankheiten und ihre Bekämpfung«, die 1903 in Dresden stattfand.[28] Wesen und Entste-

25 Ebd., S. 467 f.

26 Ebd., S. 475.

27 Max Salomon: »Eine Großthat der Wissenschaft. Robert Koch und die Heilung der Lungenschwindsucht«, in: *Die Gartenlaube*, 1891, S. 808-812, hier S. 808.

28 Nach Karl Greimer: *Zur Geschichte der Lignerwerke* (Typoscript/Firmeninterne Schrift), Dresden 1935, Odol-Archiv, Bühl, Baden o. J., S. 123 ff. Hieraus auch die

hung der Infektionskrankheiten fanden sich in einem suggestiven Arrangement versinnbildlicht: »Urformen der Bakterien an stark vergrößerten Modellen« sowie »Original-Reinkulturen von Bakterien aus dem Institut Pasteur Paris« nahmen die Stelle der Krankheiten ein. Zusätzlich aufgestellte Mikroskope ermöglichten es, »lebende Bakterien in Bewegung vorzuführen« und so der »verbreiteten und von Kurpfuschern genährten Ansicht, es gebe überhaupt keine Bakterien, entgegenzutreten«. Besonders die Mikroskope fanden, wie der Bericht über die Ausstellung erwähnt, »das größte Interesse beim Publikum«.

Analysiert man die Metaphorik der Bakteriologie genauer, so zeigt sich – neben der Identifikation von Krankheit und Erreger – ein zweites Charakteristikum. Es findet sich im semantischen Feld kein spezifisches Äquivalent eines Krankheitsprozesses. Dieser verschwindet zugunsten eines Bildes, in dem Krankheit im wesentlichen aus Angriff und Gegenangriff zwischen Krankheitserregern und Ärzten besteht. Gegen Ende des oben zitierten Klageliedes der Tuberkel-Bazillen fordern diese schließlich den Forscher zum Duell:

> Nicht leichten Kauf's d'rum scheide ich, –
> Das Herrschen war so schön;
> Ich will, sind Götter gegen mich,
> Nur kämpfend untergehen.
>
> D'rum öffne, Koch, jetzt das Visier,
> Wir sind zum Kampf bereit;
> Gebührt die Palme Dir ob mir,
> Das lehret erst die Zeit.[29]

Den Körper gegen das Eindringen der Bakterien zu schützen war in dieser Sicht die wichtigste zu ergreifende Maßnahme. In der Medizinkolumne einer Tageszeitung vermerkte der Eintrag »Über Desinfektion und Sterilisation«: »Die Parasiten vermehren sich, einmal in den Körper gelangt, unter ihnen günstigen Bedingungen in ungeheurer Weise.«[30] Die sicherste Abwehr bestand daher darin, diese »dem unbewaffneten Auge unsichtbaren, gerade aber deshalb so ge-

Zitate des folgenden Abschnitts. Zur Ausstellung: Brecht: »›Das Publikum belehren‹« (Anm. 6).

29 Korb-Döbeln: *Liederbuch für Deutsche Ärzte und Naturforscher*, S. 479.

30 Anonymus: »Ärztliches Hausbuch des Wiesbadener Tageblatts: Ueber Desinfektion und Sterilisation«, in: *Wiesbadener Tagblatt*, 1895, S. 3 f., hier S. 3.

fährlichen Feinde« am Eindringen in den Körper mittels Desinfektion und Hygiene zu hindern. Als Robert Koch 1902 die Veränderungen beschrieb, die ein bakteriologisches Verständnis bei der Bekämpfung der Cholera gebracht habe, entwarf er ein militärisches Szenario, dessen einzige Akteure Bakterien und Hygieniker waren:

Früher verhielt man sich (gegenüber der Cholera; C. G.), ich möchte sagen, mehr defensiv. Man versuchte so viel wie möglich für Reinlichkeit zu sorgen, die Wasserverhältnisse zu verbessern. Das geht aber, wie gesagt, nur an bestimmten Punkten, die man in dieser Beziehung etwa wie Festungen bezeichnen könnte, hinter die man sich verschanzte. [...] Wir sind von diesem defensiven Standpunkte ganz abgegangen und haben die Offensive ergriffen.[31]

Als Robert Koch 1890 Gelegenheit hatte, die bakteriologische Forschung als ganze zu charakterisieren, hielt er es für besonders erwähnenswert, daß diese »nicht mit dem Menschen, sondern mit dem Parasiten für sich in seinen Reinkulturen«[32] arbeite. Diese auch wissenschaftshistorisch charakteristische Leistung der Bakteriologie, die Krankheit unabhängig vom Kranken im Labor zu betrachten, findet eine Entsprechung in einem dritten wichtigen Merkmal popularisierter Bakteriologie: dem Verschwinden des kranken Menschen zugunsten eines Bildes, in dem Ärzte und Bakterien die alleinigen Akteure sind. Krankheit erscheint so als Duell von Medizinern und Mikroben; Patienten kommen höchstens als Überträger solcher Krankheiten oder in ihrer biologischen Abstraktion als Organismen vor.[33] Der Breslauer Bakteriologie Ferdinand Julius Cohn, ein begabter Popularisierer, hegte die »Hoffnung, daß in nicht zu langer Zeit durch die von den Naturforschern gesammelten Beobachtungen der Generalstab unserer Ärzte und Hygieniker die Mittel finden werde, gegen die unsichtbaren Feinde, welche uns

31 Robert Koch: »Die Bekämpfung des Typhus«, in: *Gesammelte Werke von Robert Koch*, hg. von Julius Schwalbe, Leipzig 1912 (1902), S. 296-305, hier S. 298.

32 Ders.: »Über bakteriologische Forschung«, in: *Gesammelte Werke von Robert Koch*, hg. von Julius Schwalbe, Leipzig 1912 (1890), S. 650-660, hier S. 659.

33 Über die zunehmende Stigmatisierung von Patienten als Überträger von Krankheiten: Thomas Gorsboth, Bernd Wagner: »Die Unmöglichkeit der Therapie. Am Beispiel der Tuberkulose«, in: *Kursbuch* 94, 1988 (Die Seuche), S. 123-145, hier S. 142; Hähner-Rombach: »Von der Aufklärung zur Ausgrenzung« (Anm. 6), S. 70 ff. (zur angestrebten Isolierung von Tuberkulösen).

in Erde, Wasser und Luft umgeben, unsere Gesundheit und unser Leben siegreich zu verteidigen«.[34]

Der Ulk, ein als Beilage zur *Vossischen Zeitung* weithin gelesenes Witzblatt, brachte 1891 einen für unseren Zusammenhang besonders interessanten Text: Einen fiktionalen Bericht vom »1. internationalen Bakterienkongreß«.[35] Selbiger geriet infolge eines von Robert Koch im Herbst 1890 präsentierten Heilmittels gegen Tuberkulose, des sogenannten Tuberkulins, allerdings zur ausgesprochenen Krisensitzung.[36] Dem Vorsitzenden Tuberkelbazillus zufolge ging es für die Kleinsten um nicht weniger als »um Sein oder Nichtsein«. Er betonte den epochalen Charakter der infolge der Entdekkungen der Bakteriologie entstandenen Situation. Der Mensch habe nun »das Geheimnis ihrer Existenz entschleiert«. Er werde »nicht ruhen und rasten, bis er den letzten Mikroorganismus in allen seinen Lebenseigenschaften erforscht und ein Mittel zu seiner Vernichtung gefunden habe«. Hinsichtlich des weiteren Vorgehens war man uneins. Gegen die einigermaßen verzweifelte Defensivstrategie des Vorsitzenden, »jeden Versuch der Bakteriologen, sie auf irgendeinem Nährboden in Reinkultur zu züchten, durch freiwilligen Hungertod illusorisch (zu machen)« wurde immerhin seitens einiger Heißsporne der Antrag gestellt, »[...] jeden verfügbaren Nährboden schleunigst zu besiedeln und so dem Menschengeschlecht Krieg bis auf's Messer zu erklären [...]«. Mehrheitlich fügten sich die Bazillen aber angesichts der Übermacht der Bakteriologen in ihre Niederlage. Die versammelten Mikroben kamen letztlich überein, »daß nach der Koch'schen Entdeckung natürlich in den Kulturstaaten ferner nicht mehr ihres Bleibens sei; sie hatten daher beschlossen auszuwandern und hofften in den Lungen und Gelenken der menschenähnlichen Affen Inner-Afrika's noch eine Zeitlang ihr Fortkommen zu finden«.[37]

Auch visuell wird das Verschwinden des Kranken deutlich. Neben den traditionellen sinnbildlichen Darstellungen von Krankheiten, die z. B. eine Allegorie der Krankheit ihren potentiellen Opfern gegenüberstellt und die man auch weiterhin findet, treten mit der

34 Cohn: »Unsichtbare Feinde in der Luft« (Anm. 21), S. 184.

35 L.: »Vom ersten internationalen Bacillenkongreß«, in: *Ulk*, 9. 1. 1891, S. 2.

36 Näheres zum Tuberkulin: Gradmann, *Krankheit im Labor* (Anm. 5), Kapitel 3 und 4.

37 L.: »Vom ersten internationalen Bacillenkongreß« (Anm. 35).

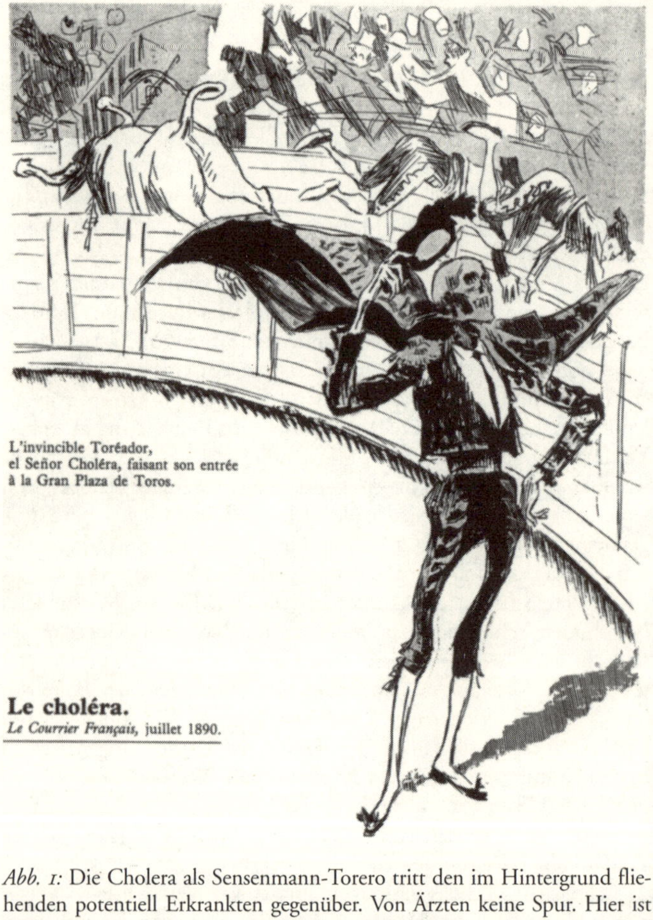
L'invincible Toréador,
el Señor Choléra, faisant son entrée
à la Gran Plaza de Toros.
Le choléra.
Le Courrier Français, juillet 1890.

Abb. 1: Die Cholera als Sensenmann-Torero tritt den im Hintergrund fliehenden potentiell Erkrankten gegenüber. Von Ärzten keine Spur. Hier ist zugleich die in Frankreich gängige Vorstellung, Spanien als Ursprungsland der Cholera anzusehen, verarbeitet (französische Karikatur von 1890). *Quelle*: Bourdelais, Dodin, *Visages du Cholera*: S. 62.

Bakteriologie nun Metaphorisierungen auf, in denen Ärzte und Mikroben alleinige Protagonisten sind.

Faßt man die drei genannten Merkmale – Identifizierung von Krankheit und Bakterium, Verschwinden des Krankheitsprozesses

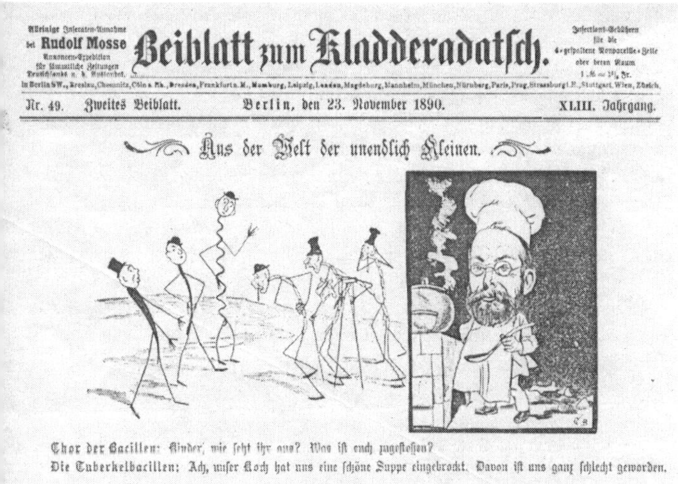
Alleinige Inseraten-Annahme bei Rudolf Mosse Annoncen-Expedition für sämmtliche Zeitungen Deutschlands u. d. Auslandes.

Beiblatt zum Kladderadatsch.

Insertions-Gebühren für die 4-gespaltene Nonpareille-Zeile oder deren Raum

Nr. 49. Zweites Beiblatt. Berlin, den 23. November 1890. XLIII. Jahrgang.

Aus der Welt der unendlich Kleinen.

Chor der Bacillen: Kinder, wie seht ihr aus? Was ist euch zugestoßen?
Die Tuberkelbacillen: Ach, unser Koch hat uns eine schöne Suppe eingebrockt. Davon ist uns ganz schlecht geworden.

Abb. 2: Robert Koch – als Koch – hat den Tuberkelbazillen Tuberkulin (von dem man zum Zeitpunkt der Karikatur noch annahm, es sei ein Heilserum) verabreicht. Die ›Bacillen‹ verkörpern die Krankheit, Patienten sind in dem auf Mediziner und Krankheitserreger beschränkten Ensemble überflüssig. *Quelle*: »Aus der Welt der unendlich Kleinen«, in: *Kladderadatsch*, 23. 11. 1890, S. 1.

und Abwesenheit des Erkrankten – zusammen, so wird eine spezifische Verarbeitung der Bakteriologie und ihres Krankheitsbegriffs im populären Verständnis erkennbar. In deren Mittelpunkt steht die Personalisierung von Krankheiten als Bakterien, die sich im Kriegszustand mit Ärzten befinden. Die Bildsprache konzentriert sich auf Mikroben und Mediziner, Kranke kommen kaum in Betracht, wenn überhaupt, dann in ihrer Eigenschaft als Infizierte und potentielle Überträger. Dabei zeichnet sich das semantische Feld nicht unbedingt durch große Originalität aus. Im Gegenteil nimmt es kreativ auf ältere Seuchenvorstellungen und auf Bilder des Unsichtbar-Bedrohlichen Bezug, wie sie etwa Elias Canetti in *Masse und Macht* am Beispiel kleinster, unsichtbarer Teufel beschrieben hat. Diese in der frühen Neuzeit beliebte Vorstellung wurde durch die Bakteriologie sozusagen säkularisiert:

> [...] die Teufel, in ihrer vertrauten Gestalt sind ihren früheren Mengen zum Trotz (heutzutage; C. G.) nirgends anzutreffen. Doch haben sie ihre Spuren hinterlassen. [...] Sie haben seither alle Züge, die an menschliche Gestalt gemahnen könnten, aufgegeben und sind noch viel kleiner geworden. Sehr verändert also und in noch viel größeren Mengen sind sie im 19. Jahrhundert aufgetaucht, als *Bazillen.* Statt gegen die Seele richtet sich ihr Angriff gegen den Leib des Menschen. Diesem aber können sie gefährlich werden. Die wenigsten Menschen haben je in ein Mikroskop geblickt und sie da wirklich zu Gesicht bekommen. Aber alle, die von ihnen gehört haben, sind sich ihrer Gegenwart immer bewußt und geben sich Mühe, mit ihnen nicht in Berührung zu kommen: bei ihrer Unsichtbarkeit ein etwas vages Unternehmen. Ihre Gefährlichkeit und die Konzentration ganz ungeheurer Zahlen von ihnen auf sehr kleinem Raum haben sie ohne Zweifel von den Teufeln übernommen.[38]

Einen wichtigen Unterschied zu wissenschaftlichen Vorstellungen gilt es festzuhalten: Während die wissenschaftliche Bedeutung der Bakterien im wesentlichen an ihre Rolle als Krankheitsverursacher gebunden ist, wird in den populären Bildern ein darüber weit hinausgehender Anspruch erhoben: Bakterien treten hier nicht einfach als Ursache, sondern als Verkörperung der Krankheiten schlechthin auf.

›Bazillus auri sacra fames‹

Wie bereits angedeutet, war die politische Semantik der medizinischen Bakteriologie nicht gerade originell. Vielmehr erscheint sie in ihren Inhalten klar auf das politische Denken ihrer Zeit bezogen und mithin als eine Variation desselben. Im Falle des kaiserzeitlichen Deutschland beinhaltete dies die Konstruktion platter Antagonismen von Freund und Feind und eine unhinterfragte Verteidigung des Status quo.[39] Diese politischen Feindbilder erschienen

38 Elias Canetti, *Masse und Macht*, Frankfurt am Main 1993 (1960), S. 47 f., Hervorhebung im Original.

39 Zum kriegerischen Kaiserreich vgl. Jost Dülfer, Karl Holl (Hg.): *Bereit zum Krieg. Kriegsmentalität im wilhelminischen Deutschland 1890-1914*, Göttingen 1986. Vgl. zur historischen Semantik des Imperialismus: Dieter Groh: »Imperialismus«, in: Otto Brunner, Werner Conze und Reinhart Koselleck (Hg.), *Geschichtliche Grundbegriffe. Historisches Lexikon zur politischen Sprache in Deutschland*, Stuttgart 1982, S. 171-236, hier S. 192-211. Neuerdings Olaf Briese: *Angst in den Zeiten*

auch im Ziel der Isolierung und Vernichtung von Bakterien. Die popularisierte Bakteriologie ist insofern ein echtes Kind ihres Zeitalters, als eine politisierte Pathologie der Infektionskrankheiten das spannungsgeladene und paranoide Lebensgefühl der Wilhelminer reproduzierte.

Ein Aufklärungsbüchlein über *Die Schutz- und Kampfmittel des Organismus gegen die Infektionskrankheiten* von 1898 belegt die hier vorgelegte Interpretation. Der Autor erläuterte zunächst die besonderen Eigenschaften verschiedener Grenzen des Körpers wie Epidermis, Schleimhäute usw. sowie seine Schutzmaßnahmen wie das Niesen. Zusammenfassend stellte er fest:

> Das Gemeinsame der bis jetzt besprochenen Schutzmaßnahmen besteht darin, daß ihre Aufgabe ist, den Feind fernzuhalten. [...] Leider geht die Sache nicht immer so glücklich ab. Die Bakterien schlüpfen durch irgendeine Lücke der Haut oder Schleimhaut (Wunde) ein, und ehe man sichs [*sic*] versieht, haben sie ihr Ziel erreicht, auf Kosten des Körpers sich zu entwikkeln und zu vermehren. [...] es folgt ein harter Kampf, ein Kampf auf Leben und Tod zwischen den winzigen Lebewesen und dem Organismus.[40]

In diesem Kampf macht der Körper »auf der ganzen Linie mobil« und schickt die »gesamte Wehrmacht der Leukozyten auf den Plan«. »Überlassen wir doch die Prophylaxe der Infektionskrankheiten nicht allein dem Staat«[41] – abschließend wird die Bekämpfung der Infektionskrankheiten als eine Gemeinschaftsaufgabe für den Staat, die Ärzte und den Körper des Erkrankten definiert.

Eine Erfolgswissenschaft, wie die medizinische Bakteriologie sie in den Jahren nach 1880 war, geriet unter einen enormen Popularisierungsdruck. Ein Zeitalter, das Naturwissenschaft und Medizin sehr hoch schätzte, sah in der medizinischen Bakteriologie eine Labormedizin, die in Diagnostik, Therapie, Desinfektion usw. praktisch wurde.[42] Es ist insofern nicht überraschend, daß sie Erlösungsphan-

der Cholera, 4 Bde., Berlin 2003, wenn auch mit starkem Akzent auf der vorbakteriologischen Zeit.

40 Hermann Dekker: *Die Schutz- und Kampfmittel des Organismus gegen die Infektionskrankheiten*, Hamburg 1898, S. 13 f.

41 Ebd., S. 21 und 33.

42 Über die Karikatur und die Tammany-Society: Astritt Schmidt-Burkhard: *Sehende Bilder. Die Geschichte des Augenmotivs seit dem 19. Jahrhundert*, Berlin 1992, S. 201 f.; über die semantischen Besonderheiten von Krankheit vgl. Rigotti, *Die Macht und ihre Metaphern* (Anm. 14), S. 57.

tasien auf sich zog, die für das Ansehen der Wissenschaften zur damaligen Zeit typisch waren. Kennzeichen dieses Prestiges waren nicht nur die Erwartung der Lösung wissenschaftlicher Probleme, sondern auch vielfältige, durch das Prestige der Wissenschaft gedeckte Entgrenzungen politischer, sozialer oder anderer Fragen in wissenschaftliche. Den Zeitgenossen erschien es, wie es Bruno Latour für Frankreich formuliert hat, »vernünftig, von den Naturwissenschaften die Eliminierung politischer Fragen zu erwarten«,[43] also z. B. die Lösung sozialer Fragen durch die bakteriologische Hygiene.

Es ist auf diesem Hintergrund nicht verwunderlich und stellt eine Parallele zum Sozialdarwinismus dar, daß die Popularisierung der Bakteriologie eine Ausbreitung von Metaphern in der politischen Sprache zur Folge hatte, die ihre spezifische Wissenschaftlichkeit assoziieren und als Prestigeanleihen zu begreifen sind. Während sich die Bakteriologie in Bildern von Krieg und Zerstörung darstellte, ließen sich die dabei verwendeten Metaphern und Vergleiche auch einsetzen, um politische Aussagen als wissenschaftlich fundiert erscheinen zu lassen.

Ein schönes Beispiel dafür stellt eine amerikanische Karikatur aus den 1870er Jahren dar. In ihr sind als Mikroben porträtierte Mitglieder der sogenannten Tammany Society New Yorks, die durch Bestechung, Wahlbetrug und ähnliches mehr berühmt wurde,[44] als Kontaminierung des Gemeinwesens versinnbildlicht. Die als Mikroben abgebildeten Protagonisten sind stigmatisiert: Wer sympathisiert schon mit Krankheiten?[45] Zudem suggeriert der Blick durch das Mikroskop eine wissenschaftliche Gültigkeit der Bildaussage.

Wie sich die Politisierung des Pathologischen mit einer Pathologisierung des Politischen verband, illustriert ein unter dem Titel »Koch, dem Bacillentödter« im November 1890 in der satirischen Zeitschrift *Ulk* veröffentlichtes Gedicht. Nachdem eingangs die gängige Metaphorik ›tückischer Bacillen‹, die ›meuchlings Tausende‹ infizieren und vom Forscher ›zum Teufel‹ geschickt werden, dominiert, folgt eine interessante Akzentverschiebung, die hier in einer besonders auffälligen Strophe wiedergegeben werden soll:

43 Bruno Latour: *The Pasteurisation of France*, Cambridge, Mass., London 1988 (1984), S. 8.

44 Schmidt-Burkhard: *Sehende Bilder* (Anm. 42), S. 201 f.

45 Vgl. Rigotti: *Die Macht und ihre Metaphern* (Anm. 14), S. 57.

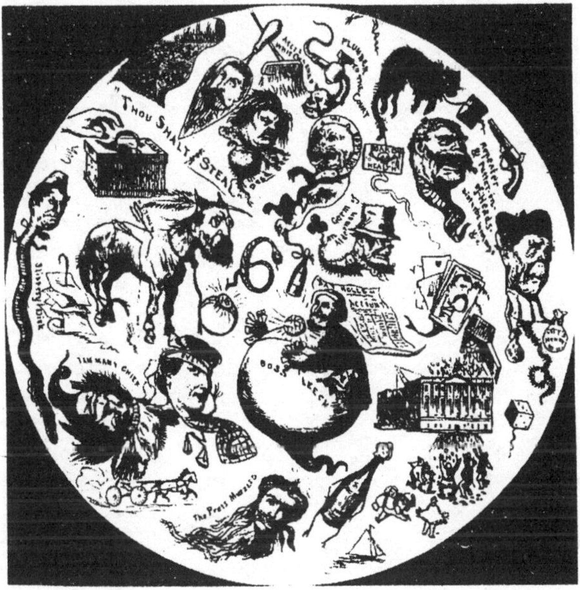

Abb. 3: Die Porträtierten sind besonders durch kleine Schwänzchen als Mikroorganismen kenntlich gemacht. Zusätzlich sind sie durch Aufschriften wie »Boss Leech« oder »Slipery Dick« mit realen Personen identifiziert. Sinnsprüche wie »Thou shalt ~~not~~ steal« verhelfen dem Bildinhalt zu zweifelsfreier Deutlichkeit. *Quelle*: Schmidt-Burkhard, *Sehende Bilder*, S. 201.

Von wannen stammt das häßliche Geschwür,
Das westwärts eitel als »Revanche« gleißet,
Im rauhen Osten »Panslawismus« heißet
Und Klassenhetze hier?
Es ist der Erreger der Epidemie

Bacillus communis odii
Und gleich einem spitzigen Messer, –
Die allgemeine Verbrüderungskur
Erwies sich da als schwächlich nur,
Gib Du uns ein Mittel das besser.[46]

46 F. G. »Koch, dem Bacillentödter«, in: *Ulk*, 7. 11. 1890, S. 6. Hervorhebungen im Original.

Über den Sinn der Strophe zum *Bacillus communis odii* nachzudenken lohnt durchaus. Schließlich ist es kaum wahrscheinlich, daß jemand an die Gegenständlichkeit des Krankheitserregers glaubte – ebensowenig wie an die des *Bacillus auri sacra fames*, der in einer anderen Strophe eingeführt wird. Einen Sinn ergibt der metaphorische Ausdruck aber insofern, als er mit Bakterien assoziierte Eigenschaften auf politische Phänomene überträgt. Auf diese Weise läßt sich eine Beziehung zwischen dem *Bacillus communis odii* und der als Klassenhetzer etikettierten Sozialdemokratie begründen, die letztere mit den angenommenen Eigenschaften der ersteren versieht. Erschöpfte sich in der Metaphorik der Bakterien deren Dasein in ihrem Kriegszustand mit der Medizin, so lassen sich jetzt auch politische Gegner durch die Bezeichnung als ›Bacterium‹ diffamieren. So gelten sie – die jetzt immerhin Krankheiten verkörpern – als eindeutig böse, ohne daß dafür ein Grund benannt werden müßte. Auch in der Metaphorisierung der französischen Außenpolitik als durch den genannten Bazillus verursachte Krankheit liegt die Begründung für deren Bösartigkeit in den den Bakterien zugeschriebenen Eigenschaften. Die Verwerflichkeit der ›Revanche‹ wandelt sich aus einem Politikum in eine Tatsache der Natur.

Ein weiteres Beispiel liefert die Rede eines einflußreichen Kulturpolitikers der Epoche, des preußischen Ministerialrats Friedrich Althoff.[47] Im Mai 1891 verteidigte dieser im preußischen Abgeordnetenhaus das Jahresbudget des neu zu gründenden Institutes für Infektionskrankheiten gegen Kritiken, das Institut sei überdimensioniert und mithin zu teuer. In seiner Begründung bemühte er geschickt die militaristische Metaphorik der Bakteriologie. Nachdem er zunächst die Bakterien zu militärischen Gegnern der Menschheit erklärt hatte, porträtierte er im weiteren die Ärzte und besonders die Bakteriologen als die Armee, welche die Menschheit gegen die Allerkleinsten verteidigte. Sparsamkeit war da, wie er schloß, fehl am Platze:

> Wenn Sie sich aber die großen Aufgaben vergegenwärtigen, welche dem Institut [für Infektionskrankheiten] gestellt sind, dann werden Sie selber sagen, daß da mit kleinen Mitteln nichts gemacht werden kann; es muß, wenn der Kampf gegen die Infektionskrankheiten wirksam unternommen

47 Zu Althoff: Bernhard vom Brocke (Hg.): *Wissenschaftsgeschichte und Wissenschaftspolitik im Industriezeitalter: Das »System Althoff« in historischer Perspektive*, Hildesheim 1991.

werden soll, eine vollständige wissenschaftliche Mobilmachung erfolgen, da darf es in nichts an der Rüstung fehlen.[48]

Man sollte den Effekt der Althoffschen Rhetorik nicht überschätzen, aber es erweckt doch den Eindruck, daß sie ihm substantielle Argumente zur Nützlichkeit der medizinischen Bakteriologie zumindest teilweise ersparte. Wo der Schlachtruf ›Krieg den Bakterien‹ populär war, gab es gegen eine ›wissenschaftliche Mobilmachung‹ nicht viel einzuwenden.

Das Bild des Feindes

Als Beitrag zur politischen Sprache ihres Zeitalters leistete die politische Metaphorik der Bakteriologie vor allem eines: eine anschauliche Verdichtung von Feindbildern. Die Metaphorisierung des Verhältnisses von Menschen und Mikroben ermöglichte auch die Gleichsetzung von Menschen und Mikroben und damit die Rückübertragung der popularisierten Bakteriologie ins Politische. Die Anwendung dieser Sprache eröffnete die Möglichkeit, dem politischen Gegner durch die Bezeichnung als Mikrobe oder Bazille die Eigenschaften des Menschlichen abzusprechen, seine Bösartigkeit als naturgegeben zu präsentieren und ihn als legitimes Objekt der Aggression zu markieren.[49]

Ein Vergleich mit dem gut untersuchten Fall des Sozialdarwinismus ist vor allem im Hinblick auf die besonderen Charakteristika der politischen Sprache der Bakteriologie erhellend. Zunächst einmal fallen einige Gemeinsamkeiten auf, die nicht zuletzt die gemeinsame Herkunft aus dem von Michael Jeismann als ›Vaterland

48 *Stenographische Berichte über die Verhandlungen […] beider Häuser des Landtages. Haus der Abgeordneten*, Bd. 5, Berlin 1891, S. 2264. Althoff ergriff in der Debatte an Stelle des zwischenzeitlich zurückgetretenen Kultusministers Goßler das Wort.

49 Herfried Münkler: »Feindbilder – Bilder vom Feind«, in: ders., *Politische Bilder. Politik der Metaphern*, Frankfurt am Main 1994, S. 22-34, hier S. 29. »Das Feindbild […] stigmatisiert einen Fremden und macht ihn als zugelassenes Objekt der Aggression kenntlich. Geht man davon aus, daß die Menschen mit den Tieren jene Mechanismen der innerartlichen Aggressionshemmung gemeinsam haben, so haben Feindbilder […] die Funktion, diese Hemmungen abzusenken und zu durchbrechen. Am ehesten und effektivsten geschieht dies, indem dem Feind die Eigenschaften des Menschen abgesprochen werden.«

der Feinde‹ betitelten deutschen Kaiserreich reflektieren.[50] Beide semantischen Felder liefern Apologien für Krieg und Aggression. Der biologistische Zeitgeist der Epoche erlaubte auch die Vermischung beider Sprachen. So befürchten die Teilnehmer des erwähnten Bazillenkongresses, die Menschheit habe, dank der Bakteriologie, »im Kampf ums Dasein [...] bereits einen bedeutenden Vorsprung vor den niederen Lebewesen«[51] gewonnen. Das ist insofern bemerkenswert, als es wissenschaftlich kaum Verbindungen zwischen Evolutionsbiologie und der Bakteriologie Kochscher Prägung gab.[52] Darüber hinaus gilt es allerdings, einige bedeutende Unterschiede festzuhalten. Zuallererst hat sich die Metaphorik der Bakteriologie nicht explizit ideologisiert, es gibt mithin kein systematisches Pendant zum Sozialdarwinismus und seinen vielfältigen Theorien.[53] Man darf im Gegenteil annehmen, daß der ideologische Charakter der Metaphern implizit war und den Zeitgenossen nicht als solcher problematisch erschien.[54] Zudem war der metaphorische Charakter der der popularisierten Bakteriologie entliehenen politischen Sprache vergleichsweise offenkundig. Nicht wenige Begriffe könnte man ebensogut als bildliche Vergleiche bezeichnen: Im Unterschied zur naturalistischen Identifizierung, wie sie die Sprache des Sozialdarwinismus auszeichnete und die den metaphorischen Charakter vieler Begriffe verschleierte, war die Bildhaftigkeit der der Bakteriologie entliehenen Begriffe offenkundig.[55]

50 Jeismann: *Das Vaterland der Feinde* (Anm. 12).

51 L.: »Vom ersten internationalen Bacillenkongreß« (Anm. 35).

52 Auch wenn Ferdinand Julius Cohns *System der Bakterien*, das Koch als Ausgangspunkt benutzte, darwinistisch geprägt ist, so hatte doch Kochs medizinische Bakteriologie keinerlei evolutionsbiologische Aspekte. Vgl. Pauline M. H. Mazumdar: *Species and Specificity: An Interpretation of the History of Immunology*, Cambridge 1995.

53 Als Überblicke: Peter Weingart, Jürgen Kroll und Kurt Bayertz, *Rasse, Blut und Gene. Geschichte der Rassenhygiene in Deutschland*, Frankfurt am Main 1988; Paul Weindling: *Health, race and German politics between national unification and Nazism 1870-1945*, Cambridge 1989.

54 Kritiken der kriegerischen Krankheitsmetaphorik, wie sie Susan Sontag (*Aids und seine Metaphern*, München 1989; *Krankheit als Metapher*, Frankfurt am Main 1981) vorgelegt hat, sind aus dem Zeitalter nicht bekannt. Oscar Hertwig bezog sich mit seiner Kritik auf den Sozialdarwinismus.

55 Alexander Bein machte diese Beobachtung am Beispiel politischer Sprache, die sich parasitologischer Terminologie bediente: Alexander Bein: »›Der jüdische Pa-

Die Bedrohung durch unsichtbare, allgegenwärtige Gegner wurde im weiteren zu einer der großen Erzählungen des 20. Jahrhunderts – sei es vergleichsweise gegenstandsbezogen in den Killermikroben oder -bakterien, den in der Jugend des Autors populären Comicfiguren Carius und Bactus, die in der Erziehung zur Zahnhygiene eingesetzt wurden, oder aber in den »jüdischen Parasiten« der Nationalsozialisten und den mörderischen Implikationen solcher Sprache.[56] Das Bild des Feindes ist bis in unsere Gegenwart durchtränkt von einer martialischen Metaphorik der Bakteriologie. Nach dem 11. September 2001 hat sich diese Erzählung in einem Diskurs über Bedrohung durch Biowaffen reaktualisiert, der phantasmatische Züge hat.[57] Auffällig im Kontrast zur Wissenschaftsgeschichte der Bakteriologie ist dabei, wie erwähnt, die Persistenz populärer Vorstellungen, die unbeschadet aller wissenschaftlicher Relativierungen[58] durchgängig das Bild eines Antagonismus von Mensch und Mikrobe reproduzieren und dieses nur gelegentlich erweitern – etwa um das Bild einer heroisch kämpfenden Armee von Immunzellen, über das Zeitgenossen des Kaiserreiches noch nicht verfügten.[59] Die popularisierte Bakteriologie des späten 19. Jahrhunderts erscheint als semantisches Reservoir eines Freund-Feind-Denkens und seiner spezifischen Metaphern im 20. Jahrhundert.[60]

Auch inhaltlich war die Metaphorik schon zur Zeit ihrer Formulierung spezifisch. Auffallend sind zwei Charakteristika, die beide

rasit‹. Bemerkungen zur Semantik der Judenfrage«, in: *Vierteljahrshefte für Zeitgeschichte* 13, 1965, S. 121-149.

56 Klassisch ist hier Bein: »›Der jüdische Parasit‹« (Anm. 55).

57 Sarasin: »Die Visualisierung des Feindes« (Anm. 13).

58 John Andrew Mendelsohn hat eindrucksvoll auf solche Relativierungen im Rahmen der holistischen Epidemiologie der Zwischenkriegszeit hingewiesen: »Von der ›Ausrottung‹ zum Gleichgewicht: Wie Epidemien nach dem Ersten Weltkrieg komplex wurden«, in: Christoph Gradmann, Thomas Schlich (Hg.), *Strategien der Kausalität. Konzepte der Krankheitsverursachung im 19. und 20. Jahrhundert*, Pfaffenweiler 1999, S. 227-271 (siehe in diesem Band S. 239-281). Kraut, *Silent Travellers* (Anm. 6), S. 30 sowie Kapitel 10 (über die Gleichsetzung von Immigranten und Krankheiten); Martin, *Flexible Bodies* (Anm. 6), insb. S. 23-36. Zu Vorstellungen über den menschlichen Körper und seine Gegner, die Bakterien, wie sie Amerikaner in den 1940er und 1950er Jahren hatten, vgl. Rogers: »Germs with Legs« (Anm. 6).

59 Martin: *Flexible Bodies* (Anm. 6).

60 Einführend in die neuere Forschung Sarasin: »Die Visualisierung des Feindes« (Anm. 13).

aus dem Gegenstandsbereich der Bakteriologie resultieren. Zunächst: Wo der Sozialdarwinismus die Apotheose der eigenen Nation, Rasse oder sonstigen Gruppe gegenüber anderen, prinzipiell aber gleich gearteten Gruppen beschreibt, erscheint der Gegensatz von Menschen und Bakterien als unbedingter. Kann der Krieg im sozialdarwinistischen Denken etwa als Mittel zur Vervollkommnung einer Rasse begriffen werden, so ist der Kriegszustand von Menschen und Bakterien ein absoluter, der keinen weiteren Zwekken dient. Der Sozialdarwinismus konnte eine bestimmte Sicht der Naturgeschichte als ›Kampf ums Dasein‹ mit einem als positiv gesetzten Projekt für die Zukunft, etwa der ›Verbesserung der Rasse‹ verbinden. Im semantischen Feld der popularisierten Bakteriologie findet eine derartige Prognose, die sich mikrobiologisch durchaus formulieren ließe, keinerlei Entsprechung. Hierbei ist es wichtig, sich in Erinnerung zu rufen, daß in den Jahren um 1900 das Ziel der bakteriologischen Hygiene nicht einfach die Kontrolle von Infektionskrankheiten, sondern deren Vernichtung war.[61] In der Bildsprache beschränkt sich die gemeinsame Geschichte von Menschen und Bakterien auf die angestrebte gegenseitige Vernichtung, mithin auf die Apokalypse.

Ein weiterer bedeutender Unterschied findet sich in den sehr verschiedenen Annahmen über die Natur des zu bekämpfenden Gegners: Im Unterschied zu den Gegnern im Kampf ums Dasein, die einander ähnlich sind, sind die wichtigsten Eigenschaften der Bakterien für sie spezifisch. Sie bestehen in Unsichtbarkeit, Allgegenwärtigkeit, feindlicher Gesinnung, Nichtmenschlichkeit und ihrer unendlich großen Zahl. Ihre größte Wirksamkeit konnte die politische Sprache der Bakteriologie daher im Rahmen paranoider politischer Ideologien entfalten. Sie eignete sich bestens zur Diffamierung von Menschen, denen massenhaftes Auftreten, Gleichförmigkeit, Minderwertigkeit und dennoch extreme Bedrohlichkeit unterstellt wurden. Es ist daher nicht überraschend, daß besonders die politische Sprache des modernen rassischen Antisemitismus von bakteriologischen und parasitologischen Metaphern durchtränkt

61 Vgl. hierzu ein fiktives Interview mit dem ›letzten Arzt‹ im Jahr 2000 aus dem Jahr 1890. In einer Welt, in der die Infektionskrankheiten völlig vernichtet sind, sind Ärzte überflüssig (L.: »Vom ersten internationalen Bacillenkongreß« [Anm. 35]).

ist.[62] Paul de Lagarde, zusammen mit Gobineau und Chamberlain einer der Vordenker des rassischen Antisemitismus, setzte bereits in den 1880er Jahren entsprechende Vergleiche ein: Lagarde gebrauchte den Vergleich zwischen Juden und Bakterien erstmals als gezielte Diffamierung – zunächst nur als Analogie und nicht unbedingt als naturalistische Identifizierung von Juden und Krankheitserregern. Seine berühmt gewordene Formulierung von 1887: »Mit Trichinen und Bazillen wird nicht verhandelt, Trichinen und Bazillen werden nicht erzogen, sie werden so schnell als möglich vernichtet«,[63] sollte, was für den modernen Beobachter schwer nachvollziehbar ist, zur Enteignung, nicht zur Ermordung der Juden aufrufen. Vielleicht ist es, wenn man Alexander Beins klassischer Analyse folgt, nicht einmal korrekt, Lagarde für einen rassischen – im Sinne eines biologischen – Antisemiten zu halten. Dennoch markiert seine Formulierung einen entscheiden Punkt in der Geschichte der politischen Sprache der Bakteriologie: Bei Largarde lösen sich die Metaphern der Bakteriologie und Parasitologie vollständig von ihrem Gegenstandsbereich ab. Eine Generation später, nach einer komplizierten geschichtlichen Phase führte dies zur naturalistischen Identifizierung von Juden mit Parasiten im Jargon des Nationalsozialismus und zu ihrer millionenfachen Ermordung unter Verwendung eines Giftes, dessen Karriere in der Schädlingsbekämpfung begonnen hatte.[64] Die Erklärung des Verhältnisses von Menschen und Bakterien als ein Vernichtungskrieg wurde nun wörtlich genommen.

62 Über die Entwicklung des rassischen im Unterschied zum religiös argumentierenden Antisemitismus: Helmut Berding, *Moderner Antisemitismus in Deutschland*, Frankfurt am Main 1988, S. 140 f.

63 Paul de Lagarde: *Juden und Indogermanen*, 1887, nach: Bein: »›Der jüdische Parasit‹« (Anm. 55), S. 144. Lagarde war, so Bein, kein rassischer Antisemit. Einen bemerkenswerten Übergang markiert er insofern, als sich bei ihm die biologistisch-bakteriologische Metaphorik von ihrem Gegenstandsbereich gelöst hat, ohne jedoch bereits als naturalistische Identifizierung von Juden als Parasiten oder Bakterien gebraucht zu werden, wie es später etwa bei Adolf Hitler oder Alfred Rosenberg der Fall war.

64 Margit Szöllösi-Janze: »Von der Mehlmotte zum Holocaust. Fritz Haber und die chemische Schädlingsbekämpfung während und nach dem Ersten Weltkrieg«, in: Jürgen Kocka (Hg.), *Von der Arbeiterbewegung zum modernen Sozialstaat. Festschrift für Gerhard A. Ritter zum 65. Geburtstag*, München 1994, S. 658-682. Zum weiteren Kontext Sarah Jansen: *»Schädlinge«. Geschichte eines wissenschaftlichen und politischen Konstrukts; 1840-1920*, Frankfurt am Main 2003; Weindling: *Epidemics and Genocide in Eastern Europe* (Anm. 5).

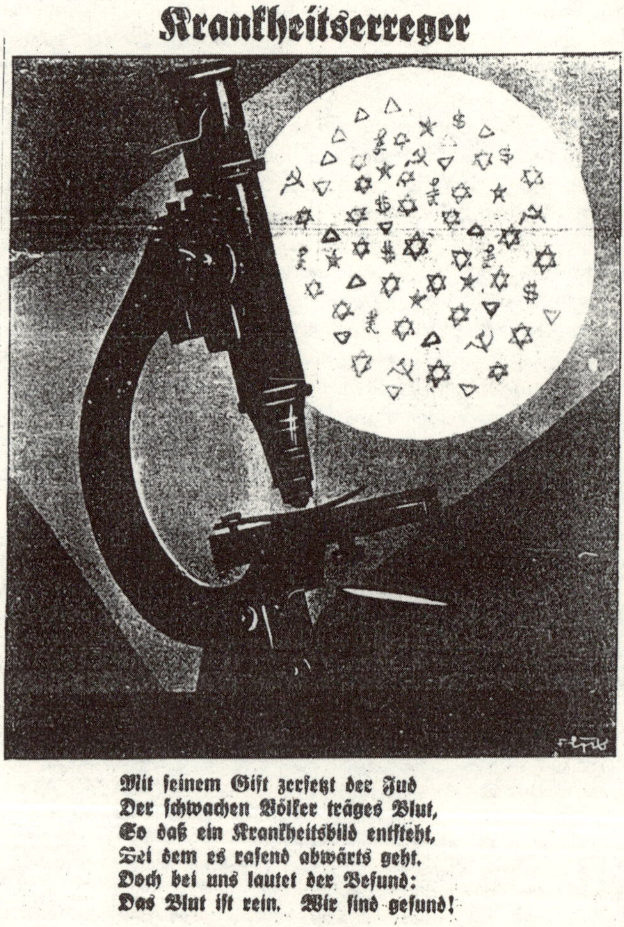

Abb. 4: Die Struktur des Bildes ist emblematisch. Auf dem hinter der Ikone der Wissenschaftlichkeit, dem Mikroskop, vergrößert dargestellten Objektträger befinden sich mit Symbolen dargestellt die wichtigsten Feinde der NS-Ideologie: Juden, Homosexuelle, internationaler Kapitalismus und sowjetischer Kommunismus. Das Gedicht faßt den Bildinhalt in der Phraseologie der ›jüdischen Weltverschwörung‹ zusammen. (*Quelle: Der Stürmer*, Nr. 16, 15. 4. 1943.)

Lagarde hatte noch vorgeschlagen, die Juden zu behandeln, als wären sie Parasiten. Die Nationalsozialisten betrieben ihre industrielle Ermordung mit Hilfe einer Technologie aus der Schädlingsbekämpfung. Eine Karikatur aus dem *Stürmer* liefert ein Beispiel der metaphorischen Verdichtung und Vermengung von Bakteriologie und Antisemitismus im 20. Jahrhundert.

Auf die Identifizierung von Bakterien als Feinde konnte eine Ideologie folgen, die ihre Feinde als Bakterien begriff und es verstand, noch deren Ermordung einen wissenschaftlichen Anschein von Isolierung und Vernichtung zu geben.

Paul Weindling

Ansteckungsherde

Die deutsche Bakteriologie als wissenschaftlicher Rassismus 1890-1920

Die Bakteriologie des Imperialismus

»Meine Herren, ich vergesse, daß ich in Europa bin«: So hatte Robert Koch die Verhältnisse in Hamburg während der Cholera-Epidemie von 1892 kommentiert.[1] Die neue Wissenschaft der Bakteriologie bot Interventionsmöglichkeiten in die tiefsten Abgründe verpesteter Lebensbedingungen und eröffnete den Zugang zu den Säften und Fasern der menschlichen Konstitution. Das Stigma der Erkrankten wurde durch die Vorstellung verstärkt, daß die Krankheit durch fremde Bakterienarten übertragen werde. Epidemien galten als ein Rückfall in primitive Zeiten, als sich die Europäer noch auf einer Zivilisationsstufe befanden, die derjenigen der »niederen« Rassen der Kolonialvölker vergleichbar war. Die von Koch betriebene Bakteriologie wurde von der Idee geleitet, einen zivilisatorischen Auftrag zu erfüllen. Sie bot eine umfassende kausale Erklärung für das Auftreten von Krankheiten: Koch und seine Schüler schufen sich ein eigenes wissenschaftliches Imperium, in dem sie Hygiene-Institute und Ausstattungen forderten, um die in Menschen, Tieren und der natürlichen Umwelt verborgen lebenden Mikroorganismen überwachen zu können.

Die staatlichen Behörden investierten bereitwillig in die Bakteriologie, um über technische Lösungen zur Beherrschung von Krankheiten zu verfügen, die andernfalls zu sozialer Unruhe und Unordnung beitragen konnten, während sich Städte und Industrie in Deutschland in einer Phase schnellen Wachstums befanden. Obwohl die Geschichte der Bakteriologie traditionell wertneutral ver-

1 *Hamburger Freie Presse* vom 26. November 1892, zitiert nach R. J. Evans: *Tod in Hamburg: Stadt, Gesellschaft und Politik in den Cholera-Jahren 1830-1910*, Reinbek 1996, S. 398.

standen wird, nämlich als die Entdeckung neuer Krankheitserreger und die Verbesserung von Labortechniken, verdient der Stellenwert der Bakteriologie in der imperialistischen Ideologie Deutschlands doch einige Beachtung. Die Unterstützung des Imperialismus durch Koch und seine Kollegen bedeutete, daß die Bakteriologie für rassistische Formulierungen empfänglich wurde. Dieser Aufsatz untersucht, in welchem Ausmaß die Bakteriologie im Zuge medizinischer Reaktionen auf durchreisende Auswanderer, die Deutschland in den 1890er Jahren von Osten kommend durchquerten, vom Rassegedanken beeinflußt wurde und wie diese Entwicklung während der deutschen Besetzung von Ostgebieten im Ersten Weltkrieg ihren Höhepunkt erreichte.

Obgleich Koch der Cholera-Epidemie in Westeuropa in ihren letzten Ausläufern begegnete, waren sich die Bakteriologen bewußt, daß andere »asiatische« Krankheiten die Lebenskraft der Imperialmächte bedrohten. Koch entging nicht, daß die Lepra an den Randgebieten Deutschlands zum Baltikum wieder auflebte, und das neue Korps der Mikrobenjäger befürchtete die Einschleppung von Fleckfieber, Pocken und besonders der Pest durch Immigranten aus dem Osten. Fachleute für urbane Hygiene ihrerseits fürchteten die Tuberkulose und geschlechtlich übertragene Infektionen als »rassische Gifte«. Die Bakteriologen waren vom Imperialismus und Militarismus oder von Ideen einer patriotischen Säuberung der städtischen Umgebung erfüllt. Krankheiten assoziierte man zunehmend mit ethnisch unerwünschten Volksgruppen wie Sinti, Roma und Juden.

Die politischen Kulturen, die den Ausbau der Bakteriologie beförderten, sind häufig zugunsten von wertneutraleren Erklärungen übersehen worden. Mit ihrer Verankerung in der experimentellen Biologie sind die Bakteriologie und die Entstehung der Keimtheorie als Gegengewichte zu sozialen und rassischen Ideologien verstanden worden. Historiker der Sozialmedizin haben die Rolle der Bakteriologie heruntergespielt, da sie lediglich technische Lösungen in Form von Desinfektionsmitteln und Impfstoffen zu bieten habe: Dorothy Porter z. B. ist der Ansicht, die Bakteriologie habe in der Rhetorik und Praxis des englischen Gesundheitswesens eine vernachlässigbare Wirkung gehabt. Doch die Bakteriologen – oder ehemalige Bakteriologen – machten sich für einen ehrgeizigen Sozialplan stark, der die Verbesserung der hygienischen Verhältnisse und vorbeugende Maßnahmen umfaßte.[2] Dies wird im Fall von zwei desillusionierten Bakteriologen deutlich, die sich mit biologischen Theorien befaßten, um die Beschränkungen der Bakteriologie auszugleichen. Ferdinand Hueppe in Prag betonte die Vorstellung einer vererbten Veranlagung für Krankheiten, räumte aber gleichwohl ein, daß Körperertüchtigung und Diät die individuelle Konstitution verbessern könnten; der als Amtsarzt in Berlin tätige Adolf Gottstein entwickelte Theorien der Sozialmedizin, die eugenische Ideen enthielten. Denn die Prävention umfaßte nicht nur Impfstoffe und Quarantäne, sondern auch die positive Umgestaltung des häuslichen und sozialen Umfeldes.

Die Bakteriologie gab den Krankheiten eine neue und objektivere Spezifität, indem sie nachwies, daß eine Krankheit durch eine bestimmte Art von Mikroorganismen verursacht wurde. Wenn man zeigen konnte, daß die Anfälligkeit für bestimmte Krankheitserreger das Merkmal einer Rasse sei, dann konnte eine solche Spezifität der Idee unterschiedlicher Menschenrassen biologische Objektivität verleihen. Die Stigmatisierung der Krankheitsträger folgte also auf die Identifizierung bestimmter Krankheitserreger. Es war möglich, daß ein tierischer Überträger vor dem entsprechenden Krankheitserreger entdeckt wurde, wie im Falle der Fleckfieber verbreitenden Kleiderlaus. Auf diese Weise stellte jeder, der von parasitärem Ungeziefer befallen war, eine tödliche Bedrohung dar. Ethnizität und Ansteckung konnten verwechselt werden, insofern die Vorstellung von einem eindringenden parasitären Organismus auf vermeintliche »menschliche Parasiten« ausgedehnt wurde. Die Idee, bestimmte Rassen seien für bestimmte Krankheiten anfällig, wurde allmählich geläufiges Gedankengut.

Kochs strenge Gesetze der Kausalität waren zwar nicht inhärent rassistisch, doch hatten sich die Bakteriologen einem Konzept der Ausrottung von Krankheiten verschrieben, das die Vernichtung der Spezies vorsah, welche die Infektion verursachte. Die Bakteriologie war in vielerlei Hinsicht ein Ableger der Parasitologie – die Erkran-

2 D. E. Porter: »Biologism, Environmentalism and Public Health in Edwardian England«, in: *Victorian Studies* 34, 1991, S. 159-178; G. Göckenjan: *Kurieren und Staat machen*, Frankfurt am Main 1985, S. 56; »Ferdinand Hueppe«, in: L. Grote: *Die Medizin der Gegenwart in Selbstdarstellungen*, Leipzig 1923, Band 2, S. 73-138; M. Stuerzbecher: »Aus der Geschichte des Charlottenburger Gesundheitswesens«, in: *Bär von Berlin*, 1980, S. 43-113.

kung war infolgedessen nicht so sehr eine physiologische Funktionsstörung, sondern das Resultat des Eindringens einer Spezies von Parasiten. Hier muß der Historiker unterscheiden zwischen der Eindämmung einer Krankheit, ihrer Ausrottung in einer Gegend und der Ausmerzung des Krankheitserregers zur Beseitigung der Krankheit. Robert Koch dachte daran, Anthrax gänzlich auszurotten, indem man die Reproduktion der Bazillen und die Ausbreitung der Sporen verhinderte. Er hielt aber die Zerstörung aller Bazillen enthaltenden Substanzen für nicht machbar und schlug deshalb vor, die Bazillen an der Entwicklung von Sporen zu hindern – eine bakteriologische eugenische Sterilisation gewissermaßen. So gesehen ist der Übergang von der Sterilisation in ihrem herkömmlichen Sinne zur eugenischen Sterilisation sehr direkt gegeben. Für die Begründer der deutschen Rassenhygiene, die nach den Keimen für vererbte Krankheiten suchten, waren Koch und Louis Pasteur inspirierende Gestalten; die Bewegung für Rassenhygiene hatte einen starken Rückhalt in den Hygiene-Instituten von Berlin und München. Die Bakteriologen hatten jedoch nicht vor, eine Bakterienart – und darüber hinaus die Wirtsspezies als deren Träger – insgesamt zu vernichten. Koch sprach idealistisch davon, die menschliche Gattung (wohlgemerkt nicht die menschlichen Rassen) von einem »Todesengel« zu befreien. Eine solche Strategie der Befreiung von einer Invasion durch einen primitiven, pflanzenähnlichen Parasiten taucht wiederholt in Kochs Werk auf. Es darf aber bezweifelt werden, ob Aufrufe zu einem planmäßigen Vorgehen mit Hilfe einer bakteriologisch fundierten Seuchenbekämpfung als Forderung nach Ausmerzung einer Tierart gedeutet werden können – geschweige denn einer menschlichen ethnischen Gruppe.[3] Koch war nicht daran interessiert herauszufinden, ob es für bestimmte Krankheiten eine ethnische Veranlagung gebe, sein alleiniges Interesse galt der Identifizierung bakterieller Krankheitserreger. Einige seiner Schüler hingegen beschäftigten sich zunehmend mit Ethnizität und Krankheit und betonten die Notwendigkeit, Deutschlands Grenzen im Osten zu sichern.

Diese Fragen lassen sich anhand einer Fallstudie zum Fleckfieber als einer (hauptsächlich) von Läusen übertragenen Krankheit unter-

3 R. Koch: »Die Aetiologie der Milzbrand-Krankheit, gegründet auf die Entwicklungsgeschichte des Bacillus Anthracis«, in: *Beiträge zur Biologie der Pflanzen* 2, 1877, S. 277-310.

suchen. Rückblickend ist klar, daß die durch eine Klasse von Mikroorganismen namens *Rickettsiae* verursachte Krankheit weder wirklich bakteriologisch noch einfach mit Arzneimitteln behandelbar oder wie eine Viruserkrankung durch Impfstoffe zu verhindern war. Das Fleckfieber veranschaulicht den Übergang zu einem rassenbezogenen Verständnis von Krankheiten, das teilweise auf Verknüpfungen beruhte, die zwischen dem Überträger der Krankheit – vor allem, aber nicht ausschließlich der Kleiderlaus – und den menschlichen Charakteristika der von Läusen Befallenen hergestellt wurden. Shula Marks und Warwick Anderson haben beschrieben, wie rassistisch und erzwungen die Maßnahmen zur Ungezieferbeseitigung waren, die man afrikanischen Auswanderern auferlegte.[4] Obwohl die Entlausung aus ganz bestimmten Abläufen bestand, hat sie eine Vorgeschichte in der allgemeineren medizinischen Untersuchung von durchreisenden Auswanderern aus dem Osten, die via Bremen und Hamburg, Antwerpen und Liverpool auf dem Weg nach Ellis Island waren: Hier finden wir eine Abfolge von Maßnahmen, die von verschiedenen staatlichen Aufsichtssystemen für die verdächtigen ethnischen Träger »asiatischer« Epidemien wie Cholera, Trachom und Fleckfieber angeordnet wurden. Diese Krankheiten erlebten eine Dämonisierung als möglicher Schwarzer Tod, als lägen sie nur auf der Lauer, um den Untergang der europäischen Zivilisation herbeizuführen.[5] Solche Traumata hatten die praktische Konsequenz, daß alarmierte Politiker den Bakteriologen als Hütern der Zivilisation mehr Mittel bereitstellten.

Der US-Einwanderungsstation Ellis Island hat man viel Aufmerksamkeit gewidmet, weil sich dort zeigte, wie Begründungen aus Vererbungslehre, Hygiene und Bakteriologie, die den zunehmend rigoroser werdenden Prozeduren medizinischer Untersuchung zugrunde lagen, eine Verbindung eingingen.[6] Die Übereinstimmungen zwischen Bakteriologie und Rassismus sind auffallend und legen nahe, daß die Hygiene Maßnahmen zum Ausschluß von rassisch

4 S. Marks, W. Anderson: »Typhus and Social Control: South Africa, 1917-1950«, in: R. Mac Leod, M. Lewis (Hg.): *Disease, Medicine and Empire*, London 1988, S. 257-283.

5 Ausführlicher untersucht in P. J. Weindling: *Epidemics and Genocide in Eastern Europe, 1890-1945*, Oxford 2000.

6 Siehe zum Beispiel H. Markel: *Quarantine. East European Jewish Immigrants and the New York City Epidemics of 1892*, Baltimore 1996.

Unerwünschten verstärkte. Eher vernachlässigt wird dagegen – jedenfalls vom Standpunkt der Besonderheiten der angeordneten medizinischen Prozeduren –, wie sehr die Gesundheitsbehörden Preußens auf der Hut waren vor Auswanderern, die den Ausbruch von Krankheiten unter den im Transit befindlichen Menschen verursachen oder in Deutschland selbst eine größere Epidemie auslösen konnten. Obwohl die liberale Verfassung des deutschen Kaiserreichs dafür sorgte, daß es vom »Rassenstaat« der Nazis weit entfernt war, gab es in Deutschland ein Spektrum rassistischer Ideologien, das sich vom engsten Kreis um Kaiser Wilhelm II. bis zum volkstümlichen Antisemitismus erstreckte.

Es drängt sich die Frage auf, ob die politische Grundhaltung gegenüber den durchreisenden Auswanderern in irgendeiner Hinsicht rassistisch war. Sie stimmte mit den liberalen Strukturen des deutschen Kaiserreichs überein, denen zufolge der Staat Freizügigkeit gewährt, soweit diese die Auswanderung betraf. Auswanderer aus dem Osten durften Deutschland nach Westen durchqueren, waren aber in wachsendem Maße polizeilicher und medizinischer Kontrolle unterworfen. Grenzbahnhöfe dienten als Sammelstellen für Auswanderer und stellten die Eingangstore zu einer hygienisch überwachten Reiseroute dar, die in Ellis Island endete: Die moderneren Kontrollstationen waren mit Bade- und Desinfektionsanstalten und medizinischen Einrichtungen ausgestattet. Die Maßnahmen begannen an Deutschlands Ostgrenzen als Auftakt zu einem Transfer in abgetrennten Waggons oder versiegelten Zügen über die »Zentrale Kontrollstation« bei Ruhleben am äußersten Stadtrand von Berlin, eine Lage, die sicherstellte, daß die Auswanderer die Metropole nicht befleckten.[7] Kranke Auswanderer wurden bereits an den Grenzkontrollstationen ausgesiebt, und ein zentraler Netzknoten bei Ruhleben verfügte über große Anlagen für das Waschen und Desinfizieren von Gepäck.[8] Die Grenzbahnhöfe regelten den Durchfluß von Auswanderern wie die Ventile in einem Entwässerungssystem, so daß sich die Reisenden nicht mehr als die vorgeschriebenen fünf Tage in den Auswandererlagern der Häfen aufhalten mußten, wo eine Überfüllung ein Gesundheitsrisiko darstellen

7 D. Dwork: »Health Conditions of Immigrant Jews on the Lower East Side of New York, 1880-1914«, in: *Medical History* 25, 1981, S. 1-40.

8 Z. Szajkowski: »Sufferings of Jewish Emigrants to America in Transit through Germany«, in: *Jewish Social Studies* 39, 1977, S. 105-116.

konnte. Die Hygiene-Institute in Breslau (heute Wroclaw) und Posen (heute Poznan) bildeten Desinfektoren aus und beaufsichtigten die medizinischen Einrichtungen an den Migrationsstationen (die Finanzierung erfolgte durch die Schiffahrtsgesellschaften), um sicherzustellen, daß diese dem Standard entsprachen.[9] Die Gesundheitsbehörden schärften der Bevölkerung aus dem Osten ein, sich auf Desinfektion als Teil ihrer Migrationserfahrung einzustellen.

Wegen der Entrüstung Deutschlands über die drakonischen Forderungen der US-Einwanderungsinspekteure ist es schwierig zu beurteilen, welche Auswirkungen die bakteriologisch fundierten US-Vorschriften wirklich hatten. Das 1901 gegründete Hamburger Institut für Schiffs- und Tropenkrankheiten machte sich für wirksamere (aber nicht notwendig schärfere) hygienische Überprüfungen von Auswanderern stark. Dieses Institut verband die Tropenmedizin für die Kolonien mit der Einrichtung von Quarantäne- und anderen medizinischen Maßnahmen für durchreisende Auswanderer. Von der Deutschen Kolonialgesellschaft, dem Reich, den Hafenbehörden und der Stadtverwaltung, vom Heer und von der Marine kam eine Welle der Unterstützung für die Tropenmedizin. Die Kolonialgesellschaft setzte sich während der 1890er Jahre für eine verbesserte Tropenmedizin ein, und Koch (der 1896 über die Rinderpest in Afrika arbeitete) sympathisierte damit. Bernhard Nocht, ehemals Marinearzt und Assistent von Koch, blieb nach der Cholera-Epidemie von 1892 in Hamburg und bekleidete die neugeschaffene Stelle eines amtlichen Hafenarztes. Mit Unterstützung der Kolonialgesellschaft gelang es Nocht, ein Tropeninstitut in Hamburg zu gründen: Aus nationaler Sicht war das eine Reaktion auf die Eröffnung der Liverpool School of Tropical Medicine 1899 und der London School of Tropical Medicine, aus innerdeutscher Sicht war es ein Triumph über Kochs Plan, ein Institut für Tropenmedizin in Berlin zu schaffen.[10]

9 Geheimes Staatsarchiv Preußischer Kulturbesitz, Berlin-Dahlem Rep 76 VII B Nr. 3005 die Einrichtung und Verwaltung des (staatlichen) Hygienischen Instituts in Posen 1901-1904: »Geschäftsbericht für das Rechnungsjahr 1903«.

10 W. U. Eckart: »Von der Idee eines ›Reichsinstituts‹ zur unabhängigen Forschungsinstitution: Vorgeschichte und Gründung des Hamburger Instituts für Schiffs- und Tropenkrankheiten, 1884-1901«, in: R. vom Bruch, R. A. Müller (Hg.), *Formen außerstaatlicher Wissenschaftsförderung im 19. und 20. Jahrhundert*, Stuttgart 1990, S. 31-52; L. Wess: »Tropenmedizin und Kolonialpolitik: Das Hamburger Institut

Das Hamburger Institut formulierte Vorschriften für die Ausrottung von Parasiten auf Schiffen. Das Reichsgesundheitsamt befürwortete Nochts experimentelle Studien mit verschiedenen giftigen Gasen zur Tötung von Ratten. Das Ziel war, die Unwägbarkeiten von traditionellen Methoden der Schädlingsbekämpfung auf einer organisierten Grundlage durch wissenschaftliche Strategien zu ersetzen.[11] Nocht befürwortete hochtoxisches Kohlenmonoxidgas, für dessen Herstellung er einen Generator ersann. Das Hamburger Institut war eine treibende Kraft bei der Entwicklung von Methoden der Desinfektion und der Schädlingsvertilgung durch Gase, mit deren Hilfe Deutschlands Grenzen sicherer werden sollten. Die internationale Hygienekonvention von 1912 verlangte die Ausräucherung von Schiffen wenigstens einmal jährlich. Der Begriff »Entrattung » tauchte erstmals 1912 im Vokabular der internationalen Hygiene auf – der Begriff »Entlausung« sollte kurz darauf folgen.

Die verschiedenen Stufen medizinischer Untersuchung sollten das Aussieben von Menschen ermöglichen, die Träger epidemischer Krankheiten waren. Die hygienischen Programme richteten sich nicht auf ein bestimmtes Gesundheitsrisiko, sondern sahen eine allgemeine Reinigung vor. Im Jahr 1905 gab es einen Erlaß, wonach die Auswanderer zu Zeiten von Fleckfieberepidemien Deutschland nur in besonderen Personenwaggons ohne Polsterung durchqueren durften und im Zuge von Desinfektionsprogrammen alle Frottiertücher zu verbrennen seien.[12] Bis 1912 gab es keine besondere Entlausungsprozedur als Maßnahme zur Fleckfieberbekämpfung. Die Balkankriege schürten Ängste, daß erkrankte serbische Auswanderer durch Deutschland reisen und eine Fleckfieberepidemie auslösen könnten. Aus Anlaß eines Fleckfieberfalls, der innerhalb von zwanzig Kilometern Entfernung von einer Militärkaserne auftrat, wurden entsprechende Vorschriften eingeführt.[13] Ab dem Mai 1913

für Schiffs- und Tropenkrankheiten, 1918-1945«, in: *Sozial.Geschichte* 1992, S. 38-61; S. Wulf: *Das Hamburger Tropeninstitut 1919-1945*, Berlin 1994.

11 Staatsarchiv Hamburg (STAH), Hafenarzt I Nr. 135: Verwendung von Kohlenoxydhaltigen Gasen (Generatorgas) für Rattenvertilgung 1899-1905. BAP 15.01 1165: Desinfektion der Schiffe 1903-1910. Reichsgesetzblatt, 1907, S. 511.

12 Bayerisches Hauptstaatsarchiv München (BHSTA) M Inn 62407: *Vollzug des Gesetzes betr. die Bekämpfung gemeingefährlicher Krankheiten, Anweisung zur Bekämpfung ansteckender Krankheiten im Eisenbahn Verkehr*, Berlin 1905.

13 BHSTA MA 95773: Bekämpfung gemeingefährlicher Krankheiten, Reichskanzler an das Bayerische Staatsministerium, 30. April 1913

stand die Entlausung auf der medizinischen Tagesordnung der Hamburger Auswanderungsstation.[14]

Das System medizinischer Kontrollen für durchreisende Auswanderer brach wegen der großen Zahl von Menschen, der wirtschaftlichen Interessen der Schiffahrtsgesellschaften und der abschreckend drakonischen Maßnahmen, die eine Umgehung provozierten, oft zusammen. Nachdem sie zaristischer Unterdrückung und entsetzlichen Pogromen entkommen waren, erwartete die Auswanderer in Deutschland eine haftähnliche Reglementierung durch medizinisches Personal, Grenzschützer und Beamte. Die Kontrollstellen waren bewacht und von Mauern umgeben. Nach dem Verlassen der vollbepackten Züge bedeutete die Desinfektion die Trennung von männlichen und weiblichen Passagieren und folglich die Trennung der Familien, die Beschlagnahmung aller Kleidung und Habseligkeiten, die Abreibung mit unbekannten, glitschigen Substanzen und eine Dusche (mit hoffentlich erträglicher Temperatur). Die »schmutzige« und die »saubere« Seite des Hygieneparcours wurden von Aufsehern mit grobem Verhalten unnachsichtig überwacht. Ein Einwanderer erinnerte sich, sie seien in »stumme Tiere« verwandelt worden, »hilflos und widerstandslos«. Mütter wurden von ihren kranken Kindern getrennt, die in das neue, aber entfernt liegende städtische Krankenhaus Eppendorf gebracht wurden, wo Besuche verboten waren und die Angehörigen keine weiteren Informationen erhielten.[15]

Jede der Kontrollstationen hatte ihren eigenen, für sie typischen medizinischen Ablauf. Wo Bäder obligatorisch waren, gab es Inspektionen des nackten Körpers, in Myslowitz wurden jedoch nur Augen, Haare und Vorderarme inspiziert. In Bajohren, Insterburg und Tilsit wurde in den Hals geschaut, aber nur in Posen wurde die Temperatur gemessen. Obligatorische Bäder umfaßten auch eine Abreibung mit diversen bakterizid wirkenden Seifen und Desinfektionsmitteln. Die meisten Stationen besaßen nur die ältere Ausrü-

14 STAH II F6: Unterbringung der Auswanderer vor deren Einschiffung, Bd. III 1908-1938, Brief des Hafenarztes vom 26. Mai 1913.

15 Mary Antin: *A Promised Land*, Boston 1912, S. 174-177; Nachdruck Princeton 1969. Die Beschreibung, wie im Jahr 1894 eine zweiwöchige Quarantäne in Hamburg erlebt wurde, wird von Markel: *Quarantine* (Anm. 6), in Kapitel 1 zitiert. U. Weisser (Hg.): *100 Jahre 1889-1989 Universitätskrankenhaus Eppendorf*, Tübingen 1989, S. 43.

stung zur Dampfdesinfektion anstelle der moderneren Heißluftkammern. Einige Stationen desinfizierten sämtliche Kleidung und persönliche Gegenstände, manche nahmen saubere Kleidung davon aus und in anderen wählten Ärzte die zu desinfizierenden Stücke aus. Verschiedene Substanzen wie Karbolsäure oder Kreosot wurden auf die Kleidung gesprüht oder aufgepinselt. Trotz des Drucks von seiten der Behörden, die hygienischen Bedingungen auf den Schiffen für Passagiere des Zwischendecks zu verbessern, blieben die Probleme mit der Überfüllung, dem Mangel an Hygiene und Waschgelegenheiten und dem Ungezieferbefall hartnäckig bestehen. Eine russisch-jüdische Emigrantin von 1908 erinnerte sich: »die Luft war so stickig und voll von Rauch und Körpergerüchen, daß einem der Kopf juckte, und wenn man sich dann den Kopf kratzte … hatte man Läuse an den Händen«.[16]

Ob die Gesundheit der deutschen Bevölkerung durch diese unterschiedlichen Vorgehensweisen wirklich geschützt wurde, erscheint zweifelhaft. Der Bremer Amtsarzt Heinrich Tjaden und der Amtsarzt des Hamburger Hafens Bernhard Nocht inspizierten im Jahr 1906 die Kontrollstationen an den Ostgrenzen. Sie trauten der eher planlosen medizinischen Untersuchung an den Grenzen nicht die Methodik zu, Personen zu entdecken, die Krankheiten im Inkubationsstadium hatten, und verurteilten die hygienischen Maßnahmen wegen ihrer Strenge, die »wild entschlossene Auswanderer« ermutigen würde, Deutschland illegal auf eigene Faust zu durchqueren. Die medizinischen Maßnahmen gingen oft über das hinaus, was wissenschaftlich notwendig sei – Nocht und Tjaden waren der Ansicht, daß die Keime im Innern des Körpers statt auf dem Körper zu suchen seien und daß Ungeziefer wie Kopfläuse selbst nach dem Baden noch vorhanden sei. Sie bewerteten die Rituale chemischer Desinfektion als nutzlos und die Dampfdesinfektion als nur partiell wirksam.

An manchen Stationen wurden die durchreisenden Auswanderer in den Kontrollstationen festgehalten, an anderen durften sie in der

16 STAH II F6: Unterbringung der Auswanderer vor deren Einschiffung, Band I, 1886-1906; Band II, 1906-1908; Band III, 1908-1938; Sthamer: *Die Auswanderer-Hallen in Hamburg*, o. J. (ca. 1900-1904); B. Nocht: *Die Auswandererobdach und die gesundheitspolizeiliche Überwachung der Auswanderer in Hamburg*, Hamburg 1901. Das Zitat stammt von Sophia Kreitzberg, zitiert in B. C. Hamblin: *Ellis Island. The Official Souvenir Guide*, Santa Barbara 1994, S. 12.

Nachbarschaft Unterkunft beziehen. Die Versorgung mit Lebensmitteln und die Frage, ob Alkoholgenuß gestattet war, wurde unterschiedlich geregelt. Um den Prozeduren den Schrecken zu nehmen, empfahlen Nocht und Tjaden, daß das Baden freiwillig sein sollte und nur unreine Unterwäsche desinfiziert werden mußte. Das System der Kontrollstation Ratibor mit der medizinischen Überprüfung von Augen, Haar, Haut, Armbewegungen, Atmung und Temperatur stellten sie als vorbildlich heraus, erkannten aber auch, daß man für eine generelle Einführung dieses Systems weit mehr medizinisches Personal und Thermometer benötigen würde. Sie argumentierten, daß mehr Auswanderer den Gesundheitskontrollen Folge leisten würden, wenn diese weniger drakonisch wären und der Kontakt zur deutschen Bevölkerung dadurch auf ein Minimum verringert würde. Die preußischen Behörden akzeptierten, daß Bäder und Desinfektionsmaßnahmen im Ermessen der Ärzte von Kontrollstationen liegen sollten und daß komplette Entkleidung nur in Ausnahmefällen anzuordnen sei.[17]

Das gesamte System wurde dafür kritisiert, dass es Auswanderer zu kommerziellen Zwecken ausnutzte. Die Sozialisten formulierten den Vorwurf, mit Auswanderern, die Schiffspassagen bei deutschen Schiffahrtsgesellschaften gebucht hätten, werde größere Nachsicht geübt als mit Auswanderern, die beabsichtigten, sich in den Niederlanden, Belgien oder Großbritannien einzuschiffen.[18] Die Gesundheitsbehörden in Hamburg monierten, die Einrichtungen seien überfüllt und die Maßnahmen zu lax.[19] Das Einpferchen von Auswanderern bei schmutzigen, haftähnlichen Bedingungen, während sie Desinfektionsprogramme oder medizinische Untersuchungen durchliefen, erhöhe die Risiken der Fleckfieberansteckung. Tjaden warnte vor einer rätselhaften »ansteckenden Substanz«, die sich in

17 Staatsarchiv Bremen (STAB) A 4 No 290, betr. Besichtigung der Auswanderer-Kontrollstationen an der russisch-österreichischen Grenze und in Ruhleben und Leipzig, Bericht von Nocht und Tjaden vom 20. Juli 1906. Bericht des preußischen MdI vom 19. April 1907. STAB 4, 21-502: Auswanderungswesen, Band I, 1904-1913, Bericht von Tjaden: »Auswanderungswesen in Bremen«, vom 10. Juni 1907, S. 6 f.

18 M. Just: *Ost- und südosteuropäische Amerika-Wanderung, 1881-1914*, Stuttgart 1988, S. 30 f., S. 77-85, S. 106-114.

19 STAH F6 Band II: Z. Szajkowski: »Sufferings of Jewish Emigrants to America in Transit through Germany«.

den überfüllten Sammelunterkünften ausbreite.[20] Die Kaserne in Hamburg, die einmal für 150 Passagiere gedacht gewesen war, reichte längst nicht mehr aus, und es wurden neue Pavillons errichtet, deren Schlafsäle für je 22 Passagiere bestimmt waren. Klagen wegen des schlechten Essens und der Überfüllung machten sich in heftigen Protesten Luft. Die Einrichtungen, die so angelegt waren, daß sie 5000 Menschen gleichzeitig fassen sollten, wurden von Tausenden zusätzlicher Personen überschwemmt – eine Situation, die für die Schiffahrtsgesellschaften gewinnträchtig war, die aber vom amtlichen Hafenarzt ständig kritisiert wurde. Auswanderer, die mit modernen medizinischen Routinen nicht vertraut waren, konnten durch die medizinischen Überprüfungen in Angst und Schrecken versetzt werden, weil sie glaubten, man wolle sie ausrauben oder ermorden. Die medizinische Aufmerksamkeit war auf mechanisch angewendete Methoden reduziert, die mehr dazu dienten, die umgebende Gesellschaft zu schützen, als das Wohl der Betroffenen zu sichern.[21] Die medizinischen Kontrollen und der erzwungene Rückzug in unhygienische Quarantäneabteilungen waren den Auswanderern verhaßt, weil sie die persönliche Unantastbarkeit des Körpers verletzten und die Verbindung zu den Angehörigen abschnitten.[22] Trotz der Besorgnis, was Epidemien betraf, hatten die meisten der 5272 Menschen (von rund 112 000 Passagieren insgesamt), die im Jahr 1905 an den Kontrollstationen der deutsch-russischen Grenze und aus Ruhleben zurückgewiesen wurden, Augenprobleme; 98 Individuen wurde die Durchreise wegen des Zustands ihrer Haare verweigert, und 146 hielt man für zu hinfällig; ganze 40 Personen bekamen keine Reiseerlaubnis, weil sie sich ansteckende Krankheiten wie Cholera, Pest oder Fleckfieber zugezogen hatten.[23]

Obwohl die deutsche und amerikanische Presse Meldungen, wie osteuropäische Juden Infektionen ins Land brachten, zur Sensation aufbauschte, war das offizielle Desinteresse an dem religiösen Hin-

20 STAB 4,21-470: Fleckfieber (Flecktyphus) und Läusebekämpfung, Bericht von Tjaden, vom 21. November 1908.

21 J. Wertheimer: *Unwelcome Strangers. East European Jews in Imperial Germany*, New York, Oxford 1987, S. 50 f.

22 Just: *Ost- und südosteuropäische Amerika-Wanderung* (Anm. 18), S. 114. Howard Markel hat diese Wahrnehmung in der jiddisch-amerikanischen Presse untersucht, siehe Markel: *Quarantine* (Anm. 6).

23 STAB Nr. A 4, No 300a: Bericht von Tjaden und Nocht vom 20. Juli 1906.

tergrund der Auswanderer so groß, daß die Bestimmungen und Statistiken die Religion im allgemeinen gar nicht verzeichneten. In den Hamburger Auswandererhallen gab es zwar besondere Einrichtungen für Juden, die aber nur dem funktionalen Erfordernis entsprachen, den jüdischen Ernährungsgewohnheiten gerecht zu werden. An religiösen Kategorien waren die Bakteriologen während der 1890er Jahre im großen und ganzen nicht interessiert.[24] Was interessierte, war der Kontakt mit ansteckenden Krankheitserregern. Die Rasse und Vorstellungen von konstitutioneller Anfälligkeit waren für Bakteriologen der Kochschen Schule irrelevant.

Doch das öffentliche Vorurteil gegen russisch-jüdische Flüchtlinge, die vor den Pogromen in Osteuropa flohen, verstärkte sich im Laufe der 1890er Jahre: Die Rassenbiologie bestärkte Stereotype, wonach Osteuropäer in Schmutz und Verwahrlosung lebten und in ungewaschene, ungezieferverseuchte Lumpen gekleidet wären. Die biologische Vererbungslehre und die Bakteriologie und der Haß auf die Juden als eine fremde Kultur und Religion befruchteten sich gegenseitig – wenn auch nur bei einer begrenzten Zahl von Gruppen – und erzeugten ein Stereotyp der biologisch unveränderlichen jüdischen Rasse als krankheitserregendem Menschenschlag. Die Hamburger Cholera-Epidemie von 1892 führte zu einer von Antisemitismus vergifteten Atmosphäre, ohne daß solche Vorurteile die Expertenmeinung bis dahin beeinflußt hätten. Obgleich Koch die russischen Auswanderer als Ursache der Epidemie ausmachte, waren Ethnizität und Religion nebensächlich. Die Ansichten Kochs waren umstritten, da andere Hygienefachleute die Folgen der unhygienischen Bedingungen vor Ort betonten oder meinten, die Cholera käme auf dem Umweg über Frankreich aus dem Nahen Osten. Juden waren unter den osteuropäischen Auswanderern während der 1890er Jahre eine absolute Minderheit, und selbst wenn die Zahlen

24 D. Dwork: »Health Conditions of Immigrant Jews on the Lower East Side of New York, 1880-1914«, in: *Medical History* 25, 1981, S. 1-40; A. M. Kraut: »Silent Travellers. Germs, Genes and American Efficiency«, in: *Social Science History* 12, 1988, S. 377-394; A. M. Kraut: *Silent Travellers. Germs, Genes and the ›Immigrant Menace‹*, New York 1994; V. A. Harden: *Inventing the NIH. Federal Biomedical Research Policy, 1887-1937*, Baltimore 1986, S. 11-16; H. Markel: »›Knocking Out the Cholera‹: Cholera, Class and Quarantines in New York City, 1892«, in: *Bulletin of the History of Medicine* 69, 1995, S. 420-457, siehe S. 454 zur Mortalität der Auswanderer.

jüdischer Auswanderer 1892 hoch waren (und die anderer ethnischer Gruppen möglicherweise überstiegen), gab es keinen Beweis dafür, daß die Juden Überträger der Cholera waren. Da die durchreisenden Auswanderer in anderen Hafenstädten, darunter bemerkenswerterweise Bremen, keine Cholera »verursachten«, hatte man die antisemitischen Vorurteile der Zeit schon geschluckt, wenn man akzeptierte, daß russische Juden die Hauptursache und Überträger der Cholera sein mußten. Während Koch nachwies, daß die Cholera-Epidemie durch verunreinigtes Trinkwasser aus der Elbe hervorgerufen wurde, machte man russische Juden zum Sündenbock für das Versäumnis der Hamburger Stadtverwaltung, die Filtrierung des Wassers sicherzustellen. Nur weil es 1892 Ausbrüche der Cholera in Rußland gab, bedeutete das noch nicht, daß russische Juden (im Unterschied zu anderen ethnischen Gruppen unter den russischen Auswanderern) die Träger der Keime sein mußten, welche die Hamburger Epidemie auslösten. Außerdem gab es die Cholera auch in anderen Teilen der Welt, mit denen Hamburg in Kontakt stand.[25]

Außerhalb des rechtlichen und empirischen Bereichs der Beamten und Amtsärzte gab es gelegentlich Versuche, Akzeptanz für antisemitische Vorstellungen vom Juden als Parasiten zu gewinnen, indem man die rhetorische Überzeugungskraft bakteriologischer Entdeckungen einsetzte. Es ist verlockend, das Phantombild eines szientistisch geprägten Antisemitismus zu konstruieren, indem man die vereinzelten antisemitischen Ausbrüche nimmt und diese als eine zusammenhängende Bewegung darstellt. Ich werde hier zwei häufig zitierte Fälle herausgreifen. Erstens heißt es, der italienische Physiologe Paolo Mantegazza habe 1892 in der liberalen österreichischen Zeitung *Neue Freie Presse* eine Charakterisierung der Juden als fremde »tuberkulöse Wucherungen« in »unserem europäischen Körper« veröffentlicht. Eine genaue Prüfung des ursprünglichen Textes zeigt allerdings, daß Mantegazza zwar die Meinungen von Antisemiten skizziert, sich ihren Vorurteilen aber nicht anschließt.[26] Zweitens wurde 1895 im deutschen Reichstag debattiert, ob »jenen Juden, die keine Reichsangehörigen sind« (ein beschönigender Aus-

25 Siehe Evans: *Tod in Hamburg* (Anm. 1), S. 280-284. S. 299 f., zur Vermutung, die Cholera werde von russisch-jüdischen Auswanderern nach Hamburg eingeschleppt.

26 M. Hart: »Moses the Microbiologist. Judaism and Social Hygiene in the Work of Alfred Nossig«, in: *Jewish Social Studies* N. F. 2, 1995, S. 72-96.

druck für Ostjuden), erlaubt werden könne, die Grenzen zu passieren. Die Antisemiten verdammten die Juden als »Parasiten auf der deutschen Eiche«, als einen »tödlichen Feind«, der »Unglück oder Unheil« bringe und »die geistige und moralische Gesundheit des deutschen Volkes« gefährde. Diese Ausbrüche bösartiger Rassisten gipfelten in der Anprangerung von Juden als »Cholerakeimen«.[27] Die Nationalisten schrieben einem ihrer inspirierenden Propagandisten, Paul Lagarde, exterministische Ansichten zu: »Mit Trichinen und Bazillen wird nicht verhandelt ... sie werden so rasch und gründlich wie möglich unschädlich gemacht.«[28] Ausbrüche antisemitischer Rhetorik erhöhten den Druck, die Grenzen für unerwünschte Menschen aus dem Osten dicht zu machen. Gleichwohl war die Bakteriologie selbst in den 1890er Jahren nicht von einer solchen Rhetorik durchdrungen. Es gab sogar Versuche, die Beschuldigungen, Juden seien Zersetzer des Blutes, zu widerlegen und die jüdischen Traditionen als etwas darzustellen, das mit modernen Hygienevorschriften im Einklang stand.[29]

Die medizinischen Kontrollen, die anfänglich den Zweck haben sollten, die Auswanderer zu schützen und einen reibungslosen Ablauf der Massenemigration zu ermöglichen, wurden ständig restriktiver. Die Isolierung und die Begleitrituale wie zwangsweises Duschen übertrafen zuweilen das, was nach den zeitgenössischen medizinischen Theorien sinnvoll war. Die Auswanderer fanden die Erfahrung der Quarantäne verwirrend, da aber Krankheit und Ungeziefer von der medizinischen Wissenschaft zu einer Einheit verschweißt wurden, bekamen sie zeitig anerzogen, daß sie Gesundheitskontrollen und Desinfektion zu erwarten hatten. Die Emigration aufgrund von Verfolgung und Hunger in Europa veranlaßte die Ärzte und Bürokraten im Staatsdienst, die Einschleppung von Krankheiten durch immer strengere medizinische Untersuchung und Desinfektion verhindern zu wollen. Die strikte Kontrolle von Auswanderern führte schließlich zur Festsetzung von Einwanderungsquoten, und die internationalen Vertretungen entschlossen

27 *Reichstag*, 47. Sitzung (27. Februar 1895), Antrag Frh. von Hammerstein, Frh. v. Manteuffel auf Vorlegung eines Gesetzentwurfs, nach welchem Israeliten, die nicht Reichsangehörige sind, die Einwanderung über die Grenzen des Reichs untersagt wird.

28 Paul Lagarde, zitiert in: *Völkischer Beobachter*, 22. Dezember 1941.

29 Hart: »Moses the Microbiologist« (Anm. 26), passim.

sich zu Interventionsstrategien in Osteuropa, um die rigorosen Maßnahmen der Quarantäne, der Gesundheitsprüfung von Auswanderern und der Entlausung zur Krankheitsbekämpfung durchzusetzen.

Der Erste Weltkrieg und die Schlacht gegen die Bakterien

Entlausung und hygienische Vorbeugung im Ersten Weltkrieg verdeutlichen gleichermaßen die ambivalente Situation im Hinblick auf das Verhältnis von Bakteriologie und Rasse. Die deutschen Amtsärzte im besetzten Polen versuchten Priester, Lehrer und Rabbis zum Evangelium der Sauberkeit zu bekehren. Der Grundsatz einer Zusammenarbeit mit den Juden stimmte mit dem Versprechen der deutschen und österreichischen Armee überein, den Juden Bürgerrechte zu gewähren. Die Rabbis wurden nach Warschau bestellt, wo ihnen ein deutscher Militärarzt einen Vortrag über die Wichtigkeit von Sauberkeit hielt; er überzeugte sie, daß die Entlausung nicht gegen ihre Religion verstieß, und zeigte ihnen stark vergrößerte Fotografien von Läusen. Plakate gegen Läuse, die ein Militärentomologe hergestellt hatte, wurden mit einem jiddischen Text versehen und schmückten die Vorräume von Synagogen, Bädern und Schulen. Ein bayerischer Rabbi kooperierte mit dem deutschen Amtsarzt Gottfried Frey bei der Erstellung einer Broschüre in Jiddisch, die die Gefahren des »Fleckentyphus« (i. e. Typhus) schilderte und darauf abzielte, die Juden – »aso [*sic*] reinlich Volk« – davon zu überzeugen, daß sie den Hygieneverordnungen der Entlausungsvorschriften Folge leisten sollten: Sie wurden aufgefordert, Haare und Bart zu scheren, die Perücken orthodoxer Frauen zu verbrennen, wenn sie befallen waren, und keine wandernden Bettler zu beherbergen. Obgleich Hunderttausende dieser Broschüren zur Diskussion unter Rabbis und Lehrern ausgegeben wurden, glaubte Frey, die »primitive« religiöse Kultur der Juden werde verhindern, daß die Broschüre Wirkung zeige.[30]

30 G. Frey: »Zu den Juden in Polen«, in: ders.: »Das Gesundheitswesen im Deutschen Verwaltungsgebiet von Polen in den Jahren 1914-1918«, in: *Arbeiten aus dem Reichsgesundheitsamt* 51, 1919, S. 632-635, siehe auch S. 724 f. über die fehlende Wirkung; G. Frey: *Bilder aus dem Gesundheitswesen in Polen (Kongreß-Polen) aus*

Die deutschen Amtsärzte beanstandeten die Ritualbäder, beschrieben das Wasser als braun, stinkend und abgestanden, die angeschlossenen Waschgelegenheiten und sanitären Einrichtungen als schmutzverkrustet: Die Amtsärzte ermutigten die Judenräte, die Wasserqualität und die sanitären Einrichtungen zu verbessern sowie Duschen und Entlausungsanlagen zu schaffen. Die Modernisierung der Bäder umfaßte die Säuberung der Wände, die Installation von Zentralheizung und elektrischem Licht, neue Bänke, Dampfsterilisation der Becken, Heißluftentlausungsöfen und elektrisch betriebene Wasserpumpen. Die deutschen Gesundheitsbehörden waren stolz darauf, daß in polnischen Städten 188 Entlausungszentren eröffnet wurden, deren Kosten die Kommunalverwaltungen trugen, weil sie hofften, den Widerstand im Volk überwinden und unter jüdischen Schulkindern, die man zwang, wöchentlich zu baden, eine neue Hygienekultur einbürgern zu können. Als sich Epidemien ausbreiteten, wurde die Auslastung einer neuen großen Entlausungseinrichtung in Warschau von ein paar hundert Behandelten auf 1500 Menschen täglich im Jahr 1917 erhöht. Zwischen 1915 und 1918, behaupten die offiziellen Statistiken, seien dreieinhalb Millionen Menschen und 418 000 Wohnungen entlaust worden.[31]

Die Juden nahmen die medizinisch angeordneten Rituale des Badens und Haareschneidens, die Einmischung in häusliche Angelegenheiten zur Durchsetzung fremder, »deutscher Hygiene«, die Schließung jüdischer Schulen und Synagogen sowie von Läden, Märkten, Nahrungsmittellieferanten und das Verbot des Lumpensammelns wohl als Ärgernis wahr. Die Entlausung jedenfalls wurde von den örtlichen Gemeinden als eine Kollektivstrafe empfunden. Der Haß auf die Entlausungsanlagen war so groß, daß einige in lokalen Aufständen niedergebrannt wurden. Die deutschen Amtsärzte beanstandeten sowohl das rituelle Waschen und Aufbahren von Leichnamen als auch traditionelle Bestattungsriten, bei denen die Särge nicht verschlossen wurden. Die Hygiene verletzte die religiöse und persönliche Unantastbarkeit: Orthodoxe Juden wurden

der Zeit der Deutschen Verwaltung, Berlin 1919 (*Beiträge zur Polnischen Landeskunde* N. F. 7, S. 70 f.); I. B. Singer: *Mayn Tatns Bays-Din-Shtub*, Tel Aviv 1979, S. 300.

31 G. Frey: »Gesundheitswesen« (Anm. 30), S. 647, S. 710 f.; Frey, *Bilder* (Anm. 30), S. 69-91.

geschoren und Frauen durch erzwungenes Haareschneiden entehrt. Die Deutschen bestanden darauf, daß kein Laden jüdischer Eigentümer öffnen durfte, dessen Eigentümerfamilie nicht entlaust war, und beschuldigten die jüdischen Ladenbesitzer, sie würden ihre Kinder mehrmals zur Entlausung schicken, anstatt selbst hinzugehen. Die Deutschen legten Listen von Juden an, die zwangsweise jede Woche zu waschen und zu entlausen seien. Hausierer und andere Angehörige reisender Berufe wurden beschuldigt, Fleckfieber zu verbreiten. Wilhelm His, Professor für innere Medizin an der Universität Berlin, bezichtigte Juden, sie seien natürliche Spione, Schmuggler und Betrüger, und die Polen schlossen sich dem Vorurteil an, Juden seien für Cholera- und Fleckfieberepidemien verantwortlich.[32] Die Heldenverehrung von Forschern in der Medizin ging einher mit der Dämonisierung osteuropäischer Juden als einer fremden Spezies, die tödliche Keime in sich trage.

Die Notwendigkeit, den Mangel an Arbeitskräften in der Landwirtschaft zur Erntezeit auszugleichen, führte zur Migration von osteuropäischen Arbeitern nach Deutschland. Das Kriegsministerium und das Generalgouvernement Warschau waren seit dem Winter 1915 übereingekommen, daß alle Arbeiter aus dem besetzten Polen und Rußland entlaust werden sollten. Die Entlausung war jedoch nicht vollständig wirksam, und von unerfahrenen deutschen Ärzten wurde Fleckfieber oft fälschlicherweise als Influenza diagnostiziert. Die preußischen Gesundheitsbehörden bemängelten 1917, dass die russischen Feldarbeiter verlaust ankämen und ihre Baracken schmutzig seien. Zwischen September 1916 und März 1918 wurden über 11 000 polnisch-jüdische Arbeiter nach Deutschland gebracht. Den Ausbruch von Fleckfieber unter der Zivilbevölkerung lastete man diesen Arbeitern an. 1916 blieb eine milde verlaufende Fleckfieberepidemie in Warschau unbeachtet, weil sie in erster Linie die jüdische Bevölkerung traf, eine schwere Fleckfieberepidemie in Warschau im Laufe des Jahres 1917 dagegen radikalisierte die deut-

32 W. His: *Die Front der Ärzte*, Bielefeld und Leipzig 1931, S. 39, S. 91-94; P. Weindling: »The First World War and the Campaign Against Lice. Comparing British and German Sanitary Measures«, in: W. U. Eckart, C. Gradmann (Hg.), *Die Medizin und der Erste Weltkrieg*, Pfaffenweiler 1996, S. 241-272; G. Frey: »Gesundheitswesen« (Anm. 30), S. 615, S. 623 f., S. 631, S. 637-639, S. 722 f.; G. Frey: *Bilder* (Anm. 30), S. 117-124.

schen Behörden und entfachte eine rassistische Feindseligkeit gegen Juden.[33]

Maßnahmen zum Wiederaufbau im Gesundheitswesen wurden ab 1916 auch von der österreichisch-ungarischen Heeresverwaltung im besetzten Serbien durchgeführt, das (wie das russische Polen) als ein »von epidemischem Gift durchtränktes Land« charakterisiert wurde. Die Zivilbevölkerung, die ein Amtsarzt als »entsetzlich schmutzig und verlaust« beschrieb, wurde einer rigorosen Entlausung und Aufklärung über die Gefahren des Ungeziefers unterzogen. Die Salubritätskommissionen führten Fleckfieberisolierstationen und Entlausungsanlagen ein. Die Militärärzte sahen sich in der Rolle von Aposteln der Zivilisation, die sich für eine hygienefördernde Kulturarbeit einsetzten, um mit Hilfe von Dampf und Bädern eine »Wiedergeburt« der Hygiene zu erreichen. Eine sehr heikle Angelegenheit war die Lokalisierung von Fleckfieber unter Muslimen, speziell bei Frauen, die wegen religiöser Verbote keine medizinische Untersuchung durch männliche Ärzte zuließen. Die Verwaltung sorgte dafür, daß serbische Frauen mit Immunität solche Untersuchungen vornahmen. Die Amtsärzte der Armee waren stolz darauf, die einheimische Frömmigkeit zu respektieren, die Gesundheit der serbischen Bevölkerung insgesamt zu verbessern und dadurch die Gesundheit der Besatzungstruppen zu schützen sowie die Verbreitung von Epidemien bis ins Vaterland zu verhindern.[34] Die österreichischen Militärärzte neigten zu einem moralisierenden Ton, und bei der Verbreitung ihres Evangeliums der Hygiene waren sie häufig eher moralistisch und religiös als rassistisch eingestellt.

Um 1918 steckte das Vorurteil, polnische Juden seien Fleckfieberüberträger, auch die deutschen und österreichischen Zivilbehörden an, die eine vermeintliche jüdische Gleichgültigkeit mit der Ausbreitung von Fleckfieber in Verbindung brachten. Als osteuropäische Flüchtlinge nach Wien strömten, fürchteten die österreichischen Behörden Pogrome – weil Juden beschuldigt wurden, Fleck-

33 His, *Die Front der Ärzte* (Anm. 32), S. 39, S. 91-94; G. Frey: »Gesundheitswesen« (Anm. 30), S. 584, S. 591, S. 731-733; G. Frey: *Bilder* (Anm. 30), S. VIII; Halbjahresbericht des Verwaltungschefs bei dem Generalgouvernement Warschau für die Zeit vom 1. April 1917 bis zum 30. September 1917, S. 28.

34 »Sanitärer Wiederaufbau Serbiens. Festschrift anläßlich einjährigen Bestehens des k und k Militär-General-Gouvernements in Serbien«, in: *Der Militärarzt* 51, 1917, S. 2 f. (3. Februar), S. 4 f. (10. März), S. 6 (14. April).

fieber zu verbreiten – und hielten die Flüchtlinge an Orten fest, die zu der Zeit als »Konzentrationslager« bezeichnet wurden. Die hygienischen Zustände in diesen Lagern waren so grauenhaft, daß es unter den Internierten zu Todesfällen kam. Im März 1918 fand eine Reichskonferenz über die Verhinderung von Fleckfieber statt, das angeblich von ungelernten Arbeitern polnisch-jüdischer Herkunft eingeschleppt wurde. Der Direktor des preußischen Gesundheitsministeriums, Martin Kirchner (von Koch in der Bakteriologie ausgebildet), geißelte jüdische Arbeiter als schmutzig, unzuverlässig, faul und opportunistisch, und da sie »besonders viele moralisch schlechte Eigenschaften« aufzuweisen hätten, wurden sie als der schlimmste Typus des Arbeiters verleumdet. Dieser Ausbruch zeigt, daß Kirchner bereits vom rassischen Antisemitismus ergriffen war. Der Amtsarzt Frey, der den Antisemitismus ablehnte, berichtete, daß Fleckfieber in Polen wegen seines starken Vorkommens unter der jüdischen Bevölkerung (95 Prozent aller Fälle in den Jahren 1915/16), als »Judenfieber« betrachtet werde, auch wenn die Sterberaten der Juden niedriger seien. Die medizinische Empfehlung, daß polnische Juden ein epidemisches Risiko darstellten, führte zu dem Beschluß der Reichsbehörden, die Grenzen für diese Arbeiter zu schließen. Die medizinischen Mitarbeiter des Generalgouvernements Warschau bezichtigten die polnischen Juden, verkommen und schmutzig zu sein, und erklärten damit die stärkere Verbreitung von Fleckfieber unter Juden. Spätestens 1918 wurde resigniert eingestanden, daß es sinnlos sei, polnische Juden zu entlausen, da sie sehr schnell erneut von Läusen befallen würden.[35]

35 G. Frey: »Gesundheitswesen« (Anm. 30), S. 642 f.; GSTA Rep 76 VIII B Nr 3774: Drews aus dem preußischen Ministerium des Innern (MdI) an den Reichskanzler, am 18. Februar 1918; Preußisches MdI, 20. April 1918, BAK R 86/1040 Band 6: Besprechung vom 9. März 1918; Rep 76 VIII B Nr 3775: Preußisches MdI, Sitzung der Amtsärzte vom 26. Oktober 1918. Zum Vergleich der Epidemien von 1916 bis 1921 mit denen von 1940/41 siehe W. Hagen: »Das Gesundheitswesen der Stadt Warschau September 1939 bis März 1941«, Archive des Nationalen Instituts für Hygiene Warschau. Hagen glaubte, es habe eine »jüdische Epidemie« von 1916-1918 und eine »polnische Epidemie« von 1918-1921 gegeben

Im Ersten Weltkrieg wandelte sich die verhältnismäßige Toleranz gegenüber anderen Rassen zu offener Feindseligkeit. Vor dem Krieg hatten die Bakteriologen noch versucht, die schlimmsten Exzesse hygienischer Maßnahmen zu korrigieren, die den durchreisenden Auswanderern auferlegt wurden. Auch gegenüber den orthodoxen jüdischen Männern in Polen und den muslimischen Frauen in Serbien hatte man versucht, die hygienischen Erfordernisse mit Toleranz verträglich zu machen. Die hygienische Vorbeugung wurde von einem intensiven Gefühl des Enthusiasmus für die moderne wissenschaftliche Medizin als einer zivilisatorischen Mission beflügelt. Doch als sich die militärische Lage verschlechterte, verstärkte sich die rassistische Rhetorik und verschärften sich die Maßnahmen. Die Juden mußten gesäubert, entlaust und in »Konzentrationslagern« eingepfercht werden, weil sie eine tödliche hygienische Gefahr für die Mittelmächte darstellten. Die Bakteriologie wurde zunehmend vom Rassegedanken geprägt: die Notwendigkeit, das Fleckfieber zu bekämpfen und zu verhindern, führte zu dem Versuch, die Grenzen für ethnisch Unerwünschte aus dem Osten dichtzumachen.

Obwohl keine innere Notwendigkeit bestand, zwischen Rasse und Bakteriologie eine Verbindung herzustellen, brachten die historischen Kontingenzen in der deutschen Gesellschaft einen ansteckenden Stamm des bakteriologischen Rassismus hervor. Eine solche Sicht lässt sich durch die Analyse der Ansichten von Eugenikern bestätigen, die ebenfalls mit ansteckenden Krankheiten befaßt waren, was darauf schließen läßt, daß die Bakteriologie durch soziokulturelle Faktoren geformt wurde. Die bakteriologischen Säuberungsmaßnahmen lassen ein autoritäres und interventionistisches Potential erkennen. Aufgrund unheilvoller geschichtlicher Entwicklungen konnten die Maßnahmen radikalisiert und mit rassistischen Begründungen unterlegt werden. Die Bakteriologen standen auf der Schwelle zur Ausrottung von Epidemien durch die Beseitigung der mutmaßlichen Krankheitsträger.

Übersetzt von Karin Wördemann

Alexandra Minna Stern

Gebäude, Grenzen und Blut

Medikalisierung und Nation-Building an der amerikanisch-mexikanischen Grenze 1910-1930[1]

Beginnen wir mit einem Gebäude. Die Fundamente dieses zweistöckigen Bauwerks aus rotem Ziegelstein wurden 1910 längs und teilweise unterhalb der Straßenbrücke von Santa Fe gelegt, die den Rio Grande zwischen Ciudad Juárez und El Paso überspannt. Das Gebäude war ursprünglich als ein Ort geplant, wo »jeder Ankömmling aus Mexiko mit Seife und warmem Wasser« gebadet werden sollte: Sieben Jahre später wurden diese Desinfektionsanlage und die zu ihr führende Brücke zur Bühne einer gewaltsamen Auseinandersetzung.[2] Berichte über in Mexiko wütende Epidemien, andauernde militärische Zusammenstöße zwischen mexikanischen Revolutionären und US-amerikanischen Truppen und eine gestiegene Besorgnis wegen Krankheiten und Seuchengefahr veranlaßten den United States Public Health Service (USPHS) und das Amt für

1 Die Forschungsarbeit für diesen Aufsatz wurde großzügig mit einem Albert J. Beveridge Stipendium der American Historical Association, mit einem Stipendium für Reisekosten der geschichtswissenschaftlichen Fakultät der University of Chicago und durch ein ›Social Science Research Council International Migration Dissertation Fellowship‹ unterstützt. Die ursprüngliche Fassung wurde im Rahmen des Sawyer Seminars 1996/97 unter dem Titel »Nation, Community, and Culture in the Aftermath of Empire« am Advanced Study Center des International Institute, University of Michigan, vorgestellt. Ich möchte allen Teilnehmern und den Organisatoren Ann Stoler und Nicholas Dirks für ihre scharfsinnigen und kritischen Kommentare danken. Profitiert habe ich auch von der kritischen Lektüre durch Sander Gilman, María Teresa Koreck, Barbara Berglund, Gabriela Arredondo, Howard Markel, Marty Pernick und die Lektoren – insbesondere Gil Joseph – sowie die anonymen Gutachter des *Hispanic American Historical Review*. Ein spezielles Wort des Dankes gebührt den beiden Archivaren, die mir freundlicherweise ihr Fachwissen und ihre Hilfe zuteil werden ließen: Claudia Rivers, Leiterin der Sondersammlungen an der University of Texas at El Paso, und John Parascandola, Historiker des öffentlichen Gesundheitswesens beim United States Public Health Service, Rockville, Maryland.

2 *El Paso Herald*, 21. Juli 1910, S. 9

Einwanderung im Jahr 1916, das Gebäude zu vergrößern. Im Laufe des Jahres 1916 wurden für die Renovierung der Anlage, darunter die Installation von Heißwasserbereitern und einer rationalisierten Desinfektionsausrüstung, annähernd 6000 US-Dollar aufgewendet.[3]

Claude C. Pierce, einer von zwölf leitenden Medizinern an der Spitze der USPHS-Hierarchie, wurde an die Grenze entsandt und mit der Aufgabe betraut, die Modernisierung und Vergrößerung der Desinfektionsanlage zu überwachen.[4] Bevor Pierce im März 1916 in El Paso eintraf, hatte er ein anderes eindrucksvolles Projekt, nämlich die Ausstellung des öffentlichen Gesundheitsdienstes auf der Panama-Pacific International Exposition in San Francisco, die vom USPHS finanziert wurde, verantwortlich geleitet.[5] Während seiner Zeit in San Francisco hatte sich Pierce auf die Herstellung von Dioramen, Tabellen und mechanischen Schaubildern spezialisiert, die dazu dienten, den Zusammenhang von Krankheiten und allgemeiner Hygiene »einem breiten Publikum leicht verständlich« zu machen.[6] Die wirklichkeitsgetreuen Nachbildungen – die veranschau-

3 Ebd., 27./28. Januar 1917, S. 2.

4 United States Public Health Service (im folgenden USPHS), Treasury Department: *Official List of Commissioned and Other Officers of the United States Public Health Service*, Miscellaneous Publication, Nr. 11, Washington, D. C., Juli 1915, S. 9.

5 C. C. Pierce wurde im Dezember 1915 angewiesen, das Ausstellungsgelände zu verlassen. Er reiste zunächst nach Laredo, Texas, um dort einen Ausbruch von Fleckfieber zu untersuchen, und war ab März in El Paso. Siehe C. C. Pierce an H. D. H. Connick: *Director of Works*, 15. Dezember 1915, University of California, Berkeley, Bancroft Library, Panama-Pacific International Exposition Papers (im folgenden UC-PPIE Papiere), Ms. C-A 190, Behälter 86: Sanitation. C. C. Pierce' Arbeit an der PPIE muß im Licht der kolonialen Abenteuer in seiner persönlichen Lebensgeschichte gesehen werden. Er diente im Spanisch-Amerikanischen Krieg, war von 1904 bis 1912 Quarantänebeamter in Panama und wurde 1913 Superintendent des Colon-Hospital in Panama. Den größten Teil der 1920er Jahre widmete sich C. C. Pierce der Ausrottung von Geschlechtskrankheiten. In den 1930er Jahren war er in Europa stationiert, und während der 1940er war er medizinischer Direktor der Planned Parenthood Federation. Siehe C. C. Pierce: *Who Was Who in America*, Band 1, 1897-1942, Chicago 1950, S. 425. Informationen zur PPIE liefert das offizielle Handbuch von Frank Morton Todd: *The Story of the Exposition: Being the Official History of the International Celebration Held at San Francisco in 1915 to Commemorate the Discovery of the Pacific Ocean and the Construction of the Panama Canal*, 5 Bde., New York 1921.

6 W. C. Rucker und C. C. Pierce: *United States Public Health Service Exhibit at the*

lichten, wie Finger, Fliegen und Wasser Keime übertragen konnten – stellten Laborgerätschaften dar und beschrieben die richtigen Techniken der Ausmerzung von Keimen. Im Falle der Santa-Fe-Straßenbrücke in El Paso war Pierce nun plötzlich dafür verantwortlich, das Künstliche und Symbolisierte auf eine ungewöhnlich radikale Weise in gelebte Erfahrung umzusetzen. Nach über einem Jahr Vorbereitung an der Grenze zwischen den USA und Mexiko verkündete Pierce am 23. Januar 1917, es sei der Moment gekommen, jeden, der von Mexiko in die Vereinigten Staaten einreise, einer »beinharten Quarantäne« zu unterziehen.[7] Vielleicht waren vier tödliche Fälle von Fleckfieber, die im Laufe von zwei Monaten in El Paso gemeldet wurden, Grund genug, sich Sorgen zu machen. Die Durchsetzung der Quarantäne war jedoch unmittelbar mit zwei besonderen Vorfällen verbunden – einem medizinischen und einem militärischen Rückschlag –, die El Paso trafen, bevor Pierce mit seiner Kampagne begann. Der erste war der durch Fleckfieber verursachte Tod von Dr. W. C. Kluttz,[8] dem designierten Amtsarzt dieser

Panama-Pacific International Exposition, San Francisco, 1915. Public Health Reports Issued by the United States Public Health Service (im folgenden PHR), Supplement Nr. 27, Washington, D. C., 31. Dezember 1915, S. 3.

7 C. C. Pierce an Quarantänebeamte, Zöllner, US-Einwanderungsbeamte und andere Betroffene: »Mexican Border Quarantine«, 23. Januar 1917, National Archives at College Park, Maryland (im folgenden NACP), USPHS, Record Group 90 (im folgenden RG 90), Central File, 1897-1923 (nachfolgend CF 1897-1923), Akte 1248; und *El Paso Herald Post*, 24. Januar 1917, S. 1. Die Quarantäne-Verlautbarung von C. C. Pierce wurde auch in den *PHR*, 2. Februar 1917, S. 197 f. veröffentlicht. Die Eisenbahn-Unternehmen wurden für den Zustrom von »kranken Einwanderern« direkt verantwortlich gemacht und wiederholt aufgefordert, die Quarantänebestimmungen einzuhalten und dafür zu sorgen, daß ihre Passagiere – von denen viele mexikanische Saisonarbeiter waren – entweder von einem Arzt des USPHS oder des Eisenbahn-Unternehmens untersucht würden. Siehe zum Beispiel »Measures to Prevent Typhus Fever. Instructions Issued to the Surgeons of the Chicago, Rock Island & Pacific Railway Company«, in: *PHR*, 2. März 1917, S. 345 f.

8 Kluttz erkrankte gegen Ende Dezember und starb am 2. Januar 1917. In den lokalen Zeitungen wurde er als Märtyrer der kommunalen Hygienefeldzüge dargestellt, und sein Tod wurde unmittelbar mit dem Kontakt zu einer mexikanischen Familie in Verbindung gebracht, die in einer heruntergekommenen Mietwohnung in El Paso wohnte. Siehe die *El Paso Times* vom 5. Januar 1917; und die *El Paso Herald Post*, 1.-2. und 4.-5. Januar 1917. Sieben Tage nach Kluttz' Tod sandte C. C. Pierce einen vierseitigen Brief an den Surgeon General der Vereinigten Staaten, in dem er empfahl, eine sofortige Quarantäne in Kraft zu setzen; C. C. Pierce an den

boomenden Grenzstadt, die sehr auf ihr Ansehen als »großes Gesundheitszentrum für den Südwesten« bedacht war.[9] Der zweite Rückschlag war General John J. Pershings Eingeständnis, daß es ihm auch nach zehn Monaten nicht gelungen war, den mexikanischen Revolutionär Pancho Villa gefangenzunehmen.[10]

Die Bekämpfung lauernder Krankheitserreger war nicht so einfach. Am Morgen, an dem die Quarantäne in Kraft trat, führte Carmelita Torres, 47 Jahre alt und höchstwahrscheinlich Hausgehilfin bei einer wohlhabenden Familie in El Paso, eine Gruppe von ungefähr 200 Frauen aus Ciudad Juárez an, die »aufgebracht über die amerikanischen Quarantänebestimmungen«, gegen die neuen Maßnahmen protestierten. Die Brücke und das Gebäude blieben fast den ganzen Tag geschlossen. »Von dem Zeitpunkt, als die ersten Straßenbahnen fuhren, bis weit in den Nachmittag hinein belagerten Tausende von Mexikanern die Juarez-Seite des Flusses und drängten zum Schlagbaum auf der Brücke. Anführerinnen des Mobs warfen sowohl auf der Brücke als auch auf den Straßen von Juarez Steine auf amerikanische Zivilisten.«[11] Die »Bade-Aufstände« gingen am nächsten Tag weiter, wobei sich mehrere Männer dem Protest anschlossen. »An die 200 mexikanische Frauen und ein paar Männer aus Juarez, die in Juarez Sunday eine Kundgebung gegen die Quarantänebestimmungen abhielten, welche vom United States Public Health Service an der Grenze durchgeführt werden, randalierten erneut an der Santa-Fe-Brücke; bewaffnet mit leeren Flaschen, Steinen und Stöcken, gingen sie auf die amerikanischen

Surgeon General, 9. Januar 1917, NACP, USPHS, RG 90, CF 1897-1923, Akte 1248. Die amtliche Autorisierung, die Finanzierung von zusätzlichem Personal und ein überaus strikter Quarantäne-Erlaß folgten bald darauf.

9 Siehe den *El Paso Herald* vom 27.-28. Januar 1917, Jahresrückblick, S. 6. Die Oberschicht El Pasos war besessen von dem Gedanken, die Stadt als den »Zauberberg« des Südwestens hinzustellen, als eine Gegend, die mit einem trockenen und heilkräftigen Klima gesegnet sei, das ideal sei für Patienten mit Tuberkulose und anderen Krankheiten und das in den gesamten USA seinesgleichen suche.

10 Pershing bekam am 19. Januar 1917 den Befehl, sich aus Mexiko zurückzuziehen. Seine Truppen begannen am gleichen Wochenende (27./28. Januar) mit der Räumung der Feldlager in Chihuahua, an dem die Quarantäne in Kraft trat. Siehe Frank E. Vandiver: *Black Jack. The Life and Times of John J. Pershing*, 2 Bde., College Station 1977, Bd. 2, S. 667.

11 *El Paso Times*, 29. Januar 1917, S. 1.

Truppen, auf Beamte des Zolls, der Einwanderungs- und Quarantänebehörde los«, wie eine Zeitung berichtete.[12]

Gegen Ende der Woche waren die »Bade-Aufstände« abgeebbt, und Mexikaner mußten sich ebenso wie alle anderen Immigranten, die über El Paso einreisen wollten, einer ausgeklügelten medizinischen Untersuchung unterziehen, die sich von den auf Ellis und Angel Island durchgeführten Prozeduren in wichtigen Hinsichten unterschied. In einem Sonderbericht, der Fotografien von vier verschiedenen Punkten der Quarantäneanlage enthielt – nämlich von der Station zur Sterilisierung der Kleider, dem Zugangsweg neben der Brücke, wo Mexikaner auf die Entlausung warteten, dem Hof und dem Duschraum der Frauen –, beschrieb Pierce den Vorgang, in dem medizinische Inspekteure die unzähligen Körper untersuchten, unterschieden und reinigten, die die Grenzbrücke überquerten. Er stellte mit Bestimmtheit fest, daß »alle aus Mexiko nach El Paso kommenden Personen, bei denen wahrscheinlich Ungezieferbefall zu vermuten ist, durch diese Desinfektionsanlage geschickt werden«; weiter erläuterte Pierce, daß die Individuen nach Betreten des Gebäudes nach Geschlechtern getrennt wurden und sich dann entkleiden mußten.[13] Während ihre Kleidung chemisch gereinigt wurde, was in der Wäscherei ungefähr 30 Minuten dauerte, wurde die Kopfhaut eines jeden von einem »männlichen oder weiblichen Aufseher, wie es das Geschlecht erfordert«, nach Läusen, den Überträgern von Fleckfieber, überprüft.[14] Diejenigen, bei denen Läuse ent-

12 *El Paso Herald*, 29. Januar 1917, Abendausgabe, S. 1.

13 C. C. Pierce: »Combating Typhus Fever on the Mexican Border«, in: *PHR*, 32 (23. März 1917), S. 426-429.

14 Berücksichtigt man den Kontext der bakteriologischen Revolution – die in den 1880er Jahren ernsthaft begann, als Wissenschaftler wie Robert Koch und Louis Pasteur entdeckten und nachwiesen, daß Mikroorganismen die Ursachen für epidemische Erkrankungen sind –, wurde die Ätiologie des Fleckfiebers erst ziemlich spät erkannt. In den Anfangsjahren des 20. Jahrhunderts glaubten die Bakteriologen, daß das Fleckfieberbakterium wahrscheinlich durch irgendeine Gattung der Arthropoden übertragen werde. Der französische Arzt Charles Nicolle vom Pasteur Institut in Tunesien zeigte 1909, daß die Kleiderlaus, *Pediculus humanus corporis*, der hauptsächliche Überträger des Fleckfiebers ist. Dies wurde 1916 von dem brasilianischen Bakteriologen Henrique da Roche Lima bestätigt. Das Bakterium *Rickettsia prowazekii*, das den Forschern aufgrund seiner winzigen Größe entgangen war, wurde nach Howard Ricketts und Stanislaus Prowazek benannt, die während ihrer Versuche, das Bakterium zu identifizieren, Opfer des Fleckfiebers wurden (der erstere starb 1910 in Mexiko). Die Laus, die das tödliche Bakte-

deckt wurden, bekamen eine Sonderbehandlung. »Das Haar der Männer oder Jungen [wurde] mit Nr.00 Scheren abgeschnitten, so daß das Haar auf eine Zeitung fiel, die dann aufgerollt und verbrannt [wurde]. Den Frauen mit Läusen wurde eine Mischung aus gleichen Teilen Kerosin und Essig auf Kopf und Haar appliziert, die eine halbe Stunde einwirkte, während der Kopf mit einem Handtuch umwickelt war.«[15] Nach dem Entlausen wurden alle Personen nach Geschlechtern getrennt zu den Duschen geführt, wo sie mit einer Mixtur aus Seife, Kerosin und Wasser besprüht wurden. Ein Aufseher leitete und überwachte den gesamten Vorgang, nach welchem die Immigranten noch gegen Pocken geimpft wurden, falls man dies für notwendig erachtete. Am Ende dieser Waschungsriten wurde den Individuen ihre nunmehr sterilisierte Kleidung zurückgegeben, und als Ausgleich für ihre Tortur konnten sie ein vom »United States Public Health Service, mexikanische Grenzquarantäne« unterzeichnetes Zertifikat in Empfang nehmen, welches beglaubigte, daß der Inhaber »entlaust, gebadet, geimpft [und all seine] Kleidung und sein Gepäck desinfiziert« worden sei.[16] Damit war der Grenzübergang allerdings noch nicht abgeschlossen, denn der

rium in ihren Eingeweiden trägt, lebt parasitär auf ihrem menschlichen Wirt, um Blut zu saugen, und gibt alsbald ihre Ausscheidungen ab. Die menschlichen Opfer kratzen am Ausschlag und den Hautreizungen, die von den Läusebissen hervorgerufen werden, und führen so schließlich das Bakterium in ihren Blutstrom ein. Nach einer Inkubationszeit von 5 bis 15 Tagen macht sich die Krankheit plötzlich mit hohem Fieber, starken Kopfschmerzen, Erschöpfung und Kälteschauern bemerkbar, gefolgt von einem violetten und bräunlichen Ausschlag an Rumpf und Gliedern. Zu Beginn des 20. Jahrhunderts war keine wirksame Behandlung bekannt, aber mit der Einführung von Breitbandantibiotika in den 1940er Jahren wurde Fleckfieber bei frühzeitiger Diagnose heilbar. Siehe »Epidemic Typhus«, in: Kenneth F. Kiple (Hg.), *The Cambridge World History of Human Disease*, Cambridge 1993; Kim Pelis: »Prophet for Profit in French North Africa. Charles Nicolle and the Pasteur Institute of Tunis, 1903-1936«, in: *Bulletin of the History of Medicine* 71, 1997; Howard Markel: *Quarantine! East European Jewish Immigrants and the New York City Epidemics of 1892*, Baltimore 1997, S. 46-55; Hans Zinsser: *Rats, Lice, and History. Being a Study in Biography, Which ... Deals with the Life History of Typhus Fever* (1935), Wiederabdruck, New York 1996; und Victoria A. Harden: »Rocky Mountain Spotted Fever Research and the Development of the Insect Vector Theory, 1900-1930«, in: *Bulletin of the History of Medicine* 59, 1985, S. 449-466.

15 Pierce: »Combating Typhus Fever« (Anm. 13), S. 427.

16 Ebd., S. 428.

Immigrant mußte noch daraufhin überprüft werden, ob er wegen körperlicher oder geistiger Mängel abzuweisen sei. Dies beinhaltete eine allgemeine medizinische Untersuchung, eine oberflächliche psychologische Charakterisierung sowie eine Befragung zum Selbstverständnis und zur Staatsbürgerschaft.[17]

Nachdem das Quarantänesystem im Jahr 1917 ungefähr vier Monate lang in Kraft war, konnte Pierce berichten, daß entlang der mexikanischen Grenze keine neuen Fälle von Fleckfieber aufgetreten waren.[18] Unter den insgesamt 31 Fleckfieberfällen, die während dieser Zeit in den Vereinigten Staaten gemeldet wurden, gab es nur drei Todesfälle, und zwar alle in El Paso.[19] Obwohl das die Gesamtheit der Fleckfiebertode in den Vereinigten Staaten darstellt, verblassen diese Zahlen angesichts der statistischen Zahlen von der Grenze: 871 639 Körper inspiziert, 69 674 desinfiziert, 30 970 gegen Pocken geimpft, 420 aufgrund von Krankheit abgewiesen, 7 wegen Ablehnung der Desinfektion die Einreise verweigert und 8 zur Beobachtung auf Station behalten.[20] Pierce zufolge inspizierten die texani-

17 Nach der Verabschiedung des Einwanderungsgesetzes von 1917 wurden neue Broschüren veröffentlicht, die voll waren mit einzeln aufgeführten Anweisungen und Beispielen für »Unerwünschtheit«; siehe Treasury Department, USPHS: *Regulations Governing the Medical Inspection of Aliens*, Miscellaneous Publication, Nr. 5 (Washington, D.C. 1917); und Treasury Department, USPHS: *Manual of the Mental Examination of Aliens*, Miscellaneous Publication, Nr. 18 (Washington, D.C. 1918). Die Klassifikation der Krankheiten wurde 1917 vereinheitlicht und in einer Veröffentlichung von 1920 erneut abgedruckt: Treasury Department, USPHS: *The Control of Communicable Diseases. Report of the American Public Health Association.*

18 *PHR*, 1. Juni 1917, S. 865; und *PHR*, 29. Juni 1917, S. 1057. Die anderen texanischen Städte, in denen die Quarantäne galt, waren Laredo, Eagle Pass, Rio Grande City und Brownsville. Von diesen Städten besaßen nur Eagle Pass und Laredo funktionstüchtige Desinfektionsstationen; siehe C. C. Pierce an den Surgeon General, 9. Januar 1917, NACP, USPHS, RG 90, CF 1897-1923, Akte 1248. Die Quarantäne wurde auch in den Städten Arizonas, nämlich Naco, Nogales, Douglas und Tucson, eingeführt; siehe *PHR*, 2. Februar 1917, S. 211.

19 Diese Zahlen wurden aus Angaben errechnet, die C. C. Pierce für die am 13. Januar 1917 endende Woche bis zu der am 9. Juni 1917 endenden Woche in den *PHR* machte. Diese wöchentlichen Berichte weisen unzählige Unstimmigkeiten auf, weil C. C. Pierce bestimmte Fälle offensichtlich doppelt zählte. Die vielleicht etwas großzügigen Ziffern zeigen, daß von den insgesamt 31 Fleckfieberfällen in den USA in diesem Zeitraum 25 Fälle in El Paso, drei in Laredo und je einer in Eagle Pass, Austin und in New York auftraten.

20 Diese Zahlen wurden wiederum aus den Informationen in den *PHR* errechnet,

schen Grenzbeamten 39 620 Körper pro Woche oder 5660 pro Tag. Wenn man bedenkt, daß die meisten Einreisenden durch El Paso kamen, können wir die letztgenannte Ziffer halbieren und erhalten dann ein Ergebnis, das sicherlich eine vorsichtige Schätzung ist: 2830 Körper, die jeden Tag an der Santa-Fe-Straßenbrücke inspiziert wurden. Bei einem zwölfstündigen Arbeitstag, der von 7 Uhr morgens bis 7 Uhr abends dauerte, ergibt dies umgerechnet 236 Personen pro Stunde bzw. ungefähr 80 pro Stunde für jeden der drei Ärzte im Dienst.[21] Diese Zahlen übertreffen bei weitem diejenigen, die für Ellis Island im gleichen Zeitraum errechnet wurden. 1917 z. B. wurden in Ellis Island trotz der vom Ersten Weltkrieg verursachten Störung 129 000 Einwanderer überprüft.[22] Diesen Zahlen

die für die am 13. Januar 1917 endende Woche bis zu der am 9. Juni 1917 endenden Woche gegeben wurden. Im Zweifelsfall wurde immer die höhere Zahl verwendet.

21 Dokumente des USPHS und Zeitungsartikel deuten darauf hin, daß an der Santa Fe Street Station während der ersten vier Monate der Quarantäne mindestens zwei und üblicherweise drei Ärzte im aktiven Dienst waren. Dazu gehörten C. C. Pierce, John W. Tappan (ein Assistenzmediziner der USPHS und nach Kluttz' Tod mehrere Monate lang städtischer Amtsarzt in El Paso) und zu verschiedenen Zeiten entweder Dr. T. C. Galloway (ebenfalls vom USPHS) oder der lokale Arzt (und spätere städtische Amtsarzt) Hugh White. In Anbetracht des Umstands, daß die Ärzteschaft der Stadt mit dem Immigration and Naturalization Service sowie mit der amerikanischen Armee eng zusammenarbeitete, vermute ich, daß die zusätzlichen Ärzte wahrscheinlich an den Quarantäne- und Impfungsvorgängen beteiligt waren. Abgesehen von den Ärzten und den angeschlossenen Einwanderungsinspektoren hatte die Quarantänestation von El Paso ab dem Januar 1917 etwa ein Dutzend ganztags beschäftigte Angestellte, die den Betrieb aufrechterhielten. Siehe dazu »Personnel of the Texas-Mexican Border Quarantine«, Juni 1916, NACP, USPHS, RG 90, CF 1897-1923, Akte 126; sowie die Korrespondenz zwischen Juni 1916 und Januar 1917 von Pierce und Tappan an den Surgeon General, in der sie mehr Personal für die Station beantragen, in NACP, USPHS, RG 90, CF 1897-1923, Akten 1248 und 126. Meine Schätzung war, daß an der Santa Fe Street Station jeden Tag 2830 Einwanderer inspiziert wurden, doch diese Zahl ist vermutlich noch zu niedrig, da viele zeitgenössische Schätzungen betonten, daß 75 Prozent oder mehr aller Einreisenden durch El Paso kamen. Um meinen Fall nicht übermäßig zu strapazieren, verwende ich eher zurückhaltende Zahlen.

22 Diese Zahl stammt von Harlan D. Unrau: *Ellis Island, Statue of Liberty National Monument, New York-New Jersey*, 3 Bde., Denver: United States Department of the Interior, National Park Service 1984, Bd. 3, S. 374. Die tatsächliche Zahl inspizierter Immigranten mag unter 100 000 gelegen haben, da im allgemeinen nur Passagiere des Zwischendecks in Ellis Island abgefertigt wurden. Dies war zum

zufolge untersuchte das Team aus annähernd 20 Ärzten jeden Tag wenig mehr als 350 Körper. In Anbetracht der im Vergleich zu Ellis Island eingeschränkten infrastrukturellen Kapazität der Grenzstation an der Santa-Fe-Brücke verrät die Zahl von 236 Körpern stündlich den Eifer, mit dem die Quarantäne von Mexikanern betrieben wurde. Bedeutsamer ist jedoch die Tatsache, daß Entkleidung und Duschen zwingend angeordnet und direkt in die allgemeinen Einwanderungsprüfungen integriert waren. Auf Ellis Island durchliefen die Einwanderer eine vollständige medizinische Untersuchung und wurden erst aufgefordert, sich zu entkleiden, wenn eine Krankheit bei ihnen vermutet wurde.[23] Die Entlausung war selten Teil der Internierung oder der längeren Beobachtung von Immigranten. Desinfektion und Impfung wurden fast vollständig von den Schiffahrtsgesellschaften und Beamten durchgeführt, die mit der Untersuchung der Passagiere vor Verlassen des Schiffs beauftragt waren. Diese Verfahrensweisen hatten sich im Laufe des 19. Jahrhunderts entwickelt und waren mit der Verabschiedung des National Quarantine Act von 1893 und späteren Einwanderungsgesetzen rechtlich standardisiert worden.[24] An der mexikanischen Grenze, wo die Einwanderer nicht mit dem Schiff, sondern zu Fuß eintrafen, war die Medikalisierung unmittelbarer Bestandteil des Einreisevorgangs.[25] Außerdem wurden die erzwungene Nacktheit und die Komplett-

Beispiel 1916 der Fall, als von 176 461 Einwanderern, die über Ellis Island in die Vereinigten Staaten einreisten, nur 101 406 (die Zwischendeck-Klasse) tatsächlich auf die Insel gelangten. Die 75 055 Kabinenpassagiere wurden vom USPHS und von Schiffsarzten an Bord untersucht. Siehe *Annual Report of the Surgeon General of the Public Health Service of the United States for the Fiscal Year 1916*, Washington, D. C. 1916, S. 7. Dieses Zahlenmaterial wurde mir großzügigerweise von John Parascandola beschafft, der auch auf die Schwierigkeiten hinwies, für diese Jahre exakte Statistiken zu erhalten.

23 Alan M. Kraut: *Silent Travelers. Germs, Genes, and the »Immigration Menace«*, New York 1994, S. 55 f. In Kapitel 3 findet sich eine lebendige Schilderung mentaler und medizinischer Untersuchungen auf Ellis Island.

24 Eine ausgezeichnete Analyse der Entwicklung des Gesetzes von 1893 und dessen Zusammenhang mit Epidemien und Einwanderung bietet Markel: *Quarantine!* (Anm. 14), Kapitel 6-8.

25 Kraut: *Silent Travelers* (Anm. 23), Kapitel 3. Derartige Desinfektionsprozeduren wurden auf Angel Island und in allen Häfen Asiens angewandt, bevor die Einwanderer mit Kurs auf USA ausliefen. Siehe Nayan Shah: »San Francisco's ›Chinatown‹: Race and the Cultural Politics of Public Health, 1854-1952«, Ph.D. Diss., University of Chicago 1995, bes. Teil 2.

Desinfektionen in El Paso und generell entlang der Grenze bis in die späten 1920er Jahre hinein praktiziert, noch lange Zeit nachdem sich die Fleckfieberpanik gelegt hatte.[26]

Die Präsenz des Imperiums: Gebäude, Grenzen, Blut und Biomacht

Historikerinnen und Historiker aus dem Westen der Vereinigten Staaten und aus Mexiko haben den Ausbau der Grenze zwischen den USA und Mexiko von einer zunächst abstrakten und ungenauen Linie, die im späten 19. Jahrhundert durch einen Vertrag etabliert wurde, zu einer klar definierten und ständig überwachten Grenze in den 1920er Jahren dokumentiert und beschrieben.[27] Die Konstruktion dieser Grenze ist größtenteils wie ein logischer Ablauf von Ereignissen erzählt worden, der schlicht und vorhersagbar den Veränderungen von Mustern und Gesetzen der Migration folgte. Die Ereignissequenz begann mit den Inspektoren, die im späten 19. Jahrhundert entsendet wurden, um für die Einhaltung des Chinese Exclusion Act aus dem Jahr 1882 zu sorgen. Sie setzte sich dann mit der um die Jahrhundertwende zunehmenden Konzentration auf italienische, jüdische und slawische Einwanderer fort. In den 1920er Jahren richtete sich die politische Strategie auf die Verwandlung der Mexikaner in »ausländische Andere«, worauf die Einwanderungsbeschränkungen mit der Verabschiedung des National Origins Act von 1924 und der Einrichtung einer Grenzpatrouille ihren Höhepunkt erreichten. Eine weitverbreitete Annahme ist, daß die Techniken zur Beurteilung und Überprüfung der Zuwanderer ausgehend von Ellis Island zu den Grenzübergängen an den südlichen Landesgrenzen gelangten und daß die medizinischen und mentalen

26 Bis Mitte der 1920er Jahre war die Quarantäne noch nicht abgeschafft, obwohl die Zeit, in der die Brücke geschlossen blieb, bis 12:30 Uhr verlängert worden war. Anfragen von mexikanischer Seite und sogar mehreren US-Beamten, die Quarantäne zu beenden oder die Brücke ständig offen zu halten, stießen auf taube Ohren.

27 Siehe Patricia Nelson Limerick: *The Legacy of Conquest. The Unbroken Past of the American West*, New York 1987, Kapitel 7; George J. Sánchez: *Becoming Mexican American. Ethnicity, Culture, and Identity in Chicano Los Angeles, 1900-1945*, New York 1993, Kapitel 2; und Friedrich Katz: *The Secret War in Mexico. Europe, the United States, and the Mexican Revolution*, Chicago 1981, S. 7-21.

Untersuchungen *ex post facto* als ideologische Nachwirkungen einer immer restriktiveren Gesetzgebung entstanden. In solchen Darstellungen wird die Medikalisierung, wenn überhaupt erwähnt, lediglich als eine Facette der im wachsenden Maße strengeren Einwanderungsbeschränkungen interpretiert und nicht als ein wichtiges und komplexes Phänomen von eigener Bedeutung betrachtet.[28]

Die Neubewertung dieser historischen Zusammenhänge durch eine andere Auswahl von Quellen und gegen die Tendenz, die Rolle des US-Imperiums zunehmend zurückzudrängen und zu entschärfen, ergibt eine andere, verzweigtere, multikausale und zeitlich mehrsträngige Geschichte. Amy Kaplan verweist in ihrem bahnbrechenden Essay »Left Alone with America« auf drei »Abwesenheiten«, die die US-amerikanischen Forschungsarbeiten oft quer durch das Spektrum der Disziplinen strukturiert haben: »Das Fehlen der Kultur in der Geschichte des US-Imperialismus, das Fehlen des Imperiums in der Erforschung der amerikanischen Kultur und das Fehlen der Vereinigten Staaten in der postkolonialen Erforschung des Imperialismus«.[29] In diesem Aufsatz behandle ich die Medikalisierung als einen weitreichenden kulturellen und wissenschaftlichen Komplex, dem im frühen 20. Jahrhundert eine Schlüsselstellung für den Imperialismus und die Nationenbildung der USA zukam. Mein Essay ist inspiriert und beeinflußt von Ann Stolers Bemühung, die Genealogien von Rasse, Sexualität und Biomacht in den Kolonialismus einzuschreiben, und stellt einen ersten, vorläufigen Schritt dar, das Imperium, den Körper und biologisierte Techniken der sozialen Differenzierung im Horizont der US-amerikanischen Moderne zu verorten.[30] Am flexibelsten und dynamischsten beginnt

28 Mark Reisler zum Beispiel zeichnet die Einwanderungspolitik in den Grenzgebieten im Rahmen der nationalen Gesetzgebung nach. Obgleich seine scharfsinnige Analyse rassisch bestimmter Diskurse in den 1920er Jahren die Rolle der Eugenik untersucht, erforscht sie nicht die Praktiken des öffentlichen Gesundheitswesens in den Grenzregionen. Siehe Mark Reisler: *By the Sweat of Their Brow. Mexican Immigrant Labor in the United States, 1900-1940*, Westport, Conn., 1976. Alan Kraut analysiert in seiner Geschichte der Einwanderung, des Ausschlusses und der sich wandelnden Vorstellungen von Krankheit nicht die Einwanderung entlang der mexikanischen Grenze, siehe Kraut: *Silent Travelers* (Anm. 23).

29 Amy Kaplan: »›Left Alone with America‹. The Absence of Empire in the Study of American Culture«, in: Amy Kaplan, Donald E. Pease (Hg.), *Cultures of United States Imperialism*, Durham 1993, S. 11.

30 Ann Laura Stoler: *Race and the Education of Desire. Foucault's History of Sexuality*

man eine solche Geschichte mit einer räumlich angelegten Erzählung, die dem Hin und Her der Bewegung von wissenschaftlichem, nosologischem und körperbezogenem Wissen und ebensolcher Praktiken nachgeht.

Die Verbindungsstellen, die diese theoretische und historische Untersuchung zusammenhalten, sind Gebäude, Grenzen und Blut. Gebäude sind Orte der Eingrenzung, der Bearbeitung und Numerierung. Im Falle der mexikanischen Migration in die Vereinigten Staaten waren die Gebäude außerdem Orte der Bloßstellung, der Desinfektion und der Gewalt. Sie beherbergten (und beherbergen) die Briefe, die Berichte, die Landkarten, die Bilder und die Statistiken, die scheinbar unvereinbare Individuen und Organisationen zusammenbringen, für die Mexiko, die Mexikaner und die Grenze zu gemeinsamen Symbolen und Angelegenheiten wurden. Indem ich Nutzung, Besitz und Abriß bestimmter Gebäude in den Vordergrund rücke – der Desinfektionsanlage, des Bezirksgefängnisses in El Paso und der *jacales* oder Holzhütten, in denen viele Mexikaner wohnten, die nach El Paso gezogen waren –, möchte ich für das Verständnis, wie die Grenze zwischen den USA und Mexiko entstand und wie das frühe 20. Jahrhundert die Gestalt des Volkskörpers (*body politic*) prägte, einen anderen Interpretationsrahmen bereitstellen.

Grenzen leiten sich aus den Gebäuden im Sinne des Eingrenzens ab, aber sie wirken auch wie Schwellen, die gleichzeitig aufnehmen und abweisen, was sie so wirkungsmächtig und zugleich flüchtig macht. Das Konzept der »inneren Grenzen«, das Stoler verwendet, um Ängste der Holländer und Franzosen in bezug auf die *mestissage* und den Verlust der Reinheit in den ostindischen Kolonien und Indochina zu beschreiben und zu analysieren, gewinnt besondere Brisanz, wenn wir es auf die amerikanisch-mexikanische Grenze übertragen.[31] Auch wenn man behaupten könnte, daß der Rio Grande

and the Colonial Order of Things, Durham 1995. Anleitung fand ich auch bei David Arnold: *Colonizing the Body. State Medicine and Epidemic Disease in Nineteenth-Century India*, Berkeley 1993; und Donna Haraway: *Primate Visions. Gender, Race, and Nature in the World of Modern Science*, New York 1989. Eine ausgezeichnete Analyse von Konflikt und Konstruktion in anderen amerikanischen Grenzregionen findet sich bei Lauren Derby: »Haitians, Magic, and Money. *Raza* and Society in the Haitian-Dominican Borderlands, 1900 to 1937«, in: *Comparative Studies in Society and History* 36, 1994, S.65-76.

31 Zur jüngsten Formulierung und analytischen Entwicklung dieses Konzepts siehe

vom Golf von Mexiko bis zum westlichen Texas eine »natürliche« Trennlinie bildet, besteht die Hälfte der Grenze in flachem und wüstenartigem Gelände, das sich gegen jede klar gezogene Trennung nach klimatischen oder topographischen Kriterien sperrt. In den ersten Jahrzehnten dieses 20. Jahrhunderts wurde die »Grenzlinie« entscheidend für die Abgrenzung des modernen Volkskörpers (*body politic*) der Vereinigten Staaten (und ist es nach wie vor). Gegner der Rassenmischung und der zentrifugalen Kräfte des barbarischen Mexiko sahen die USA von unwiderruflichem Niedergang bedroht. Solche Angstszenarien verfolgten die Vereinigten Staaten in den 1910er und 1920er Jahren. Der Immigration and Naturalization Service (INS), der USPHS und die Berufsarmee – Elemente eines zunehmend bürokratischen, rationalisierten und militarisierten Staates – waren vor allem an Fragen der territorialen Integrität interessiert; und sie arbeiteten energisch daran, die Grenzen aufrechtzuerhalten. Praktiken des Ausschlusses bestimmten die Beziehungen der Vereinigten Staaten zu Mexiko; sie waren auch an der Definition der Grenzen in der Stadt El Paso beteiligt. In diesem Fall spielte sich der dialogische Schlagabtausch zwischen Imperium und Neokolonie über den Rio Grande hinweg ab. An diesem Rand der imperialen Nation verlief die Grenze zwischen der Epidermis oder dem Körper selbst und der Landschaft der Flüsse und Wüsten sowie den Körpern im Plural oder den »Rassen«, so wie sie mit Hilfe der Volkszählungen und anderer indexikalischer Strategien klassifiziert wurden, und umgekehrt.

Schließlich werde ich auf das Blut eingehen, das im frühen 20. Jahrhundert vielfältige Bedeutungen hatte. Im bedenklichsten Fall wurde es als Träger von Keimen, Vererbung und Charakter aufgefaßt. Obgleich die beiden wesentlichen Wissenschaftlergruppen, die ich in diesem Aufsatz untersuche – die Beamten des öffentlichen Gesundheitswesens und die Eugeniker –, in der Frage sozialer Unterstützung häufig verschiedener Meinung waren (erstere befürworteten die staatliche Intervention und Verbesserungen der Umwelt, während letztere häufig sozialdarwinistische Lehren vom »Überleben der Tüchtigsten« übernahmen und ein Hygienedenken verwar-

Ann Laura Stoler: »Sexual Affronts and Racial Frontiers. European Identities and the Cultural Politics of Exclusion in Colonial Southeast Asia«, in: Frederick Cooper, Ann Laura Stoler (Hg.), *Tensions of Empire. Colonial Cultures in a Bourgeois World*, Berkeley 1997, S. 198-237.

fen), einte sie das Thema Blut. Die Rede vom Blut bedeutete, in einen Diskurs über das Leben einzutreten, der zugleich repressiv und produktiv, ausschließend und expansiv war. Die zusätzliche Aufnahme der Kategorie *mexikanisch* – die »Rasse« mit Nation verschmolz – in der US-Volkszählung von 1930 muß in diesem doppelten Licht gesehen werden, nämlich als eine Kategorie, die aufgrund und vermittels eugenischer, medikalisierter und statistischer Kenntnisse über menschliche Körper und Identitäten gebildet wurde.

Mit der ineinandergreifenden Trias von Gebäuden, Grenzen und Blut gebe ich in meiner Untersuchung einer Konstellation und Facette der amerikanischen Moderne einen Rahmen, der es mir ermöglicht, bei dem Problem anzusetzen, wie das Konzept der Biomacht in einer räumlichen Erzählung darstellbar wäre. Indem ich eine theoretische Matrix zugrunde lege, deren Mittelpunkt die Biomacht bildet, dieser seltsam moderne Stil und diese moderne Strategie zur »Unterwerfung der Körper und zur Kontrolle der Bevölkerungen«, kann ich vom Bereich des einzelnen Körpers und der Subjektivität überwechseln zum Bereich des Volkskörpers (*body politic*) und der imaginierten Nation.[32] In seiner erhellenden Analyse von Foucaults Begriffen der Gouvernementalität, der Praktiken des Selbst und der Normalisierung erklärt Mitchell Dean auch die historische Symbiose von Biomacht und Epistemologie. Ohne »die Entwicklung bestimmter Formen der Rationalität und des Diskurses, die das Individuum, Körper und Seele, und die Bevölkerung und deren Bestandteile zu Gegenständen des Wissens machen«, sei die Ausübung von Biomacht nicht möglich, schreibt er.[33] Die besonderen Formen von Rationalität und Diskurs, auf die ich in diesem Aufsatz eingehe, sind die kulturellen und sozialwissenschaftlichen Formationen der Eugenik und des Gesundheitswesens, welche beide ausdrücklich eine wesentliche Rolle für das Rassendenken, die Definitionen von Staatsbürgerschaft und die Legitimation von Gewalt in den 1910er und 1920er Jahren spielten.

32 Siehe Michel Foucault: *Der Wille zum Wissen. Sexualität und Wahrheit 1*, Frankfurt am Main 1977, S. 167.

33 Mitchell Dean: *Critical and Effective Histories. Foucault's Methods and Historical Sociology*, London 1994, S. 172.

In den ersten Märztagen 1916 waren ungefähr 20 Gefangene im Bezirksgefängnis von El Paso eingesperrt. Man verdächtigte sie, Pancho Villa zu unterstützen – und noch dazu von Läusen befallen zu sein. Am Abend des 6. März zündete einer der Insassen ein Streichholz an, während er in einer Badewanne mit Kerosin gebadet wurde. Das Gebäude explodierte, und fast alle Gefangenen kamen in dem Brand um.[34] Drei Tage später überfiel Pancho Villa die Garnisonsstadt Columbus in New Mexico. Seine Truppen »setzten Gebäude der Stadt in Brand, erschossen Zivilisten, die daraus fliehen wollten«.[35] Nach einem sechsstündigen Gefecht wurden die *villistas* von Einheiten der 13. US-Kavallerie zurückgeschlagen. Siebzehn Amerikaner sowie schätzungsweise einhundert Mexikaner wurden getötet. Ein solches Vergehen wurde umgehend mit Vergeltung beantwortet. Am 15. März rückte Pershing mit 4800 Mann, die später auf 10 000 erhöht wurden, zu einer letzten vergeblichen Jagd auf Villa aus.

Die Aufdeckung der Ereignisse, die sich im Bezirksgefängnis von El Paso vor dem Überfall auf Columbus zutrugen, rekonfiguriert die Erzählung über die mexikanische Revolution, die Grenzpolitik während der 1910er Jahre und Pancho Villa. In den meisten Darstellungen der Geschichtsschreibung wird der Überfall auf Columbus entweder als ein diplomatischer Plan interpretiert, Venustiano Carranza (den Übergangspräsidenten Mexikos) zu stürzen, indem man gegen die Yankees Stimmung machte und den mexikanischen Nationalismus anstachelte, oder er wird als Racheakt der *villistas* für ein fehlgeschlagenes Waffengeschäft gedeutet.[36] Dies waren sicherlich beteiligte Faktoren, doch in einem Kontext, in dem Militarisierung und Medikalisierung sehr eng zusammenhingen, da sie beide mit ihren Praktiken und Ausdrucksweisen Invasion und Verseu-

34 Beschreibungen dieses Vorfalls sowie Berichte über Villas Überfall finden sich in den Aufmachern der *El Paso Times* und des *El Paso Herald* vom 6. bis 10. März 1916.

35 Linda B. Hall, Don M. Coerver: *Revolution on the Border. The United States and Mexico, 1910-1920*, Albuquerque 1988, S. 60. Der Bezugspunkt für jede Diskussion des Überfalls auf Columbus ist Friedrich Katz: »Pancho Villa and the Attack on Columbus, New Mexico«, in: *American Historical Review* 83, 1978, S. 101-130.

36 Siehe Katz: »Pancho Villa« (Anm. 35); und Alan Knight: *The Mexican Revolution*, Band 2, *Counter-revolution and Reconstruction*, Lincoln 1986, S. 419-421.

chung betonten und erzeugten, ist es auch möglich, Villas Vorgehen durch die Linse der Biomacht zu betrachten. Die Rekonstruktion der Symbiose von Aufstand und Gesundheitskontrolle in der städtischen Geographie von El Paso führt zu einer Erzählung, die für das Verständnis des Rassendenkens in den Vereinigten Staaten zwischen 1910 und 1930 umfassende Konsequenzen hat. Sie zeigt auch die Kontinuität zwischen den Kolonialprojekten der USA und der Errichtung ihrer Grenze zu Mexiko. Wenn die Strategien der »amerikanischen Stabsärzte« auf den Philippinen den Strategien »der Offiziere und Kampftruppen« nachfolgten und sie schließlich ablösten, so erfolgten Militarisierung und Medikalisierung im Südwesten zeitgleich und waren symbiotisch verbunden.[37]

Zwischen etwa 1910 und 1915 verschärfte sich die kriegerische Atmosphäre, die nach der Unterzeichnung des Vertrags von Guadalupe im Jahr 1848 die postkolonialen Grenzgebiete charakterisierte, durch zahllose Überfälle und bewaffnete Zusammenstöße, in denen ein zusammengewürfelter Haufen aus Aufständischen, Waffenschmugglern und Exilierten gegen die US-Streitkräfte antrat.[38] Als im Jahr 1911 die mexikanische Revolution ausbrach, war einer der ersten Schritte, die der US-amerikanische Präsident Taft unternahm, die Verstärkung der Texas Rangers – einer 1873 organisierten Anglo-Bürgerwehr, die dafür bekannt war, Recht und Gesetz in die eigene Hand zu nehmen – und der in Texas stationierten Armeetruppen, die eine »Manöverdivision« mit Hauptquartier in San Antonio bildeten.[39] Bis Mitte des Jahrzehnts waren bei Auseinandersetzungen 21 Amerikaner – Zivilisten und Militärs – getötet worden, und der Aufstand in Mexiko zeigte keinerlei Anzeichen eines Abflauens. Um die gespannte Lage in den Grenzgebieten zu überwa-

37 Reynaldo Ileto: »Cholera and the Origins of the American Sanitary Order«, in: Vicente L. Rafael (Hg.), *Discrepant Histories. Translocal Essays on Filipino Cultures*, Philadelphia 1995, S. 59. Eine eloquente Behandlung der Philippinen als ein Laboratorium der Tropenmedizin und eine Erörterung der Frage, wie Bakteriologie und Keimtheorie die miasmatischen Theorien der Krankheiten ablösten, sind im selben Band enthalten: Warwick Anderson: »›Where Every Prospect Pleases and Only Man is Vile‹: Laboratory Medicine as Colonial Discourse«, S. 83-112.

38 Ein ausgezeichneter Artikel, der die komplizierte Geschichte von Rebellion und Revolte in den Grenzgebieten im späten 19. Jahrhundert untersucht, ist Elliott Young: »Remembering Catarino Garza's 1891 Revolution. An Aborted Border Insurrection«, in: *Mexican Studies/Estudios Mexicanos* 12, 1996, S. 231-272.

39 Siehe Hall und Coerver: *Revolution on the Border* (Anm. 35), Kapitel 4.

chen, kehrte Pershing, Kavallerist der »*frontier*«, der in den 1880ern gegen die letzten Apachen gekämpft und während der Ghost Dances von 1890 Truppen gegen die Sioux geführt hatte, in den Westen zurück, um die Verantwortung für die größte Streitmacht zu übernehmen, die seit dem Bürgerkrieg zusammengezogen worden war.[40] Gegen Ende des 19. Jahrhunderts war Pershing daran beteiligt gewesen, das Bureau of Insular Affairs einzurichten, das die Projekte der USA in der Karibik und im Pazifik beaufsichtigte. Danach diente er 1898 in Kuba in der 10. US-Kavallerie und verwaltete bis in die frühen 1910er Jahre die Provinz Moro im südlichen Mindanao auf den Philippinen. Seine Ankunft in Texas war deshalb eine Fortsetzung seiner Kolonialkarriere.

Die Region El Paso/Juárez war bei Ausbruch der mexikanischen Revolution sogleich ein Brennpunkt bewaffneter Unruhen und der Mobilisierung des Volkes. Im Mai 1911 erhärtete ein dreitägiger Kampf um Ciudad Juárez – die Stadt, die von sich befehdenden Fraktionen schon mehr als einmal zur »vorläufigen Hauptstadt« von Mexiko erklärt worden war – die politische Bedeutung der Zwillingsstädte. Nachdem Pershing an der Grenze aufgetaucht war, begannen seine Truppen, durch die Straßen von El Paso zu patrouillieren. Diese Wachsamkeit wurde im Laufe der Zeit noch verschärft, besonders nach 1915, als sich Gerüchte verbreiteten, es könne zu Erhebungen vertriebener Mexikaner und unzufriedener revolutionärer Gruppierungen kommen. Doch bevor Pershing das Seine tat, um bei den Geschehnissen, die man oft als erste »Rassenunruhen« der Stadt bezeichnet, das Kriegsrecht in El Paso durchzusetzen, und bevor seine Truppen zur Strafexpedition gegen Pancho Villa ausrückten, befaßten sich diese mit einer anderen Sorte flüchtiger Feinde: mit Bakterien und Mikroben.

Während der zweiten Hälfte des Jahres 1914 und das ganze Jahr 1915 hindurch half das US-Militär der örtlichen Verwaltung und

40 Zu Pershings Karriere vor dem Ersten Weltkrieg, siehe Vandiver: *Black Jack*, Bd. 1 (Anm. 10). Zu einer allgemeinen Einführung in die militärischen Feldzüge der Vereinigten Staaten gegen die Indianer Amerikas siehe Robert M. Utley: *The Indian Frontier of the American West, 1846-1890*, Albuquerque 1984. In *Facing West. The Metaphysics of Indian-Hating and Empire-Building*, Minneapolis 1980; Wiederabdruck Norman 1997, untersucht Richard Drinnon die Verbindungen zwischen der Eroberung des Westens, der Vertreibung und Zerstörung von Indianervölkern und dem Kolonialismus der Vereinigten Staaten.

den El Paso Associated Charities – einer Organisation, die einen Sinn für Fortschrittlichkeit und Reform besaß – bei der »Verschönerung« des Second Ward, eines mexikanischen Bezirks der Stadt, der auch als Chihuahuita bekannt war. Im Jahr 1914 bot Pershing der Stadt das hygienische Fachwissen der Armee an, die »mit solchen Bedingungen, wie sie in Panama, Cuba und den Philippinen anzutreffen sind«, vertraut sei und daher auf Chihuahuita, das in der *El Paso Times* als »Seuchenherd« der Stadt bezeichnet wurde, bestens vorbereitet sei.[41] Im Mai 1915, als diese Kampagnen neue Höhepunkte erreichten, »stellte General Pershing sein gesamtes Medizinkorps, Offiziere und gemeine Soldaten, der Stadt zur Verfügung«.[42] Mit Unterstützung des Bürgermeisters – der für denjenigen, der »das Gelände am besten aufräumen würde«, Preise offerierte – inspizierten Kluttz und ein Offizier der 20. Infanterie die Stadt »Block für Block«.[43] Von einer sprachlichen Ausdrucksweise bestärkt, in der ständig von Ansteckung und der Ausrottung von Krankheiten die Rede war, säuberten Pershings Männer die Straßen mit Wasserschläuchen, verbrannten Aas und Abfall und rissen Unterkünfte ab.

Darüber hinaus trafen sich die Ärzte der Armee, der Stadtverwaltung und des USPHS unter der Schirmherrschaft der El Paso County Medical Society und arbeiteten in dem Jahrzehnt ab 1910 zusammen daran, Strategien im Umgang mit dem zu entwickeln, was ein Arzt »das Problem der Southside, das Problem Chihuahuita« nannte.[44] In einer Diskussion der Medical Society, in der alle Krankheiten der Stadt sowie Kriminalität und Untätigkeit auf das mexikanische Viertel zurückgeführt wurden, argumentierte ein Arzt, Chihuahuita solle der Armee unterstellt werden, die schon in Kuba, San Francisco und den Philippinen aufgeräumt und Krankheiten ausgerottet habe. Er meinte weiter, »dasselbe kann hier geschehen, wenn nur genug Druck auf die Verwaltung ausgeübt wird«.[45] Ähnlich wie die britischen Beamten im späten 19. Jahrhun-

41 *El Paso Herald*, 25. Mai 1914, S. 4. Ebenfalls zitiert in: Shawn Lay: *War, Revolution, and the Ku Klux Klan. A Study of Intolerance in a Border City*, El Paso 1985, S. 54.

42 Leon C. Metz: *El Paso Chronicles. A Record of Historical Events in El Paso, Texas*, El Paso 1993, S. 177.

43 *El Paso Herald*, 20. Mai 1915, S. 9.

44 Dr. Howard Thompson: »What We May Reasonably Expect«, in: *The Bulletin of the El Paso County Medical Society* 7, Nr. 8, November 1915, S. 9.

45 Comments of Dr. Ramey, in: Thompson: »What We May Reasonably Expect« (Anm. 44), S. 13 f.

dert arme Wohnviertel im East End Londons durchkämmt hatten, um die Gegend aufzupolieren und aufzuräumen, gingen US-Militärs und Gesundheitspolizei in die mexikanischen *barrios* von El Paso. Mit den Waffen Seife, Wasser und Abriß wollten sie Licht und Keimfreiheit in die *jacales* bringen, die oft als dunkle, feuchte und keimbehaftete Jauchegruben dargestellt wurden.[46]

Pershing und seine Truppen waren deshalb mit den Straßen der ethnisch getrennten Viertel von El Paso gut bekannt, als Pancho Villa im Januar 1916 den angeprangerten antiamerikanischen Akt beging, dem zur Last gelegt wird, den ersten »Rassenaufstand« in El Paso ausgelöst zu haben.[47] Villas Truppen verschleppten 17 US-Bergbauingenieure, die auf dem Weg nach Chihuahua City waren, aus einem Zug und richteten sie hin. Alle Opfer waren Angestellte der American Smelting and Refining Company, die einen Stützpfeiler der örtlichen Wirtschaft bildete und die zu den ersten Unternehmen des Großkapitals gehörte, welche sich in den 1880er Jahren in El Paso angesiedelt hatten. Berichte über die Abscheulichkeit des Verbrechens, bei dem die Opfer, von denen neun aus El Paso stammten, »vor ihrer Ermordung entkleidet und physisch mißhandelt worden waren«, erreichten rasch die Stadt.[48] Als die verstümmelten Körper am Bahnhof der Stadt eintrafen, kam es in der Nacht zu Ausschreitungen.[49] In mehreren Saloons brachen Schlägereien zwischen Mexikanern und Angloamerikanern aus und sprangen auf die Straßen über, wo Mexikaner wiederholt angegriffen wurden. »Nach den Handgreiflichkeiten fielen ungefähr 25 bis 50 Amerikaner über jeden Mexikaner her, den sie auf der Straße finden konnten. Sie zogen in Richtung Chihuahuita und riefen anderen zu, sie sollten sich ihnen anschließen.«[50]

Die rassistisch motivierte Gewalt, die dem »Santa Isabel Massaker« folgte, taucht als gemeinsamer und plastischer Bezugspunkt in

46 Zu einer Analyse der Medikalisierung der Londoner Slums siehe Peter Stallybrass, Allon White: *The Politics and Poetics of Transgression*, Ithaca 1986, Kapitel 3; und Judith R. Walkowitz: *City of Dreadful Delight. Narratives of Sexual Danger in Late-Victorian London*, Chicago 1992.

47 Siehe Mario T. Garcia: *Desert Immigrants. The Mexicans of El Paso, 1880-1920*, New Haven 1981, Kapitel 9; und Lay: *War, Revolution, and the Ku Klux Klan* (Anm. 41), Kapitel 2.

48 Lay: *War, Revolution, and the Ku Klux Klan* (Anm. 41), S. 17.

49 Garcia: *Desert Immigrants* (Anm. 47), S. 188.

50 Ebd., S. 189.

den mündlich überlieferten Erzählungen von Einwohnern der Grenzregion auf, die in den 1960er und 1970er Jahren vom Institute of Oral History an der Universität von Texas in El Paso befragt wurden. Hortencia Villegas z. B., die 1913 von Chihuahua nach El Paso zog, erinnerte sich an den Abend, an dem die Leichen aus Santa Isabel zurückkamen: »Wir gingen zum Alacazar Theater auf der El-Paso-Straße. Und als wir herauskamen – ein Krawall mit den Amerikanern, die auf alle Mexikaner losgingen. Ich war noch ein Mädchen, aber ich erinnere mich, daß die Amerikaner jeden prügelten, ob alt oder jung … Sie [die Amerikaner] kamen mit Schlagstöcken oder wer weiß was in den Second Ward.«[51] Da die Krawalle bis in den Morgen hinein anhielten, erklärte der Bürgermeister das Kriegsrecht und rief Pershings Truppen und die Nationalgarde herbei, um der örtlichen Polizei den Rücken zu stärken.[52] Obwohl die Unruhen nur einen Tag lang andauerten, lenkten sie die öffentliche Aufmerksamkeit im Land auf die Grenze. Sie gerieten in die Schlagzeilen der *New York Times* und weckten zweifellos die Neugier von Männern und Frauen, die von weither anreisten, um sich über die Situation in El Paso Klarheit zu verschaffen.[53]

Einer der ersten, die dort auftauchten, war Pierce. Er war einen Monat vor dem »Santa Isabel Massaker«, das unter dieser Bezeichnung in den USA bekannt wurde, an die Grenze entsandt worden, um den ersten Fleckfieberfall zu untersuchen, der für die Region gemeldet worden war.[54] Er war erpicht darauf, Orte zu finden, an denen einreisende Immigranten desinfiziert werden konnten, und in den wenigen Monaten seit seiner Ankunft hatte Pierce eine verlassene, von den Franzosen gebaute Quarantäne-Station in Juárez ausfindig gemacht, die er mit Hilfe einiger mexikanischer Ärzte wieder voll betriebsfähig herrichtete.[55] Pierce, der mit John W. Tap-

51 Transskription des Tonbands 235, Interview mit Hortencia Villegas von Oscar J. Martínez, 17. Februar 1976, University of Texas, El Paso, Institute of Oral History (im folgenden UTEP-IOH), S. 13 f. Alle Übersetzungen aus dem Spanischen stammen von mir, A. M. S.

52 Garcia: *Desert Immigrants* (Anm. 47), S. 189.

53 Lay: *War, Revolution, and the Ku Klux Klan* (Anm. 41), S. 25.

54 Siehe Anm. 5 und Pierce an den Surgeon General, 20. Dezember 1915, NACP, USPHS, RG 90, CF 1897-1923, Akte 2126.

55 J. W. Tappan an C. C. Pierce, 1. März 1916, NACP, USPHS, RG 90, CF 1897-1923, Akte 1248. Im Monat zuvor hatte Pierce auch in Nuevo Laredo, Piedras Negras und Matamoros alte Quarantäne-Stationen ausfindig gemacht, die er

pan, dem anderen Arzt des öffentlichen Gesundheitsdienstes in El Paso, und auch mit dem städtischen Arzt von El Paso, Kluttz, zusammenarbeitete, verkündete bald, das Fleckfieber werde unter Kontrolle gehalten, da das gesamte ankommende Gepäck »mit trokkener Hitze ausgeräuchert« und jeglicher Abfall »durch Feuer beseitigt« werde.[56] Einige Monate später verfügte Präsident Woodrow Wilson, größtenteils aufgrund des Drängens dieser Männer sowie des Bürgermeisters von El Paso, Tom Lea, eine gemäßigte Quarantäne an der mexikanischen Grenze.[57]

Inmitten dieser Eskalation, als die Intervention der Vereinigten Staaten unmittelbar bevorzustehen schien, wagte sich eine andere wichtige Figur, David Starr Jordan, nach El Paso, um sich von der Situation an der Grenze ein Bild zu machen. Jordan war jedoch gegen einen militärischen Einmarsch der USA in Mexiko. Er war ein studierter Botaniker und Ichthyologe, der Präsident und Kanzler der Stanford University gewesen war, hatte in den ersten Jahrzehnten des 20. Jahrhunderts ein besonderes Interesse an Mexiko, den

ebenfalls wieder in Betrieb nahm; siehe »Memorandum Relative to the Quarantine Transactions along the Texas-Mexican Border«, 3. August 1917, NACP, USPHS, RG 90, CF 1897-1923, Akte 2126.

56 *Survey Graphic*, 4. März 1916, S. 652.

57 »Quarantine Restrictions upon Persons and Property for the Purpose of Preventing the Introduction of Typhus Fever into the United States«, 30. Juni 1916, NACP, USPHS, RG 90, CF 1897-1923, Akte 2126. Präsident Wilson nutzte Befugnisse, die ihm durch einen Absatz des National Quarantine Act von 1893 verliehen worden waren, und verfügte eine Quarantäne, nachdem ihm sein Staatssekretär William G. McAdoo in einem ausführlichen Brief dazu geraten hatte. In Anbetracht der Tatsache, daß der USPHS ein Gebäude in Juárez nutzte, das Mexiko selbst gehörte, war es logistisch unmöglich, eine komplette Quarantäne durchzuführen. Außerdem war diese Handlung eindeutig eine beschwichtigende, wenn auch völlig unwirksame Geste, um beide Lager zu besänftigen: diejenigen, die lautstark eine Quarantäne forderten, und den gemäßigteren USPHS-Mediziner B. J. Lloyd, der an die Grenze geschickt worden war, um die Möglichkeiten einer Seuchenausbreitung zu begutachten. Lloyd betrachtete den Eifer von C. C. Pierce und der örtlichen Medizinergemeinschaft als unberechtigt. Das »Fleckfieber ist jetzt keine ernsthafte Bedrohung für unsere Zivilbevölkerung in den Vereinigten Staaten und wird es wahrscheinlich niemals sein«, schrieb er in einem Brief an den Surgeon General. Siehe Lloyd an den Surgeon General, 27. Juni 1916, NACP, USPHS, RG 90, CF 1897-1923, Akte 1248. Lloyd war vorsichtig wegen der politischen Konsequenzen, die eine Nutzung der Desinfektionsanlage in Juárez haben könnte, und war maßgeblich daran beteiligt, Finanzierung und Unterstützung für die Errichtung der Anlage an der Santa-Fe-Straßenbrücke zu sichern.

Mexikanern und der Grenze gefaßt. Wie bei Pershing war auch Jordans Karriere den Konturen des US-Kolonialismus gefolgt, dies allerdings aus einem diametral entgegengesetzten Blickwinkel. Während Pershing für Territorien und offene Märkte gekämpft hatte, war Jordan ein überzeugter Antiexpansionist und Antiimperialist. Für ihn bedeutete die Ausweitung der Grenzen der USA eine Entweihung und Bastardisierung des Volkskörpers (*body politic*).[58] Jordan ist eine der am wenigsten untersuchten, doch überaus faszinierenden Gestalten der eugenischen Bewegung in den USA. Jordans Beschäftigung mit dem »Blut der Nation« prägte seine Laufbahn von Anfang an – wie dies sein Traktat von 1910 über die Affinitäten zwischen nationalem Fortschritt, Reinheit und Isolationismus verdeutlicht.[59] Im Jahr 1895 begannen er und Charles Davenport, Gründer des Eugenics Records Office und der American Eugenics Society und wahrscheinlich der bekannteste Eugeniker in den USA, eine Korrespondenz, die sich über 30 Jahre erstrecken sollte. In diesen frühen Briefen rissen sie viele Themen an – die Bedeutung der Volkszählung, die Implikationen des Darwinismus und die Definitionen von »Schwachsinn« –, die auch die eugenische Bewegung in den Vereinigten Staaten kennzeichnen sollten.[60]

Jordan, der sich zur Grenze begeben hatte, um jede mögliche militärische Besetzung Mexikos durch die USA sogleich anzuprangern, hat Pierce, den er im Jahr zuvor auf der ›Second National Conference on Race Betterment‹ getroffen hatte, die im Rahmen der Panama-Pacific International Exposition stattfand, vermutlich aufgesucht oder mit ihm diniert.[61] Als eine Zusammenkunft von

58 Jordan gründete die Anti-Imperialist League und war fast 20 Jahre lang ihr Vizepräsident. Er war auch Ehrenvizepräsident der National Association of Anti-Imperialist Clubs, Mitglied des Philippine Independence Committee und von 1905 bis 1907 Vizepräsident der Filipino Progress Association.

59 Siehe David Starr Jordan: *The Blood of the Nation. A Study of the Decay of Races through the Survival of the Unfit*, Boston 1902, S. 7. Obwohl Jordan einräumte, daß das Blut allein nicht die Vererbung bestimme, fand er die Metapher dennoch passend und überzeugend.

60 Siehe Davenports Korrespondenz mit David Starr Jordan, American Philosophical Society (nachfolgend APS), Philadelphia, Charles B. Davenport Papers, Manuscript Collection, B:D 27.

61 In Reaktion auf die stärker werdenden Forderungen von US-Ölkonzernen und Geschäftsleuten nach einer Intervention in Mexiko gründete Jordan die Mexican American League – eine kleine Organisation, die sich aus fortschrittlichen Re-

vielen, die während »des längsten Ausrichtungszeitraums medizinischer Tagungen in der Weltgeschichte« abgehalten wurden, war diese viertägige Konferenz von der Race Betterment Foundation finanziert worden und umfaßte Vorträge, Aufführungen, Ausflüge und gepflegtes Dinieren.[62] Während Pierce die USPHS-Ausstellung leitete, peinlich genaue Inspektionen des Messegeländes durchführte, die Schädlichkeit von Ratten erläuterte und sich für eine strenge Gesetzgebung gegen das Spucken in der Öffentlichkeit einsetzte, organisierte Jordan die Konferenz.[63] Beide Männer waren zu Ehrengästen erklärt worden und hielten Vorträge.[64] Während Pierce in seinem Eröffnungsvortrag das Fleckfieber erörterte, stellte Jordans Vortrag (der am folgenden Tag im Zuge einer gemeinsamen Sitzung mit der American Social Hygiene Association gehalten wurde) die erbschädigenden Wirkungen des Kriegs in den Mittelpunkt. Auf der Race Betterment Conference behandelte man »Panamerica« ebenso wie auf anderen medizinischen Tagungen als ein zentrales Anliegen, und verschiedene Vorträge gingen ausdrücklich auf Lateinamerika und die Tropenmedizin ein.[65] Pierce und Jordan saßen

formkräften, einschließlich Protestanten und Wissenschaftlern aus Mexiko und den Vereinigten Staaten zusammensetzte –, um einen derartigen Expansionismus zu bekämpfen. Zur Vorbereitung auf ein Treffen der organisatorisch angegliederten Mexican American Peace Conference in Washington, D. C., brach Jordan zu einer Erkundungsmission nach El Paso und an die Grenze auf. Während er in El Paso im Hotel Paso del Norte wohnte, traf er sich mit der Elite der Stadt und sprach vor dem University Club; siehe *Survey Graphic*, 15. Juli 1916, S. 415 f.; und die *El Paso Times*, 27. Juni 1916, S. 1.

62 Im Jahr 1906 von dem Gesundheitsguru, Frühstücksflocken-Papst und überzeugten Vegetarier John H. Kellogg gegründet, propagierte die Race Betterment Foundation eine eklektische Mischung aus »besserer Aufzucht«, Einlaufkuren und sexueller Enthaltsamkeit. Die Stiftung finanzierte drei solcher Konferenzen (1914, 1915 und 1928).

63 Zu einer scharfsinnigen Lesart von Jordans Beteiligung an der Messe siehe Bill Brown: »Science Fiction, the World's Fair, and the Prosthetics of Empire, 1910-1915«, in: A. Kaplan, D. E. Pease, *Cultures of United States Imperialism*, Durham, London 1993, S. 129-163.

64 »Program of the Second International Conference on Race Betterment«, 4. bis 8. August 1915, UC-PPIE Papiere, Ms. C-A 190, Behälter 12, Mappe: Programme.

65 Todd: *Story of the Exposition* (Anm. 5), Bd. 5, S. 16. Der thematisch der Medizin vorbehaltene Monat war gefüllt mit Tagungen von Gruppen wie dem Pan-American Medical Congress, der American Social Hygiene Association, der Society of Tropical Medicine and Hygiene, der Medical Association of the Isthmian Canal Zone und der Society of the Spanish-American War Nurses. Fortschritte in der

zweifellos im Publikum, als Edgar L. Hewett, der aus der Grenzstadt San Diego angereist war, einen Vortrag mit dem Titel »Ein auffälliges Versagen bei der Verbesserung der Rasse« hielt,[66] in dem er »seine Überzeugung eingestand, daß die Mexikaner die Gesundheit der Rasse in ihrem Voranschreiten in einem gewissen Grade gefährden«.[67] Diskurse und Praktiken, die aus der Panama-Pacific International Exposition – einer aufsehenerregenden Feier des US-Empire – hervorgingen, dienten diesen beiden Männern bei ihren Vorhaben an der amerikanisch-mexikanischen Grenze im folgenden Jahr als Folie. Pierce sollte in der Folgezeit die Muster der Medikalisierung und der sozialen Kontrolle verstärken, die aus dem späten 19. Jahrhundert stammten; und er sollte die Grenzlinie in weitem Umfang und auf gewaltsame Weise stärker als zuvor einschreiben. Jordan andererseits sollte sein Wissen nutzen, um die Außengrenzen des politischen Gemeinwesens von einem antiimperialistischen Standpunkt aus zu verteidigen. In den 1920er Jahren schloß er sich anderen Eugenikern und den Befürwortern einer Zuwanderungsbeschränkung in der Forderung nach einer festen Einwanderungsquote für Mexikaner an, während er gleichzeitig die Nichteinmischung verfocht und den mexikanischen Nationalismus unterstützte.

Vor seiner Einflußnahme auf die eugenischen Diskurse in den 1920er Jahren hatte Jordan jedoch eine der wenigen existierenden Darstellungen des Brandes zu Papier gebracht, der sich einige Tage vor Villas Überfall auf Columbus im Bezirksgefängnis von El Paso ereignet hatte. Als Leitartikel für den *Survey Graphic*, einer für die *Progressive Era* besonders typischen Zeitschrift, verfaßt und mit »Der Holocaust« überschrieben, enthüllt Jordans knappe Schilderung, wie sehr eine Analogiekette, die Gesetzesverstoß, Krankheit und Gewalt miteinander verknüpfte, die Darstellungen Mexikos und der Mexikaner sowie der Grenze selbst zu prägen vermochte. Jordan berichtete seiner Leserschaft:

Bakteriologie, der Hygiene und Bekämpfung tropischer Krankheiten, die in den US-Kolonien erzielt worden waren, wurden vorgestellt und diskutiert. Das Gespenst einer verstärkten Einwanderung und vermeintlicher Ansteckungsgefahren, die infolge der Annexion von Puerto Rico und der Philippinen gegeben seien, war für nahezu alle diese Tagungen bezeichnend.

66 *Official Proceedings of the Second National Conference on Race Betterment, August 4, 5, 6, 7, and 8, 1915*, Battle Creek, Mich., 1915.

67 Robert W. Rydell: *All the World's a Fair. Visions of Empire at American International Expositions, 1876-1916*, Chicago 1984, S. 224.

Am 6. März befand sich eine Reihe dieser Mexikaner (einige zwanzig Jahre alt, wie man mir sagte) im Gefängnis in El Paso. Ein Teil von ihnen hatte wahrscheinlich Läuse, jedenfalls sollten alle ein Bad in Benzin nehmen. Irgendwer entzündete ein Streichholz und es kam zu dem Vorfall, der als ›Der Holocaust‹ bekannt ist. Alle wurden bei lebendigem Leibe verbrannt, mitsamt dem Gebäude und, wie es heißt, zwei oder drei amerikanischen Landstreichern. Der Bürgermeister nannte dies einen ›unvermeidlichen Unfall‹, doch die Mexikaner in Juárez glaubten, es sei vorsätzlich geschehen. Es sprach sich bis zu Villa herum, und drei Tage später überfiel er Columbus. Villa erklärte vorab, er werde aus allen Amerikanern, die er finde, ›lebende Fackeln machen‹.[68]

Einen Monat bevor Jordan in der Grenzstadt eintraf, hatte das *Bulletin of the El Paso Medical Society* eine Notiz gedruckt, in der von jenem Ereignis berichtet wurde, das man in diesem Blatt ebenfalls als »Gefängnis-Holocaust« bezeichnete.[69] Direkt unter dieser Geschichte stand ein anderer Artikel mit der Überschrift »Fleckfieber«, der Krankheit und Gesetzesverstoß auf dramatische Weise mit Pancho Villa verband. Der Artikel besagte, daß ein »unbekannter Mexikaner«, der wegen Fleckfiebers behandelt wurde, aus der Isolierstation des Bezirkshospitals entkommen sei, und behauptete weiter, dieser flüchtige Patient habe einen Großteil seiner Zeit in der Krankenstation damit zugebracht, ›Viva Villa‹ auszurufen.[70] Auch Anwohner der Grenze hoben übereinstimmend »den Holocaust« und bezeichnenderweise die Entlausungsprozedur hervor, wenn der Überfall auf Columbus zur Sprache kam. Mario Acevedo, ein langjähriger Einwohner El Pasos, erinnerte sich in den folgenden Formulierungen an die Explosion und deren Auswirkungen.

Ich glaube, sie entlausten einige Gefangene und daß sie Benzin verwendeten, um sie zu entlausen. Und ein oder zwei Leute, in einiger Entfernung … Und das sollte ich betonen: nicht vorsätzlich, sondern vielmehr unachtsam, hat jemand in einiger Entfernung ein Streichholz angerissen, um sich eine Zigarette anzuzünden. Sie wissen ja, daß das Gas des Benzins extrem gefährlich ist. Und es fing Feuer. Dann breiteten sich Gerüchte aus, daß ein oder zwei der Gefangenen mit Absicht verbrannt worden sind. Und den

68 Zitiert bei Robert Bruce Brinsmade, M. C. Rolland: *Mexican Problems*, New York 1916, S. 28.

69 »The Jail Holocaust« und »Typhus Fever«, in: *The Bulletin of the El Paso County Medical Society* 8, Nr. 5, Mai 1916, S. 263-265.

70 »Typhus Fever« (Anm. 69), S. 264 f.

Gerüchten, dem Hinterhof-Gerede zufolge sagte Villa: ›Jetzt werde ich ihnen zeigen, wie man Menschen in Brand setzt!‹[71]

S. L. A. Marshall, der später im Ersten Weltkrieg kämpfte und Brigadegeneral wurde, war mit seiner Familie nach El Paso gezogen, als sein Vater die International Brick Company übernahm. Marshall war zu dem Zeitpunkt zwar erst 16 Jahre alt, aber er war noch 60 Jahre später in der Lage, die Vergeltungstaten für Villas Überfall lebhaft wiederzugeben:

Ich ging in die Innenstadt zur San Antonio Street und dort waren Zusammenrottungen von Anglos (wie sie nun genannt werden), die in der San Antonio Street auf und ab gingen und mit Schlagstöcken, Pistolen und so fort bewaffnet waren. Jedes Mal, wenn sie auf einen Mexikaner stießen, schlugen sie ihn zusammen und warfen ihn in eine der Gassen. Es war einer der schrecklichsten Anblicke, die ich je gesehen habe.[72]

In seiner Erzählung verband Marshall diesen Vorfall mit den ersten »Rassenunruhen« der Stadt, die zwei Monate früher, nach dem »Santa Isabel Massaker«, stattgefunden hatten. In seinem Oral-History-Interview faßte Marshall all diese Ereignisse innerhalb von zehn Minuten zusammen und pointierte seine Geschichte mit der Beobachtung: »Als der Überfall kam, dachten wir in El Paso, daß dies ein Vergeltungsakt dafür sei, was im Gefängnis passiert war.«[73]

Die lokale Geschichte verwebt eine Abfolge von Ereignissen zu einem Ganzen – das »Santa Isabel Massaker«, die darauf folgenden Rassenunruhen, Villas Überfall auf Columbus und Pershings Strafexpedition –, um eine Geschichte nationalistischer Feindseligkeiten und militärischer Intrige zu erzählen. In dieser Erzählung bleibt Pershings Vergangenheit in den Kolonien normalerweise unerwähnt, während die letztlich folgenschweren Feldzüge von Pierce und Jordan – die jeweils ihr eigenes, besonderes Wissen über Körper und Blut entwickelten – nie vorkommen.[74] Während Pershing rück-

71 Abschrift von Tonband 153B, Interview mit Mario Acevedo von Oscar J. Martínez, 1. Mai 1975, UTEP-IOH, S. 21 f. Ausschnitte dieses Interviews werden auch in Sánchez: *Becoming Mexican American* (Anm. 27), Kapitel 2 zitiert.

72 Tonband 181, Interview mit Brigadegeneral S. L. A. Marshall von Richard Estrada, vom 5., 7., 9., 11. und 19. Juli 1975, UTEP-IOH.

73 Ebd.

74 Auf den einzigen Artikel, der eine solche Verbindung herstellt, hat mich Friedrich Katz aufmerksam gemacht: »In der Nacht auf den 8. März hielt Villa eine Rede, die seine Anhänger als die leidenschaftlichste Rede seines melodramatischen Le-

sichtslos das nördliche Mexiko durchkämmte und auf seiner Suche von Dorfbewohnern und Pancho-Villa-Anhängern gleichermaßen irregeleitet und getäuscht wurde, begannen Pierce und andere ortsansässige Ärzte mit der Renovierung der Desinfektionsanlage, um das Fleckfieber entlang der Grenze zu bekämpfen. Und im Jahr 1917, als Pershing die Gegend schon längst verlassen hatte, um seine Männer an die europäische Front zu führen, blieb Pierce in dem Gebäude an der Santa-Fe-Straßenbrücke und zählte Körper.

Grenzen

Als El Paso um die Jahrhundertwende Gestalt annahm und sich anschickte, das Zentrum für Verkehr, Arbeit und Bergbau im Südwesten zu werden, wurde es auch zu einem wichtigen Punkt auf der kontinentalen Außengrenze der Vereinigten Staaten: zum Hauptsitz für Einwanderung, Zoll und öffentliches Gesundheitswesen in der Region.[75] Obwohl der Grenzverlauf zwischen Mexiko und den USA 1848 abgesteckt und im Jahr 1853 geändert worden war, war die ungehinderte Bewegung über eine durchlässige Grenze im späten 19. und frühen 20. Jahrhundert nach wie vor charakteristisch für diese Gegend.[76] Die administrative Festigung der Grenze ist zwar zweifellos mit der wachsenden Präsenz des INS in den 1910er und mit der Schaffung der Grenzpatrouille in den 1920er Jahren verbunden,

bens beschreiben. Er begann mit einer langen Liste von Klagen der Mexikaner über die Vereinigten Staaten. Er beschrieb den unbeabsichtigten Feuertod von einem Dutzend Mexikaner in einer Entlausungsstation in El Paso als Mord und schwor Rache.« Siehe Tom Mahoney: »The Columbus Raid«, in: *Southwest Review* 17, 1932, S. 164.

75 Frank W. Berkshire, Einwanderungsbeauftragter für »chinesische Angelegenheiten«, wurde 1907 nach El Paso versetzt, um den Wandel der Stadt zur »wichtigsten Einwanderungsstation an der mexikanischen Grenze« zu überwachen; siehe *El Paso Herald*, 10. Juni 1907, S. 1. Die zentrale Stellung von El Paso wird auch betont von Sánchez: *Becoming Mexican American* (Anm. 27); Reisler: *By the Sweat of Their Brow* (Anm. 28); und García: *Desert Immigrants* (Anm. 47).

76 Siehe David Montejano: *Anglos and Mexicans in the Making of Texas, 1836-1986*, Austin 1987, bes. Teil 1; Rodolfo Acuña: *Occupied America. A History of Chicanos*, 3. Auflage, New York 1988; Oscar J. Martínez: *Troublesome Border*, Tucson 1988, und ders.: *Border People. Life and Society in the U.S.-Mexico Borderlands*, Tucson 1994; Dawn Hall (Hg.): *Drawing the Borderline. Artist-Explorers of the U.S.-Mexico Boundary Survey*, Albuquerque 1996.

doch die medizinischen Diskurse und Praktiken, die für die Festlegung der Grenzlinie im Raum entscheidend waren, hatten schon Jahre zuvor begonnen.

Der *Lone Star*, eine der ersten Zeitungen von El Paso, berichtete bereits 1883, daß die *jacales* Brutstätten von Krankheiten seien.[77] Der in El Paso stationierte Gesundheitsinspektor des United States Marine Hospital Service (der Vorläuferorganisation des USPHS) schrieb 1891, ein Jahr bevor in Ellis Island der erste Einwanderer eintraf: »Die Stadt hat kein Abwassersystem oder eine Kanalisation und die Leute werfen ihren Dreck wahrscheinlich schon seit zweihundertfünfzig Jahren auf die Straßen, und sieben Achtel der Bevölkerung deponieren ihre Exkrete in unmittelbarer Nähe ihrer Behausungen.«[78] Für diesen Inspektor waren »die Leute« eindeutig Mexikaner, die zur Jahrhundertwende immer noch die Mehrheit in El Paso stellten – trotz der wachsenden Zahl von Angloamerikanern, die meistens aus dem Süden und Mittelwesten zuzogen. Zwei Monate zuvor hatte er Krankheitserreger als die ursprünglichen Einwohner Mexikos hingestellt: »Mir wurde von den ältesten Einwohnern [von Juárez] gesagt, daß Pocken in ihrer Gemeinschaft seit unvordenklichen Zeiten verbreitet waren.«[79] Der Inspektor setzte die Stimme von Wissenschaft und Medizin ein, um Vorstellungen eines Rassenunterschieds zu sanktionieren, die mit einem Cluster von Diskursen unterfüttert waren – Hygienedenken, Evolutionismus, »manifest destiny« und »memories of the Alamo«. Auf diese Weise markierte er die Mexikaner als fremdartig und kontaminiert. Die Zuordnung von Krankheit zu Mexiko und den Mexikanern wurde 1898 bekräftigt. Zu dieser Zeit empfahl der Gesundheitsinspektor, daß für Juárez während der bevorstehenden Wintermonate eine Quarantäne und obligatorische Pockenimpfungen angeordnet werden sollten, weil die dann dichter bevölkerten Unterkünfte zu einer höheren Rate ansteckender Krankheiten führen könnten. Er mißbilligte, daß »es in Juárez kein Abwassersystem gibt, ja, die Einheimischen nicht einmal Jauchegruben benutzen«.[80] Die Gesundheitsbeamten der Jahrhundertwende bedienten sich der Rede von

77 Garcia: *Desert Immigrants* (Anm. 47), S. 143.

78 Treasury Department, United States Marine Hospital Service (nachfolgend USMHS): *Abstracts of Sanitary Reports*, 10. Juli 1891, S. 315.

79 USMHS, *Abstracts of Sanitary Reports*, 31. März 1891, S. 115.

80 *El Paso Herald*, 29. Dezember 1898, S. 7.

Schmutz und Krankhaftigkeit, um Mexiko und die Mexikaner von den USA zu distanzieren. Juárez wurde mit den Worten von Anne McClintock zu einem »anachronistischen Raum«.[81]

Von den Eisenbahnen, den Industrien, der Landwirtschaft im Südwesten und den großen Städten waren die Mexikaner zwar als Arbeitskräfte gefragt, aber dennoch wurden sie aufgrund eines nationalistischen Nativismus ausgeschlossen, der sich auf immer narzißtischere Definitionen der »weißen Rasse« stützte: Die Mexikaner besetzten buchstäblich und symbolisch eine Schwelle. Als der Immigration Service in den ersten Jahren des 20. Jahrhunderts seine Hauptgeschäftsstelle für den Südwesten in El Paso errichtete, waren dessen Hauptproblem nicht »die Mexikaner«, sondern Chinesen, Osteuropäer und Einwanderer aus dem Mittelmeerraum, Gruppen, auf die der Chinese Exclusion Act von 1882, der Disease Act von 1891 und das Einwanderungsgesetz von 1903 abzielten. Im nationalen Vorstellungshorizont war El Paso zur »Hintertür« geworden, durch die nach Marcus Braun, dem Sonderbeauftragten für Einwanderung, »Kranke, Kriminelle und andere Kategorien von Einwanderern, die den Weg über die regulären Häfen nicht geschafft hatten«, in die Vereinigten Staaten strömten.[82] Die umfangreichen Aufzeichnungen des Immigration and Naturalization Service geben Aufschluß darüber, daß Mexikaner zu dieser Zeit den Grenzfluß von Juárez aus praktisch ungehindert überqueren konnten. Tatsächlich mühten sich Griechen und Syrer oft genug ab, ausreichend rudimentäres Spanisch zu beherrschen, um die Grenze als *mexicanos* überqueren zu können.[83]

Dutzende von Grenzbewohnern, die vom Institute of Oral History befragt wurden, bestätigten, daß der Grenzübertritt über die Santa-Fe-Straßenbrücke in den ersten Jahren des 20. Jahrhunderts nicht behindert wurde; die Vorstellung eines »Hier« und »Dort« existierte

81 McClintock verwendet diesen Begriff in Verbindung mit »panoptischer Zeit«, um begrifflich zu fassen, wie die britischen Kolonisatoren Bewohner, Landstriche und Praktiken in den Kolonien konstruierten, stratifizierten und abbildeten. Siehe Anne McClintock: *Imperial Leather. Race, Gender, and Sexuality in the Colonial Contest*, New York 1995, bes. Teil 1.

82 *El Paso Herald*, 25. November 1905, S. 2.

83 Siehe die Mikrofilm-Aufzeichnungen der National Archives, Washington, D. C., des Immigration and Naturalization Service, Record Group 85 (nachfolgend NA, INS, RG 85), Reihe A, Teil 2, Mexican Immigration, 1906-1930, Fallakte 51423/1, 51423/1A und 51423/B.

nicht. Cleofas Calleros,[84] der im Auftrag katholischer Wohltätigkeitsorganisationen in El Paso viele Jahre an der Naturalisierung von Mexikanern mitarbeitete, erinnert sich ein wenig nostalgisch und aus seinem etwas privilegierten ökonomischen Status heraus daran, daß

> es für die Überquerung der Brücke keine Beschränkungen gab, weder Ausweispapiere noch irgend etwas dergleichen. Jeder war froh, ohne irgendwelche Zollhindernisse, ohne Einwanderungsbestimmungen, ohne Gesundheitsvorschriften kommen und gehen zu können. Wir waren ein glückliches Völkchen ... Wenn man aus Mexiko kam und mexikanischer Staatsbürger war, war alles, was man tun mußte, sich bei der Einwanderungsbehörde auf der amerikanischen Seite zu melden – den Namen anzugeben, den Geburtsort und wohin man wollte.

Als sich die Stadt jedoch vergrößerte, die mexikanische Revolution weiter tobte und die Angloelite von El Paso in der Stadt, die sie als das »Tor« zu Mexiko pries, Wurzeln zu schlagen begann, wurde die Einhaltung der Grenzen zwingender erforderlich.

Ein Bereich, der die Angloelite von El Paso ständig beunruhigte, waren Prostitution und Glücksspiel, die beide in Juárez und El Paso seit Jahrzehnten florierten. Obwohl der Rotlichtbezirk wiederholt verunglimpft und geschlossen worden war, kennzeichnete eine prosperierende Welt der Sexanbieter und verbotener Einnahmen auch weiterhin El Paso und die umliegenden Städte. Ab dem Jahr 1885 wurde den »Damen der Nacht« abverlangt, eine monatliche Registrierungsgebühr zu entrichten und ihr Gewerbe auf bestimmte Straßen zu beschränken.[85] Ein Jahrzehnt später wurden die Prostituierten in den »Filet«-Bezirk nahe der Utah Street verdrängt, den einzigen Bereich des Stadtbildes, wo ihre Präsenz von der Stadtverwaltung geduldet wurde.[86] Im Sommer 1916 – Pershing verfolgte gerade Pancho Villa im Norden Mexikos und die Amtsärzte kontrollierten Chihuahuita und drängten auf Verhängung einer Quarantäne – versuchte die Kommunalverwaltung erneut, das »Reservat«, wie der Rotlichtbezirk genannt wurde, zu verlagern. Angst und Zwangsvorstellungen, die sich an den Prostituierten und den städtischen Slums festmachten, bewegten sich auf der gleichen sozialen

84 Abschrift von Tonband 157, Interview mit Cleofas Calleros von Oscar J. Martínez, 14. September 1972, UTEP-IOH, S. 9.

85 Metz: *El Paso Chronicles* (Anm. 42), S. 95, 99.

86 Ebd., S. 124.

Achse wie die Pathologisierung Mexikos, mexikanischer Körper und der *jacales* von Chihuahuita durch die örtliche Elite.

1917 z. B., als Pierce und Tappan an der Santa-Fe-Straßenbrücke Migranten desinfizierten und impften, entwickelten der Amtsarzt T. C. Galloway und der ortsansässige Arzt Hugh White einen vom Bürgermeister unterstützten Plan, 6000 US-Dollar zum Bau von öffentlichen Bädern und Wäschereien in Chihuahuita auszugeben. Galloway sagte dem *El Paso Herald*, er wolle die im »unteren El Paso« lebenden Mexikaner mit 5000 Bädern pro Woche versorgen.[87] Wenn man den Mexikanern abverlange, sich und ihre Kleidung regelmäßig zu waschen, »würde es kein Fleckfieber mehr geben, bis auf dasjenige, das von unsauberen Personen eingeschleppt werde, die aus Mexiko oder anderen Gegenden, wo Fleckfieber herrschen könnte, in die Stadt kommen. Andere Krankheiten, die von Schmutz genährt werden, könnten auf die gleiche Weise unter Kontrolle gebracht werden. Das Leben wäre sicherer und angenehmer«.[88] In El Paso verband sich die Bewegung für öffentliche Bäder – in ihr drückte sich das Anliegen des Progressivismus aus, den neu eingetroffenen Zuwanderern in Städten wie New York und Chicago ein Verlangen nach Regulierung der Körper einzuflößen – mit den rassistischen Praktiken der Quarantäne, so wie sich sie an der Santa-Fe-Straßenbrücke und innerhalb von El Paso und in dessen Umgebung manifestierten.[89] Darüber hinaus wurde – obwohl scheinbar nicht vorhanden – die körperhafte *persona* des idealisierten Staatsbürgers durch solche Konfigurationen des rassisch und geschlechtlich strukturierten städtischen Raums geschaffen.

Beim kulturellen Symbol für nationale Stärke, dem männlichen Soldaten, war das ganz gewiß der Fall. Allan Brandt vertritt in seiner Kultur- und Sozialgeschichte der Geschlechtskrankheiten die These, daß sich an der mexikanischen Grenze um 1915 Befürchtungen ausbreiteten, Onanie, Syphilis und Prostitution könnten negative

87 *El Paso Herald*, 11. Mai 1917, S. 6.

88 Ebd.

89 Zur Bewegung für öffentliche Bäder als einer Dimension des Progressivismus in den USA siehe Marilyn Thornton Williams: *Washing »The Great Unwashed«. Public Baths in Urban America, 1840-1920*, Columbus 1991; David Glassberg: »The Design of Reform. The Public Bath Movement in America«, in: Judith Walzer Leavitt, Ronald L. Numbers (Hg.), *Sickness and Health in America. Readings in the History of Medicine and Public Health*, 3. revidierte Auflage, Madison 1997

Folgen für den Körper des virilen Soldaten haben.[90] Diese Sorge um die körperliche Disziplin und um ungezügelte, degenerierte Sexualität veranlaßte das YMCA, Brigaden zu entsenden, um die Truppen in den Lagern sittlich zu stärken, und zusätzlich zwei Gesundheitsbeauftragte an die Grenze zu schicken, um die lasterhaften Zustände zu inspizieren und zu beurteilen.[91] Dr. M. J. Exner, der sieben Wochen damit verbrachte, die Wechselfälle des Lagerlebens zu evaluieren, sah »Soldaten, die in langen Schlangen warteten, um Frauen von ›sehr niedrigem Stand‹ aufzusuchen«,[92] und warnte davor, daß dies, »vom Standpunkt der militärischen Stärke und Effizienz betrachtet, ernsthafte Verschwendung ist«.[93] Die Leistungsfähigkeit der Nation war gefährdet, wenn Soldaten in »einer Umgebung, in der nur diejenigen widerstehen können, die in ihren moralischen Grundsätzen und ihrem Willen stark gefestigt sind«, den Versuchungen des Fleisches erlagen.[94] Während die jungen Männer einerseits ermutigt wurden, sich als Soldaten auf die primitive Maskulinität der »frontier« einzulassen – für die Teddy Roosevelt und die Rough Riders standen[95] –, wurden sie andererseits ermahnt, diese Energie im Namen der »Zivilisation« einzusetzen und zu beherrschen.[96]

Solche Bedenken wanderten, lokale und nationale Landschaften durchquerend, von einem Körper zum nächsten. So wie dem männlichen Körper zum Zweck der Kultivierung moderner Maskulinität Zurückhaltung auferlegt wurde, so wurden auch Frauen auf-

90 Siehe Allan M. Brandt: *No Magic Bullet. A Social History of Venereal Disease in the United States since 1880*, erweiterte Ausgabe, New York 1987, Kapitel 2.

91 Siehe M. J. Exner: »Prostitution in its Relation to the Army on the Mexican Border«, in: *Social Hygiene* 3, 1917; und in derselben Ausgabe, Elizabeth Boies: »The Girls on the Border and What They Did for the Militia«.

92 Zitiert in Brandt: *No Magic Bullet* (Anm. 90), S. 54.

93 Exner: »Prostitution« (Anm. 91), S. 205.

94 Ebd., S. 206.

95 Roosevelt war im Spanisch-Amerikanischen-Krieg von 1898 stellvertretender Kommandeur einer Kavallerietruppe, die auch unter dem Namen »Cowboy Regiment« oder »Teddy's Terrors« bekannt war. Als Heldentat galt ihre Eroberung des Kettle Hill im Gebirgszug San Juan auf Cuba, *Anm. d. Übers.*.

96 Zu einer faszinierenden Untersuchung von Teddy Roosevelt, dem »anstrengenden Leben«, Primitivismus und Männlichkeit, siehe Gail L. Bederman: *Manliness and Civilization. A Cultural History of Gender and Race in the United States, 1880-1917*, Chicago 1995, bes. Kapitel 5.

gefordert, Unreinheiten bei sich selbst und im häuslichen Bereich zu beseitigen. Einen Monat nach Einführung der Quarantäne z. B. fand Pierce Zeit, an einer Gesundheitskonferenz im Frauenverein teilzunehmen, die anläßlich der Begrüßung von W. M. Martin stattfand, der sich als Vertreter der Rockefeller Foundation in der Grenzstadt aufhielt. Martin pries die Vorzüge der Reinlichkeit und belehrte die weibliche Elite El Pasos, »ein Heim ohne Bad und vorzugsweise einer Dusche stelle eine Gefahr für die Allgemeinheit dar«.[97] Er lobte das naturwissenschaftliche Wissen, welches das Medizinkorps der US-Armee bei der Bekämpfung des Gelbfiebers im Spanisch-Amerikanischen Krieg erworben hatte, und erläuterte die Entdeckung, daß die Krankheit von Stechmücken übertragen werde, indem sie infiziertes menschliches Blut von einem Opfer zum nächsten weitertrugen. Martin verkündete, »der Panama-Kanal sei eine ständige Demonstration der wissenschaftlichen Beherrschung von Krankheit, die letztlich Schmutz ist«.[98] Er rief die Frauen dazu auf, den Umkreis ihres Heims hygienisch sauber zu halten, »Sauberkeit zu predigen und zu praktizieren, auf sauberen Vorder- und Hinterhöfen zu bestehen und ihren Einfluß geltend zu machen, um für die Kinder der ganzen Stadt eine hygienische Umgebung zu fordern«.[99] Die Frauen wurden belehrt, daß die Reinheit der menschlichen Gemeinschaft und der Stadt in ihren Händen liege, und Pierce verband das Projekt der Quarantäne mit der Überwachung mexikanischer Körper in den Häusern der Anglos. Eine Zeitung berichtete, er habe jede Frau aufgerufen, »sich um die Sauberkeit der mexikanischen Arbeitskräfte zu kümmern, die im Haushalt beschäftigt seien, denn damit würde sie nicht nur sich und ihre Familie schützen, sondern bei dem Problem, die Mexikaner zur Sauberkeit zu erziehen, mit den Gesundheitsbeamten an einem Strang ziehen«.[100]

Die Angloelite von El Paso konstruierte folglich im zweiten Jahrzehnt des 20. Jahrhunderts mannigfache Grenzen, die gleichzeitig rassisch und medizinisch aufgeladen wurden. Im volkstümlichen

97 *El Paso Herald*, 1. Februar 1917, S. 10.
98 Ebd.
99 Ebd.
100 Ebd. Man muß beachten, daß diese Bemerkungen lediglich widerspiegeln, daß den miasmatischen Theorien der Krankheiten, die mit den neuen bakteriologischen Lehren bisweilen in Konkurrenz koexistierten, weiterhin Glauben geschenkt wurde.

Gedächtnis der Einwohner von El Paso war die Konstruktion der Grenze als eine Grenze, die Mexiko von den Vereinigten Staaten trennte, am deutlichsten mit der Einführung der Quarantäne und der durch Desinfektion und medizinische Untersuchung symbolisierten somatischen Invasion verknüpft. Obwohl die Stimme von Carmelita Torres – die in der Lokalpresse als eine »Amazone mit rotbraunem Haar« beschrieben wurde, die »dagegen protestierte, gebadet zu werden, die anderen Fahrgäste in dem Straßenbahnwagen anstiftete, auszusteigen und nach Mexiko zurückzukehren und sich die von den Amerikanern in Kraft gesetzten Einschränkungen nicht gefallen zu lassen« – unwiederbringlich verloren ist, erscheint der Desinfektionsvorgang im sozialen Gedächtnis anderer Grenzbewohner als ein Moment körperlicher Entehrung.[101]

Eine mexikanische Frau, die sich an die Schilderungen der Quarantäne durch ihren Ehemann erinnerte, sagte einem Interviewer: »Das einzige, was sie [in dem Einwanderungsgebäude] taten, war [die Einwanderer] zu baden ... Sie badeten sie und nahmen ihnen ihre Kleider weg, die irgendwo anders gewaschen wurden und völlig zerknittert zurückkamen.« Und all das deshalb, erinnerte sich die Frau, weil »sie glaubten, [Mexikaner] brächten Mikroben oder so etwas von Mexiko mit«.[102] Für José Burciaga, der 1907 nach El Paso kam und die Grenze häufig überquerte, markierte die Quarantäne die Verwandlung der Brücke in ein Hindernis. Sie übersetzte die Grenzlinie in ein Konstrukt, das am Körper verifiziert und inszeniert wurde. Mit der Feststellung, die Desinfektionsanlage habe unmittelbar neben der Brücke gelegen, teilte Burciaga seinem Interviewer mit: »Sehen Sie, wenn jemand hineinkam, dann übergossen sie ihn mit irgend etwas. Was für ein Alptraum! Und dann ging es weiter: Männer wie Frauen, sie rasierten jeden ... sie badeten alle, und nach dem Bad wurde man mit Kryolit übergossen, das aus irgendeiner scharfen Substanz bestand.«[103] Felix López Urdiales, der in Juárez wohnte, ging offenkundig wegen der Schwierigkeiten, die

101 Das erste Zitat stammt aus der *El Paso Times* vom 29. Januar 1917, S. 1; das zweite aus dem *El Paso Herald*, Abendausgabe, S. 5.

102 Tonband 722, Interview mit Señora X von Maria Nuckolls, 7. Dezember 1979, UTEP-IOH. Ausschnitte dieses Interviews werden auch zitiert in Sánchez: *Becoming Mexican American* (Anm. 27), Kapitel 2.

103 Der Interviewte bezieht sich wahrscheinlich auf Cyan oder Kresole, da es keine Erwähnung von Kryolit [Natriumaluminiumfluorid] in den Aufzeichnungen

die Quarantäne mit sich brachte, in den 1920er Jahren nicht mehr in die USA. Er erinnerte sich daran, daß die Anlage, die »einige Bäder, einige Duschen und einen Boiler« umfaßte, unterhalb der Brücke lag. Neben der Bemerkung, daß seine Kleidung stets zerknittert aus der Dampfbehandlung zurückgegeben wurde, betonte er, daß sich die Arbeiter, die regelmäßig die Grenze überquerten, zur Erneuerung ihrer Quarantänepapiere einmal wöchentlich einer Desinfektion unterziehen mußten. »Es war eine Anordnung für alle, die arbeiten wollten.«[104]

Die Vorstellung einer Invasion wurde von Gerüchten hervorgerufen, die sich mit dem Tag, an dem die Quarantäne bekanntgegeben wurde, in Juárez verbreiteten. El Pasos Zeitungen schrieben: »Unter der unwissenden Klasse in Juárez sollen Geschichten in Umlauf sein, wonach mexikanische Frauen in den Benzin-Bädern zu Tode verbrannt würden, daß amerikanische Soldaten die Frauen fotografiert hätten, als sie für die Bäder ausgezogen waren, und daß amerikanische Soldaten Greueltaten an den Frauen begangen hätten.«[105] Die in Juárez umlaufenden Geschichten enthüllen, daß ein Über-

des USPHS gibt. Tonband 143, Interview mit José Cruz Burciaga durch Oscar J. Martínez, 16. Februar 1974, UTEP-IOH. Diese Prozedur zur Erneuerung der Papiere wird sowohl von C. C. Pierce als auch in Aufzeichnungen des INS und des USPHS erwähnt. Die Lokalpresse berichtete sogar von der Existenz mehrerer »routinemäßig Badender«, die sich täglich bis zu fünf oder sechs Desinfektionen unterzogen, um die Papiere zu verhökern.

104 Abschrift von Tonband 144C, Interview mit Felix López Urdiales von Oscar J. Martínez, 22. Februar 1974, UTEP-IOH, S. 5 f.

105 *El Paso Herald*, 29. Januar 1917, Abendausgabe, S. 5. Ein weiterer Aspekt dieser Geschichte ist, wie Streitigkeiten über die Aufrechterhaltung der Grenze in Mexiko zu einer Frage der Souveränität wurden. Am 30. Januar 1917 schrieb der mexikanische Generalkonsul in San Francisco an den Staatssekretär Lansing und verlangte Auskunft darüber, warum »ohne jeden berechtigten Anlaß« eine Quarantäne eingeführt worden sei; siehe Ramón P. de Negri an Robert Lansing, 30. Januar 1917, NACP, USPHS, RG 90, CF 1897-1923, Akte 1248. Solche Proteste zogen sich über Monate hin. Außerdem revanchierte sich die mexikanische Regierung, indem sie erklärte, sie würde ihre eigenen Bürger selbst desinfizieren und in Juárez ihre eigenen Zertifikate vergeben, woraufhin eine komplette Wiederaneignung der Anlage erfolgte, die C. C. Pierce das Jahr 1916 hindurch genutzt hatte. C. C. Pierce gab bekannt, daß solche Zertifikate nur ein paar Tage gültig sein würden. Gegen Ende Februar 1917, als klar wurde, daß die Quarantäne nicht so schnell beendet sein würde, begann die mexikanische Regierung mit einer Vergeltungsquarantäne gegen Personen, die nach Juárez kamen.

queren der Schwelle zur Desinfektionsanlage gleichzeitig rassisch, geschlechtlich und national kategorisierte, und sie zeigen, daß die Konstruktion der Grenzlinie weniger mit Erlassen aus Washington zu tun hatte als mit der speziellen Entfaltung von Strategien der Moderne an den Wüsten und Flüssen des Südwestens. Für Benutzer der Brücke, die lange Zeit an eine gewisse Bewegungsfreiheit gewöhnt waren, waren es nun der aufdringliche Blick der Kamera, die Drohung einer möglichen Vergewaltigung und das Gespenst eines weiteren »Holocaust«, die allmählich die »andere Seite« definierten und charakterisierten.

Die Grenzquarantäne ist aus mehreren Gründen von Bedeutung. Sie trug dazu bei, eine Grenzlinie zu konkretisieren, die zuvor sehr viel weniger deutlich gewesen war. Dadurch half sie, die Bewohner Mexikos als *Mexikaner* rassisch zu kategorisieren und den Norden Mexikos trotz seiner topographischen und klimatischen Ähnlichkeit mit dem südlichen Texas als eine erkennbare geographische Entität abzugrenzen. Die Quarantäne war auch deshalb bedeutsam, weil die von ihr eingeführten Prozeduren nicht von vorübergehender Natur waren. Sie blieben die 1920er Jahre hindurch bestehen, selbst nachdem nach der Verabschiedung des Einwanderungsgesetzes von 1917 Verzichtserklärungen für mexikanische Arbeitsmigranten abgegeben worden waren.[106] So kündigte Pierce z. B. einen Monat nach der Eröffnung der Anlage an der Santa-Fe-Straßenbrücke an, daß bei Laredo, Eagle Pass und Brownsville ähnliche Hygieneanlagen eingerichtet würden.[107] Daß diese Anlagen tatsächlich errichtet und in Betrieb genommen wurden, ist durch eine Reihe von Reaktionen von seiten der Einwanderungsbeamten auf den Arbeitsminister James J. Davis in den frühen 1920er Jahren belegt. Davis, der mit Nachdruck dafür plädierte, daß »das Einwanderungsgesetz an der mexikanischen Grenze in jeder Einzelheit einschließlich der medizinischen Untersuchung genauso vollständig umgesetzt werden muß wie an jedem atlantischen oder pazifischen Seehafen«, ver-

106 Dieses Gesetz verlangte, daß Einwanderer an allen ausgewiesenen Einreisestellen einen Lesefähigkeitstest machen, eine Kopfsteuer von acht Dollar entrichten und eine medizinische Untersuchung bestehen mußten. Im Kontext einer aufkommenden Kriegswirtschaft konnten Industrielle und Pflanzer im Südwesten der USA den Arbeitsminister William B. Wilson davon überzeugen, diese Vorschriften für mexikanische Arbeiter bis 1921 auszusetzen.

107 *El Paso Herald*, 26. Februar 1917, S. 4.

sandte Fragebögen an die Direktoren aller Inspektionsstationen in Arizona, Kalifornien und Texas.[108] Fast jeder von diesen schickte ausführliche Dokumentationen zurück, die die Prozeduren an ihren Grenzübergängen genauestens schilderten. El Pasos stellvertretender Amtsarzt, Irving McNeil, stellte den Modus operandi an El Pasos Einwanderungszentrale akribisch in allen Einzelheiten dar. McNeil hielt fest, daß die äußere Erscheinung und der »Klassenstatus« von 90 Prozent aller Ankömmlinge diese für die Desinfektion prädestinierten und daß

> die Grenzinspektion für den Immigration Service nach den Vorschriften vorgenommen wird, mit denen die medizinische Untersuchung von Ausländern geregelt ist, die also den unter der Leitung des Surgeon General erarbeiteten Richtlinien entsprechen, wobei an diesem Grenzübergang bestimmte Anpassungen erfolgen, die auf die Tatsache zurückzuführen sind, daß der ankommende Ausländer, der das Badehaus an der Desinfektionsanlage durchläuft, zuvor in entkleidetem Zustand gründlich inspiziert wird, und zwar von dafür ausgebildeten und erfahrenen Aufsehern, die, wie es der Fall erfordert, männlich oder weiblich sind, und falls notwendig, zusätzlich noch von einem Amtsarzt.

McNeil fuhr mit denselben Prozeduren fort – Duschbäder, Dampfbehandlung, Impfungen und Musterung –, die von Pierce im Jahre 1917 eingeführt worden waren. Bis 1923 war die wöchentliche Desinfektion und Erneuerung der Quarantäneausweise vollständig zur Routine geworden. In Worten von McNeil: »Die arbeitenden Klassen aus den benachbarten mexikanischen Städten, auch als ›Einheimische‹ bekannt, müssen einmal wöchentlich die Desinfektionsanlage durchlaufen. Ihnen wird eine Badebescheinigung ausgehändigt und bei Ablauf der Gültigkeitsdauer nach einer Woche erneuert, wobei nach jeder Desinfektion eine neue Bescheinigung ausgegeben wird.«[109] Die Einreise in die Vereinigten Staaten war zu einem in hohem Maße medikalisierten Übergang geworden, der von Beamten der Regierung und des Gesundheitswesens auf mittlerer Ebene

108 James J. Davis: »Memorandum for the Commissioner General of Immigration«, 29. Februar 1924, NA, INS, RG 85, Serie A, Teil 2, Mikrofilm der Fallakte 52903/29. Seine ursprüngliche Anfrage datierte vom 17. November 1923.

109 Irving McNeil an J. W. Tappan, 22. Dezember 1923, NA, INS, RG 85, Serie A, Teil 2, Mikrofilm der Fallakte 52903/29. Briefe und Berichte aus den NACP, USPHS, RG 90, Akten 126, 1248 und 2126 zeigen, daß Tappan die Leitung der Quarantäne übernahm, nachdem C. C. Pierce die Grenzregion Ende des zwei-

abhing, welche die Einreisenden rassisch kategorisierten, zählten und oft auch abwiesen. Als der Immigration and Naturalization Service im Jahr 1917 seine Arbeit aufnahm, stützte er sich auf ein Repertoire von Theorien und Praktiken in bezug auf den Körper und seine Krankheiten. Ein genauerer Blick auf die Medikalisierung und Einwanderung an der Grenze legt nahe, daß einige der Techniken, die für die Strategien der Beschränkung der Freizügigkeit, der rassischen Kategorisierung und für die Einschreibung der Grenzen wesentlich waren, von der Südgrenze der Vereinigten Staaten an die Küsten wanderten und nicht umgekehrt. Im Jahr 1921 kritisierte eine Reporterin des *Survey Graphic*, die nach El Paso gereist war, um die Quarantänestation in Augenschein zu nehmen, deren erbärmliche und verwahrloste Ausstattung und erinnerte dann ihre Leser: »Wenn man von Bädern spricht, muß man bedenken, daß Bäder und Desinfektion der Kleidung für die Einwanderer an den Grenzstationen seit gut zehn Jahren vorgeschrieben sind, während die Einwanderer an den Häfen der Ostküste bis vor kurzem so einreisten, wie sie waren.«[110]

Die Quarantäne brachte auch viele der Vorstellungen von Krankheit, Blut und erblicher Minderwertigkeit in den öffentlichen Diskurs ein, die für das Vokabular der Befürworter von Einwanderungsbeschränkungen in den 1920ern wichtig werden sollten. Die Medikalisierung war entscheidend für die Festigung von Grenzen, die die städtische Geographie von El Paso zerschnitten, für die Verhaltensweisen der städtischen Elite und für die Abgrenzung des Staatsgebiets an seinen Rändern. Die Fähigkeit der Biomacht, Mexikaner zu homologisieren und zu konstruieren, läßt sich durch den Transport von Körpern, wie ihn Dr. Hugh White praktizierte, veranschaulichen. In einem Interview zur mündlich überlieferten Geschichte beschrieb dessen Witwe die Zusammenarbeit zwischen den Einwanderungsbeamten und dem medizinischen Establishment

ten Jahrzehnts des 20. Jahrhunderts verlassen hatte. Tappan fuhr fort, benötigte Desinfektionsausrüstungsgegenstände zu bestellen, beschäftigte sich mit der täglichen Logistik zum Betrieb der Anlage und beaufsichtigte das Personal. Knapp zehn Jahre später beschrieb Tappan die medizinischen Verfahren zur nationalen Prophylaxe und auch die Rolle der Ärzte des öffentlichen Gesundheitswesens beim »Aufräumen« des mexikanischen Viertels von El Paso. SieheJ. W. Tappan: »Protective Health Measures on the United States-Mexico Border«, in: *The Journal of the American Medical Association* 87, 1926.

110 Vera L. Sturges: »Mexican Immigrants«, in: *Survey Graphic*, 2. Juli 1921, S. 470 f.

von El Paso. Nach der Feststellung, daß ihr Ehemann »große Fähigkeiten besaß, Krankheiten zu heilen«, erzählte Mrs. White von seinen erschöpfenden Impfkampagnen:

Mein Mann machte folgendes: Er sammelte die Mexikaner in ganzen Busladungen ein und badete sie an der Brücke in einem Desinfektionsmittel; und er ließ niemanden herkommen, der nicht zuvor ein Bad genommen hatte. Er erwischte auch alle Mexikaner, die hier in El Paso lebten. Deshalb bekam niemand Fleckfieber. Ich erinnere mich, wie er heimkam und sagte: ›Weißt du, die Mexikaner sind die freundlichsten Menschen der Welt.‹ Er hatte in Virginia gelebt, wo es Neger gab. ›Wenn ich versucht hätte, Neger in Bussen abzutransportieren, säße ich jetzt nicht hier.‹[111]

Erst nach ihrer Reinigung – und ihrer im Gegenzug vollzogenen rassischen Kategorisierung – war es den Mexikanern erlaubt, sich von einem kranken Körper in einen gefragten Arbeiter zu verwandeln. Diese doppelte Verkörperung wurde in hohem Maße von den Taxonomien der Staatsbürgerschaft und Wissenschaft verstärkt, die keine Kategorien für nichtweiße *und* nichtschwarze Personen und Bevölkerungsgruppen vorsahen. Im Laufe des folgenden Jahrzehnts, als die medikalisierten Idiome von Differenz und Krankheit bis in den US-Kongreß und in die anderen Bundesministerien vorgedrungen waren, sollten die Grenzen für diese Schwelle jedoch enger gezogen werden.

Blut und Quoten

Während der 1920er Jahre näherten sich zwei Diskurse des Blutes einander an – der medizinische und der eugenische Diskurs, die sich über die vergangenen Jahrzehnte hinweg entwickelt hatten – und bildeten den Rahmen vieler Debatten um Staatsbürgerschaft, Naturalisierung und Aufnahme, die die USA beschäftigten. Eugeniker wie Harry Laughlin und John B. Trevor arbeiteten 1924 mit den Kongreßmitgliedern Albert Johnson und John C. Box zusammen, um die Verabschiedung des National Origin Act zu erreichen, der eine 2-Prozent-Quote je Nationalität, bezogen auf die Zahlen des Zensus von 1890, vorschrieb. Diese Gesetzgebung war stark vorein-

111 Tonband 48, Interview mit Mrs. Hugh White von Leon C. Metz und Robin Fuller, 3. Juni 1968, UTEP-IOH.

genommen gegenüber Migranten aus Ost- und Südeuropa, schloß aber auch alle Einwanderer aus Asien aus. Lateinamerika und die Karibik blieben von diesen Quoten jedoch unberührt. Da die Mexikaner allerdings unvermindert in die USA zogen und sie sich häufig in Großstädten wie Chicago oder St. Louis niederließen, blickten die Nativisten und Eugeniker bald nicht mehr nur auf die Küsten, sondern begannen speziell diejenigen Einwanderer aufs Korn zu nehmen, die die mexikanische Grenze überquerten. Besonders in der zweiten Hälfte der 1920er Jahre machten in den Kammern des Kongresses, den wissenschaftlichen Journalen, der Volkspresse und den brieflichen Netzwerken von Eugenikern und Reformern Argumente die Runde, die darauf abzielten, den Einwanderern aus Mexiko verschwindend geringe Quoten zuzuweisen.[112]

Die Wissenschaft der Bakteriologie konzentrierte sich auf die Isolierung und Ausrottung von mikroskopischen Krankheitserregern, die in den Körperflüssigkeiten schwammen.[113] Der Übergang von den früheren miasmatischen Krankheitstheorien zu denen der Bakteriologie erfolgte weder plötzlich noch reibungslos. Doch spätestens bis zu den ersten Jahrzehnten des 20. Jahrhunderts »waren medizinische Wissenschaftler, von denen einige die alten Theorien komplett aufgegeben hatten, überzeugt, daß die Identifizierung von Mikroorganismen, die als alleinige Ursache für eine ansteckende Krankheit galten, es ihnen ermöglichen würde, spezielle Aktionspläne im Gesundheitswesen zu entwickeln, die der Auffindung und Eliminierung von Keimen dienten«.[114] Diese unablässige Beschäftigung mit den Geheimnissen des Soma wurde von den Eugenikern geteilt, deren Bedenken aber nicht tatsächlichen Überträgern von Krankheiten galten, sondern den verborgenen und erblichen »Merkmalseinheiten«, welche die menschlichen Eigenschaften vom Pigmentierungsgrad der Haut bis zur musikalischen Begabung, von

112 Die beste Analyse dieser Debatten im Kontext der »Amerikanisierung« in den 1920er Jahren ist: David G. Gutiérrez: *Walls and Mirrors. Mexican Americans, Mexican Immigrants, and the Politics of Ethnicity*, Berkeley 1995, Kapitel 2 und 3.

113 Zur Bedeutung und Geschichte der Bakteriologie in den Vereinigten Staaten siehe John Duffy: *The Sanitarians. A History of American Public Health*, Chicago 1990, Kapitel 13; Charles Rosen: *A History of Public Health*, New York 1958; Neudruck Baltimore 1993, Kapitel 7; und Judith Walzer Leavitt: *Typhoid Mary. Captive to the Public's Health*, Boston 1996, Kapitel 1.

114 Leavitt: *Typhoid Mary* (Anm. 113), S. 23.

kriminellen Neigungen bis zum intellektuellen Scharfsinn bestimmten.[115] Als sich die Terminologien der Medizin und der Eugenik, der Keime und der Gene in den 1920er Jahren miteinander verknüpften, fanden sie größtenteils über die Metapher des Bluts zueinander und woben ein diskursives Netz von Sanguinität, das die Gegensätze von Staatsbürger/Fremder, national/ausländisch, fortschrittlich/rückständig, Reinheit/Krankheit, Intelligenz/Schwachsinn und so fort umfaßte.

Genau ein Jahr nach der Verabschiedung des National Origins Act und der Aufstellung einer US-Grenzpatrouille beantwortete Jordan mit seinem fast zehn Jahre früher in El Paso gesammelten Wissen einen Brief von Davenport, der die Nachsicht bei den aktuellen Einwanderungsbeschränkungen beklagte. Beunruhigt durch die vermeintliche Gefahr einer zunehmenden Vermischung, erläuterte Jordan, warum er glaube, daß der Zuzug von Mexikanern in seinen Heimatstaat Kalifornien und die Vereinigten Staaten als Ganzes sorgfältiger überwacht werden sollte. »Die Mexikaner«, so erklärte er, »haben die Beulenpest, die Pocken und das Fleckfieber mitgebracht. Während diese Krankheiten den sauber lebenden Teil des Südens nicht tangieren, beschäftigen sie nach wie vor die Beamten des Gesundheitswesens und haben die Haupteinnahmequelle des südlichen Kalifornien, die Wintertouristen, um etwa die Hälfte verringert.«[116] Einen Monat später setzte Jordan in einem anderen Brief an Davenport seinen Angriff fort, indem er behauptete, daß »der mexikanische *Peon*,[117] der zum größten Teil nie für die Staatsbürgerschaft geeignet sein wird …, für unsere Abstammung eine weit

115 Eines der wesentlichen Anliegen des Eugenics Records Office (in Cold Spring Harbor, New York, angesiedelt) war die Erstellung des *Trait Book*, das vermittels eines Klassifikationsverfahrens ähnlich dem des Deweyschen Dezimalsystems jedes erdenkliche Merkmal (vom Schwachsinn bis zur Lippen-Gaumenspalte, vom Schachspielen bis zur körperlichen Mißbildung) mit einem komplizierten, verzweigten numerischen Verweisungssystem katalogisieren wollte. Einen ausgezeichneten Überblick dazu bietet: Garland E. Allen: »The Eugenics Records Office at Cold Spring Harbor, 1910-1940« in: *Osiris* 2. Folge., 2, 1986, S. 225-264. Zu den diskursiven Ähnlichkeiten von »Keim« und »Gen« siehe Martin S. Pernick: *The Black Stork. Eugenics and the Death of »Defective« Babies in American Medicine and Motion Pictures since 1915*, New York 1996, S. 48-54.

116 David Starr Jordan an Charles Davenport, 7. Mai 1925, APS, Davenport Papers, Ms B:D27.

117 Jordan an Davenport, 1. Juni 1925, APS, Davenport Papers, Ms. B:D27.

schlimmere Verwässerung bewirkt, als sie je aus Europa gekommen ist.«[118] Die medizinischen Analogien zwischen Sauberkeit und Leben einerseits und Seuche und Tod andererseits gehörten mittlerweile zum Kernbestand des eugenischen Lexikons und zu den Kriterien, die Aufnahme oder Ausschluß durch die Nation regelten.

Ein anderer Eugeniker, der von Blut und Prophylaxe sprach, war C. M. Goethe. Goethe, ein Immobilienmakler aus Sacramento und Gründer der überregional gegliederten und eigenfinanzierten Eugenics Society of Northern California, der über 20 Jahre lang mit Jordan korrespondierte, war ebenfalls selbst an die mexikanische Grenze gereist, um die Zustände dort zu begutachten.[119] Seine Reisen fanden jedoch zehn Jahre nach den Reisen von Pierce und Jordan statt. Als Mitglied des nationalen Beirates des *Survey Graphic* hatte Goethe wahrscheinlich den nicht abreißenden Strom von Artikeln gelesen, der während des zweiten Jahrzehnts des 20. Jahrhunderts in dieser Zeitschrift über Mexiko und die Mexikaner, über Fleckfieber und die Quarantänestation von El Paso erschien.[120] Vielleicht hatten ihn sogar diese Essays dazu gebracht, eine Kommission zur Erforschung der Einwanderung einzurichten, deren Hauptaufgabe darin bestand, herauszufinden, wie groß die Bedrohung des amerikanischen »Samenbestands« durch den *mestizo* sei.

Bis zum Jahr 1928 waren die Befürworter einer Beschränkung der Einwanderung so stimmgewaltig geworden, daß »Einwanderungsausschüsse des Repräsentantenhauses und des Senats gleichzeitig stattfindende Anhörungen über Gesetzesvorlagen zwecks Einwanderungsbegrenzung in die Neue Welt abhielten«.[121] In diesem Zusammenhang war die Stimme von Goethe eine der schärfsten. Zwei Jahre nach der Rückkehr von einer seiner Erkundungsreisen an die Grenze veröffentlichte Goethe in dem monatlich erscheinenden Magazin *Eugenics* einen kurzen Text mit dem Titel »The Influx of Mexican Amerinds«.[122] Nach der Erörterung der Gefahren, die von

118 Der Begriff *Peon* bezeichnet einen unfreien Arbeiter, *Anm. d. Hg.*

119 Siehe dazu die Korrespondenz zwischen Jordan und Goethe in den David Starr Jordan Papers, die im Department of Special Collections und in den Hoover Institution Archives at Stanford University untergebracht sind.

120 Goethe wird erstmals 1918 als Beiratsmitglied des *Survey Graphic* aufgeführt.

121 Reisler: *By the Sweat of Their Brow* (Anm. 28), S. 207.

122 Goethe schickte Laughlin eine Ansichtskarte der Arizona-Wüste, auf die er schrieb: »Bin hier an der Grenze und erforsche die eugenischen Aspekte des

verschiedenen Typen pathologisierter mexikanischer Körper ausgingen, kam Goethe zum Schluß, Mexikaner seien »eugenisch ebenso niedrig veranlagt wie der Neger ..., vom hygienischen Standpunkt aus [ist der mexikanische *Peon*] eine Bedrohung. Er versteht nicht nur die Gesundheitsregeln nicht: Als ein abergläubischer Wilder widersetzt er sich ihnen auch«.[123] Nach der Unterscheidung des »Negers« vom mexikanischen *Peon* mit den Mitteln einer Sprache der Krankheit und Hygiene, ähnlich der von Mrs. White in El Paso, ging es Goethe darum, die besonderen und tödlichen Geheimnisse des mexikanischen Somas hervorzuheben. Er beschrieb ein junges Paar, das beschlossen hatte, seine Flitterwochen »südlich des Rio Grande« zu verbringen, »wo sich so viel Mittelalterliches erhalten hat«. Dann verwendete Goethe die fiktive Tragödie, die das Paar heimsucht, um mit Nachdruck zu vertreten, daß die »Hintertür«, welche die mexikanische Einwanderung erleichtere, geschlossen werden müsse. Drei Nächte nach der Ankunft des Paares an einem tropischen Ort, der üppig von Bougainvillea bewachsen war, »lag die junge Braut mit beängstigend hohem Fieber, sich unruhig umherwälzend im Bett. Vor ihrer Zimmertür eröffnete der Arzt dem vollkommen verzweifelten Bräutigam: ›Es ist Fleckfieber.‹ ›Aber das kann nicht sein‹, wandte der Bräutigam ein: ›Wir sind nur in den saubersten Hotels gewesen. Sehen Sie nur, wie peinlich sauber unsere Zimmer sind, der geflieste Boden und alles.‹ ›Ja‹, erwiderte der Arzt, ›aber mexikanisches Personal wie dieses Zimmer-

mexikanischen Einwanderungsproblems. Als Reaktion auf ihre [mexikanischen] Slums, die die nordischen Viertel der Grenzstädte umgeben, sagt man sich, daß die letzteren mit einer karnickelartigen Geburtenrate konkurrieren müssen. Je mehr man den *Peon* untersucht, desto mehr wundert man sich: Hat der Conquistador die Denker ausgelöscht, als er die aztekischen Priester und Soldaten vernichtete?« Goethe an Laughlin, Februar 1927, Truman State University, Kirksville, Missouri, Sondersammlungen, Papers of Harry H. Laughlin (nachfolgend TSU-Laughlin), Behälter C-4-1. Ebenfalls zitiert von Randall D. Bird, Garland Allen: »The J. H. B. Archive Report. The Papers of Harry Hamilton Laughlin, Eugenicist«, in: *Journal of the History of Biology* 14, 1981, die die beachtliche Korrespondenz zwischen Laughlin und Goethe besprechen. Zeitungsausschnitte und andere Ephemera von Goethes Reisen an die Grenze sind untergebracht an der California State University, Sacramento, Sondersammlungen, Papers of Charles Matthias Goethe, Behälter 85-F-2, Notizbuch 1. Sie zeigen, daß er die Grenzregionen von Kalifornien und von Arizona in Augenschein nahm

123 C. M. Goethe: »The Influx of Mexican Amerinds«, in: *Eugenics* 2, Nr. 1, 1929, S. 6-9.

mädchen, Mercedes Ramírez, ist nur allzuoft Überträger ansteckender Krankheiten.‹«[124] Goethes Artikel, der als Werbeblatt zur freien Verteilung nachgedruckt wurde, zeigt die einflußreiche Verschmelzung der beiden Diskurse über das Blut – des medizinischen und des eugenischen. Die Mexikaner werden hier – trotz der Tatsache, daß sie häufig einen gesunden Eindruck machen – als die stillen Träger tödlicher Krankheiten dargestellt. Wäre es ihnen erlaubt, in das umgrenzte politische Gemeinwesen der Vereinigten Staaten einzudringen – hier verkörpert von einem heterosexuellen Paar im geheiligten Moment, in dem die Fortpflanzung beginnt –, wäre die »amerikanische« Familie in großer Gefahr. Außerdem wiederholte Goethe ständig, daß der übertriebene Geschlechtstrieb der Mexikaner – von Eugenikern gern als »differentielle Fruchtbarkeit« bezeichnet – die Gefahr mit sich brächte, die »überlegene Abstammung« des »Blutstroms« der Vereinigten Staaten quantitativ einzuholen und zu verdünnen.

Harry Laughlin – den Albert Johnson, Nativist und sinophobischer Kongreßabgeordneter aus Seattle, 1921 zum »eugenischen Sachverständigen« für das Committee on Immigration and Naturalization ernannte – hatte ebenfalls entschiedene Ansichten zur Sanguinität.[125] Sowohl Johnson als auch der Kongreßabgeordnete aus Osttexas und Zuwanderungsgegner John C. Box unterstützten Laughlin, der die 1920er Jahre hindurch aktiv war. Er beschaffte Angaben, führte Untersuchungen durch, schrieb Berichte, aus denen deutlich wurde, daß die Nation schlechtes »Keimplasma« ausmerzen müsse, und er legte dar, warum ein nationales Volkszählungsamt gebraucht werde. Als sich Laughlin in den späten 1920er Jahren vermehrt mit Definitionen der ›weißen Rasse‹ befaßte, schlug er eine Reise an die Grenze vor, die im Namen des sogenannten Bürgerkomitees, das offenkundig aus Box bestand, unternommen werden sollte. Laughlin wollte an die Grenze, um »die relative Häufigkeit der Rassenkreuzung zwischen amerikanischen Männern und mexikanischen Frauen und mexikanischen Männern und amerikanischen Frauen herauszufinden«, und erbat das Geld dafür von der Carnegie Institution, die zu jener Zeit das Eugenics Records

124 Ebd., S. 6.

125 Bis zur Mitte der 1920er war Johnson sowohl Mitglied der American Eugenics Society als auch Präsident der damit assoziierten Eugenics Research Association.

Office finanzierte.[126] Die wechselseitige Durchdringung von Medizin und Eugenik zeigt sich in den Antworten auf zwei von Laughlins Fragenbögen, die er zusammen mit anderen Papieren an Box weiterleitete. Beide Rücksender stammten aus El Paso. Einer, der angab, Arzt mit 30 Jahren Praxis am Ort zu sein, lieferte gründliche Antworten auf alle Fragen. Auf die Frage: »Welche ansteckenden Krankheiten haben sie?«, erklärte dieser Arzt, die Mexikaner litten hauptsächlich an Tuberkulose, obwohl

> Pocken hier entlang der Grenze andauernd wieder auftauchen und ein ständiger Kampf der Gesundheitsbehörden die Folge ist. Wir hatten mehr als einmal Fleckfieber, direkt aus Mexiko eingeschleppt. Sie bringen die Krankheit in amerikanische Familien, aber die Amerikaner müssen sie anstellen, weil es keine anderen gibt und weil sie davon abgesehen auch billig arbeiten. Die ›mexikanische Situation‹ ist für die Medical Society des Bezirks El Paso seit Jahren ein Problem. Doch anstatt das Problem zu lösen, verschlimmern wir die Situation.[127]

Laughlin verwob diese Behauptungen über die Krankheiten mit den »Ergebnissen« von Intelligenztests und anderen Formen eugenischer Messungen, wobei er die dringende Notwendigkeit unterstrich, die Mexikaner fernzuhalten. Seine Vorschläge und Erwägungen lieferten viel Material für die Gesetzesvorlagen, die von Box während der 1920er Jahre eingebracht wurden, um die Einwanderung aus Lateinamerika und der Karibik durch ein Quotensystem zu begrenzen.

Ein weiterer Mann, der neben Johnson, Box, Laughlin, Jordan und Goethe an »der Lösung des Problems« interessiert war, war James J. Davis, von 1921 bis 1930 in der Position des Arbeitsministers, dessen Artikel »The Story of the Year in Immigration« in der *Eugenics*-Januarausgabe von 1929 Goethes »Influx of Mexican Amerinds« vorausgegangen war. Als glühender Verfechter von Quoten für alle Einwanderer aus Lateinamerika befand sich Davis in einem Dilemma, das darauf beruhte, daß die Mendelsche Logik der Eugenik es nahezu unmöglich machte, irgendeine »Rasse« zu klassifizieren – und folglich endgültig auszuschließen –, die nicht als rein

126 Laughlin an John C. Merriman, 24. September 1929, TSU-Laughlin, Behälter C-4-6.

127 »Questions Pertaining to Mexican Immigration to be Answered by Persons Interested in Public Health«, enthalten in John C. Box an Laughlin, 29. Januar 1930, TSU-Laughlin, Behälter C-4-1.

betrachtet wurde.[128] Die Eugeniker stützten ihre Argumente auf eine Variante der »Ein-Tropfen-Regel«, die »schwarzes« Blut durch »indianisches« ersetzte, und behaupteten, »insoweit Mexikaner rassisch von indianischer Abstammung seien, verbiete das Bundesrecht sowohl ihre Naturalisierung als auch ihre Einwanderung«.[129] Sie beriefen sich dabei auf ein Gesetz von 1875, das die Staatsbürgerschaft auf weiße Personen und freie Personen afrikanischer Abstammung beschränkte, und argumentierten häufig, Mexikaner seien nicht geeignet, der Nation anzugehören und sollten ganz ausgeschlossen werden. Solche Vorschläge scheiterten jedoch häufig am Fall eines US-Bezirksgerichts von 1897, *In re Rodríguez*, in dem Rodríguez »trotz der Ansicht des Gerichts, er sei kein Weißer«, seine Rechte auf Staatsbürgerschaft und Naturalisierung feststellen ließ, deren Grundlage die Bestimmungen des Vertrags von Guadalupe Hidalgo waren.[130] Nach der herrschenden Vorstellung befanden sich die Mexikaner also sowohl im Innern als auch außerhalb des politischen Gemeinwesens. Davis, der einmal erklärt hatte, daß »es selbst für den gelehrtesten und erfahrensten Ethnologen oder Anthropologen unmöglich wäre, ihre [der Mexikaner] rassische Herkunft zu klassi-

128 Ihren Interpretationen der Mendelschen Genetik folgend, glaubten viele US-Eugeniker, menschliche Merkmale seien durch spezifische »Merkmalseinheiten« definiert, die angeboren seien. »Rasse« oder genauer gesagt »Rassenmerkmale«, die man häufig mit Nationalität zusammenbrachte, wurden als eine feste »Merkmalseinheit« gesehen, die in ihrer Reinform am besten zum Ausdruck käme. Aus diesen Gründen lehnten die Eugeniker die Metapher des »Schmelztiegels« als eine wirre und degenerierte Vermischung von getrennten und miteinander unvereinbaren »Rassen« ab. Wie Neil Foley in seiner Untersuchung des Beziehungsdreiecks zwischen Mexikanern, Afroamerikanern und Anglos in Zentraltexas eloquent gezeigt hat, verknüpften die Argumente der Eugeniker die armen Weißen, die mexikanischen Landarbeiter und andere farbige Personen als hybride »Rassen«, die das »Weißsein« und die phänotypischen Grenzen eines Jim-Crow-Rassismus zu destabilisieren drohten. Siehe Neil Foley: *The White Scourge. Mexicans, Blacks, and Poor Whites in Texas Cotton Culture*, Berkeley 1997.

129 Reisler: *By the Sweat of Their Brow* (Anm. 28), S. 135.

130 Siehe Ian F. Haney-López: *White by Law. The Legal Constructions of Race*, New York 1996, S. 61. Der Vertrag von Guadalupe Hidalgo garantierte allen Mexikanern, die nach der Annektierung auf US-Staatsgebiet lebten, die Staatsbürgerrechte. Ab dem späten 19. Jahrhundert geriet der juristische Status von Mexikanern im Südwesten oft in Widerspruch zu Auffassungen von Staatsbürgerschaft, die auf der Grundlage von »Rasse« und komplizierten Definitionen von »Weißsein« gebildet wurden.

fizieren oder zu bestimmen«, suchte nach einer Lösung für dieses knifflige Problem.[131]

Aus diesem Grund wandte sich Davis ein Jahr nach der Verabschiedung des National Origins Act an Robert F. Foerster, einen Ökonomieprofessor an der Universität Princeton, und beauftragte ihn mit einer Untersuchung über die Notwendigkeit begrenzender Zuwanderungsquoten für die Länder Lateinamerikas und der Karibik. Dieser Bericht mit dem Titel *The Racial Problems Involved in Immigration from Latin America and the West Indies to the United States* lieferte statistisches Material und Analysen, um eine Beschränkung der Einwanderung von Lateinamerikanern zu stützen. Von der 33seitigen Analyse, die sich jedem Land einzeln widmete, gingen ganze acht Seiten auf Mexiko ein. Foerster kam zu dem Schluß, daß Mexikaner aufgrund ihrer biologischen Unzulänglichkeiten für das Regieren nicht geeignet seien und daß »eine funktionsfähige Demokratie, die auf dem allgemeinen Wahlrecht aufbaut, in einem Land, dessen Bevölkerung in den wesentlichen Vorbedingungen der Demokratie noch so rückständig ist wie die Mexikaner, nicht so schnell entstehen kann«.[132] Sein Bericht endete mit dem Aufruf, die nordische Gewichtung des National Origins Act von 1924 zu erneuern, indem man alle potentiellen Einwanderer ausschließe, die dem »Kriterium für Einwanderung« nicht gerecht wurden. Dies würde all die Bevölkerungsgruppen betreffen, die er in der Auftragsstudie berücksichtigt hatte. Einer Argumentation folgend, die von vielen Eugenikern und Zuwanderungsgegnern wiederholt wurde, kategorisierte Foerster die Mexikaner als »Ausländer« und »Indianer«, eine »Mischrasse«, die weder »weiß« noch »schwarz« sei.

Eine solche klassifikatorische Akrobatik spiegelte das ängstliche Bestreben der Eugeniker, zu möglichst genauen Definitionen der ›weißen Rasse‹ zu gelangen. In den Papieren von Laughlin ist dies ganz offensichtlich. In einem Stapel getippter Entwürfe und Fragmente, die sich mit der mexikanischen Einwanderung beschäftigen, findet sich eine besonders aufschlußreiche Notiz, in der er vorschlägt, daß »nur weiße Personen als Einwanderer in die Vereinigten Staaten oder als deren naturalisierte Bürger zugelassen werden sol-

131 Ebd., S. 136 f.

132 Robert F. Foerster: *The Racial Problems Involved in Immigration from Latin America and the West Indies to the United States*, Washington, D. C., 1925, S. 14.

len«. Dann definierte er eine weiße Person sorgfältig »als eine, deren Vorfahren zu mindestens 31/32teln (oder alle) kaukasischer Abstammung sind«.[133] Staatsbürgerschaft und Aufnahme in das politische Gemeinwesen wurden damit also zu einer Frage von mindestens fünf Generationen »reinen« Bluts. Mit der Hilfe des Kongreßabgeordneten Johnson, der den »Handelsminister Robert P. Lamont überzeugte, daß der Leiter seiner Volkszählung in dem Zensus von 1930 die Mexikaner anhand einer eigenen rassischen Kategorie klassifizieren müsse«, wurde diese Unterscheidung in das Recht aufgenommen, obwohl die Kategorie *Mexikaner* im US-Zensus von 1940 schon wieder verschwunden war.[134]

Fazit: Koloniale Anfänge, metropolitane Auswirkungen

In den 1920er Jahren hatte der Einfluß der Pflanzer im Südwesten vereitelt, daß den Forderungen der Eugeniker nach Zuwanderungsbeschränkungen nachgegeben wurde.[135] Das schwindende Interesse daran, mexikanische Einwanderer auszuschließen, hing zudem mit anderen wichtigen Faktoren zusammen. Ein Faktor war die Verordnung einer Politik des INS in den 1920er Jahren, die Einreise zu beschränken und Einwanderer an den Konsulaten in Mexiko abzufertigen. Ein weiterer Faktor war die Große Depression, die im Jahr 1929 begann und sowohl zur freiwilligen Rückkehr als auch zur erzwungenen Rückführung von Mexikanern führte. Nichtsdestoweniger wurde die Grenze zwischen Mexiko und den Vereinigten Staaten im frühen 20. Jahrhundert festgeschrieben und nach 1924 von der Grenzpatrouille überwacht. Militarisierung und Medikalisierung gingen ineinander über und überlagerten sich zwischen 1910

133 »Be It Enacted«, TSU-Laughlin, Behälter C-4-5.

134 Reisler: *By the Sweat of Their Brow* (Anm. 27), S. 137.

135 Bis 1976 war die Einwanderung aus Mexiko nicht durch Quoten beschränkt. 1965 war für die Zahl der Einwanderer aus der westlichen Hemisphäre eine Höchstzahl von 120 000 festgesetzt worden. Erst als der Kongreßabgeordnete Rodino in den 1970er Jahren die Speerspitze eines neuen Restriktionismus bildete, wurde das Kontingent der Mexikaner gedeckelt, das nach dem Grundsatz der »Familienzusammenführung« auf 20 000 Personen begrenzt wurde. Einen Überblick über die mexikanische Einwanderung im 20. Jahrhundert bietet James D. Cockroft: *Outlaws in the Promised Land. Mexican Immigrant Workers and America's Future*, New York 1986.

und 1920, als Pershing und Pierce in El Paso zwar unterschiedliche, aber dennoch miteinander verknüpfte Strategien körperlicher Verfolgung und Gewalt umsetzten. Beide Männer waren von ihrer kolonialen Vergangenheit geprägt und nahmen bei der Errichtung der mexikanischen Grenze und der Abgrenzung der Vereinigten Staaten als Imperium und Metropole eine Schlüsselrolle ein. Darüber hinaus wurden die Diskurse und Praktiken der Medizin und sozialen Kontrolle, die für die Errichtung der mannigfachen Grenzen in den Jahren nach 1910 entscheidend waren, mit eugenischen Theorien der Differenz vermischt und wanderten in den 1920er Jahren in den Vorstellungshorizont der Nation ein. Die Ermahnungen von Jordan, Goethe und Laughlin, in denen sich die Redeweise von Keimen und von Genen vermengte, pathologisierten die Außengrenzen des politischen Gemeinwesens und trugen dazu bei, eine restriktive Gesetzgebung zu schaffen sowie die Einrichtung der Grenzpatrouille im Jahr 1924 zu rechtfertigen. Die Mexikaner wurden rassisch markiert, sobald sie konkret vorhandene oder bloß gedachte Schwellen überschritten. Im Rahmen der an Mendel orientierten Eugenik ließen sie sich durch ihre Grenzposition als Mestizen nicht der ›weißen Rasse‹ zuordnen, waren aber auch gemäß früheren Rasseneinteilungen nicht klassifizierbar. Die Diskurse des Blutes erzeugten demnach eine rassisch neu bestimmte Gruppe, die zugleich nichtweiß *und* nichtschwarz war, und trugen mit dazu bei, Mexiko als ein vollkommen fremdes Land abzugrenzen.

Übersetzt von Karin Wördemann

Repräsentationen des Anderen

Philipp Sarasin
Die Visualisierung des Feindes

Über metaphorische Technologien der frühen Bakteriologie

Einleitung

Im Jahr 1885 hat der Berliner Pathologe Rudolf Virchow[1] die zehnte Folge seines *Archivs für pathologische Anatomie und Physiologie und für klinische Medicin* – bis heute besser bekannt als *Virchows Archiv* – mit einem Essay eröffnet, der in grundsätzlicher und zugleich lapidar vorläufiger Art das Verhältnis zwischen der von ihm dreißig Jahre zuvor etablierten Zellularpathologie und der neuen und triumphierenden Bakteriologie umreißt. Der Titel dieses kurzen Textes ist dabei in etwas verwirrender Weise metonymisch: Was hier programmatisch als »Der Kampf der Zellen und der Bakterien« erscheint, ist nichts weniger als der Kampf der Zellularpathologen mit den Bakteriologen – der Kampf also zwischen zweier gleichermaßen erfolgreichen und für die Medizin um 1900 wegweisenden Wissenschaften.[2] Virchow verteidigte sich, denn mit dem Aufstieg der Bakteriologie schien die Zellularpathologie plötzlich alt auszusehen. Er selbst hatte mit dem seit dem Beginn des 19. Jahrhunderts von Bichat und Schwann propagierten und von ihm in der *Cellularpathologie* von 1858 ausgearbeiteten Zell-Konzept die alte humoralpathologische Ansicht bekämpft, daß Krankheiten gleichsam als flexible Entitäten den Körper befallen und seine Säfte durcheinanderbringen. Virchow wurde nicht müde zu postulieren, daß jede Erkrankung immer eine Krankheit von Geweben und damit von Zellen sei, der »bestimmte[n] Grundlage aller Lebenserscheinungen«.[3] Doch nun schien dieses Konzept – so tief sein Einschnitt in die

1 Siehe zur Biographie neuerdings Constantin Goschler: *Rudolf Virchow: Mediziner, Anthropologe, Politiker*, Köln, Weimar, Wien 2003.

2 Rudolf Virchow: »Der Kampf der Zellen und der Bakterien«, in: *Archiv für pathologische Anatomie und Physiologie und für klinische Medizin* 101, 1885, S. 1-13.

3 Rudolf Virchow: *Die Cellularpathologie in ihrer Begründung auf physiologische und pathologische Gewebelehre. Zwanzig Vorlesungen*, Berlin 1858, S. 12.

mehr als zweitausendjährige Geschichte der Medizin auch gewesen war – schon nach wenigen Jahrzehnten wieder überholt zu sein. Hatten denn die Bakteriologen nicht nachgewiesen, daß Krankheiten von mobilen, aggressiven kleinsten Organismen in den Säften des Körpers ausgelöst werden – im Blut, in der Lymphe, in den Windungen des Verdauungstrakts oder in Nährflüssigkeiten außerhalb des Körpers –, und spielte bei den von ihnen mit besonderer Sorgfalt untersuchten Wundinfektionen nicht der Eiter eine schon seit jeher von der alten Medizin vermutete fundamentale Rolle im Krankheitsprozeß?[4] Virchow selbst hatte in einem für seine eigene Sichtweise ebenso wie für sein *Archiv* inauguralen Aufsatz aus dem Jahr 1847 die »reinigende« Rolle des Eiters als eine veraltete, von unklaren Metaphoriken verwirrte Sichtweise zurückgewiesen, um zu argumentieren, daß es allein auf jene zellulären Gewebestrukturen ankomme, die das Mikroskop dem Auge sichtbar macht: »Die Eiterung«, so hieß es dort, »ist nicht mehr ein Heilbestreben des Organismus, um dieses oder jenes Loch auszufüllen; die Eiterkörperchen nicht mehr die Gensdarmen [*sic*], welche der Polizeistaat beordert, diesen oder jenen ohne Paß eingedrungenen Fremdling über die Grenze zu escortiren; das Narbengewebe bildet nicht mehr die Gefängnismauern, in welche ein solcher Fremdling eingeschlossen wird, wenn es dem Polizei-Organismus eben so gefällt.«[5] Man weiß zwar, wie kritisch der junge Virchow den preußischen Polizeistaat beurteilt hatte, und versteht daher die Verwendung der Polizei-Metapher[6] – allein, Virchows Anliegen war es damals sowohl, eine

4 Vgl. Julius Cohnheim: *Neue Untersuchungen über die Entzündung*, Berlin 1873.

5 Rudolf Virchow: »Ueber die Reform der pathologischen und therapeutischen Anschauungen durch die mikroskopischen Untersuchungen«, in: *Archiv für pathologische Anatomie, Physiologie, und für klinische Medizin* 1, 1847, S. 207-255, S. 216. Vgl. dazu L. J. Rather: »On the source and development of metaphorical language in the history of western medicine«, in: L. G. Stevenson: *A Celebration of medical history*, Baltimore 1982 (= The Henry E. Sigerist Supplements of the Bulletin of the History of Medicine, Neue Folge, Nr. 6), S. 135-156, S. 145, auf sehr mißverständliche Weise falsch zitiert bei Anne-Marie Moulin: *Le dernier langage de la médecine. Histoire de l'immunologie de Pasteur au Sida*, Paris 1991, S. 57.

6 Vgl. dazu eindrücklich Rudolf Virchow: »Mittheilungen über die in Oberschlesien herrschende Typhus-Epidemie« (1848), in: ders., *Gesammelte Abhandlungen aus dem Gebiete der öffentlichen Medizin und der Seuchenlehre*, Berlin 1879, S. 214-334. Zur Verwendung von Metaphern bei Virchow siehe Renato G. Mazzolini: *Politische Metaphern im Frühwerk Rudolf Virchows*, Marburg 1988.

nicht auf die Beobachtung von Zellpathologien gestützte Krankheitstheorie zurückzuweisen, als auch zugleich eine von solch farbigen, eingängigen Sprachbildern angeleitete romantische Betrachtungsweise des Körpers aus der Medizin zu verbannen. Obwohl diese Haltung nicht ausschloß, daß er sich der politischen metaphorischen Implikationen seines Zellkonzepts durchaus bewußt war,[7] traf er sich im Bestreben, die naturwissenschaftliche Sprache auf eine strenge begriffliche Basis zu stellen, ganz selbstverständlich mit den Bakteriologen: Denn daß Metaphern die Sprache ebenso kontaminieren wie Bakterien den Körper, galt als ausgemacht – der Kampf, den Virchow mit der Bakteriologie ausfocht, war daher auf der Basis nüchterner Naturbeobachtung zu führen, und als Naturwissenschaftler mit einer begründeten Ahnung von der Komplexität seines Gegenstandes war Virchow weit davon entfernt, die Bakteriologie in Bausch und Bogen abzulehnen.[8] Die Dinge lagen, wie er in seinem kurzen Essay von 1885 anmahnte, komplizierter, als daß sie in der simplen Entgegensetzung von »Zellen« und »Bakterien« aufgehen würden, und auf eine vertrackte Art und Weise schien es sich um eine Frage der Sichtbarkeit zu handeln. Virchow schreibt: »Die armen kleinen Zellen! Sie waren in der That eine Zeit lang in Vergessenheit geraten. Mancher, der vermittelst seines Abbé-Zeiss'schen Instruments die Zellen unsichtbar machte, wie wenn sie Tarnkappen angezogen hätten und der schließlich nur die gefärbten Mikroben erblickte, mochte wirklich glauben, die Zellen seien gar nicht mehr ›in Betracht zu ziehen‹. Aber sie sind doch noch da und sie sind – um es offen zu sagen – immer noch die Hauptsache.«[9]

Ich will in diesem Aufsatz zeigen, was es in der Wissenschaftsgeschichte mit jenen »Tarnkappen« auf sich hat, von denen Virchow hier spricht; im Zentrum soll dabei die Bakteriologie in ihrer frühen, »klassischen« Phase von ca. 1870 bis ca. 1914 stehen.[10] Dazu

7 Laura Otis: *Membranes. Metaphors of Invasion in Nineteenth-Century Literature, Science, and Politics*, Baltimore, London 1999, S. 8-36; vgl. Paul Weindling: »Theories of the Cell State in Imperial Germany«, in: Charles Webster (Hg.), *Biology, Medicine and Society 1840-1940*, Cambridge 1981, S. 99-155.

8 Vgl. schon Johannes Orth: »Virchow und die Bakteriologie«, in: *Deutsche Medizinische Wochenschrift* 36, 1910, S. 1937-1939.

9 Rudolf Virchow: »Der Kampf der Zellen und der Bakterien« (Anm. 2), S. 9.

10 Ihre Geschichte und vor allem deren Sprache sind Gegenstand des vom Schweizerischen Nationalfonds geförderten Forschungsprojekts »Unsichtbare Feinde – infizierte Körper. Politische Metaphern der Bakteriologie/Immunologie 1880-1950«,

werde ich ausgehend von Virchows eben zitierter Kritik die Visualisierungstechniken Robert Kochs im Lichte der Metapherntheorie von Max Black diskutieren, um diese Überlegungen dann mit einer auf Derrida gestützten allgemeinen Theorie der metaphorischen Technologien im Labor zu verknüpfen. Es soll argumentiert werden, daß die metaphorischen Technologien von Laborforschung der Verwendung von Metaphern in Texten aus dieser Laborforschung strukturell analog sind und daher mit diesen in einem direkten Zusammenhang stehen. An einem konkreten Beispiel möchte ich dann zeigen, daß und in welcher Weise Metaphern eine visualisierende und erkenntnisleitende Rolle gespielt haben; ich werde so die schon verschiedentlich vertretene, aber immer noch umstrittene These zu untermauern versuchen, daß wissenschaftliche Erkenntnisprozesse in einer tiefen und nichttrivialen Weise von kulturellen und politischen Deutungsmustern geprägt werden.[11] Zum Schluß werde ich zeigen, welche Effekte diese Metaphern innerhalb und außerhalb der Bakteriologie tatsächlich hatten.

Tarnkappen I: Über Anilinfarben

»Mancher, der vermittelst seines Abbé-Zeiss'schen Instruments die Zellen unsichtbar machte ...« Die Bemerkung Virchows ist erklärungsbedürftig, weil er mit ihr auf eine sarkastische Weise eine der am meisten gefeierten Revolutionen der Labortechnik und des wissenschaftlichen Experimentierens des 19. Jahrhunderts gegen den Strich las. Man erinnert sich, daß der in den 1870er Jahren noch ganz unbekannte, etwas über dreißig Jahre alte Kreisphysikus Robert Koch[12] im heute polnischen Wolsztyn (damals Wollstein in der Provinz Posen) seit dem Frühjahr 1873 im Hinterzimmer seiner

das von 2001 bis 2005 unter meiner Leitung an der Forschungsstelle für Sozial- und Wirtschaftsgeschichte des Historischen Seminars der Universität Zürich lief; den Projektmitarbeiterinnen Silvia Berger, Marianne Hänseler und Myriam Spörri danke ich für die vielen Ideen und Einwände, die in dieses Papier eingeflossen sind.

11 Zentral für einen solchen Ansatz ist Joseph Rouse: »What are Cultural Studies of Scientific Knowledge?«, in: *Configurations* 1, 1992, S. 1-22.

12 Vgl. dazu Christoph Gradmann: *Krankheit im Labor. Robert Koch und die medizinische Bakteriologie*, Göttingen 2005; vgl. auch Thomas D. Brock: *Robert Koch. A Life in Medicine and Bacteriology*, Madison/Berlin u. a. 1988.

Landarztpraxis, durch seine Frau abgeschirmt vor Bagatellfall-Patienten, mit Mikroorganismen arbeitete, die – dies nebenbei – heute wieder eine erstaunliche Berühmtheit genießen und die, gemessen an unseren Schutzmaßnahmen und Ängsten, offenbar auch viel gefährlicher sind als die Mikroben, mit denen Koch hantierte: Milzbrand- bzw. Anthrax-Bakterien.[13] Kochs Leistung bestand darin, daß er den Lebenszyklus des Bakteriums beschrieb und dabei auch nachwies, daß dieses jahrelang in Sporenform überleben kann.[14] Ein entscheidender Zug dieser experimentellen Darstellung des Lebens des mutmaßlichen Verursachers einer in Landwirtschaftsregionen gefürchteten Viehseuche, die immer wieder auf Menschen übergriff, bestand nun darin, daß es Koch gelang, den Mikroorganismus unter dem Mikroskop nicht nur sichtbar zu machen, sondern das mikroskopische Bild auch fotografisch festzuhalten.[15]

Mit der Verwendung des Mikroskops folgte er Virchows 1847 ausdrücklich formuliertem Postulat, pathogene Prozesse in der mikroskopischen Analyse nachzuweisen – ein Postulat übrigens, das in dieser Form für den Chemiker Louis Pasteur kaum Bedeutung hatte, der sein erfolgreiches Anthrax-Impfexperiment in Pouilly-le-Fort im Frühsommer 1881 durchführen konnte, ohne das Bakterium zu sehen: Was Pasteur jedoch sah, waren 25 tote und 25 lebende Schafe.[16] Koch, der sich nicht um Impfungen kümmerte und die Pasteurschen Experimente mit ätzender Kritik bedachte,[17] kombi-

13 Vgl. dazu Philipp Sarasin: »*Anthrax*«. *Bioterror als Phantasma*, Frankfurt am Main 2004.

14 Robert Koch: *Die Ätiologie der Milzbrand-Krankheit, begründet auf die Entwicklungsgeschichte des Bacillus Anthracis* (1876), Leipzig 1910 (Klassiker der Medizin, hg. von Karl Sudhoff, Bd. 9).

15 Vgl. Robert Koch: »Zur Untersuchung von pathogenen Organismen«, in: ders., *Gesammelte Werke*, hg. von J. Schwalbe, unter Mitwirkung von G. Gaffky und E. Pfuhl, Leipzig 1912, Bd. 1, S. 112-163; vgl. dazu Thomas Schlich: »Repräsentation von Krankheitserregern. Wie Robert Koch Bakterien als Krankheitsursache dargestellt hat«, in: Hans-Jörg Rheinberger, Michael Hagner und Bettina Wahrig-Schmidt (Hg.), *Räume des Wissens. Repräsentation, Codierung, Spur*, Berlin 1997, S. 165-190; vgl. Lorraine Daston, P. Galison: »The Image of Objectivity«, in: *Representations* 40, 1992, S. 81 128; Lorraine Daston: »Objektivität und die Flucht aus der Perspektive«, in: dies., *Wunder, Beweise und Tatsachen. Zur Geschichte der Rationalität*, Frankfurt am Main 2001, S. 127-156.

16 Gerald L. Geison: *The Private Science of Louis Pasteur*, Princeton 1995, S. 145-176.

17 Robert Koch: *Ueber die Milzbrandimpfung. Eine Entgegnung auf den von Pasteur in Genf gehaltenen Vortrag*, Kassel, Berlin 1882, S. 9.

nierte nun allerdings drei Verfahren der Evidenz: Erstens infizierte er mehrere Generationenfolgen von Mäusen mit den jeweils im Körper der Tiere proliferierten Bakterien, die ihre Pathogenität durch den Tod der Tiere erwiesen. Zweitens begann er schon in Wollstein, auf transparenten Nährböden (Gelatine) sogenannte Reinzüchtungen vorzunehmen, um größere »Kolonien« von Bakterien zu erhalten, die dadurch mit bloßem Auge unterscheidbar wurden.[18] Drittens aber, und entscheidender noch, entwickelte er in Wollstein fotografische Verfahren zur Sichtbarmachung des Bakteriums *in situ*, Verfahren also, die unabhängig sein sollten von den sprachlichen Beschreibungen der mikroskopischen Lichtbilder durch den Experimentator oder von dessen mehr oder weniger gelungenen Zeichnungen »nach der Natur« (die damit aber als Darstellungstechnik nicht verschwanden, auch bei Koch nicht, weil sich Fotografien noch nicht drucken ließen). Es ging Koch darum, mit aller wissenschaftlichen Strenge nur das auf einer fotografischen Platte zur Erscheinung zu bringen, was tatsächlich »da« war: den Mikroorganismus.

Kochs späterer Assistent in Berlin und Namensgeber für die Schale, die seither als Ikone aller biologischen Wissenschaften galt, der Bakteriologe Julius Richard Petri, hat 1886 in seiner Darstellung der Forschungsverfahren der Bakteriologen auch die erstmals von Carl Weigert in Breslau 1875 erprobte und von Robert Koch sogleich übernommene und sehr viel systematischer durchgeführte Färbetechnik mit Anilinfarben – die auch heute noch so genannte Weigert-Färbung – sowie die fotografischen Methoden Kochs zusammengefaßt. Er schrieb:

Die neuen Linsensystheme für Oelimmersion in Verbindung mit dem Abbé'schen Beleuchtungsapparat unter Zuhilfenahme der täglich fast neue Fortschritte machenden Färbungstechnik, sowie der Ausbildung der Mikrophotographie haben unserem Gesichtssinn neue Gebiete eröffnet. […] Die meisten Bakterien besitzen nämlich in ausgezeichnetem Maße die Fähigkeit Farbstoffe aufzunehmen und sich mehr oder weniger ›echt‹ zu färben. Gefärbt wird gewöhnlich mit wässerigen oder ganz schwach alkoholischen Lösungen der Anilinfarbstoffe. […] In ungefärbten Präparaten sehen wir die Bakterien nur dann, wenn sie das Licht anders brechen als *die Sub-*

18 Vgl. Robert Koch: *Ueber bakteriologische Forschung. Vortrag in der 1. allgemeinen Sitzung des X. internationalen medicinischen Congresses am 4. August 1890*, Berlin 1890.

stanz, in welcher sie eingebettet sind. Sind die farblosen Bakterien mit anderen farblosen Körperchen vermengt, oder will man sie in ungefärbten Schnitten aufsuchen, so werden ihre Strukturbilder allzu leicht von denen jener anderen kleinen Körperchen verdeckt, *wir können sie oft überhaupt nicht auffinden.* Zunächst sind durch die intensive Färbung die Bakterien möglichst hervorgehoben. Durch Aufhellen des Schnittes mit Cedernöl haben wir die Brechungsunterschiede seiner Bestandtheile thunlichst herabgesetzt und dem Zustandekommen von *störenden Strukturbildern* vorgebeugt. Durch Anwendung des Abbé'schen Apparates bringen wir die Linien und Schatten des geringen, noch vorhandenen Strukturbildes *fast ganz zum Verschwinden*, während wir die gefärbten Bakterien in ihrer Farbe intensiv leuchten machen, und nützen so unter Benutzung der Oelimmersion unser Licht vollkommen aus.[19]

Die Hervorhebungen zeigen schon an, welche Aufgabe sich Koch stellte: Den Mikroorganismus so zu färben, daß er sich deutlich gegen die »Umgebung« abhebt, gegen »störende« Strukturen, die zum »Verschwinden« zu bringen sind. Dann erst wird, so Petri, auf der fotografischen Platte die unverfälschte Wirklichkeit sichtbar – vorausgesetzt, der Experimentator beläßt die fotografischen Abbilder, wie sie sind:

Nur darf der Mikrophotograph um keinen Preis retouchiren. Sein Bild soll den unverfälschten direkten Einfluß repräsentieren, welchen das Objekt auf die lichtempfindliche Platte ausgeübt hat. Aber dieser Umstand verleiht den Mikrophotogrammen einen ganz hervorragenden Werth gegenüber allen andern Reproduktionen von mikroskopisch Gesehenem. Es schleicht sich in jedes Bild, auch des besten Zeichners, ein subjektiver Faktor ein, der den Verhältnissen der Natur durchaus nicht immer in richtiger Weise Rechnung trägt. Objektive Bilder sind nur die Photogramme.[20]

Die Paradoxie, die hier in der Gegenüberstellung der Texte von Virchow und Petri auftaucht, ist unübersehbar: die »objektive[n] Bilder« Kochs sind jene, die bei Virchow durch »Tarnkappen« verzerrt sind. Ja, mehr noch: Die Virchowschen »Tarnkappen« erscheinen bei Koch bzw. Petri als die *Voraussetzung* nicht nur von »Objektivität«, sondern der Sichtbarkeit und Darstellbarkeit von »Natur« überhaupt. Wie ist das möglich, wenn doch beide Forscher sich in

19 Rudolf J. Petri: *Ueber die Methoden der modernen Bakterienforschung*, Hamburg 1887, S. 10, 12, 16, 17; Hervorhebungen durch mich, Ph. S.
20 Petri, *Ueber die Methoden* (Anm. 19), S. 21.

ihrem unbedingten Willen zur strengen Naturbeobachtung und zur positiven, unverzerrten, unretuschierten Darstellung dessen, was »da« ist, einig sind? Virchow beschreibt genau das, was Koch tut: Der Bakterienforscher hatte das Problem, daß die vermuteten Mikroorganismen unter dem Mikroskop kaum erkennbar sind, weil man sie ohne spezielle Visualisierungstechniken nicht von den Gewebezellen und ähnlichen »Strukturen« und »Körperchen« unterscheiden kann, die sie umgeben. Die ingeniösen Färbetechniken mit den neu zur Verfügung stehenden synthetischen Anilinfarbstoffen wie Methylviolett, Fuchsin und Anilinbraun hatten einigermaßen zufällig den Effekt, die körperfremden Organismen anders einzufärben als die körpereigenen Zellen, womit die Differenz sichtbar gemacht bzw. die körpereigenen Zellen buchstäblich zum Verschwinden gebracht werden konnten. Das taten diese allerdings selbst nach längerer Färbung der gesamten Gewebeprobe nicht freiwillig, sondern erst, nachdem Koch die mit Bakterien kontaminierten Gewebeschnitte »mit verdünnter Essigsäure behandelt, mit Alkohol entwässert, in Nelkenöl aufgehellt und in Canadabalsam eingelegt« hatte; daneben suchte er nach einer optimalen Kombination der Positionierung des Lichts und der Blendenöffnung, um die unerwünschten »Structurbilder« – die Konturen der Körperzellen – »unschädlich zu machen«.[21] Virchows Einwand trifft daher sehr präzis: Diese spezifische und sehr erfolgreiche neue Technik der Visualisierung, die das Unsichtbarmachen der »Zellen« (Virchow) zu ihrer unhintergehbaren Voraussetzung hatte, erzeugt ein *anderes* Wissen als andere Formen der Sichtbarkeit.[22] Der Zellularpathologe sieht unter dem Mikroskop ganz andere Objekte als der Bakteriologe – wissenschaftliches Wissen ist, anders formuliert, aus seiner Abhängigkeit von den Technologien seiner Hervorbringung nicht zu lösen.[23] Das Bild, das im Abbé-Zeiss'schen Apparat durch die Kom-

21 Robert Koch: *Untersuchungen über die Aetiologie der Wundinfectionskrankheiten*, Leipzig 1878, S. 29-39: »Beschreibung der Untersuchungsmethode«, Zitate S. 30, 32 und 34.

22 Vgl. dazu allgemein David Gugerli, Barbara Orland (Hg.): *Ganz normale Bilder. Historische Beiträge zur visuellen Herstellung von Selbstverständlichkeit*, Zürich 2002; Donna Haraway: »Situiertes Wissen. Die Wissenschaftsfrage im Feminismus und das Privileg einer partialen Perspektive«, in: Elvira Scheich (Hg.), *Vermittelte Weiblichkeit. Feministische Wissenschafts- und Gesellschaftstheorie*, Hamburg 1996, S. 217-248, insb. S. 224-236.

23 Vgl. dazu grundsätzlich Timothy Lenoir: »Inscription Practices and Materialities

bination von Farbstoffen und speziellen Lichteinfallswinkeln entsteht, war daher tatsächlich zur gleichen Zeit ein »objektives Bild« *und* eine durch »Tarnkappen« verzerrte Darstellung der »Wirklichkeit«.

Tarnkappen II: kontaminiertes Reden

Ich will hier nun die technische, instrumentelle Seite dieses Arguments[24] nicht weiterverfolgen, sondern darauf aufmerksam machen, daß Virchow in seinem Essay eine Metapher gebraucht, wenn er »... *wie* wenn sie eine Tarnkappe angezogen hätten« schreibt. Damit bezeichnet Virchow nicht nur die Kochschen Färbetechniken, sondern findet mit der Beschreibung dieser Färbetechnik auch ein Bild für die Funktionsweise von Metaphern als solchen: Die »Tarnkappe« ist eine technisch ebenso avancierte wie zutreffende Metapher für die Trope, d. h. die rhetorische Figur der Metapher selbst. Wie das? Es ist bekannt und muß nicht ausführlich dargestellt werden, daß Metaphern seit Aristoteles als das gelten, was die wissenschaftliche Sprache untergräbt und, wie Thomas von Aquin sagte, die *adaequatio rei et intellectus* zerstört, weil metaphorische Ausdrücke mit ihrer Bildhaftigkeit unkontrollierten und sachfremden Sinn in die Aussage einschließen; Hobbes, Bacon und Locke haben diese Annahme nur noch einmal bekräftigt: Wer Metaphern gebraucht, zerstört die Fähigkeit der wissenschaftlichen Sprache, von »den Dingen« zu handeln, wie dies mit Begriffen möglich sei.

Virchows kritische Metapher von den Anilinfarben Kochs als »Tarnkappen« zeigt nun aber, wie unstabil die konventionelle Unterscheidung zwischen Begriff und Metapher ist. Denn Koch vollzieht mit seiner Färbe-Operation, die er zweifellos in einer der *be-*

of Communication«, in: ders. (Hg.), *Inscribing Science. Scientific Texts and the Materiality of Communication*, Stanford, Cal. 1998, S. 1-19, sowie Hans-Jörg Rheinberger: »Experimentalsysteme: Differenz, Graphematizität, Konjunktur«, in: ders., *Experiment, Differenz, Schrift. Zur Geschichte epistemischer Dinge*, Marburg 1992, S. 21-46; auf Rheinberger komme ich weiter unten zurück.

24 Siehe dazu als Überblick Hans-Jörg Rheinberger, Michael Hagner (Hg.): *Die Experimentalisierung des Lebens. Experimentalsysteme in den biologischen Wissenschaften 1850/1950*, Berlin 1993, sowie Andrew Cunningham, Perry Williams (Hg.): *The laboratory revolution in medicine*, Cambridge, Mass., 1992.

grifflichen Fassung eines Gegenstandes analogen Weise als »Heraushebung« und Präzisierung seines Objektes verstanden hat, in Wahrheit eine *metaphorische* Funktion, und diese Operation erzeugt auch genau jene Effekte, die auf einer sprachlichen Ebene Metaphern zu eigen sind: Metaphern haben die Funktion, bestimmte Dinge hervorzuheben, indem sie das Erkenntnisobjekt mit einem fremden »Sprachstoff« einfärben. Das ist der eigentliche metaphorische Vorgang: Das »Gleichmachen«, das Herstellen einer »*As-if*«-Beziehung – wie wenn der Mensch ein Wolf wäre, wie wenn der »Neger« ein Affe wäre,[25] wie wenn das Genom ein Text wäre,[26] wie wenn die Bakterien blau wären ... Es ist entscheidend zu sehen, daß in dieser Gleichsetzung einerseits der Gestus des Gleichsetzens selbst unsichtbar wird: Metaphern funktionieren nur dann wirklich gut, wenn sie zu suggerieren vermögen, sie seien keine Metaphern, sondern tatsächliche »objektive Bilder«. Andrerseits ist entscheidend, daß in dieser metaphorischen Operation immer und mit Notwendigkeit andere, von der Metapher nicht angezielte Objekte oder Aspekte des Objekts verdeckt werden: »In demselben Maasse aber«, schreibt Koch, »in dem das Structurbild abnimmt, wird das Farbbild intensiver und schärfer.«[27]

Es ist nützlich, sich daran zu erinnern, daß die sogenannte »Interaktionstheorie« von Max Black, die als Ausgangspunkt der modernen Diskussion über die epistemologische Funktion der Metapher gilt, in einer sehr ähnlichen Weise argumentiert, wie sie sich von Virchows Kritik am Kochschen Verfahren her lesen läßt und wie ich gleich zeigen möchte. Denn bekanntlich bezeichnet Black die Metapher als *focus*-Wort, das in einen Aussagezusammenhang, den *frame*, ein »System miteinander assoziierter Gemeinplätze« importiert. Damit wird die wörtliche Bedeutung des Aussagezusammenhangs verschoben/erweitert; diese mit dem *focus*-Wort konnotierten

25 Dazu immer noch Nancy Leys Stepan: »Race and Gender: The Role of Analogy in Science«, in: *Isis* 77, 1986, S. 261-277; vgl. Anne Fausto-Sterling: »Gender, Race, and Nation: The Comparative Anatomy of ›Hottentot‹ Women in Europe, 1815-1817«, in: Jennifer Terry, Jacqueline Urla (Hg.), *Deviant Bodies. Critical Perspectives on Difference in Science and Popular Culture*, Bloomington, Ind., 1995.

26 Lilly E. Kay: »Cybernetics, Information, Life: The Emergence of Scriptural Representations of Heredity«, in: *Configurations* 5, 1997, S. 23-91; dies.: *Das Buch des Lebens. Wer schrieb den genetischen Code?*, München 2001 (Originalausgabe Stanford 2000).

27 Robert Koch: *Wundinfectionskrankheiten* (Anm. 21), S. 34.

und in den *frame* importierten Attribute und Assoziationen erhellen, ja »färben« den Gegenstand und machen an ihm etwas sichtbar, was anders nicht bezeichnet werden könnte; die Metapher hat daher, so Black, eine kognitive Funktion. Gleichzeitig wirkt der neue Verwendungszusammenhang wieder zurück auf die üblichen Assoziationen, die mit dem *focus*-Wort verknüpft werden; es gibt, mit anderen Worten, keine stabile »Bedeutung« von Metaphern, sondern nur kontextabhängige Bedeutungseffekte in alle Richtungen.[28]

Bei der Weigert-Färbung geschieht nichts anderes: Mit dem »Import« von Anilinfarbe in einen spezifischen »Aussagezusammenhang« wird die konventionelle Sichtbarkeit – die »Wörtlichkeit« – der gezeigten Gewebeprobe im präzisen Sinne von Blacks Theorie verändert bzw. verschoben, und es wird etwas sichtbar gemacht, das anders nicht gezeigt werden könnte. Das funktioniert aber auch in umgekehrter Richtung: Mit der Einfärbung der von Mikroorganismen kontaminierten Gewebeprobe wird das farbende Medium, das auf seine spezifische Weise Dinge erkennbar macht, zum Bild von Sichtbarkeit überhaupt. Die Anilinfarbe zeigt zusammen mit dem Licht aus dem Abbé-Zeiss'schen Apparat bei Koch immer auch an, wie im Labor Unsichtbares zu visualisieren ist, und genau deshalb drohen die »armen kleinen Zellen« und mit ihnen die Zellularpathologie ganz zu verschwinden. Es ist im wörtlichen Sinn eine technische Frage, um die es hier geht: Denn die Pointe von Max Blacks Metapherntheorie liegt darin, daß die Metaphern als »Filter« funktionieren, die »wie ein rußgeschwärztes Glas«[29] bestimmte Dinge der Wirklichkeit zeigen und andere zugleich verdecken. Und das mit Notwendigkeit: Laut Black kann man das, was die Metapher in ihrer Funktion als Wirklichkeitsfilter erkennbar macht, nicht anders sagen, ohne ihren kognitiven Gehalt zu zerstören.[30] Wenn das, was die Metapher zu sagen ermöglicht, aus irgendeinem Grund *nicht* gesagt werden soll, bleibt nur größere Ungenauigkeit bis hin zum Schweigen, solange nicht ein neues Wort sich anbietet, um etwas zu bezeichnen, was »da« zu sein scheint. Auch Koch hatte in diesem Sinne keine Alternative zu den Anilinfarbstoffen – sein Wissen vom Bakterium war von seinem spezifischen »Filter« abhängig,

28 Max Black: »Die Metapher«, in: Anselm Haverkamp (Hg.): *Theorie der Metapher*, Darmstadt 1996, S. 55-79.

29 Black: »Die Metapher« (Anm. 28), S. 72.

30 Ebd., S. 78 f.

der überdies die gewünschten Resultate erst erbrachte, nachdem Koch in langer Übung gelernt hatte, die Färbedauer, die Bleich- und Stabilisierungsbäder, den Lichteinfall und die Lichtmenge, die Blendenöffnung und die Belichtungszeit aufeinander abzustimmen.[31] Diese Visualisierungstechnik war ein machtvolles Instrument, und es hatte Konsequenzen für das Denken Kochs, indem es dazu beitrug, ihn zu einer Auffassung des Verhältnisses von Bakterium und Krankheit zu führen, die in ihrer monokausalen Eindeutigkeit schon ab ca. 1885 den Forschungsprozeß in der Bakteriologie zu behindern begann; ich komme darauf zurück.[32]

Verschiedene heutige Metapherntheorien gehen nun allerdings deutlich über Max Blacks Interaktionstheorie hinaus, indem sie in gewisser Weise an die alte aristotelische Bestimmung in der *Poetik* anknüpfen, die Metapher sei die Anwendung des Namens eines Dings auf ein anderes Ding. So ist für Jacques Lacan die Metapher das Kennzeichen für die Leistungsfähigkeit von Sprache überhaupt: »[C]omment peut-il se faire«, fragt er in seinem *Séminaire III*, »que le langage ait son maximum d'efficacité quand il arrive à *dire quelque chose en disant autre chose*? C'est en effet captivant, et on croit même aller par là au cœur du phénomène du langage.«[33] Es ist zweifellos eine Sache, mit Black und damit letztlich auch mit Virchow zu akzeptieren, daß bestimmte signifizierende Techniken der Sichtbarmachung immer nur um den Preis zu haben sind, zugleich auch Kontext-Objekte oder Aspekte des untersuchten Objekts zu verdekken, daß also Sichtbarkeit immer mit einem Stück Unsichtbarmachung erkauft werden muß. Eine andere Sache ist es nun aber, mit Lacan davon auszugehen, daß genau darin die Sprache ihre größte Leistungsfähigkeit erreicht. Die Annahme ist allerdings weniger absurd, als es den Anschein hat, und sie führt uns direkt zu einer Auffassung von metaphorischen Technologien, die sich gegenwärtig in der Wissenschaftsgeschichtsschreibung als sehr brauchbar erweist – was nicht heißt, daß sie sich schon etabliert hätte.[34]

31 Robert Koch, *Wundinfectionskrankheiten* (Anm. 21), S. 30-39.

32 Vgl. Christoph Gradmann: »Robert Koch and the Pressures of Scientific Research: Tuberculosis and Tuberculin«, in: *Medical History* 45, 2001, S. 1-32, insb. S. 19, 28 f.

33 Jacques Lacan: *Le séminaire, livre III: Les psychoses*, Paris 1973, S. 255; Hervorhebung durch mich, Ph.S. Für den Hinweis danke ich J. Fehr, Zürich.

34 Siehe zum Folgenden ausführlicher meinen Aufsatz »Infizierte Körper, kontami-

Wenn Lacan behauptet, daß die metaphorische Operation, »etwas zu sagen, indem man etwas anderes sagt«, auf den »Kern« der Sprache verweist, bezieht er sich damit auf die Sprachtheorie de Saussures, wie sie vom Strukturalismus aufgegriffen und insbesondere dann von Lacan und von Jacques Derrida neu formuliert worden ist. Es geht dabei bekanntlich darum, daß die Sprachzeichen nicht nur arbiträr sind, sondern ihren »Wert«, d. h. ihre Bedeutung, primär vom Verweis auf und in Abgrenzung gegen alle anderen Zeichen eines Sprachsystems erhalten. Seit Lacan die bei de Saussure noch im Begriff des »Zeichens« fest miteinander verbundenen Terme *signifiant* und *signifié* durch den »Balken« getrennt hat – in der Lacanschen Schreibweise,[35] können die Bewegungen von Metapher und Metonymie als Verschiebungen und als »Gleiten« der Signifikanten oberhalb bzw. der Signifikate unterhalb des »Balkens« vorgestellt werden: Die Metapher wird so lesbar als ein »Bild für ein anderes«, d. h. ein Gleiten von Signifikaten unter dem Signifikanten, und die Metonymie als »ein Wort für ein anderes«, d. h. als Austauschen von Signifikanten gegen ähnliche/gleiche Signifikate.[36] Insbesondere Derrida hat mit dem Begriff der *différance* ein Kunstwort geprägt, das deutlich machen soll, daß in diesem Sinne Bedeutungen *erstens* immer in metaphorischen und metonymischen Verweiszusammenhängen zustande kommen (und nur davon abgeleitet und sekundär im Bezug auf den sogenannten Referenten, das denotierte Ding); und *zweitens*, daß diese Bewegung nie abschließbar ist, nie zu einer endgültigen Fixierung von Bedeutung führt.[37]

In unserem Kontext nun kommt diesem philosophisch-linguistischen Konzept der *différance* eine überraschende Relevanz zu, wie insbesondere Hans-Jörg Rheinberger gezeigt hat. Dieser untersuchte die Arbeit von Paul Zamecnik und seiner Forschergruppe an einem Rattenleber-Experimentalsystem ab den späten 1940er Jahren

nierte Sprachen. Metaphern als Gegenstand der Wissenschaftsgeschichte«, in: Philipp Sarasin: *Geschichtswissenschaft und Diskursanalyse*, Frankfurt am Main 2003, S. 191-230.

35 Jacques Lacan: »Das Drängen des Buchstabens im Unbewußten oder die Vernunft seit Freud«, in: ders., *Schriften*, hg. von N. Haas und H. J. Metzger, Berlin 1991, Bd. II, S. 15-55 (Paris 1966), S. 21.

36 Lacan: »Drängen« (Anm. 35), S. 36-40.

37 Jacques Derrida: »Die différance«, in: ders., *Randgänge der Philosophie*, Wien 1988, S. 29-52; ders.: »Die weiße Mythologie. Die Metapher im philosophischen Text«, in: ebd., S. 205-258, insb. S. 213-221.

im Collis P. Huntington Memorial Hospital in Boston; dabei ging es im Kontext der Krebsforschung um Fragen der Proteinsynthese.[38] Rheinberger argumentiert, daß Zamecnik und seine Gruppe, die nach jahrelangen Experimenten die *messenger-RNA* »gefunden« haben, während ihrer Forschungen die längste Zeit natürlich nicht im Traum an so etwas wie »Botenmoleküle« dachten – und daß sie somit etwas »entdeckten«, wonach sie gar nicht gesucht hatten. Das aber, so Rheinberger, ist signifikant für die Wirkungsweise von Experimentalsystemen überhaupt. Eine solche über Jahre aufgebaute, komplexe organisatorisch-materielle Verkoppelung von organischen Substanzen, Instrumenten, Meßgeräten, vagen Ideen und *skills* der Forschenden[39] hat die Bostoner Gruppe in eine Richtung getrieben, die sich erst nachträglich als »Weg« erwies. Hier ist »das Neue« aufgetaucht als etwas, das zwar ohne Zweifel ein materieller Effekt des Experimentalsystems war, gleichwohl aber nicht auf dieses zurückgeführt werden kann: Das System war »offen« für die Erscheinung von »etwas«, das noch vollständig unbekannt war.

Wie ist das nun zu verstehen? Rheinberger bezeichnet – gestützt auf Derridas Philosophie der Dekonstruktion – die Arbeit im Rahmen von Experimentalsystemen als Produktion von Differenz; Experimentalsysteme produzieren Spuren, die zuerst keinen »Sinn«, kein »Bild« ergeben, sondern nur Differenzen.[40] Konkret: Die jahrelange Forschungspraxis in und mit einem Experimentalsystem – das kann auch das Kochsche Labor in Wollstein mit seinen Anilinfarben, Gewebeschnitten, Abbé'schen Beleuchtungsapparaten und Mikroskopen sein – erzeugt Daten, die als Grapheme, als (zuweilen foto)grafische, textuelle oder numerische Zeichen, kurz: als »Schrift« produziert werden.[41] Entscheidend ist, diese Grapheme insgesamt als differenzielles System zu verstehen, in dem ganz im Sinne Derridas Bedeutung nicht durch die Referenz auf eine Natur »außerhalb« zustande kommt, sondern in der Beziehung von einem Signifikanten auf einen anderen Signifikanten – von einem Gra-

38 Hans-Jörg Rheinberger: *Experimentalsysteme und epistemische Dinge. Eine Geschichte der Proteinsynthese im Reagenzglas*, Göttingen 2001 (Originalausgabe Stanford 1997).

39 Rheinberger, *Experimentalsysteme* (Anm. 38), S. 24.

40 Vgl. dazu insb. Rheinberger, *Experimentalsysteme* (Anm. 38), S. 76-87 (= Kapitel 4: »Reproduktion und Differenz«).

41 Rheinberger, *Experimentalsysteme*, S. 113-115.

phem auf ein anderes. Wissenschaftler deuten, wie Rheinberger sehr detailliert nachweist und wie sich auch bei Koch im einzelnen nachvollziehen läßt, Spuren im Lichte anderer Spuren, in der Hoffnung, dabei Differenzen ausmachen zu können, die nicht einfach wieder im Rauschen der Daten verschwinden, sondern die, als signifikante Differenz, sich als Hinweis auf etwas Neues stabilisieren lassen. So entsteht eine Spur im doppelten, Derridaschen Sinne: Erstens eine Datenspur als Spur von etwas, das tatsächlich »außen« existiert, das aber eben nur als Spur, nur als graphematisches Zeichen *innerhalb* eines bestimmten Repräsentationsraumes wahrgenommen werden kann: »Was Spuren erzeugt, kann jeweils nur mit Hilfe weiterer Spuren arretiert werden. Es gibt keinen Weg, der hinter diese Batterie von Spuren führt.«[42] Zweitens entsteht so eine Verweisungsspur von metaphorischen und metonymischen Verbindungen zwischen den Daten, die sich *nachträglich* und von hinten her gelesen als Weg beschreiben läßt, der zum »Resultat« führte: »Erst die Spur, die diese hinterlassen haben wird, erzeugt das, was man ihren Ursprung nennt«.[43]

Die Frage liegt nun auf der Hand: Was hat dies mit den Virchowschen »Tarnkappen« bzw. mit den Kochschen Färbetechniken zu tun? Wir haben gesehen, daß Koch eine metaphorische Operation vornimmt, und wir können diese nun besser verstehen: Er produziert eine große Serie von Bildern und sonstigen Labordaten, die alle um die Vermutung kreisen, es ließe sich in bestimmten Gewebeproben ein Mikroorganismus finden. Ich will hier gar nicht auf die Frage eingehen, ob Koch tatsächlich im Sinne von Rheinberger etwas »Neues« gefunden hat und nicht vielmehr das, was er suchte. Ich will nur darauf hinweisen, daß Koch fotografische Bilder produzierte, die sich *gegenseitig* erhellten, weil er mit Hilfe von Anilinfarben und anderen technischen Eingriffen Serien von Differenzen erzeugt hatte, ohne im voraus sagen zu können, welcher Eingriff welchen Effekt haben würde. Ich nannte – gleichsam noch auf dem Theorieniveau von Max Black verharrend –, die Färbung selbst eine metaphorische Operation, und ich kann dies nun, mit Hilfe von Derridas Begriff der *différance*, verallgemeinern: Die Färbung ist nur *eine* Form, um Differenzen zu erzeugen und damit mögliche »*As-if*«-Be-

42 Rheinberger, *Experimentalsysteme* (Anm. 38), S. 117.

43 Rheinberger: »Historialität, Spur, Dekonstruktion«, in: ders., *Experiment, Differenz, Schrift* (Anm. 23), S. 47-66, Zitat S. 52.

ziehungen herzustellen, die dazu dienen können, das Differierende – im Falle Kochs die vielfältigen Differenzen zwischen »Structurbild« und »Farbbild« – zu deuten. In jedem Fall aber gilt, daß die Privilegierung einer Differenz, einer spezifischen Färbung bzw. einer graphematischen Spur, jeweils mit Notwendigkeit eine andere verdeckt, sie ausschließt und zum insignifikanten Rauschen erklärt: Wer Bakterien sehen will, sieht keine Zellen – und umgekehrt konnte Paul Zamecnik in seiner Erforschung der Biochemie der Proteinsynthese jahrelang jenen Zentrifugenüberstand, der sich später als *messenger-RNA* herausstellte, nur als Abfall verstehen.

Was in all diesen Überlegungen zu den metaphorischen Technologien der frühen Bakteriologie bis jetzt ausgespart wurde, ist paradoxerweise die *Sprache* selbst. Die Batterie der Spuren, die das Rattenleber-Experimentalsystem erzeugt, oder die vielen fotografischen Platten Robert Kochs sind selbst nicht »Sprache« im konventionellen Sinn des Begriffs, aber ihre Analyse als ein System von Differenzen läßt sich, wie gezeigt, nach einem sprachphilosophischen Modell rekonstruieren, und es sollte auch nicht vergessen werden, daß die maschinengenerierten graphematischen Spuren und Fotogramme *Repräsentationen* sind und keinesfalls ein unmittelbarer »Abdruck« der Natur. Was aber haben diese speziellen Repräsentationen mit dem Sprechen der beteiligten Forscher zu tun, mit ihrer wissenschaftlichen Sprache, die immer auch eine Beziehung zur Alltagssprache unterhält? Wie ist der Übergang oder der Austausch von Labor-Graphemen zur wissenschaftlichen Sprache zu denken? Ohne allzu viele Eulen ins kulturwissenschaftliche Athen tragen zu wollen und mit vielen anderen zu behaupten, daß Metaphern in wissenschaftlichen Texten »eine Rolle spielen«,[44] soll hier nur die Kontinuität zwischen dem System graphematischer Spuren und

44 Vgl. etwa Zdravko Radman (Hg.): *From a Metaphorical Point of View. A Multidisciplinary Approach to the Cognitive Content of Metaphor*, Berlin 1995; Fernand Hallyn: *Metaphor and Analogy in the Sciences*, Dordrecht 2000; Andrew Ortony (Hg.): *Metaphor and Thought*, Cambridge 1993; Sabine Maasen, Everett Mendelsohn und Peter Weingart (Hg.): *Biology as Society, Society as Biology: Metaphors*, Dordrecht 1995; Jan Golinski: »Language, Discourse and Science«, in: Robert C. Olby, G. N. Cantor u. a. (Hg.), *Companion to the History of Modern Science*, London 1990, S. 111-123, insb. S. 116; James J. Bono: »Science, Discourse, and Literature«, in: Stuart Peterfreund (Hg.), *Literature and Science: Theory and Practice*, Boston 1990, S. 59-89; Peter Weingart: »Biologie als Gesellschaftstheorie«, in: Achim Barsch, P. M. Hejl (Hg.), *Menschenbilder. Zur Pluralisierung der Vorstellun-*

dem Sprechen der Wissenschaftler unterstrichen werden: Diese müssen das, was ihnen im Labor als signifikant erscheint, in Worte fassen, und zwar nicht erst, wenn die Resultate schon feststehen, sondern laufend. Die Worte sind immer schon da, wenn es darum geht, graphematische Spuren zu deuten. Worte, die schon zur Verfügung stehen, sind in diesem Sinne und vor allem andern jene metaphorische Technologie, um das »räthselhafte X des Dings«[45] in einer anfänglich noch vagen, dann aber immer präziseren Weise zu benennen sowie graphematische Spuren und deren Differenzen mit Bedeutung zu versehen. Daher gibt es auch keine systematische Differenz zwischen dem Erkenntnisprozeß im Labor und jenen sich vorerst ausschließlich an ein Fachpublikum richtenden ersten Veröffentlichungen, die meist weit davon entfernt sind, feststehende Resultate zu verkünden: Immer dienen Worte dazu, in einer über lange Zeit noch tentativen Weise graphematische Differenzen zu symbolisieren. Worte sind – um das anfängliche Argument dieses Aufsatzes nun wieder vom Kopf auf die Füße zu stellen – im präzisen Sinn der Kochschen Färbetechniken eine Technologie zur Visualisierung von Unsichtbarem. Sie sind bei Koch die *vierte* Form der Herstellung von Evidenz – eine Form allerdings, die er verschweigt, weil sie ihm nicht bewußt ist: Neben dem Tierversuch, der Reinzüchtung und der fotografischen Abbildung ist das In-Worte-Fassen ein Vorgang, bei dem es auf die richtigen Formen ankommt und der ebensoviel Fingerspitzengefühl, Übung und Erfahrung braucht wie das Herstellen eines »objectiven Bildes« mit dem Abbé-Zeiss'schen Apparat, weil ursprünglich falsch gewählte Worte

gen von der menschlichen Natur (1850-1914), Frankfurt am Main 2000, S. 146-166; Bernhard Debatin: »Die Modellfunktion der Metapher und das Problem der ›Metaphernkontrolle‹«, in: Hans Julius Schneider (Hg.), *Metapher, Kognition, Künstliche Intelligenz*, München 1996, S. 83-103; Michael Hoffmann: »Zur Rolle von Modellen und Metaphern bei der Entwicklung neuer Theorien«, in: Jürgen Mittelstraß (Hg.), *Die Zukunft des Wissens. XVIII. Deutscher Kongress für Philosophie Konstanz 1999, Workshop-Beiträge*, Konstanz 1999, S. 793-801; Bettina Wahrig-Schmidt: »Metaphern, Metaphern für Metaphern und ihr Gebrauch in wissenschaftshistorischer Absicht«, in: Bernd Ulrich Biere, Wolf-Andreas Liebert (Hg.), *Metaphern, Medien, Wissenschaft. Zur Vermittlung der Aids-Forschung in Presse und Rundfunk*, Opladen 1997, S. 23-43.

45 Friedrich Nietzsche: »Ueber Wahrheit und Lüge im aussermoralischen Sinne«, in: *Sämtliche Werke, Kritische Studienausgabe*, hg. von G. Colli und M. Montinari, München, Berlin, New York 1980, Bd. 1, S. 873-890, Zitat S. 879.

– wie etwa »Pilz« oder »Miasma« – die Wahrnehmung in eine falsche Richtung lenken können. Nur die richtigen Worte, die Worte, die verstanden werden und die mit den graphematischen Spuren und fotografischen Bildern eine gewisse Korrespondenz unterhalten, sind »evident« – wer die richtigen Worte finden will, braucht daher sehr viel kulturelles Know-how.

Metaphern der Bakteriologie

Nicht alle Worte fungieren in jedem Fall als Metaphern, auch wenn jedes Wort in die Lage kommen kann, etwas anderes zu bedeuten, als es konventionellerweise denotiert. In sich ausbildenden Wissenschaften wie der frühen Bakteriologie ist zu beobachten, wie unscharf und unklar die Worte und wie umkämpft ihre Bedeutungen noch sind. Daß es den Bakteriologen – wie jeder »Normalwissenschaft« (Kuhn) sonst – mit der Zeit gelang, diese schwankenden Bedeutungen jeweils zumindest eine Weile lang diskursiv zu stabilisieren, ist allerdings kein Argument gegen die Auffassung, daß jede wissenschaftliche Konzeptualisierung von »Natur« unaufhebbar von der *différance* geprägt bleibt, weil es grundsätzlich keine Worte geben kann, die sich gänzlich von der Bewegung des Differierens – des Sich-Unterscheidens und des Sich-Verschiebens – freimachen können. Doch wie gesagt: Das gilt für die Phase der Etablierung einer neuen wissenschaftlichen Wahrheit, in der sich immer ein Kampf um die Bedeutung von Worten abspielt, in besonderem Maße, wie dies etwa in den Auseinandersetzungen zwischen Koch und dem Münchner Hygieniker Max von Pettenkofer anläßlich der II. Berliner Cholerakonferenz von 1885 beobachtet werden kann.[46] Dort ging es mehrheitlich um sehr feine Bedeutungsnuancen von bakteriologischen Begriffen wie etwa demjenigen des »Keims«; das soll allerdings den Blick dafür nicht verstellen, daß solche Begriffe, die im sich etablierenden bakteriologischen Diskurs eine tragende Rolle spielen, im wesentlichen Metaphern sind, die aus anderen semantischen Feldern in die Bakteriologie übertragen wurden, um neuartige Phänomene durch eine importierte »Färbung« hervorzuheben und damit zu signifizieren.

46 Robert Koch: »Zweite Konferenz zur Erörterung der Cholerafrage im Mai 1885«, in: ders., *Gesammelte Werke* (Anm. 15), Bd. II, S. 85-141.

Um dies zu veranschaulichen, möchte ich hier als Beispiel die von den meisten Bakteriologen des späten 19. Jahrhunderts selbstverständlich verwendeten Begriffe bzw. Metaphern »Invasion«, »Einschleppung«, »Migration«, »(Ein-)Wanderung« und »Eindringen« kurz diskutieren. Unter der Voraussetzung, daß man bereit war, einen kausalen Nexus zwischen Mikroorganismen und Krankheiten zu akzeptieren – eine Verbindung, die lange Zeit und immer wieder umstritten war, was wir hier aber außer Betracht lassen –, schien nichts sachgemäßer zu sein als die Vorstellung, daß solche pathogenen Mikroorganismen irgendwie und irgendwann in den Körper »eingedrungen« seien und daß folglich genau dieses »Eindringen« der entscheidende Vorgang sei, der letztlich über Tod und Leben des Wirtsorganismus, d. h. des menschlichen oder tierischen Körpers, entscheide. Daher war es seit den allerersten Anfängen der Bakteriologie in Deutschland selbstverständlich, von – um einige beliebige Beispiele herauszugreifen – der »Einwanderung von Pilzen in die Nieren«[47] zu reden, von »Emigrationsvorgängen in der Cutis und im subcutanen Bindegewebe«[48] oder einer »wahrscheinlich durch das Einwandern von Micrococcen bedingte[n] Erkrankung«,[49] von »Bacterininvasion«,[50] von »von Außen in den Organismus eindringenden und im Organismus sich weiter entwickelnden Krankheitsursachen«[51] oder, wie Koch, von der »Mikrokokkeninvasion«[52] zu sprechen bzw. mit Edwin Klebs eine Infektion als »Colonisation und Propagation, bezw. Invasion«[53] des Körpers durch Mikroorganismen zu begreifen. Auf diese Weise ließen sich Infektionsvorgänge plausibel beschreiben: »Die Milzbrandbacillen vermehren sich zuerst local am Orte der Invasion, werden von dort in die Blutbahn

47 *Berliner Klinische Wochenschrift* 11, 1874, S. 152.

48 *Berliner Klinische Wochenschrift* 12, 1875, S. 414.

49 *Correspondenz-Blatt für Schweizer Aerzte* 7, 1877, Nr. 5, S. 138.

50 *Berliner Klinische Wochenschrift* 11, 1874, Nr. 32, S. 391.

51 Edwin Klebs: *Ueber Cellularpathologie und Infectionskrankheiten. Vortrag gehalten am 14. September 1878 in der 2. Allg. Sitzung der 51. Versammlung Deutscher Naturforscher und Aerzte zu Cassel*, Prag 1878, S. 20.

52 Koch: *Wundinfectionskrankheiten* (Anm. 21), S. 48.

53 Edwin Klebs. »Ueber einige therapeutische Gesichtspunkte, welche durch die parasitäre Theorie der Infectionskrankheiten geboten werden. Vortrag gehalten in der General-Versammlung des Central-Vereins deutscher Aerzte in Böhmen am 21. December 1877«, in: *Deutsche Medicinische Wochenschrift* 4, 1878, Nr. 29, S. 365.

aufgenommen und gelangen so in die übrigen Körperorgane [...].«[54] Oder in ähnlicher Weise über eine Nagelinfektion: »Damit ist aber dem Parasiten der Weg zum Eindringen [...] geöffnet, [...] und von diesem Punkte aus erfolgte dann auch die Invasion in die Nachbarschaft und der Eintritt der entzündlichen Reaction.«[55] Der allem Anschein nach am häufigsten gebrauchte Signifikant in diesem Zusammenhang ist nun aber nicht das Substantiv »Invasion«, sondern das konkretere und zuweilen auch substantivierte Verb »eindringen«. Felix Viktor Birch-Hirschfeld hat 1877 mit Verweis auf eine Metapher Pasteurs gezeigt, daß damit auch ein bestimmtes Bild des Körpers verbunden war:

So ist es allgemein bekannt, daß der gesunde unverletzte Körper keine günstigen Bedingungen für das Eindringen der Parasiten darbietet. Pasteur vergleicht in dieser Beziehung den gesunden Organismus mit einer wohlverstöpselten Flasche, welche eine gärungsfähige Substanz enthält; erst wenn man den Stöpsel abzieht, wenn die schützende Decke des Körpers irgendwo unterbrochen ist, dringen die Keime ein, welche die Zersetzung hervorrufen. Für die verschiedenen Infectionen muß man in dieser Beziehung eine verschiedenartige Penetrationsfähigkeit annehmen. Es ist übrigens bekannt, daß selbst das so außerordentlich wirksame Milzbrandgift nicht durch die unverletzte Epidermisdecke eindringt. Für andere Infectionsstoffe kennen wir freilich die Bahn des Eindringens überhaupt nicht genau.[56]

Pasteurs Bild von der »wohlverstöpselten Flasche« bezieht sich auf seine Auseinandersetzung mit Félix Pouchet über die Frage der sogenannten *generatio spontanea*, in der Pasteur nachwies, daß Keime in verschlossenen und sterilisierten Flaschen nicht »spontan« entstehen können, sondern immer nur dann, wenn sie auf irgendeine unbeabsichtigte Weise in diese hineingelangt sind.[57] Doch so selbstverständlich uns heute eine solche Sichtweise erscheint, sowenig war dies um 1870 der Fall – die Idee, daß Krankheitskeime spontan ent-

54 *Zentralblatt für Bakteriologie und Parasitenkunde* 1, 1887, S. 43 f.

55 A. Hiller: »Eine acute Pilzinvasion in das Statum mucosum der Haut, ausgehend von einer Onychomycosis«, in: *Berliner Klinische Wochenschrift* 11, 1874, S. 237.

56 Felix Viktor Birch-Hirschfeld: *Lehrbuch der Pathologischen Anatomie*, Leipzig 1877, S. 237.

57 Vgl. dazu Geison, *The Privat Science of Louis Pasteur* (Anm. 16), S. 110-142; Bruno Latour: »Pasteur und Pouchet: Die Heterogenese der Wissenschaftsgeschichte«, in: Michel Serres (Hg.), *Elemente einer Geschichte der Wissenschaften*, Frankfurt am Main 1994 (Paris 1989), S. 749-790.

stehen oder sich aufgrund bestimmter Umstände aus anderen Keimen neu entwickeln, wie Carl Nägeli annahm, war weit verbreitet.[58] Daher stellt sich mit einer gewissen Insistenz die Frage, warum die Rede vom Eindringen bzw. die ebenfalls geläufige Vorstellung der »Invasion« denn ein so überzeugendes Bild von Infektionsvorgängen lieferte. Wieso waren die immer noch verwendeten Wachstumsmetaphern zur Beschreibung der nachweisbaren Präsenz von Bakterien im Körper[59] für die meisten Bakteriologen in zunehmendem Maße nicht mehr evident? Warum setzte sich die Pettenkofersche Ansicht nicht durch, Bakterien wirkten erst durch bestimmte lokale und kontingente Umstände pathogen?[60] Wieso blieben nicht, wie etwa in England, die »sanitarischen« Argumente überzeugender?[61]

58 Robert Koch: »Referat von Naegeli, Die niederen Pilze ..., und Buchner, Die Naegeli'sche Theorie der Infektionskrankheiten«, in: *Deutsche Medicinische Wochenschrift* 2, 1878, S. 18 f.; vgl. H. Köbner: »Gesichtspunkte über die Entstehung und Methoden der Heilung der pflanzlich-parasitischen Ausschläge des Menschen«, in: *Berliner Klinische Wochenschrift* 4, 1867, Nr. 15, S. 160-162. Zu dieser Debatte neuerdings und mit Bezug auf die ältere Literatur Christoph Gradmann: »Isolation, Contamination, and Pure Culture: Monomorphism and Polymorphism of Pathogenic Micro-Organisms as Research-Problem 1860-1880«, in: *Perspectives on Science* 9, 2002, S. 147-172.

59 In dieser Weise etwa in: *Correspondenz-Blatt für Schweizer Aerzte* 8, 1878, S. 239 f. (Rezension von: J. Mikulicz, »Ueber die Beziehung des Glycerins zu Coccobacteria septica und zur septischen Infection«); *Deutsche Medicinische Wochenschrift* 6, 1880, Nr. 43, S. 575 f. (Rezension von: H. Bucher, »Ueber die experimentelle Erzeugung des Milzbrandcontagiums aus den Heupilzen nebst Versuchen über die Entstehung des Milzbrandes durch Einathmen«); G. Frank: »Ueber Milzbrand. Ein Beitrag zur Lehre von der örtlichen und zeitlichen Disposition«, in: *Zeitschrift für Hygiene*, 1886, S. 369-378.

60 Siehe dazu die Argumentation Pettenkofers in Robert Koch: »Zweite Konferenz zur Erörterung der Cholerafrage im Mai 1885«, in: ders., *Gesammelte Werke* (Anm. 15), S. 85-141; siehe auch Max von Pettenkofer (Hg.): *Cholera*, München 1889 (Hygienische Tagesfrage, Heft 7); ders., *Die Cholera-Epidemie in der Königl. bayerischen Gefangenenanstalt Laufen a. d. Salzach*, Berlin 1875 (Berichte der Cholera-Kommission für das Deutsche Reich, Heft 2); ders.: *Ueber Cholera mit Berücksichtigung der jüngsten Choleraepidemie in Hamburg*, Zürich, Hamburg 1892; vgl. zur Auseinandersetzung zwischen Koch und Pettenkofer über die Ätiologie der Cholera Richard J. Evans: *Tod in Hamburg. Stadt, Gesellschaft und Politik in den Cholera-Jahren 1830-1910*, Reinbek b. Hamburg 1990 (Oxford 1987), S. 618-638; Ellen Jahn: *Die Cholera in Medizin und Pharmazie im Zeitalter des Hygienikers Max von Pettenkofer*, Stuttgart 1994.

61 Vgl. Mariko Ogawa: »Uneasy bedfellows: Science and politics in the refutation of

Ein wesentlicher Grund für diese Weichenstellung der frühen Bakteriologie liegt, so meine These, darin, daß diese Form der Beschreibung des Auftretens von Mikroorganismen im individuellen Körper eine metonymische Verknüpfung mit Migrationsvorgängen auf der gesellschaftlichen Makroebene ermöglichte, so daß die beiden Seiten dieser Kopplung sich wechselseitig erhellen – eine assoziative Verknüpfung von tendenziell lebensbedrohenden körperlichen Vorgängen mit dem »Einschleppen« einer Krankheit von »außen«, und das heißt: aus dem Ausland. Seit der ersten Cholera-Epidemie der frühen 1830er Jahre etablierte sich das Wahrnehmungsmuster, daß »die Seuche« durch Migrations- und Handelsbewegungen von außen, genauer noch: aus dem Osten, »eingeschleppt« werde.[62] Die folgende Reihe von Beispielen soll diese Überlegung zumindest skizzenhaft plausibel machen. 1868 berichtete die *Berliner Klinische Wochenschrift* über die beiden ersten festgestellten Fälle einer Flecktyphus- bzw. Rückfallfieber-Epidemie in der Umgebung von Berlin:

> Beides sind jedoch eingeschleppte, zum Theil schon außerhalb Berlins verlaufene Fälle. Zu bemerken ist ferner, daß beide Fälle aus Gegenden stammen, von wo der exanthematische Typhus am häufigsten nach Berlin importiert wird. Namentlich hat Frankfurt a. d. O. in diesem Jahre kein kleines Contingent zu den erwiesener Maassen hier eingeschleppten Fällen geliefert; was übrigens bei der Lage Frankfurts als Station auf dem Wege von dem mit Fleckfieber so reich bedachten Ostpreussen nach Berlin nicht Wunder nehmen kann. Gelegenheit zur Einschleppung giebt übrigens dort die Nachbarschaft mit Russland, aus welchem die Recurrens seit der 1864 ausgebrochenen Petersburger Epidemie noch nicht wieder ganz verschwunden sein soll.[63]

Und ein Jahr später kam ein L. Reiss in der *Berliner Klinischen* noch

Koch's Bacterial Theory of Cholera«, in: *Bulletin of the History of Medicine* 74, 2000, S. 671-707 (siehe in diesem Band S. 285-326).

62 Siehe dazu jetzt ausführlich Olaf Briese: *Angst in den Zeiten der Cholera*, Bd. 1: *Über kulturelle Ursprünge des Bakteriums*, Berlin 2003, S. 211 ff.; vgl. ferner Barbara Dettke: *Die asiatische Hydra. Die Cholera von 1830/31 in Berlin und den preußischen Provinzen Posen, Preußen und Schlesien*, Berlin 1995; Patrice Bourdelais, Jean-Yves Raulot: *Une peur bleue. Histoire de la choléra en France 1832-1854*, Paris 1987; François Delaporte: *Le savoir de la maladie. Essai sur le choléra de 1832 à Paris*, Paris 1990; Jean-Pierre Bardet u. a. (Hg.): *Peurs et terreurs face à la contagion, choléra, tuberculose, syphilis XIXe-XXe siècles*, Paris 1988.

63 *Berliner Klinische Wochenschrift* 5, 1868, Nr. 22, S. 231.

einmal auf die Epidemiologie dieser Vorgänge zurück und diskutierte zwei Erklärungsmöglichkeiten; dabei geht es um die Theorie der Wirtin einer Herberge, in der der Typhus ausgebrochen war: Sie schob »die Entstehung der Seuche in ihrem Hause und der Umgebung auf eine Familie polnischer Juden«, während der Autor es plausibler fand, von einer »Einschleppung der Krankheit von außerhalb« auszugehen, weil diese Herberge »für unstät lebende, oft arbeitslose, meist Mangel leidende Individuen der untersten Classen bestimmt [ist], welche den Tag über sich umhertreiben, hier und da Arbeit verrichten, und Abends bald hier, bald dort ihre Schlafstelle suchen« und damit »fast ausnahmslos vor ihrer Ankunft in jenen Localitäten ein so vagabondirendes Leben geführt [haben], daß wohl mit mehr Recht eine schon vorher stattgefundene Infection angenommen wird«.[64] Zwei Möglichkeiten also: Eine eher lokale Ursache, eine in der Nähe lebende Familie »polnischer Juden«, oder die direkte »Einschleppung« durch Wanderarbeiter aus Polen oder Rußland. Der Signifikant »Einschleppung« taucht in solchen Fällen immer in Verbindung mit der Migration aus »Schlesien«, mit »obdachlosen Einwohner[n]« oder auch mit der Formulierung »mörderische Seuchen des Auslandes« auf, wie drei Beispiele aus dem Jahr 1879 zeigen.[65]

Und die »polnischen Juden«? Es ist keine neue Erkenntnis, daß Juden seit Herder und verbreitet seit dem Ende des 19. Jahrhunderts als »Parasiten« und »Fremdkörper« im deutschen »Volkskörper« gesehen wurden.[66] Die erwähnte Herbergswirtin fügt sich nur in dieses Diskursmuster ein, das allerdings, wie die Textstelle zeigt, für den Autor nicht überzeugend ist: Entscheidend ist für ihn das »Einschleppen« und »Eindringen« von »außen«; unübersehbar aber sind die Träger dieser »Einschleppung« Angehörige der »untersten Classen«. Soziale und ethnische Fremdheit sind, mit anderen Worten und in aller thesenartigen Kürze formuliert, die metaphorischen Konnotationen, mit denen pathogene Mikroorganismen hier sprach-

64 L. Riess: »Beobachtungen über das Febris recurrens«, In: *Berliner Klinische Wochenschrift*, 1869, Nr. 31, S. 327-330, Zitate S. 328.

65 *Deutsche Medicinische Wochenschrift*, 1879, Nr. 19, S. 241; ebd., Nr. 39, S. 499; ebd. Nr. 52, S. 666.

66 Alex Bein: »The Jewish Parasite. Notes on the Semantics of the Jewish Problem with Special Reference to Germany«, in: *Leo Baeck Institute, Year Book* 9, 1964, S. 3-40, insb. S. 12 f.

lich visualisiert werden. Wie grundlegend und auch unabhängig von jedem »realen Kern« dieses Wahrnehmungsmuster funktioniert, zeigt in geradezu paradigmatischer Klarheit, dabei aber wie selbstverständlich und nebenbei, jene französische Kritik aus dem Pariser *Journal médical quotidien* an der Zellularpathologie, die Rudolf Virchow in seinem eingangs erwähnten Artikel zitiert:

La pathologie cellulaire a vécu. Notre corps n'est plus cette ›république de cellules vivant chacune d'une vie propre‹ [...]. C'était la République chère au professeur allemand Virchow. Détronée, votre république cellulaire, grand Maître. Elle [...] succomba sous le verdict de la mode ... parasitaire. A bas les cellules, vivent les être indépendants, infiniment petits, mais prolifiques, avec caractères de race, vivant dans les milieux différents les uns des autres, venant du dehors, *pénetrant comme des soudaniens dans l'organisme*, le ravageant par le droit d'invasion et de conquête, sans souci de parenté ou d'alliance.[67]

Was sind Bakterien? Wie unterscheidet man sie von (körpereigenen) Zellen? Während Zellen gute Republikaner sind, friedlich, seßhaft, mit legitimen Verwandtschaften und gesicherten Loyalitäten im Körper als einer »Art von gesellschaftlichen Einrichtung« lebend,[68] sind Bakterien fremde Eindringlinge, »unabhängig«, »von außen kommend«, »in den Organismus eindringend wie Sudanesen«, das Recht des Stärkeren, der »Invasion und Eroberung« gegen alle Bindungen und Loyalitäten ausspielend. Kann man es deutlicher sagen? Virchow reagierte auf diese Metaphern mit der oben zitierten Bemerkung »Die armen kleinen Zellen!« und dem Hinweis auf das Abbé-Zeiss'sche Instrument, ohne aber auf die machtvolle Visualisierungstechnik dieser Metaphern einzugehen. Daß Bakterien »Sudanesen« seien, die den Körper Frankreichs erobern, ist in ihrer Umkehrung der realen Kolonialbeziehungen natürlich eine mehr als paradoxe Metapher. Aber diese war als Visualisierung des Verhältnisses von Körper und pathogenen Mikroorganismen offensichtlich präzis, weil sie die Vorstellungen von einem in sich abgeschlossenen, autonomen Körper – Pasteurs »Flasche« – mit der Bedrohungsvorstellung von schwarzen, fremden Eindringlingen verband. Das erscheint wie die phantasmatische Rückseite kolonialer Körperbilder, über deren weitergehende Assoziationsmöglich-

67 *Le Journal médical quotidien*, 1885, Nr. 61, S. 3, zitiert in: Virchow: »Der Kampf der Zellen«, S. 8 f.; Hervorhebung durch mich, Ph. S.

68 Virchow: *Cellularpathologie* (Anm. 3), S. 12 f., Zitat S. 12.

keiten – bis hin zur offensichtlichen Faszination für die kriegerische Unabhängigkeit der »soudaniens« – natürlich viel zu sagen wäre;[69] ich möchte mich auf den Hinweis beschränken, daß das *Journal médical quotidien*, von Virchow unwidersprochen, pathogene Mikroorganismen mit einem für weiße bürgerliche Europäer in Paris und Berlin sehr evidenten und auch von Bakteriologen verwendeten Bild visualisierte. Daß Virchow dem nicht widersprach, ist leicht verständlich. Denn zum einen wurde das von der »Sudanesen«-Metapher implizierte Bild eines kolonialen Verhältnisses von Körpern und Mikroorganismen auch von der Laborsprache der Bakteriologen selbst – und in derselben Verdrehung realer Machtverhältnisse wie im Bild der »eindringenden Sudanesen« – nahegelegt. Hat nicht Klebs die Invasion der Mikroben im Körper eine »Colonisation« genannt, galt nicht die »Coloniebildung« der Bakterien als ein Zeichen für die Verschlechterung der Lage des Kranken,[70] und arbeitete Koch nicht hart daran, auf Gelatineplatten Bakterien in »Colonien« zu züchten, um sie nach Arten zu differenzieren und so als »Feind« identifizieren und vernichten zu können?[71]

Zum andern aber war, wie schon an den oben zitierten Beispielen deutlich wurde, im Kontext einer latent bis manifest rassistischen Kultur der denkbar gefährlichste »Eindringling« bzw. »Feind«[72] im-

69 Vgl. Ute Planert: »Der dreifache Körper des Volkes: Sexualität, Biopolitik und die Wissenschaft vom Leben«, in: *Geschichte und Gesellschaft*, 2000, Nr. 4, S. 539-576; Joanna de Groot: »›Sex‹ and ›Race‹: The construction of language and image in the nineteenth century«, in: Susan Mendus, Jane Rendall, *Sexuality and Subordination. Interdisciplinary Studies of Gender in the Nineteenth Century*, London 1989, S. 89-128; Ulrika Kistner: »›Der Feind im Hause‹. Nationalismus, Rassismus und bio-politische Seuchenbekämpfung«, in: *Metis*, 1997, H. 11, S. 90-105; Sven Lindqvist: *Durch das Herz der Finsternis. Ein Afrika-Reisender auf den Spuren des europäischen Völkermords*, Frankfurt am Main 1999 (Stockholm 1992); Anna Laura Stoler: *Race and the Education of Desire. Foucault's History of Sexuality and the colonial Order of Things*, London 1995; Susanne M. Zantop: *Kolonialphantasien im vorkolonialen Deutschland (1770-1870)*, Berlin 1999; vgl. auch Philipp Sarasin: »Zweierlei Rassismus? Die Selektion des Fremden als Problem in Michel Foucaults Verbindung von Biopolitik und Rassismus«, in: Martin Stingelin (Hg.), *Biopolitik und Rassismus*, Frankfurt am Main 2003, S. 55-79.

70 *Berliner Klinische Wochenschrift*, 1873, Nr. 51, S. 611.

71 Koch: *Wundinfectionskrankheiten* (Anm. 21), S. 52.

72 Die Rede vom Bakterium als »Feind« ist ubiquitär, vgl. etwa Birch-Hirschfeld: *Lehrbuch der Pathologischen Anatomie* (Anm. 56), S. XIV oder S. 239; *Deutsche*

mer ein »rassisch« Fremder.[73] Virchow selbst war ein führender Vertreter der sogenannten »Rassenkunde« bzw. physischen Anthropologie, der von 1874 bis 1884 das größte anthropometrische Forschungsprojekt leitete, das in Deutschland je stattgefunden hat: Die statistische Erfassung der Augen-, Haar- und Hautfarben aller rund 6,7 Millionen Schulkinder des Deutschen Reiches, bei der es unter anderem darum ging, einen »blonden Typus« von einem »brünetten Typus« zu unterscheiden und bei dem die Juden als Sonderkategorie aus der Gruppe der Deutschen zuerst statistisch und dann auch biologisch ausdifferenziert wurden.[74] In unserem Zusammenhang besonders signifikant ist nun Virchows zelluläre Pigmenttheorie, wonach es grundsätzlich nur einen körpereigenen Farbstoff gebe, dessen Menge und Körnigkeit die Farbunterschiede von Haut- und Haarzellen ausmachten. Danach enthielten Haut und Haare des blonden und hellhäutigen Typus weniger Pigment als beim brünetten Typ. Für Virchow war dieser Farbstoffanteil im Körper eine Form der Verunreinigung – und für ihn stand daher auch fest, daß der blonde Typus der Urtypus sei, der gegenwärtig, wie Christian Geulen formuliert, einem »devolutive[n] Prozeß der Verunreinigung einer ursprünglich ›blonden Rasse‹ durch die Vermischung mit einer ›brünetten‹« unterworfen sei.[75] Auch der Zellularpathologe erkannte das Fremde nur an seiner Farbe.

Um Mißverständnissen vorzubeugen: Es geht hier nicht darum, die Bakteriologen des bewußten, intentionalen Rassismus zu zeihen – Koch etwa war kein Rassist, und Virchow war ein liberaler Kritiker völkischer Rasseideologen. Es geht darum festzuhalten, daß die Bakteriologen offensichtlich Metaphern wie diejenige der »Sudanesen«, der »Polen«, der »Juden« oder der »Obdachlosen« als ebenso brauchbaren sprachlichen »Farbstoff« ansahen, wie sie überzeugt waren, daß Pigmente signifikante Unterschiede markierten

Medicinische Wochenschrift, 1879, Nr. 39, S. 499; *Correspondenz-Blatt für Schweizer Aerzte*, 1883, Nr. 5, S. 105; *Zeitschrift für Hygiene*, 1888, S. 323.

73 Siehe dazu für viele und als immer noch bester Einstieg und Überblick in die Forschungsdiskussion Peter Weingart, Jürgen Kroll und Kurt Bayertz: *Rasse, Blut und Gene. Geschichte der Eugenik und Rassenhygiene in Deutschland*, Frankfurt am Main 1992.

74 Christian Geulen: »Blonde bevorzugt. Virchow und Boas: Eine Fallstudie zur Verschränkung von ›Rasse‹ und ›Kultur‹ im ideologischen Feld der Ethnizität um 1900«, in: *Archiv für Sozialgeschichte* 40, 2000, S. 147-170.

75 Geulen: »Blonde bevorzugt« (Anm. 74), S. 159.

oder daß Anilinfarben den »Feind« zu visualisieren vermochten. Das aber bedeutet, daß Metaphern in dem Maße, wie Bakteriologen nach Worten suchten, um die vermuteten Kausalbeziehungen zwischen Mikroorganismen und Krankheitsvorgängen im Körper zu signifizieren, ein *konstitutiver* Teil jenes wissenschaftlichen Konstruktionsprozesses waren, der Bakterien als »epistemische Dinge« (Rheinberger) hervorbrachte. Weil sich ihnen dabei jene Worte aufdrängten, die in ihrem kulturellen, alltagssprachlichen Umfeld als besonders evident und »wahr« galten, obwohl diese Worte nicht für Mikroben »gemeint« waren,[76] schrieb sich in den epistemischen Gegenstand »Bakterium« von Anfang an ein rassistisches Imaginäres ein. Der »Sudanese« wurde zum Element einer Batterie von Spuren, die im Spiel ihrer Differenzen pathogene Mikroorganismen erkennbar machten. Doch vielleicht muß man noch ein wenig genauer sei. Es waren möglicherweise just jene starken, schon zur Verfügung stehenden Sprachbilder, die dem Forscher im Labor zu entscheiden halfen, welche der vielen graphematischen Spuren, die sein Experimentalsystem erzeugte, als signifikant herauszuheben seien, weil ihnen, anders als den Anilinfarben, »Bedeutung« anhaftete und sie damit die Fähigkeit hatten, »wahre« Aussagen zu erzeugen.

76 Das bedeutet allerdings nicht, daß nicht – ganz im Sinne von Max Blacks Interaktionstheorie – die rassistischen Signifikanten »Neger«, vor allem aber »Jude« und ähnliche sich dann ihrerseits mit Bedeutungen aus dem Bereich der Bakteriologie und später der Entomologie aufluden, am deutlichsten und bekanntesten bei Paul de Lagarde: »Mit Trichinen und Bazillen wird nicht verhandelt, Trichinen und Bazillen werden auch nicht erzogen, sie werden so rasch und gründlich wie möglich vernichtet« (Paul de Lagarde: *Juden und Indogermanen, eine Studie nach dem Leben*, Göttingen 1887, S. 339, vgl. Bein: »The Jewish Parasite« [Anm. 66], S. 12); vgl. dazu Sarah Jansen: »Männer, Insekten und Krieg: Zur Geschichte der angewandten Entomologie in Deutschland, 1900-1925«, in: Christoph Meinel, Michael Renneberg (Hg.), *Geschlechterverhältnisse in Medizin, Naturwissenschaft und Technik*, Stuttgart 1996, S. 170-181; dies.: »Ameisenhügel, Irrenhaus und Bordell. Insektenkunde und Degenerationsdiskurs bei August Forel (1848-1931), Psychiater, Entomologe und Sexualreformer«, in: Norbert Haas u. a. (Hg.), *Kontamination*, Eggingen 2001 (Lichtensteiner Exkurse IV), S. 141-184; siehe dazu auch Ulrich Enzensberger: *Parasiten. Ein Sachbuch*, Frankfurt am Main 2001.

Bakterien in der eben skizzieren Weise als »rassisch« fremd auszuzeichnen hatte neben der Kennzeichnung gewisser Mikroben als »Feinden« und damit – zu Recht – als *wirklich* bedrohlich auch eine ganze Reihe von anderen Effekten, die ich hier nur ganz kurz andeuten möchte.

Ein anfänglich sehr wirkungsvoller Effekt dieser Metaphern bestand darin, den Umstand auszublenden, daß es gesunde Bakterienträger gibt, wie die Bakteriologen 1884 zum ersten Mal und ab den 1890er Jahren für verschiedene Infektionskrankheiten mit einiger Verwunderung feststellen mußten. Der erste und bis heute berühmteste Fall einer gesunden Trägerin von Typhusbakterien war Marie Mallon in New York, bekannt als »Typhoid Mary«, die zwischen 1900 und 1907 als Köchin an verschiedenen Arbeitsstellen Erkrankungen auslöste, ohne selbst Symptome zu zeigen, und die daher ab 1907 immer wieder ins Gefängnis gesperrt wurde.[77] Was bedeutete das? Obwohl Koch 1878 bescheiden bekannte, er wisse »zur Zeit noch nicht, wie viel Bakterien dazu gehören, um bei einem Menschen bestimmte Krankheitssymptome zu bewirken oder um ein Kilogramm Versuchsthier zu tödten,«[78] ging er grundsätzlich davon aus, daß ein einmal in den Körper eingedrungener Mikroorganismus zur Erkrankung führt, weil sich die Bakterien im Körper zu einer genügend großen Zahl zu vermehren vermögen, um pathogen zu wirken.[79] Doch diese von der »Invasions«- und »Feind«-Metaphorik nahegelegte Sichtweise erwies sich in den 1890er Jahren in dieser Einseitigkeit als zumindest fragwürdig, und es erschien verschiedenen Bakteriologen zunehmend notwendig, in hier nicht darzustellenden Varianten die Möglichkeit gesunder Bakterienträger zu erklären. Dies führte zu einer wirklichen Verschiebung des bakteriologischen Infektionskonzepts, die sich ab

77 Judith Walzer Leavitt: »›Typhoid Mary‹ Strikes Back. Bacteriological Theory and Practice in Early Twentieth-Century Public Health«, in: *Isis* 83, 1992, S. 608-629; J. Andrew Mendelsohn: »›Typhoid Mary‹ Strikes Again. The Social and the Scientific in the Making of Modern Public Health«, in: *Isis* 86, 1995, S. 268-277.

78 Koch: *Wundinfectionskrankheiten* (Anm. 21), S. 24.

79 Vgl. Gradmann: »Robert Koch and the Pressures of Scientific Research« (Anm. 32), S. 16.

1900 abzuzeichnen begann und nach dem Ersten Weltkrieg faßbar wurde.

Das allerdings war nur die eine Seite. Denn andrerseits *unterstützte* das Konzept gesunder Bakterienträger noch lange Zeit den vielleicht wichtigsten Effekt der pointierten Metaphorik der »rassisch« konnotierten »Feinde« und »Eindringlinge« in besonderem Maße: die explizite Assoziation von Bakterienträgern mit den Bakterien *tout court*, und daher, wie dies paradigmatisch am Fall der Typhoid Mary auch schon praktiziert wurde, die Verfolgung nicht so sehr der Bakterien, als vielmehr der Bakterienträger selbst. Schon bei Robert Koch zeigte sich, wie zugleich naheliegend und gefährlich es war, die metaphorische Beziehung zwischen Mikroben und »Fremden«, die wir oben als Visualisierung von Mikroorganismen untersucht haben, *umzukehren* und das Bakterium metaphorisch mit den Bakterienträgern gleichzusetzen. 1909 schrieb er über Maßnahmen zur Bekämpfung der Tuberkulose:

> Da stehen wir nicht vor einer Infektionskrankheit, die in einzelnen Fällen zu uns herankommt, sondern da brennt es schon, da steht das ganze Gebäude schon in Flammen, da können wir auch nicht mehr daran denken, die sämtlichen Kranken zu isolieren. Und trotzdem muß ich gestehen, daß wir diese Massregel doch nicht völlig vernachlässigen sollen, wenn es auch nicht möglich ist, die gesamten Tuberkulösen zu isolieren und unschädlich zu machen. Theoretisch wäre dies das allerrichtigste. Das wäre das einfachste Mittel, um die Tuberkulose rasch zu beseitigen, aber praktisch ganz undurchführbar. Wenn wir also an diesen idealen Zustand nicht denken können, so halte ich es doch für ausserordentlich wichtig, daß wir, wenn auch nicht alle, so doch so viele Tuberkulöse wie möglich, durch Isolierung, erlauben Sie mir den harten Ausdruck, unschädlich machen. Ich verstehe darunter nicht, daß man den Kranken ganz beseitigt, sondern nur, daß man ihn unter solche Verhältnisse bringt, daß er nicht mehr schädlich ist, daß er andere nicht mehr infizieren kann.[80]

Wenn der Mikroorganismus ein »Feind« ist, den man mit allen Mitteln bekämpfen muß, dann wäre es »das allerrichtigste«, gleich die Tuberkulösen selbst und auch die gesunden Bakterienträger »unschädlich zu machen« – wenn auch ganz »undurchführbar«. Daß Koch sich wortreich und mit einer Reihe von gewundenen Vernei-

80 Robert Koch: »Schutzmassregeln gegen Infektion mit Tuberkulose (Verhandlungen der VII. Internationalen Tuberkulosekonferenz, Berlin 1909)«, in: ders., *Gesammelte Werke* (Anm. 15), Bd. 1, S. 620-623, Zitat S. 621 f.

nungen gegen diesen von der *master-metaphor* der Bakteriologie nahegelegten Gedanken wehren mußte, ist ein deutlicher Hinweis auf die Wirksamkeit der metaphorischen Verbindungen, die hier im Spiel sind – ganz unabhängig davon, daß Kochs Insistieren auf der Gefährlichkeit der Bakterienträger tatsächlich dazu führte, daß seit den 1880er Jahren die Behandlung von offener Tuberkulose zunehmend in Spitäler und Heilstätten verlegt wurde.[81] Erst 1942 machte der »Reichsstatthalter« Geiser im »Wartheland« Heinrich Himmler einen Vorschlag, der das aussprach, was Koch verneint hatte: »Wenngleich auch im Altreich mit entsprechenden drakonischen Maßnahmen gegenüber dieser Volkspest nicht durchgegriffen werden kann, glaube ich es doch verantworten zu können, Ihnen vorzuschlagen, hier im Warthegau die Fälle der offenen Tbc. innerhalb des polnischen Volkstums ausmerzen zu lassen.«[82]

Das war zwar ein Einzelfall, aber er war in verschiedener Hinsicht dennoch nicht präzedenzlos. Abgesehen von der von jeder konkreten Infektionskrankheit losgelösten Metaphorik jener »unsichtbaren Feinde«, die erstmals im April 1915 bei Ypern von sogenannten »Desinfektionskompanien« bekämpft wurden,[83] spielte die Gleichsetzung von Mikrobe und Träger im Fall von Fleckfieber eine kaum zu überschätzende Rolle. Wie Paul Weindling gezeigt hat,[84] wurde die metaphorische Gleichsetzung von Fleckfiebererregern mit Läusen als deren tierischen Vektoren und mit »den« vornehmlich polnischen Juden als angeblichen Wirten dieser Läuse zwischen 1915 und 1918 in rigorosen und entwürdigenden Desinfektionskampagnen

81 Gradmann: »Robert Koch and the Pressures of Scientific Research« (Anm. 32), S. 17.

82 Zitiert in: Alexander Mitscherlich (Hg.): *Medizin ohne Menschlichkeit. Dokumente des Nürnberger Ärzteprozesses*, Frankfurt am Main 1993 (1. Aufl. 1978), S. 231.

83 Vgl. den Bericht eines Teilnehmers über die Vorbereitungen des ersten Gasangriffs bei Ypern im Februar 1915, Otto Lummitsch: »Im Februar befahl die oberste Heeresleitung den Abmarsch der neuen Gastruppe, aus Tarnungsgründen ›Desinfektionskompanien‹ genannt, an die Front«, zitiert in Dietrich Stoltzenberg: *Fritz Haber. Chemiker, Nobelpreisträger, Deutscher, Jude*, Weinheim 1994, S. 248.

84 Paul Weindling: *Epidemics and Genocide in Eastern Europe, 1890-1945*, Oxford 2000; ders.: »A virulent strain. German bacteriology as scientific racism, 1890-1920«, in: Bernard Harris, Ernst Waltraud (Hg.), *Race, Science and Medicine, 1700-1960*, London, New York 1999, S. 218-234 (siehe in diesem Band S. 354-374).

gegen die jüdische Bevölkerung im besetzten Polen und gegen jüdische, polnische und russische Zwangsarbeiter und Immigranten realisiert. Schließlich kulminierte die metaphorische Verbindung von Bakterium und Bakterienträger *in extremis*, aber vollständig außerhalb der Bakteriologie, analog zur Verschiebung vom individuellen Körper zum »Volkskörper« und getreu einer z. B. von Hitler wörtlich genommenen und populärwissenschaftlich validierten Metaphorik,[85] ab 1941 in den »Bad- und Inhalationsräumen« und unter den »Desinfektionsduschen« der nationalsozialistischen Vernichtungslager.[86]

Mit diesem zweifellos provokativen, aber auch sehr plausibel belegbaren Zusammenhang der Desinfektionspraktiken der deutschen Bakteriologen an der Ostgrenze des Reichs seit den 1890er Jahren und im besetzten Polen im Ersten Weltkrieg mit dem Holocaust – ein Zusammenhang, den ich hier nicht weiter diskutieren kann –, werden zwei Dinge deutlich. Erstens zeigt es sich, wie sehr Metaphern die Wirklichkeit verdunkeln können, indem sie einen einzigen Aspekt – Fleckfieberbakterien *sind* gefährlich – grell ausleuchten. Zweitens macht dieses Beispiel klar, daß die Batterie von Spuren im Labor – bzw. die Signifikantenketten, an denen die Worte hingen, die die Bakteriologen seit den 1870er Jahren zu verwenden begannen – immer auch, wie im Detail zu zeigen wäre, in umgekehrter Richtung aus dem Labor hinaus Bedeutungseffekte erzielten, die sich der Kontrolle der wissenschaftlichen Sprache und Publikationspraxis entzogen.[87]

85 Vgl. Bein: »The Jewish Parasite« (Anm. 66), S. 34 f.

86 Siehe dazu ausführlich Weindling: *Epidemics and Genocide* (Anm. 84), S. 292-315; vgl. Henry Friedlander: »Die Entwicklung der Mordtechnik. Von der ›Euthanasie‹ zu den Vernichtungslagern der ›Endlösung‹«, in: Ulrich Herbert, Karin Orth und Christoph Dieckmann (Hg.), *Die nationalsozialistischen Konzentrationslager – Entwicklung und Struktur*, Göttingen 1998 (2 Bde.), S. 493-507, insb. S. 496 und 501; vgl. Eugen Kogon, H. Langbein und A. Rückerl: *Nationalsozialistische Massentötungen durch Giftgas. Eine Dokumentation*, Frankfurt am Main 1983, zum Beispiel S. 152, 163, 166 f., 172 f., 175, 177, 179, 181, 183 f.

87 Vgl. zur Geschichte der populärwissenschaftlichen Diffusion der Bakteriologie unter anderem Nancy Tomes: »The private side of public health: Sanitary science, domestic hygiene, and the germ theory, 1870-1900«, in: *Bulletin of the History of Medicine* 64, 1990, Nr. 4, S. 509-539; Christine Brecht: »Das Publikum belehren – Wissenschaft zelebrieren«, in: Christoph Gradmann, Thomas Schlich (Hg.), *Strategien der Kausalität. Konzepte der Krankheitsverursachung im 19. und 20. Jahrhun-*

Mein letzter Hinweis betrifft jene Verschiebung der »Feind«- und »Invasions«-Metaphorik im Feld der Bakteriologie selbst, die ich oben im Zusammenhang mit dem Konzept des gesunden Bakterienträgers angesprochen habe und die uns zur Frage zurückführt, wieso sich denn eigentlich Pettenkofers epidemiologische Theorie nicht besser gegen die Sichtweisen Kochs hat halten können. Die Frage ist komplex und war für die bakteriologische Theoriebildung von einiger Grundsätzlichkeit. Ich will hier nur kurz andeuten, daß sich die Visualisierungstechnologien und generell die Vorstellungen von pathogenen Prozessen schon mit dem Beginn der Serumsforschung von Emil Behring, August Wassermann und Paul Ehrlich ab 1890, die nicht mehr auf die zelluläre Einheit von Mikroorganismen abstellte, sondern auf die Stoffwechselprodukte von Bakterien, ziemlich grundlegend zu verändern begannen.[88] Mit der Erfahrung neuer Krankheiten wie der Grippe-Epidemie von 1918 verlor schließlich, wie Andrew Mendelsohn argumentiert, die »Invasions«- und »Feind«-Metaphorik im Rahmen der wissenschaftlichen Bakteriologie endgültig ihre Evidenz, denn die Grippe und andere nach dem Ersten Weltkrieg epidemisch auftretende Krankheiten wie Meningitis oder Kinderlähmung erschienen als Krankheiten, die nicht »von außen kommen, sondern von innen«: Die »neuen« Epidemien gingen, so die Vermutung der Epidemiologen des frühen 20. Jahrhunderts, »von zu Hause aus, und zwar ›sporadisch‹, d. h. ohne naheliegende Beziehungen zu Quellen und Wegen der Infektion. Deshalb wurde z. B. die Gehirnhautentzündung als ›unheimlich‹ empfunden«.[89] Für diese neue Wahrnehmung von Infektionskrankheiten fand 1921 das britische Gesundheitsministerium gar eine neue Metapher, die sich zwar nicht

dert, Pfaffenweiler 1999, S. 53-76; Christoph Gradmann: »›Auf Collegen, zum fröhlichen Krieg‹. Popularisierte Bakteriologie im Wilhelminischen Zeitalter«, in: *Medizin, Gesellschaft und Geschichte* 13, 1994, S. 35-54.

88 Vgl. Emil Behring: »Untersuchungen über das Zustandekommen der Diphtherie-Immunität bei Thieren«, in: *Deutsche Medicinische Wochenschrift*, 1890, Nr. 50, S. 1145-1148; A. P. Wassermann, A. Neisser und C. Bruck: »Eine serodiagnostische Reaktion bei Syphilis«, in: *Deutsche Medicinische Wochenschrift*, 1906, Nr. 19, S. 745 f.

89 J. Andrew Mendelsohn: »Von der ›Ausrottung‹ zum Gleichgewicht: Wie Epidemien nach dem Ersten Weltkrieg komplex wurden«, in: Gradmann/Schlich (Hg.), *Strategien der Kausalität* (Anm. 87), S. 226-268, Zitat S. 246 (siehe in diesem Band S. 239-281).

allgemein durchgesetzt hatte, die aber doch sehr sprechend war: Die epidemische Grippe sei, so heißt es hier, »wesentlich ein internes Problem jedes Landes; es kann nicht die Rede davon sein, den Wolf aus dem Schafpferch auszusperren, er legt sich seit Jahren regelmäßig mit dem Lamm hin«.[90]

Damit stellte sich die Frage, wieso denn Mikroben offensichtlich zuweilen virulent und gefährlich, oft hingegen weitgehend harmlos sind, wie es das alte und kaum verfolgte Pasteursche Virulenz-Konzept postulierte. Man vermutete, daß die in der Petrischale gezüchteten Bakterien sich nicht so verhielten wie Bakterien in einem menschlichen Körper, weil Körper offenbar, je nach empirisch schwer faßbarer »Konstitution«, anders auf Mikroorganismen reagieren. Doch selbst im Labor begann sich zu zeigen, daß z. B. unter einer Mäusepopulation je nach Temperatur, unter der sie gehalten wurden, oder nach der Menge der Nahrungszufuhr plötzlich eine Infektionskrankheit ausbrechen konnte, deren Mikroorganismen offenbar schon länger in den Mauskörpern vorhanden waren, ohne zur Erkrankung zu führen. Solche Evidenzen, die von der »Invasions«- und »Feind«-Metaphorik nicht sichtbar gemacht werden konnten, führten dazu, daß Bakteriologen nach dem Ersten Weltkrieg dazu übergingen, nicht mehr nur jeweils einen Faktor – den Mikroorganismus – als Krankheitsursache anzunehmen, sondern diesen nur als einen unter mehreren anderen Faktoren zu sehen.[91]

Plötzlich also waren die ganzen alten Probleme der Hygieniker[92] mit ihren Fragen nach den unzähligen, schwer überschaubaren Ursachen von Krankheit, die gemäß Bruno Latour mit Pasteurs Mikrobenmodell endgültig der Vergangenheit angehörten,[93] wieder da und war das, was mit der klassischen Metaphorik so klar und einfach erschien, wieder kompliziert und verwirrend. Es verwundert daher auch nicht, daß eine neue Generation von Bakteriologen nach dem Krieg wieder an Pettenkofers Theorie x + y = z anknüpfte:

90 Ministry of Health (Great Britain): *Report on the Pandemic of Influenza*, 1918-19, London 1920, zitiert in: Mendelsohn: »Von der ›Ausrottung‹ zum Gleichgewicht« (Anm. 89), S. 247.

91 Mendelsohn: »Von der ›Ausrottung‹ zum Gleichgewicht« (Anm. 89), S. 248 f.

92 Vgl. Philipp Sarasin: *Reizbare Maschinen. Eine Geschichte des Körper 1765-1914*, Frankfurt am Main 2001, insb. Kapitel 1.

93 Bruno Latour: *The Pasteurization of France*, Cambridge, London 1988 (*Les microbes: guerre et paix suivit de irréductions*, Paris 1984).

Danach war x der Mikroorganismus und y ein von der örtlichen und zeitlichen Disposition geliefertes »Substrat«; erst die Kombination von x + y erzeugt dann z, das spezifische Gift, das den Körper krank macht, *falls* dazu, so Pettenkofer, die ebenfalls notwendige persönliche Disposition vorhanden war.[94] Doch auch dieses Modell erwies sich als zu einfach, weil es den zeitlichen und räumlichen Verlauf einer Epidemie, wie er beobachtbar war, in seiner ganzen Komplexität nicht zu fassen vermochte. Daher schlug z. B. der britische Epidemiologe William Hamer vor, Epidemien nicht nach dem Modell »Invasion–Ausbruch« zu beschreiben, sondern als Welle eines dynamischen Systems. Er hatte anhand eines mathematischen Modells behauptet, daß die Schwankungen im Auftreten von Masern in London nur von einem einzigen Faktor abhingen: dem Hinzukommen neuer empfänglicher Individuen durch Geburt und Einwanderung. Bakteriologische, immunologische und auch Umweltfaktoren spielten in diesem Modell keine Rolle mehr.[95]

Diese Hinweise sollen nun nicht den Schluß nahelegen, daß damit das alte Infektionskonzept *ad acta* gelegt werden mußte. Im Gegenteil: Vor allem in seiner populären Form hielt es sich bis heute. Die Geschichte des Nationalsozialismus etwa hat gezeigt, wie populärwissenschaftliche Derivate aus dem bakteriologischen Diskurs die politische Sprache zu formen vermochten, und seit den Anthrax-Briefanschlägen im Herbst 2001 war das im ganzen 20. Jahrhundert virulente Phantasma, daß der Feind eine »Mikrobe« sei, weil die Mikrobe ein »Feind« ist, wieder mit Händen zu greifen.[96] Meine auf die Bakteriologie nach dem Ersten Weltkrieg bezogenen Hinweise besagen nur, daß in der Zwischenkriegszeit verschiedene Modelle und Metaphoriken zumindest koexistierten. Mit der Schwächung der »Invasions«- und »Feind«-Metaphorik am Ende des Ersten Weltkriegs entstanden neue Gleichgewichtstheorien, denen zufolge es symbiotische Verhältnisse nicht nur zwischen Wirt und Mikroorganismus, sondern auch und vor allem zwischen

94 Max von Pettenkofer: *Boden und Grundwasser in ihrer Beziehung zu Cholera und Typhus*, München 1869, S. 125; vgl. auch etwa ders., in: Koch, »Zweite Konferenz zur Erörterung der Cholerafrage« (Anm. 60), S. 85-141, insb. S. 86-88, 122-124.

95 Mendelsohn: »Von der ›Ausrottung‹ zum Gleichgewicht« (Anm. 89), S. 253.

96 Siehe dazu ausführlich Philipp Sarasin: *»Anthrax«. Bioterror als Phantasma* (Anm. 13), insb. Teil II; vgl. auch die aktualisierte Fassung: *Anthrax. Bioterror as Fact and Fiction*, Cambridge 2006.

Mikroorganismen und Populationen geben konnte. In einer solchen Denkweise war die Epidemie nur der extreme Ausschlag einer Wellenbewegung, und die Mikroorganismen waren nicht fremde »Eindringlinge«, die in jedem Fall allen empfänglichen Organismen den Tod bringen, sondern Elemente eines Gleichgewichtszustandes. Ein solcher läßt sich mit Anilinfarben allerdings nicht sichtbar machen.

Warwick Anderson
Immunität im Empire

Rassen, Krankheiten und die neue Tropenmedizin 1900-1920[1]

Nathaniel Southgate Shaler, der Dekan der Lawrence Scientific School der Harvard University, schlug im Jahr 1900 vor, daß »Truppen, die für den Militärdienst in tropischen Ländern benötigt werden, auch sehr gut unter den Negern rekrutiert werden könnten«. Zusammen mit ihren Familien würden diese Soldaten sehr bald »in Luzon und anderswo in den Kolonien dauerhaft und zufrieden seßhaft werden«.[2] Shaler war überzeugt, solche »Kinder der Tropen« würden »zumindest als Infanteristen – ausgezeichnete Soldaten« abgeben, weil die Konstitution der Afroamerikaner der Umgebung von Tropenkrankheiten bereits bestens angepaßt sei.[3] Auf den Philippinen war Shalers ausgezeichneter Rat aber bereits überflüssig: In

1 Ich möchte Charles Rosenberg, Barbara Gutmann Rosenkrantz, Vicente Rafael und Caroline Hannaway für ihre Kommentierung früherer Fassungen dieses Aufsatzes danken. Bei Vorstellungen dieser Arbeit am College of Physicians of Philadelphia und an der Johns Hopkins University erhielt ich Anregungen, für die ich mich ebenfalls bedanke.

2 Nathaniel S. Shaler: »The Future of the Negro in the Southern States«, in: *Pop. Sci. Monthly* 57, Juni 1900, S. 151. Zu Shaler, dem »Ahnherrn der amerikanischen Geographie«, siehe David N. Livingstone: »Science and Society. Nathaniel S. Shaler and Racial Ideology«, in: *Trans. Inst. Brit. Geog.* 9, 1984, S. 181-210. Zu Rassenklassifikationen in der amerikanischen Medizin siehe George M. Fredrickson: *The Black Image in the White Mind. The Debate on Afro-American Character and Destiny, 1817-1944*, New York 1971; und John S. Haller, Jr.: *Outcasts from Evolution. Scientific Attitudes of Racial Inferiority, 1859-1900*, Urbana 1971.

3 Nathaniel S. Shaler: »The Transplantation of a Race«, in: *Pop. Sci. Monthly* 56, März 1900, S. 521. Shaler war erstaunt, wie gut sich Afrikaner – diese »tropischen Exoten« – in der gemäßigten Klimazone Nordamerikas akklimatisiert hatten. Sie hatten den »Prüfungen der Deportation auf eine bewundernswerte Weise standgehalten«, ohne eine besondere Krankheitsanfälligkeit oder Beeinträchtigung ihrer Fruchtbarkeit zurückzubehalten (S. 514). Er vermutete, dies läge an den Sklavenhaltern, die sich um ihre Gesundheit und Fortpflanzung sorgfältig gekümmert hätten.

den zwei zurückliegenden Jahren hatten die Vereinigten Staaten Afroamerikaner und Filipino-Scouts eingesetzt, um den Widerstand gegen ihre Besetzung des Archipels zu unterdrücken. Für Captain R. L. Bullard, einen der »weißen Männer mit gutem Ruf«, der die »30. Freiwilligen-Infanterie aus Alabama (Neger)« befehligte, lag es schon lange auf der Hand, daß »Negerfreiwillige« weniger anfällig waren, den für die Region typischen Krankheiten zu erliegen, als weiße Soldaten. Tatsächlich waren die Unterschiede zwischen den beiden Gruppen im Hinblick auf Gesundheit und Arbeitskraft »so groß, daß sie den Naturalisten beinahe und den militärischen Befehlshaber auf jeden Fall nötigen, den Neger als eine andere Spezies zu behandeln«.[4] Obschon die schwarzen Truppen unter solch beschwerlichen Verhältnissen »erstaunlich viel Arbeit leisten konnten«, tendierten sie leider auch dazu, »Gruppen zu bilden« und »bei der einsamen Pflicht, Wache zu stehen, wird diese Eigenart der Gruppenbildung ganz entschieden zu einem Fehler«.[5] Filipino-Scouts standen reichlich zur Verfügung und waren etwas unabhängiger, dabei aber ähnlich widerstandsfähig gegen die Tropenkrankheiten und das Klima im Reich ihrer Vorfahren. Captain Charles D. Rhodes beobachtete, daß die einheimischen Truppen »alle Arten von Wasser straflos trinken können und die üblichen Darmstörungen unbekannt sind«; sie waren vielleicht nur für »Calentura oder *break-bone*-Fieber« anfällig.[6] Wenn der Filipino-Soldat so »in den Reisfeldern steht, knietief in Schlamm und Wasser, Tag für Tag während der Arbeitszeit, glaubt man fast, daß ihn Jahre der Abhärtung zur Amphibie gemacht haben. Der Krankenstand unter den Soldaten, die aus diesem Material gemacht sind, wird den Stabsärzten nicht viel Kopfzerbrechen bereiten«.[7] Und in der Tat, in den ersten Jahren amerikanischer Besatzung tat er das nicht.

4 R. L. Bullard: »Some Characteristics of the Negro Volunteer«, in: *J. Milit. Service Inst. United States* [nachfolgend *JMSI*] 29, 1901, S. 29-39, Zitat auf S. 29.

5 Ebd., S. 30 f. Bullard hatte dafür gesorgt, daß »Männer mit einem größeren Anteil weißen Blutes abgewiesen [wurden]« (S. 30). Siehe auch Willard B. Gatewood, Jr.: *Black Americans and the White Man's Burden, 1898-1903*, Urbana 1975, bes. S. 297-309.

6 Charles D. Rhodes: »The Utilization of Foreign Troops in Our Foreign Possessions«, in: *JMSI* 30, 1902, S. 1-26, Zitate auf S. 7 und 6.

7 Ebd., S. 7. Um »eines der größten Probleme zu beseitigen, das eine Armee an einer fremden Küste heimsucht, das der Akklimatisierung« nämlich, schlug Major Louis L. Seaman vor, freundlich gesinnte »Eingeborenen-Regimenter« aufzustellen, so

Annahmen über eine rassisch bedingte Immunität gegenüber Krankheiten sind in den medizinischen und sozialen Theorien des 19. Jahrhunderts allgegenwärtig. Besonders den Ärzten in den Kolonien lieferte die rassenspezifische Ausstattung ein einschlägiges, wenn auch etwas unzulängliches Mittel, um die beobachteten Unterschiede bezüglich der unterschiedlichen Empfänglichkeit gegenüber Krankheiten zu verstehen. In den Tropen wie anderswo war es eine Binsenweisheit, daß der Kontakt mit dem Krankheitsauslöser – welcher Art er auch war –, nicht immer die gleichen Erkrankungsmuster unter den Individuen hervorrief. Wie sich die Krankheit äußerte, schien von der körperlichen Verfassung zum fraglichen Zeitpunkt abzuhängen, die sich wiederum aus der Gesamtsumme von erblicher Ausstattung, Lebensgeschichte und Umwelteinflüssen ergab. Ob man dieses Aggregat nun als Konstitution, Immunität oder »vitale Maschine« bezeichnen mochte, die Bedeutung der Prädisposition stand die längste Zeit des Jahrhunderts außer Zweifel.[8] Und vor dem Hintergrund der Bedingungen in den Kolonien war der Rassenunterschied zweifellos der markanteste aller möglichen Einflüsse auf die Immunität einer Bevölkerung oder auf ihre Empfänglichkeit für Krankheiten. Der Grundsatz, daß eine Rasse den Krankheiten in ihrem angestammten Gebiet am besten widerstehen könne – und in logischer Folge für Krankheiten in einem fremden Land besonders empfänglich war –, hielt sich als ein bemerkenswert zählebiges Element im allgemeinen Verständnis von Krankheitsanfälligkeit. Annahmen dieser Art machten einen Großteil des Gefüges des zeitgenössischen Vererbungsdenkens aus.[9] Eine Unmenge

wie es Großbritannien viele Jahre lang praktizierte (»Native Troops for Our Colonial Possessions«, in: *J. Assoc. Milit. Surgeons* [künftig *JAMS*] 10 (1901-1902), S. 240.

8 »Vitale Maschine« ist im frühen 19. Jahrhundert auf den Philippinen eine übliche Formulierung: siehe C. R. Greenleaf an G. M. Sternberg, 30. Januar 1900, Akte 57592/76, S. 14, Record Group 112-E26, United States National Archives, Washington, D. C. [nachfolgend USNA].

9 Zu Ideen über Veranlagung im Laufe des 19. Jahrhunderts siehe Christopher Hamlin: »Predisposing Causes and Public Health in Early Nineteenth-Century Thought«, in: *Soc. Hist. Med.* 5, 1992, S. 43-70; und Charles E. Rosenberg: »The Therapeutic Revolution: Medicine, Meaning, and Social Change in Nineteenth-Century America«, in: Morris J. Vogel, Charles E. Rosenberg (Hg.), *The Therapeutic Revolution. Essays in the Social History of American Medicine*, Philadelphia 1979, S. 3-25. Über Vererbungsdenken siehe Charles E. Rosenberg: »The Bitter Fruit.

epidemiologischer Forschungsarbeiten in den Kolonien und verschiedenste klinische Erfahrungen könnte man in diesen Bedeutungsrahmen einfügen.

Die Vermutung, daß die vielfältigen rassischen Differenzen die Ausprägung einer Krankheit irgendwie beeinflusst, war selbst ätiologischem und therapeutischem Wandel gegenüber verhältnismäßig immun. Bis zu einem gewissen Grade spielte es keine Rolle, ob die Ursache der Krankheit ein Miasma oder eine Mikrobe war. Sogar in einer Zeit, als Spekulationen über Krankheitskeime die alten, sicheren Gewißheiten über den Auslöser von Krankheiten ständig fragwürdiger erscheinen ließen, wurden die üblichen Annahmen über die Prädisposition nie vollkommen verdrängt.[10] Doch auch wenn dieses Interesse an den Schemata einer natürlichen Immunität überraschend langlebig war, war die Form, die es annahm, nicht unveränderlich. Obgleich »Rasse« ein organisierendes Prinzip blieb, änderte sich die genaue Bedeutung der erblichen Prädisposition – ebenso wie die der Rasse – im Laufe des späten 19. und des frühen 20. Jahrhunderts erheblich. Die Politik dieser Bedeutungsverschiebung im kolonial geprägten Verständnis von rassenspezifischer Immunität werde ich hier untersuchen.

Physiologische Immunitäten von Rassen

Zur Jahrhundertwende, als die Vereinigten Staaten ihre Macht auf dem philippinischen Archipel festigten, zweifelten – wenn überhaupt – nur wenige der in die Kolonie entsandten, besorgten Amerikaner daran, daß die Rasse einen wesentlichen Einfluß auf die Immunität des einzelnen habe. Manchen galt sie als der ausschlaggebende Faktor dafür, wie sich die Krankheit äußerte; für andere

Heredity, Disease, and Social Thought«, in: ders. (Hg.), *No Other Gods. On Science and American Social Thought*, Baltimore 1976, S. 25-53.

10 Die Analogie von Saat und Boden – nach dem Gleichnis des heiligen Matthäus – war bis weit in das frühe 20. Jahrhundert hinein recht beliebt. Siehe zum Beispiel Stephen MacKenzie: »The Powers of Natural Resistance, or the Personal Factor in Disease of Microbic Origin«, in: *Lancet* 1, 31. Mai 1902, S. 1513-1517. MacKenzie beklagte: »bei Krankheiten mikrobischen Ursprungs hat das medizinische Denken der Gegenwart offenbar die Neigung, dem Keim oder dem Samen zu große Bedeutung und dem Körper oder dem Boden zu wenig Bedeutung beizumessen« (S. 1513).

war sie lediglich ein Faktor unter vielen Faktoren, der – zusammen mit der Ernährungsweise, dem Charakter und dem Kontakt mit pathogenen Stoffen – zur Prädisposition eines Menschen für eine Krankheit beitrug. Dr. W. S. Washburn, der Leiter der Zivilverwaltung, glaubte, es sei unbestreitbar, daß »die Einheimischen der Philippinen vergleichsweise ungestraft Wasser und Nahrungsmittel zu sich nehmen, deren Verzehr bei weißen Männern verheerend wirkt«.[11] Dr. Paul Freer erklärte diese offenkundige natürliche Immunität der Filipinos gegenüber lokalen Krankheiten als »einen Prozeß der Vererbung, [in dem] die Substanzen, die den Individuen einer Rasse bestimmte Typen der Immunität verleihen, im Verlauf einer Entwicklung hervorgebracht worden sind, die mit den übrigen Erscheinungsformen der Evolution einherging«.[12] Die einheimische malaiische Rasse habe dadurch eine erbliche Resistenz gegen die Krankheiten erworben, die sie umgaben.[13]

Doch jede fremde Rasse wäre in dieser Umgebung doppelt herausgefordert. Die »vitalen Abwehrkräfte« des Ausländers müßten sich nicht nur rasch an die neuartigen tropischen Krankheitserreger anpassen, sondern dieser Prozeß geschehe auch zum Zeitpunkt einer

11 W. S. Washburn: »Health Conditions in the Philippines«, in: *Philippine J. Sci.* 3B, 1908, S. 273.

12 Paul C. Freer: »A Consideration of Some of the Modern Theories of Immunity«, in: *Philippine J. Sci.* 2B, 1907, S. 74. Freer war der Leiter des Bureau of Science.

13 James A. LeRoy meint zwar, daß »der Anthropologe ratlos ist bei seinem Vorhaben, den Rassenknoten des Pazifik zu entwirren und die Völker auch nur nach groben, allgemeinen Richtlinien zu klassifizieren«, die Tatsache aber, daß die »Eingeborenen der philippinischen Inseln malaiischer Abstammung sind, gehört zu den Dingen, die ›immer, überall und von allen‹ anerkannt wurden« (ders.: *Philippine Life in Town and Country*, New York 1906, S. 20, S. 14). Doch diese Rassentypologie war den Filipinos selbst vielleicht nicht ganz so klar. William B. Freer gibt folgendes Beispiel für die »Dummheit« – oder vielleicht Uneinsichtigkeit – seiner Filipino-Schüler: »Nachdem ich einige Tage lang versucht hatte, die Anfängerklasse über die fünf Rassen der Menschheit zu belehren, über Farbe und Namen einer jeden ... forderte ich einen Mann mittleren Alters in Englisch auf, er solle mir sagen, zu welcher Rasse er gehöre. Er schien das selbst nach mehreren Wiederholungen der Frage in Englisch und in Spanisch nicht zu verstehen. Ich bat dann einen Mitschüler, die Frage in seinem eigenen Dialekt, dem Gaddan, zu stellen ... Der arme Kerl stand auf, kratzte sich am Kopf und beteuerte, er sei ein Afrikaner« (ders.: *The Philippine Experiences of an American Teacher. A Narrative of Work and Travel in the Philippine Islands*, New York 1906, S. 105).

großen Labilität des Systems.[14] Vom Augenblick der Ankunft an schien die gesundheitliche Verfassung der fremden Rasse aus dem Tritt geraten zu sein und mit dem lokalen Klima nicht zurechtzukommen. Man meint fast zu hören, wie die »vitale Maschine« der weißen Rasse stotternd zum Halten kommt. Alle Körpervorgänge, welche die Amerikaner zur Aufrechterhaltung der Immunität gegen Krankheiten für wichtig hielten, wurden in den Tropen gestört: Ihre Ernährungsweise schien ungeeignet, sie waren körperlich geschwächt und wurden vergeßlich, sie schwitzten Tag und Nacht maßlos, ihre Leidenschaften erwachten. Das Gleichgewicht zwischen dem von seiner Rasse geprägten Körper – mit seinen breiten, unspezifischen Abwehrkräften – und der fremden Umgebung war komplett aus dem Lot. Unter diesen Umständen fürchteten die Neuankömmlinge sogar einen Anfall bekannter, gemäßigter Krankheiten. Kein Wunder also, daß ihnen die neuen tropischen Varianten ein Greuel waren.

Die amerikanischen Bewohner der Inseln versteiften sich auf diese Theorien über die Dislokation einer Rasse und die damit einhergehenden Prognosen für Krankheitsanfälligkeit. Lieutenant Joseph J. Curry erwartete dementsprechend eine große Verbreitung der Malaria unter den weißen Truppen, weil »der erdrückende Einfluß des tropischen Klimas die normalen Widerstandskräfte des Individuums schwächt und dadurch dem Eindringen von Parasiten einen fruchtbaren Boden bereitet«.[15] Die Pocken waren, Surgeon Henry F. Hoyt zufolge, »auf diesem Breiten- und Längengrad sehr verhängnisvoll, und zwar besonders für den weißen Mann«.[16] William B. Freer, Lehrer und gelegentlich Arzt seiner Schützlinge, beobachtete, daß Pocken »auf den Philippinen nie vollends verschwinden, aber

14 Siehe Mark Harrison: »The Tender Frame of Man. Disease, Climate, and Racial Difference in India and the West Indies, 1760-1860«, in: *Bull. Hist. Med.* 70, 1996, Nr. 1, S. 68-93. Einen Überblick über die Debatte zur Akklimatisierung beim Menschen geben David N. Livingstone: »Human Acclimatization. Perspectives on a Contested Field of Inquiry in Science, Medicine and Geography«, in: *Hist. Sci.* 25, 1987, S. 359-394; und Dane Kennedy: »The Perils of the Midday Sun. Climatic Anxieties in the Colonial Tropics«, in: John D. MacKenzie (Hg.), *Imperialism and the Natural World*, Manchester 1990, S. 118-140.

15 J. J. Curry: »Notes on the Diseases of the Philippines Islands«, Report to the Surgeon General (c. 1900), Akte 68075/G, S. 31, Record Group 112-E26, USNA.

16 Henry F. Hoyt: »Appendix«, in: *Report of the Philippines Commission to the President*, 3 Bde., Washington, D. C., 1900, Bd. 1, S. 262.

von den Filipinos in so vielen Generationen erlebt wurden, daß sie bei ihnen im Normalfall nicht so schlimm verlaufen. Doch wehe dem Amerikaner, der sich diese Krankheit zuzieht. Er leidet ausnahmslos schwer, und die Krankheit nimmt meist die bösartigste Form an, die als ›schwarze Pocken‹ bekannt ist. Solche Fälle sind fast immer tödlich«.[17]

Dr. Charles Mason behandelte amerikanische Soldaten auf den Philippinen, die an Typhus erkrankt waren, und seine Erfahrungen brachten ihn zu der Überzeugung, daß »die Krankheit schwerer verläuft als in der gemäßigten Zone und ihr Ausgang öfter tödlich ist«.[18] Emily Bronson Conger, eine sonst sehr selbstbeherrschte Osteopathin, die passenderweise als »Señora Blanca« bekannt war, wurde das Gefühl einer drohenden Gefahr nie los. Als sie die Hitze der Tropen zum ersten Mal erlebte, glaubte sie, diese »übersteige das physisch Erträgliche ... Erschöpfung ohne Erholung. Die einzige Tageszeit, zu der man Atem schöpfen konnte, war um fünf Uhr in der Frühe; zur Tagesmitte sind die Sonnenstrahlen wie weißglühende Nadeln ... und selbst wenn man einen Sonnenschirm trägt, dringt die Hitze ungehindert durch«. Die Poren ihrer blassen Haut wurden »durch die übermäßige Schweißabsonderung geschwächt«, und so war sie allen Übeln der Tropen besonders schutzlos ausgesetzt.[19]

Bis um 1900 war die Literatur über rassentypische Anfälligkeit und Immunität bei Krankheiten enorm angewachsen und weit verstreut. Obgleich das allgemeine Gefühl für die Verletzlichkeit von Europäern oft mit zunehmend verläßlicher erstellten (wenn auch lückenhaften) Statistiken zur Sterblichkeit und Morbidität untermauert wurde, beruhte die tatsächliche Zuschreibung spezifischer rassentypischer Immunitäten in der medizinischen Theorie der Kolonialgebiete nach wie vor weitgehend auf der Wiederholung von Anekdoten.[20] So verschaffte E. J. Waring vom Madras Medical Ser-

17 W. B. Freer: *Philippine Experiences* (Anm. 13), S. 188.

18 Charles F. Mason: »Notes from the Experiences of a Medical Officer in the Tropics«, in: *JAMS* 13, 1903, S. 309.

19 Emily Bronson Conger: *An Ohio Woman in the Philippines*, Cleveland, Ohio 1904, S. 133 f.

20 Zu einer Analyse der allgemeinen Struktur von Mortalität und Morbidität bei den in den Kolonien stationierten Streitkräften siehe Philip D. Curtin: *Death by Migration. Europe's Encounter with the Tropical World in the Nineteenth Century*, Cambridge 1989. Obwohl die Briten in Indien – und die Franzosen und Hollän-

vice bloß einem Gemeinplatz größere Verbreitung, als er schrieb, die europäischen Soldaten in Indien seien für die Ruhr »besonders anfällig«, und zwar bei weitem mehr als Sepoys.[21] Joseph Ewart vom Bengal Medical College billigte mit gewisser Einschränkung die allgemeine Überzeugung, daß »die Einheimischen Indiens – und der heißen Klimazonen überhaupt – eine Immunität gegen [Tuberkulose] genießen, eine Krankheit, welche die Reihen nachwachsender Generationen in kalten und gemäßigten Regionen ausdünnt«.[22] August Hirsch verwies auf die rassebedingten und geographischen Beschränkungen für die Verbreitung von Malaria, Gelbfieber, Typhus, Scharlach und Denguefieber.[23] Selbst Armand Quatrefages de Bréau war aufgefallen, daß die von ihm »negritoid-polynesisch« genannten Rassen keine Empfänglichkeit für Scharlach zeigten.[24]

der andernorts – seit den 1860er Jahren Mortalitäts- und Morbiditätsstatistiken für ihre Kolonialarmeen erstellt hatten, wurden diese Statistiken nie als vollständig genug oder aussagekräftig genug angesehen, um eine detaillierte Darstellung der natürlichen Immunitäten gegen *spezifische Krankheiten* der nichtmilitärischen Bevölkerung zu ermöglichen. (Ich betone hier die koloniale Literatur zur rassischen Immunität, weil die Migration von Rassen, wie sie der Imperialismus mit sich brachte, die Rasse als ein Organisationsprinzip für Immunität übertrieb. In stabileren und homogeneren Gesellschaften war die Rasse ein weniger wichtiger Faktor, aber niemals irrelevant. Siehe zum Beispiel die Debatte über die Immunität von Juden: E. M. Epstein: »Have the Jews Any Immunity from Certain Diseases?«, in: *Med. Surg. Reporter* 30, 9. Mai 1874, S. 440-442; Madison Marsh: »Have the Jews Any Immunity from Certain Diseases?«, *Med. Surg. Reporter* 31, 15. Aug. 1874, S. 132-134. Es gab natürlich auch viel Spekulation über die Beschaffenheit der rassischen Immunität von Afrikanern in den Vereinigten Staaten. Siehe zum Beispiel Frederick Hoffman: »Vital Statistics of the Negro«, in: *Med. News*, 22. Sept. 1894, S. 322; und Daniel D. Quillian: »Racial Peculiarities as a Cause of the Prevalence of Syphilis in Negroes«, in: *Amer. J. Dermat. Genito-Urin. Dis.* 10, 1906, S. 277-279. Es verwundert daher nicht, daß Nathaniel S. Shaler am Ende des Jahrhunderts noch immer eine wissenschaftliche Untersuchung anmahnt, die endgültig klären soll, ob der Neger »für bestimmte Krankheitsformen weniger anfällig ist als Weiße, und … wehrloser gegen die Invasion anderer Krankheiten als die europäischen Rassen« (»Our Negro Types«, in: *Current Literature, Arthritis and Related Diseases*, 29. Juli 1900, S. 47).

21 Edward John Waring: »Statistical Notes on Some of the Diseases of India«, in: *Indian Ann. Med. Sci.* 6, 1856, S. 508.

22 Joseph Ewart: »Phthisis in India«, in: *Indian Ann. Med. Sci.* 24, 1868, S. 157.

23 August Hirsch: *Handbuch der historisch-geographischen Pathologie*, 3 Bde., Stuttgart 1881 1886 (London 1883).

24 Armand de Quatrefages: *The Human Species*, New York 1883, S. 426. Quatrefages macht darauf aufmerksam, daß zwar die meisten Krankheiten bei allen Rassen

Noch 1900 erklärte Colonel Kenneth MacLeod im *British Medical Journal*, daß »die Konstitution des Negers [Malaria] besser verträgt als die der kaukasischen Rassen«.[25]

Doch geradeso, wie die Europäer besonders anfällig waren für Krankheiten, die man für tropisch hielt, schienen die äquatorialen Rassen gegenüber allen Krankheiten, an die ihre Ahnen nicht gewöhnt waren, besonders empfänglich zu sein. Jousset, Arthur Bordier und andere Autoritäten waren sich einig, daß die Afrikaner, mehr noch als Europäer, speziell durch die Schwindsucht gefährdet seien.[26] (Die Chinesen – und viele andere asiatische Rassen – schienen hingegen von dieser Krankheit weitgehend ausgenommen zu sein: Man nahm an, daß sie ihr vor langer Zeit ausgesetzt gewesen waren und sich ihr widersetzt hatten.) Einige andere Krankheiten und vermutete Resistenzen stellten für solche evolutionären Erklärungen viel größere Herausforderungen dar. Warum waren Afrikaner z. B. anfälliger für Elephantiasis, wie Quatrefages behauptete?[27] Oder für die Schlafkrankheit, wie Hirsch berichtete?[28] Oder R. Clarke zufolge für Hauterkrankungen?[29] Warum waren vorwie-

vorkommen, daß aber »eine Rasse für bestimmte Leiden entweder anfälliger oder empfindlicher sein kann als eine andere« (S. 423). Er nennt dies »eine ethnologische Immunität« (S. 427).

25 Kenneth MacLeod: »The Scope and Aim of the Section's work«, in: *Brit. Med. J.*, 2, 4. August 1900, S. 295; Colonel MacLeod vom Indian Medical Service hatte die Ansprache des Vorsitzenden der British Medical Association vor der Sektion für Tropenkrankheiten gehalten. Das Ausmaß rassenspezifischer Anfälligkeit hing natürlich zum einen von der Gesamtsumme aller prädisponierenden Faktoren ab, die im jeweiligen Individuum wirksam waren, und zum anderen von dem, was Charles Rosenberg die »Individualität der Krankheitsentität« genannt hat (»Cholera in Nineteenth-Century Europe. A Tool for Social and Economic Analysis«, in: *Comp. Stud. Soc. Hist.* 8, 1966, S. 453). Die stärksten rassischen Immunitäten bestanden daher gegenüber den endemischen, nicht den epidemischen Krankheiten. Im Falle einer Krankheit wie der Cholera war man häufig der Ansicht, daß unhygienische Lebensbedingungen jede rassebedingte Resistenz bezwingen könnten. Doch zur Einschätzung rassischer Immunitäten war es stets notwendig, Sterbefälle ebenso zu berücksichtigen wie die Häufigkeit.

26 A. Bordier: *La géographie médicale. La colonisation scientifique*, Paris 1884, S. 472; A. Jousset: *Traité de l'acclimatement et de l'acclimatation*, Paris 1884, S. 211. Jousset schreibt dies den weniger entwickelten Brustkörben schwarzer Rassen zu (S. 85) sowie ihrer geringeren Atmungskraft (S. 88).

27 Quatrefages: *Human Species* (Anm. 24), S. 426.

28 Hirsch: *Handbuch* (Anm. 23), Bd. 3, S. 595.

29 R. Clarke, zitiert bei W. Z. Ripley: »Acclimatization«, in: *Pop. Sci. Monthly* 48,

gend Asiaten die Opfer von Beriberi? Wie konnte die Geschichte der Evolution die rassebedingte Neigung zur Erkrankung an Lepra erklären? Es war schwierig, wenn nicht gar unmöglich, die Unmengen von anekdotischen Beobachtungen über eine rassentypische Krankheitsverteilung zu einem geschlossenen Ganzen zu verarbeiten. Die von der Rasse vorgegebene Ausstattung war zwar wichtig, aber eindeutig nicht allein verantwortlich für Prädisposition und Immunität. Die meisten Erklärungen (und Spekulationen) vermuteten jedoch weiterhin irgendeine rassenspezifische Substanz oder Konstitution, die gegen manche Krankheiten mehr oder weniger widerstandsfähig machte und für andere wiederum anfälliger. Der Prozeß war allerdings nicht vollkommen – und gewiß nicht unverfälscht –, weswegen auch niemand überrascht war, daß einige Ungereimtheiten den Fachleuten Rätsel aufgaben.

Was stand hinter dieser Suche nach Erklärungen für die Krankheitsanfälligkeit unter dem Gesichtspunkt der Rasse? Die Ärzte waren stets dafür verantwortlich gewesen, überzeugende Erzählungen zu entwickeln, die zum einen das Wissen von Krankheiten formulierten und zugleich die Unterschiede zwischen den Menschen verständlich machten.[30] Und in einem kolonialen Zusammenhang war die Rasse das naheliegende explanatorische Wesensmerkmal. Die Rassentypologien der Resistenz und Empfänglichkeit sprachen insbesondere die Ausländer an, die spürten, wie sie in der tropischen Feuchtigkeit ermatteten (und sich oft mehr als bloß ermattet fühlten, wie die ärztlichen Aufzeichnungen immer wieder andeuteten).[31] Die medizinische Theorie gab der Krankheitserfahrung der Laien in den Tropen einen Sinn: Sie bildete einen kognitiven Rahmen, den alle Kolonisten teilen konnten. Aber diese Anlässe für eine wechselseitige Bestätigung beruhten auch auf einer ungeheuren Unkenntnis, was die tatsächliche Verteilung von Krankheiten in der Bevölkerung der Kolonien anging. Als Ewart über die Tuberkulose in Indien schrieb und einräumte, daß er über

1895, S. 671. (Ripley war zu der Zeit Professor für Soziologie und Ökonomie am MIT.)

30 Rosenberg bringt dieses Argument in »Bitter Fruit« (Anm. 9).

31 Siehe Curtin: *Death by Migration* (Anm. 20). Curtin verweist darauf, daß die Sterberaten bei Weißen in vielen tropischen Kolonien seit den 1850er Jahren gesunken waren, lange bevor die Theorien rassischer Immunität in nennenswertem Umfang revidiert worden waren.

die Krankheitsmuster in der einheimischen Bevölkerung kaum Informationen besaß, war er damit keineswegs allein. Ihm wurde selten gestattet, Obduktionen an verstorbenen Indern vorzunehmen; und er vermutete, daß wenige seiner Kollegen – und dies noch in den 1850er Jahren – ein Stethoskop fachgerecht benutzen konnten. Und wenn, dann setzten sie es vorzugsweise auf europäische Brustkörbe. Kein Wunder also, daß Inder von der Schwindsucht weitgehend verschont zu sein schienen.[32] Als die epidemiologische Forschung im Westen Fortschritte machte und die klinische Erfahrung wuchs, sollte das Ideengebäude rassebedingter Immunität immer rissiger werden.

Erwartungen rassebedingter Anfälligkeit belebten die koloniale Obsession mit dem Gesundheitszustand erschöpfter Weißer und legitimierten die Vernachlässigung der einheimischen Bevölkerung. Manche Ärzte hatten drastische Lösungen für die fehlende Übereinstimmung der europäischen Immunitäten mit dem tropischen Krankheitsmilieu vorgeschlagen. Einige wenige hatten sogar die Heirat mit einheimischen Rassen empfohlen, um einen neuen, angepaßten »Typus« hervorzubringen. Bordier hatte in seiner Abhandlung über die wissenschaftliche Kolonisation den Schluß gezogen, daß jede Hoffnung auf eine französische Ansiedlung in Indochina von Mischehen abhinge.[33] Paul Topinard war ebenfalls der Meinung, daß gemischte Rassen den krankmachenden Folgen der regionalen Dislokation besser standhalten würden als reine Europäer.[34] Englische und amerikanische Autoritäten hingegen waren im allgemeinen von diesen französischen Theorien alles andere als begeistert. W. Z. Ripley verwies 1895 darauf, daß sich der Sproß einer Kreuzung »zwischen den Rassen nur allzu oft als ein Schwächling entpuppt, der die pathologischen Veranlagungen beider Elternteile teilt, während er sich ihrer diversen Immunitäten nur unvollkommen erfreut«.[35] Andere behaupteten allgemeiner, den gemischten Rassen fehle es an »Vitalität« und sie könnten nach meh-

32 Ewart: »Phthisis in India« (Anm. 22), S. 157. Allerdings hatten viele Beobachter ihre Überlegungen auf die Resistenz vieler westafrikanischer Bevölkerungsgruppen gegen Malaria gestützt, die eine Folge der Verbreitung des Sichelzellenmerkmals ist (was damals nicht als solches erkannt wurde).

33 Bordier: *La géographie médicale* (Anm. 26), S. 39.

34 Paul Topinard: *Eléments d'anthropologie générale*, Paris 1885, S. 204.

35 Ripley: »Acclimatization« (Anm. 29), S. 671.

reren Generationen sogar unfruchtbar werden. Die Fortpflanzung war aber nicht der einzige Weg, um Zugang zu den konstitutionellen Stärken einer angepaßten Rasse zu erhalten. So befürwortete S. P. Desmartis 1859, man solle britische Truppen in Indien mit, wie er es nannte, »Hindu-Blut« impfen; James Hunt meinte auf dem Treffen der ›British Association for the Advancement of Science‹ im Jahr 1861, der Plan sei es wert, erprobt zu werden – praktische Schritte wurden dann aber nicht unternommen.[36] Bordier, der hartnäckig nach einer physiologischen Lösung suchte, wollte 1891 »nichtakklimatisierten Weißen« das Blut von Afrikanern übertragen, bevor sie in tropische Länder aufbrachen, um sie vor Gelbfieber zu schützen.[37] Und im selben Jahrzehnt schlug Albert Ashmead vor, einen »Kaukasier« mit dem Blut eines Japaners zu impfen, dessen Rasse augenscheinlich vor Scharlach geschützt sei.[38]

Vom Surgeon General auf den Philippinen wurde eine solche Rassenmischung nie empfohlen. Wenn die amerikanische Immunität gestört und für die Inseln ungeeignet sei, dann solle sie durch eine Kur gestärkt werden, nicht durch Blut. Eine erbliche Veranlagung für Tropenkrankheiten könnte gemildert werden, wenn der Ausländer die Regeln persönlicher Hygiene einhielt, die im vergangenen Jahrhundert immer zahlreicher geworden waren. Die Ärzte der Kolonien gaben routinemäßig Ratschläge zu Diät, Ertüchtigung, Bekleidung und persönlichem Verhalten. Wenn ein amerikanischer Soldat den Tropen standhalten sollte, mußten natürlich »seine Gewohnheiten, seine Arbeit, sein Essen, seine Kleidung dem Lebensraum auf rationale Weise angepaßt sein«.[39] Die elementaren Vorschriften der Tropenhygiene waren einfach genug: die Sonne

36 S. P. Desmartis: *Quelques Mots sur le prophylaxis*, Paris 1859 (zitiert bei James Hunt: »On Ethnoclimatology or the Acclimatization of Man«, in: *Proceedings of the British Association for the Advancement of Science, 1861*, London 1862, S. 143).

37 A. Bordier, zitiert in »Injections of the Blood of Negroes in Yellow Fever«, in: *Med. Rec.* 40, 14. November 1891, S. 615.

38 Albert S. Ashmead: »A Claim of Priority. Attempt to Communicate Artificial Immunity«, in: *JAMS* 18, 1892, S. 381. Ashmead stellte viele Beschreibungen rassebedingter Immunitäten zusammen in »Racial Immunity and Inoculation, and Secular Restriction of Certain Diseases to Particular Localities before Commerce Disseminated Them«, in: *Med. Rec.* 41, 16. April 1892, S. 430-434.

39 Hamilton Stone: »Our Troops in the Tropics – From the Surgeon's Standpoint«, in: *JMSI* 26, 1900, S. 361

meiden, im Kühlen bleiben, leicht essen, Alkoholkonsum nur in Maßen oder überhaupt nicht. Nach Major Masons Erfahrung waren z. B. »Diätfehler, Alkoholmißbrauch, Abkühlung nach Überhitzung, speziell in der Nacht, übermäßige Müdigkeit und das Mitführen des schweren Patronengürtels« samt und sonders »stark prädisponierende Faktoren« für Dienstunfähigkeit und Tod in den Tropen.[40] Obgleich die genauen Vorschriften beträchtlich variierten, war ihnen das Ziel, die offenkundig unzulängliche Immunität der Weißen zu unterstützen, und die Wirkung, das soziale Leben von untergeordneten Kolonisten zu regeln, gemeinsam.

Und sollte dieser unaufhörliche Kampf gegen die tropische Natur nicht mehr zu schaffen sein, konnte man stets noch in die Berge flüchten. Die Amerikaner auf den Philippinen schätzten sich glücklich, nach Baguio ausweichen zu können, einer Stadt in den Bergen von Luzon – »ein hügeliges Land mit Kiefernwäldchen und Grasbewuchs, in dem die Temperatur selten unter 40° Fahrenheit sinkt und nie über 80° im Schatten steigt«.[41] W. Cameron Forbes, ein Generalgouverneur der Inseln, befand, Baguio sei »ein Ort, zu dem die Menschen kommen können, wenn sie von ihrem Aufenthalt in der Hitze unten erschöpft und geschwächt sind, wo sie ihre Kraft

40 Charles F. Mason: »Notes« (Anm. 18), S. 309. Hamilton Stone erklärte: »Nehmen wir einen einfachen Soldaten von durchschnittlicher Stärke und Intelligenz, der in sauberen staatlichen Quartieren wohnt, seine Ration ißt, abgekochtes Wasser trinkt, der auf seine persönliche Reinlichkeit acht gibt, der Unterwäsche trägt und häufig wechselt, der einen geregelten Tagesablauf einhält, der es weder mit dem Alkohol, den Frauen oder dem Tabak übertreibt, der sich, was seine Leidenschaften angeht, auf seinen gesunden Verstand und den Rat seines Arztes verläßt, der in den Städten schmutzige Orte meidet und mit einem Einsatztruppenleiter gesegnet ist, der die Interessen seiner Männer gewissenhaft berücksichtigt, und ich garantiere ihm eine Krankengeschichte, die meiner gleicht« (»Our Troops in the Tropics« [Anm. 39], S. 365).

41 Bericht des Secretary of War über die Philippinen, in: *Report of the Philippine Commission to the President, 1907*, Washington, D. C. 1908, 3, S. 287. Siehe auch Dean C. Worcester: *The Philippines Past and Present*, New York 1930, S. 358-387. Der Rückzug in Erholungsorte im Bergland war in den meisten tropischen Kolonien schon seit langem beliebt. Siehe zum Beispiel Norman Chevers: »A Brief Review of the Means of Preserving the Health of European Soldiers in India«, in: *Indian Ann. Med. Sci.* l, 12, 1859, S. 577-812; und J. Collins: »Effects of the Climate of the Darjeeling Hills on the Constitution of Europeans«, in: *Indian Ann. Med. Sci.* 13, 1860, S. 1-8. Dane Kennedy beschrieb diese ärztliche Verschreibung in »Perils of the Midday Sun« (Anm. 14).

und Energie zurückgewinnen und die Anzahl ihrer roten Blutkörperchen vermehren können«.[42] Er half dabei, dort einen Country Club zu errichten, der sich rühmte, einen Golfplatz und ein Polofeld zu besitzen. Fred Atkinson pries Baguio als »Sommerurlaubsort zur Erholung für solche Regierungsbeamte, die infolge des Klimas kräftemäßig ausgezehrt werden«.[43] Als Edith Moses, Ehefrau des Ministers für öffentliches Unterrichtswesen, während der Cholera-Epidemie von 1902 nach Baguio geschickt wurde, fühlte sie sich augenblicklich gesünder und sicherer. Sie stellte fest, sie »vergesse alles über Mikroben, Staub, Dienstboten und Abendgesellschaften. Seit gestern habe ich nicht mehr an einen Cholerakeim gedacht. Selbst die Frau des Arztes hat vergessen, im Laufe der Mahlzeit mehr als zweimal zu fragen, ob die Teller auch sauber sind«.[44] Dean Worcester, der Innenminister, war ebenfalls überzeugt, daß die »herrliche Kühle und belebende Luft den strapazierten Nerven und erschöpften Körpern, die von der Überarbeitung und einem allzulangen Aufenthalt in den tropischen Ebenen ausgelaugt sind, himmlische Erleichterung bieten«.[45]

Doch auch wenn die Anfälligkeit der weißen Rasse wiederholt bestätigt wurde, zweifelte man allmählich am Verschontbleiben der Filipinos durch lokale Krankheiten. Mit der Festigung des Einflusses der Vereinigten Staaten auf dem Archipel und mit dem Interesse, die »Arbeitskraft« der einheimischen Bevölkerung zu erschließen, wurde klar, daß die Filipinos den Krankheiten mindestens ebensooft erlagen wie die Amerikaner. Einige wenige Kommentatoren wollten die Bedenken über die Gesundheit der Filipinos weiterhin abtun. Ralph Buckland z. B. versicherte, sie »werden von leichten Krankheiten kürzerer Dauer befallen, die aber allesamt die Leidenden stark beunruhigen und fast um den Verstand bringen«.[46] Doch Mary H. Fee kam nicht umhin zu bemerken, daß ihre Schüler »unter Furunkeln und unreinem Blut und vielen Hautkrankheiten [litten]. Schwindsucht ist weit verbreitet, und Rheumatismus ergreift

42 W. Cameron Forbes, zitiert bei V. G. Heiser: *Annual Report of the Bureau of Health for the Philippine Islands, July 1912 – June 1913*, Manila 1913, Akte 3465/59, S. 63, RG 350, USNA.

43 Fred W. Atkinson: *The Philippine Islands*, Boston 1905, S. 153.

44 Edith Moses: *Unofficial Letters of an Official's Wife*, New York 1908, S. 239 f.

45 Worcester: *The Philippines Past and Present* (Anm. 41), S. 379.

46 Ralph Kent Buckland: *In the Land of the Filipino*, New York 1912, S. 231.

Junge wie Alte«.[47] Malaria war verbreitet, und als Pest und Cholera über die Inseln hinwegfegten, waren hauptsächlich die Filipinos betroffen. Das Ausmaß der Erkrankung von Filipinos kam Cameron Forbes einer Offenbarung gleich. Als er im Jahr 1907 die neue medizinische Fakultät besuchte, zeigte ihm Paul Freer eine »ziemlich schauerliche Sektion« und »betonte, daß sie aufgrund der ersten einhundert Autopsien mit Bestimmtheit sagen könnten, daß der Erkrankungszustand des Filipinos physisch so beschaffen sei, daß er auf keinen Fall die Arbeit tun könne, die ein gesunder Mann zu leisten imstande sei«.[48] Forbes fand diese Information bestürzend.

Die rassebedingte Resistenz war zweifelsfrei weniger absolut, als man geglaubt hatte. William Freer formulierte eine soziale Erklärung für die sonderbare Anfälligkeit der Filipinos für lokal verbreitete Krankheiten: Durch den Niedergang der Landwirtschaft während des Kriegs waren die meisten Menschen schlecht ernährt, »und wenn die Krankheit dann zuschlägt, erliegen sie ihr schnell, weil sie bereits vom Hunger geschwächt sind und ihre Abwehrkräfte nicht ausreichen, um dem verheerenden Fieber standzuhalten«.[49] Andere schrieben die gerade erst erkannte Anfälligkeit schnell persönlichen Schwächen zu. Denn wenn die Einheimischen Krankheiten bekamen, denen ihre Rasse bisher vermutlich widerstanden hatte, dann mußten sie gewiß schon sehr verkommen sein. Schließlich sollten die Filipinos, anders als alle Weißen, die den Krankheiten erlagen, einen langen Anpassungsprozeß durchlaufen haben. Im Gegensatz dazu waren die Amerikaner eher die unschuldigen Opfer der Einwanderung. Für »Señora Blanca« (wie für andere) bedeutete die Feststellung tropischer Krankheiten bei den Filipinos, daß sich ihre Schutzbefohlenen wahrlich in Schmutz gewälzt haben mußten, genug jedenfalls, um ihre natürliche Widerstandskraft außer Gefecht zu setzen. »Und ich sah sie an und sagte mir wie so oft: ›Ihr armen, elenden Geschöpfe, völlig verwahrlost, völlig unwissend und entwürdigt.‹ … Kein Wunder, daß die Kranken, die Verunstalteten, die Blinden, die Einzehigen, die Zwölfzehigen sowie unförmige Glieder und Organe die Regel und nicht die Ausnahme sind«, erinnerte sie sich. Sie verspürte den Wunsch, »sie in einen Waschkessel zu tau-

47 Mary H. Fee: *A Woman's Impressions of the Philippines*, Chicago 1910, S. 236.

48 W. Cameron Forbes: »Journals«, 19. Oktober 1907, 2, S. 324 f., Akte fMS Am 1365, Forbes Papers, Houghton Library, Harvard University, Cambridge, Mass.

49 W. B. Freer: *Philippine Experiences* (Anm. 13), S. 144.

chen«, hielt sich aber zurück, denn »Nächstenliebe beginnt daheim«.[50] Die Kombination aus somatischer Besorgnis, kultureller Selbstgefälligkeit und moralischer Unempfindlichkeit ist typisch. Ein solches Stillschweigen konnte allerdings nur so lange gewahrt werden, wie die in wachsendem Maße zutage tretende Last der Krankheiten bei Filipinos ganz allein deren Last war – also solange sie die Gesundheit von Weißen nicht zu gefährden schien. Daher wurde die Vernachlässigung alsbald in einen medizinischen Aktivismus umgewandelt.

Durch die Linse eines Mikroskops

Gegen Ende des 19. Jahrhunderts sah man die Immunität immer weniger als angeborene, unbestimmte Kraft und vermehrt als ein spezifisches, erworbenes Vermögen des einzelnen Organismus an. Parallel zum wachsenden Interesse am Mechanismus der Resistenz gegen bestimmte Krankheiten nahm auch die Fixierung auf das Aufspüren und die Isolierung der mikrobiellen Ursache eines jeden Leidens zu. Beide Entwicklungen künden vom Aufkommen des Labors als dem wichtigsten Ort für die Produktion und Systematisierung medizinischen Wissens. In dieser Phase nahm der Einfluß, den epidemiologische Untersuchung und klinische Beobachtung auf die Form ätiologischer Argumentation und immunologischen Denkens ausübten, langsam ab. Um Krankheiten zu verstehen, brauchte man ein Laboratorium – oder zumindest ein Mikroskop.[51] Louis Pasteur war nicht übermäßig daran interessiert, die ererbten natürlichen Immunitäten von Individuen oder Rassen zu dokumentieren; für ihn zählte eher der dynamische Charakter der erwor-

50 Conger: *Ohio Woman* (Anm. 19), S. 159, S. 51, S. 148.

51 Zur Geschichte der Immunologie siehe Anne Marie Moulin: *Le dernier langage de la médicine: Histoire de l'immunologie de Pasteur au Sida*, Paris 1991, bes. S. 24-36; und Arthur M. Silverstein: *A History of Immunology*, San Diego 1989. Von Warwick Anderson, Myles Jackson und Barbara Gutmann Rosenkrantz wurde jüngst die Ansicht vertreten, daß die Geschichte der Immunologie die heute diskreditierten Forschungsinteressen, wie beispielsweise die Untersuchung der rassebedingten Immunität, einschließen sollte: »Toward an Unnatural History of Immunology«, in: *J. Hist. Biol.* 27, 1994, S. 575-591. Zur Verbreitung des Labors in dieser Zeit, siehe Bruno Latour: *The Pasteurization of France*, Cambridge, Mass., 1988 (siehe in diesem Band S. 111-175).

benen Immunität. Er stellte die These auf, daß Individuen eine Resistenz gegen einen bestimmten Typus von Krankheitserregern erwerben, wenn der Keim das für ihn notwendige Substrat im Körper vollständig aufgezehrt hat. Nach dieser Erschöpfungstheorie waren Menschen lediglich ein anderes »milieu de culture«, und auch auf diesem Nährboden konnten die Keime an Entkräftung sterben.[52] Andere Forscher behaupteten, die Resistenz werde erworben, wenn die Produkte des bakteriellen Stoffwechsels konzentriert genug seien, um den Krankheitserreger zu vergiften. Diese Theorie, die in den 1880er Jahren viel Zuspruch fand, stützte sich auf die Vermutung, die Bakterien würden letztlich an Selbstvergiftung eingehen und die Bakteriengifte würden das Individuum vor späteren Anfällen schützen.[53]

Obwohl sich Erschöpfungstheorie und die Vorstellung einer Selbstvergiftung der Bakterien an Ärzte wandten, die darin geübt waren, physiologische Vorgänge unter dem Gesichtspunkt der Regelung von Aufnahme und Ausscheidung zu verstehen, wurden diese beiden konventionellen Schemata bis zum Ende des Jahrhunderts durch ein aktiveres und mechanistischeres Immunitätsverständnis verdrängt. George M. Sternberg, später Leiter des Sanitätswesens der Vereinigten Staaten im Spanisch-Amerikanischen Krieg, hatte bereits 1881 vermutet, daß »die lebenswichtigen Abwehrkräfte des Protoplasmas« gebildet werden könnten – und daß diese erworbene Veränderung von den Zellen des Individuums (wenn nicht gar der Rasse) geerbt werde. Er vertrat daher die Ansicht, daß »der Schutz vor Gelbfieber, der aus der Akklimatisierung hervorgeht – wenn es so etwas wie Akklimatisierung unabhängig von einem akuten Auftreten der Krankheit tatsächlich gibt –, offenbar eine Verträglichkeit ist, die durch wiederholten Kontakt mit dem Gift in Dosierungen erworben wurde, die nicht ausgereicht hatten, um ein

52 Louis Pasteur: *Œuvres de Pasteur*, hg. von Pasteur Valéry-Radot, 7 Bde., Paris 1922-1939, Bd. 6, S. 315. Zu einer Kritik an Pasteur, die Metchnikoff antizipiert, siehe G. M. Sternberg: »What Is the Explanation of the Protection from Subsequent Attacks, Resulting from an Attack of Certain Diseases, and of the Protective Influence of Vaccination against Smallpox«, in: *Amer. J. Med. Sci.* 18, 1881, S. 373-378.

53 M. von Nencki: »Über die Lebensfähigkeit der Spaltpilze bei fehlendem Sauerstoff«, in: *J. Prakt. Chem.* 9, Mai 1879, S. 337-358; zitiert bei Silverstein, *History of Immunology* (Anm. 51), S. 19.

akutes Auftreten auszulösen«.[54] Dementsprechend ordnete Sternberg die Anpassung an eine fremde Umgebung, die Impfung mit einem abgeschwächten Virus und das akute Auftreten einer bestimmten Krankheit in dieselbe Kategorie ein. Die Abwehrkräfte gegen die soeben erst entdeckten pathologischen Organismen schienen nun immer mehr von einem früheren, oft nicht symptomatisch verlaufenen Auftreten der Krankheit beim Individuum abzuhängen und immer weniger von irgendeiner rassenspezifischen Ausstattung.

Elie Metchnikoff beschrieb 1884 erstmals die Phagozytose: Er zeigte wandernde weiße Zellen, die fremde Mikroorganismen aufnahmen und verdauten.[55] Viele faßten dies so auf, als könne man Immunität auf die Tätigkeit von weißen Zellen beschränken. Ungefähr zur gleichen Zeit behauptete Hans Buchner, die »reaktiven Veränderungen« in den »Integralzellen« eines Individuums gewahrten Schutz vor einem späteren Eindringen der angreifenden Mikrobe.[56] Im Jahr 1890 verwendeten Emil von Behring und Shibasaburo Kitasato ein Serum, um Tiere gegen Tetanus zu immunisieren, und lösten damit eine Suche nach den spezifischen Antikörpern gegen krankmachende Organismen aus.[57] Im selben Jahr isolierte E. H. Hankin ein reaktives, abwehrendes »Proteid«, ein Globulin aus der Milz und den Lymphknoten: Hankin unterschied eine »chemische Immunität« (ausgehend von den Produkten lebender Mikroben) und eine »Impf-Immunität« (ausgehend von der In-

54 Sternberg: »Explanation of Protection« (Anm. 52), S. 377.

55 Elie Metchnikoff: »Über eine Sproßpilzkrankheit der Daphnien ...«, in: *Virchows Arch.* 96, 1884, S. 177-195; übersetzt als »A Disease of Daphnia Caused by a Yeast: A Contribution to the Theory of Phagocytes as Agents for Attack on Disease-Causing Organisms«, in: Thomas D. Brock (Hg.), *Milestones in Microbiology*, Englewood Cliffs, N. J., 1961, S. 132-138. Siehe auch E. Metchnikoff: *Lectures on the Comparative Pathology of Inflammation*, London 1893. Zu einer Erörterung des intellektuellen Kontexts, siehe Alfred I. Tauber und Leon Chernyak: *Metchnikoff and the Origins of Immunology. From Metaphor to Theory*, New York 1991.

56 H. Buchner: *Eine neue Theorie über Erzielung von Immunität gegen Infectionskrankheiten*, München 1883.

57 E. von Behring, S. Kitasato: »Über das Zustandekommen der Diphtherie-Immunität und der Tetanus-Immunität bei Thieren«, in: *Deutsche med. Wochenschrift* 16, 1890, S. 1113 f.; übersetzt als »The Mechanism of Immunity in Animals to Diphtheria and Tetanus«, in: Brock, *Milestones in Microbiology* (Anm. 55), S. 138-140.

jektion des abgeschwächten Virus).[58] Die Untersuchungen zur Immunität waren reduktionistischer und interventionistisch geworden; allgemein herrschte die Erwartung, daß etwas getan werde könne, um die unzulängliche Immunreaktion des Individuums zu ergänzen.

Da die Immunität eher eine spezifische Reaktion auf eine auslösende Ursache zu sein schien – noch dazu eine Reaktion, die sich im Laufe des Lebens eines Individuums wandelte –, sah man sie weniger als ein unveränderliches Merkmal der Rasse. Der Erblichkeit wurde dennoch eine begrenzte Rolle eingeräumt. So brachte F. G. Clemow in seinem Buch *Geography of Disease* die gängige Meinung zum Ausdruck, daß eine physiologische Immunität, die in bezug auf bestimmte Keime oder Gifte erworben werde, »nicht bloß eine individuelle Immunität, sondern eine rassenspezifische Immunität [werden kann], die von Generation zu Generation übertragbar ist und tatsächlich dauerhaft besteht, solange der Mensch fortwährend in einer Atmosphäre mit diesen besonderen Organismen lebt«.[59] Kenneth MacLeod vertrat die Ansicht, daß »die in Indien angeborene Immunität, wenngleich nicht vollkommen, so doch unbestritten ist; ihre Ursache konnte noch nicht zufriedenstellend geklärt werden. Sie wurde auf winzige Dosierungen des ansteckenden Stoffes zurückgeführt, auch auf einen Schutz, der in der Säuglingszeit und Kindheit durch Kontakt mit der Krankheit verliehen wird, sowie auf eine rassebedingte Resistenz, die im Laufe von Generationen durch diese beiden Einflüsse erworben wird«.[60] In der ersten Auflage seine Buches *Infection and Immunity* aus dem Jahr 1903 räumte Sternberg ebenfalls noch ein, daß »die Negerrasse für Gelbfieber und die verschiedenen Malariafieber weniger anfällig ist als die wei-

58 E. H. Hankin: »Report on the Conflict between the Organism and the Microbe«, in: *Brit. Med. J.* 2, 12. Juli 1890, S. 65-68; ders.: »Cures for Infectious Diseases«, in: *Brit. Med. J.* 1, 28. Februar 1891, S. 456 f. Zur amerikanischen Rezeption dieser Forschung, siehe A. C. Abbot: »A Review of Some of the More Important Contributions to Our Knowledge upon Immunity and Infection«, in: *Med. News* 59, 1891, S. 534-540; und G. W. Finley: »Thoughts on Vital Resistance to Disease – Immunity, Natural and Acquired«, in: *JAMS* 26, 1896, S. 211-213.

59 F. G. Clemow: *The Geography of Disease*, Cambridge 1903, S. 5. Das vollständigste Kompendium vermeintlich rassebedingter Immunitäten findet sich bei Ripley: »Acclimatization« (Anm. 29).

60 MacLeod: »Scope and Aim« (Anm. 25), S. 295.

ße Rasse; andererseits sind die Pocken bei Negern und dunkelhäutigen Rassen in außergewöhnlichem Maße tödlich«. Er spürte allerdings, daß selbst dann, wenn es sich um eine echte rassebedingte Immunität handeln sollte, diese nur bedingt einen Wert hätte, da Hunger und andere »entkräftende Einflüsse« die »Menge abwehrender Proteide« verringern konnten oder die Abwehrkräfte durch sehr große Mengen von Keimen bezwungen werden konnten«.[61]

Während dieser Übergangszeit war der Nachweis einer Übertragung durch die eingeborenen Krankheitsträger entscheidend für die Erneuerung des medizinischen Verständnisses von rassebedingter Immunität. Amerikanische Ärzte des öffentlichen Gesundheitswesens widmeten sich, sobald sie auf den Philippinen ankamen, der Identifikation und Isolierung übertragbarer mikrobieller Krankheitserreger. Die Übertragung dieser Keime durch die Insektenpopulationen und Menschen der Region konnte immer effizienter und überzeugender nachvollzogen werden. Infolgedessen waren die Mediziner auf dem Archipel – als es soeben Allgemeingut zu werden begann, daß eine große Anzahl Filipinos *offenkundig* nicht gesund war – in der Lage, eine sehr verbreitete und bislang verborgen gebliebene Krankheitsübertragung unter den scheinbar »gesunden Einheimischen« aufzudecken: Im Blut von Filipinos der Ebenen, besonders bei Kindern, konnten nun »gewöhnlich« Malariaorganismen festgestellt werden.[62] Weston Chamberlain berichtete, daß 92,5 Prozent der Igorots Darmparasiten im Stuhl aufwiesen,[63] während 95,9 Prozent von 1000 Filipinos infiziert waren, wenn auch normalerweise asymptomatisch. P. E. Garrison behauptete, »einen der be-

61 George M. Sternberg: *Infection and Immunity, with Special Reference to the Prevention of Infectious Diseases*, New York 1903, S. 24. Bis in die 1920er hinein ist der Verweis auf die rassebedingte Immunität sehr selten, siehe jedoch Ralph W. Mendelson: »Natural Immunity to Infection and Resistence to Disease, as Exhibited by the Oriental, with Special Reference to Siamese«, in: *Philippine Journal of Sci.* 22, 1923, S. 115-123.

62 P. E. Garrison u. a.: »Medical Survey of Taytay«, in: *Philippine Journal Sci.* 4B, 1909, S. 257-268. Zur Entwicklung der Idee des Trägerstatus in den 1890er Jahren durch Robert Koch und William H. Park siehe Charles-Edward A. Winslow: *The Conquest of Epidemic Disease. A Chapter in the History of Ideas*, Madison 1980, Kapitel 16, S. 337-346.

63 Weston P. Chamberlain u. a.: »Examinations of Stools and Blood among the Igorots at Baguio, Philippine Islands«, in: *Philippine Journal of Sci.* 5B, 1910, S. 505-511.

merkenswertesten Fälle der Medizingeschichte« entdeckt zu haben, nämlich »eine nahezu ausnahmslos von tierischen Parasiten befallene Bevölkerung«.[64] Edward Lyman Munson, der »Laboreinrichtungen zur Erstellung von bakteriologischen Diagnosen im großen Stil nutzte«, gelangte beim Ausbruch der Cholera von 1915 zu der Auffassung, daß Überträger von Vibrionen »wohl nicht nur die zahlreichsten, sondern auch die heimtückischsten und gefährlichsten Infektionsherde sind«.[65]

Genau in dieser Zeit änderte auch Patrick Manson seine Auffassung zur Anfälligkeit für Typhus: 1914 beobachtete er, daß die »Eingeborenen« offenbar nicht mehr den Vorzug der Immunität hätten und die Krankheit »in allen Schichten keineswegs selten« sei.[66] Victor C. Vaughan berichtete 1915 in seinem Buch *Infection and Immunity*, daß die »Verschiedenheit zwischen den Rassen hinsichtlich der Anfälligkeit nicht so groß ist, wie man einst glaubte«: Gründlichere Forschung hätte ergeben, daß Malaria unter Afrikanern »in hohem Maße verbreitet« sei; und wenn es irgendeine Immunität gegen Gelbfieber gebe, so werde diese durch Lichteinwirkung im Kleinkindalter erworben.[67] Aldo Castellani und Albert Chalmers zogen 1920 den Schluß, die einheimischen Rassen seien bestenfalls »teilweise immune Wirte, [die] als Reservoire oder Überträger dient« und es somit dem Parasiten ermöglicht, »seinen Lebenszyklus zu durchlaufen, ohne ausgesprochen pathologische Verände-

64 P. E. Garrison: »The Prevalence and Distribution of the Animal Parasites of Man in the Philippine Islands, with a Consideration of their Possible Influence upon Public Health«, in: *Philippine Journal of Sci.* 3B, 1908, S. 205.

65 E. L. Munson: »Cholera Carriers in Relation to Cholera Control«, in: *Philippine J. Sci.* 10B, 1915, S. 5, S. 9. Siehe auch Otto Shöbl: »Observations Concerning Cholera Carriers«, in: *Philippine J. Sci.* 10B, 1915, S. 11-17.

66 Patrick Manson: *Tropical Diseases. A Manual of the Diseases of Warm Climates*, 5. Auflage, London 1914, S. 368.

67 V. C. Vaughan: *Infection and Immunity*, Chicago 1915, S. 179. Siehe ders.: »The Principles of Immunity and Cure in the Infectious Diseases«, in: *Transactions of the Pan-American Medical Congress, Washington 1893*, 2 Bde., Washington, D. C., 1895, Bd. 1, S. 152-165. Hans Zinsser erörtert die Begrenztheiten rassentypischer Immunitäten in: *Infection and Resistence: An Exposition of the Biological Phenomena Underlying the Occurence of Infection and the Recovery of the Animal Body from Infectious Disease*, 2. Auflage, New York 1922, Kapitel 3; er folgert ziemlich ausweichend, daß »es keineswegs sicher ist, ob es nicht vielleicht eine geringfügige, jedoch im Laufe von Generationen allmählich akkumulierende Vererbung der Immunität geben könnte« (S. 58).

rungen in dem Wirt hervorzurufen«.[68] Eine lokal ansässige Bevölkerung verfüge also bestenfalls über eine begrenzte klinische Resistenz gegen lokale Krankheiten: Gerade genug, um eine große Zahl von ihnen zu Trägern – nicht Opfern – derjenigen biologischen Erreger zu machen, für welche die fremden weißen Kolonisten nach wie vor unvergleichlich anfällig waren.

Als die Gesundheitsbehörden auf den Inseln die Filipinos als physisches Reservoire für Organismen der Tropenkrankheiten und Insekten als deren typische Überträger ausmachten, erkannten sie, daß der Schutz für die krankheitsanfälligen Amerikaner eine strengere Überwachung und Regelung der Kontakte mit Menschen- und Insektenpopulationen nötig machen würde. Die Filipinos wurden mit einer Waffe ausgestattet, die hinterhältiger war als jedes Gewehr – nur um sogleich wieder entwaffnet zu werden. »Die Filipinos sind niemals frei von ansteckenden Krankheiten der einen oder andern Art«, warnte Lieutenant Colonel Henry Lippincott, »und wir können nie ganz sicher sein, ob sie uns nicht eine Infektion bringen«.[69] Die Zugehörigkeit zu einer tropischen Rasse verlieh nicht mehr ausnahmslos eine vollständige Immunität gegen Tropenkrankheiten: Viel häufiger trug sie eine Mitschuld an der Übertragung lokaler Krankheitserreger. Wie sauber die Filipinos auch aussehen oder riechen mochten, man mußte ihnen dennoch mißtrauen. »Die Einheimischen halten ihre Hände nicht sauber, obwohl es heißt, sie wüschen ihre Körper täglich«, schrieb Surgeon Joseph A. Guthrie, »auf jeden Fall sind sie nicht mikroskopisch rein.«[70] Gerade als die fremde Umgebung den Amerikanern weniger als je zuvor wie eine allgemeine Bedrohung erschien, wurden die Fremden mit Krankheit und Tod infolge des Kontakts mit einer Palette der tropischen Fauna konfrontiert. Ein Großteil dieser Fauna war für sie unsichtbar, wurde nun aber umstandslos mit dem Vorhandensein von Insekten und Filipinos identifiziert.

68 Aldo Castellani, Albert Chalmers: *Manual of Tropical Medicine*, New York 1920, S. 115.

69 H. Lippincott an G. M. Sternberg, 31. März 1899, Akte 57592/A, S. 7, RG 112-E26, USNA.

70 Joseph A. Guthrie: »Some Observations while in the Philippines«, in: *JAMS* 13, 1903, S. 148.

Hatte eine frühere subklinische Exposition der Individuen – oder die Anpassung der Ahnen der Rasse – die Filipinos zu möglichen Reservoiren tropischer Krankheitserreger gemacht, so sah es für die Amerikaner nun danach aus, als würden unhygienische Sitten und Gebräuche der Rasse dafür sorgen, daß sich dieses Potential realisierte. Ein Bewußtsein von vermeintlich heimtückischen kulturellen Praktiken, insbesondere solchen in Verbindung mit der Defäkation und Nahrungsaufnahme stehenden, ergänzte das allmählich entstehende biologische Verständnis vom Erwerb und der Übertragung von Tropenkrankheiten. Die hygienischen Praktiken der Filipinos waren zwar lange Zeit als primitiv und töricht belächelt worden, doch nun erlangten diese rassenüblichen Sitten eine neue und beängstigende Bedeutung. Zuvor hatten diese Verhaltensmuster einfach nur die unerwartet schlechte physiologische Immunität der Rasse erklärt, jetzt suggerierten sie eine Gefahrenquelle für das vollkommen unvorbereitete Immunsystem der Weißen. Sitten und Gebräuche der Filipinos, einst lediglich Anlaß für amerikanische Selbstgefälligkeit, ließen zunehmend an Unreinheit und Gefährdung denken. In dem Umstand, daß die Filipinos die Regeln hygienischen Verhaltens anscheinend mißachteten, wurde mehr gesehen als ein formaler kultureller Unterschied oder eine Rechtfertigung für Verachtung und Vernachlässigung durch die Verwaltung. Vielmehr entstand der Eindruck, daß sie es unterließen, Vorsichtsmaßnahmen gegen die Infektion mit oder Verbreitung von krankmachenden Organismen zu befolgen, die für die Weißen überaus virulent waren.[71]

James A. LeRoy sah beim Filipino eine »erschreckende Unkenntnis hygienischer Grundsätze, was sein Haus und seine Mitmenschen angeht«, doch er hielt diese Unwissenheit immer noch hauptsächlich für ein Problem der Filipinos – sie erklärte die offensichtliche Schwächung der eigentlich erwarteten rassenspezifischen Immunität gegenüber lokalen Krankheitserregern.[72] Obwohl diese ungesunden Gewohnheiten vielleicht erklärten, warum es den Filipinos an Arbeitskraft mangelte, und ihre rassebedingte Unreife be-

71 Siehe Warwick Anderson: »Excremental Colonialism. Public Health and the Poetics of Pollution«, in: *Crit. Inquiry* 21, 1995, S. 640-669.

72 LeRoy: *Philippine Life* (Anm. 13), S. 54.

legten, führten sie bei LeRoy nicht zur Besorgnis. Andere Amerikaner fingen jedoch an, die Nähe erkrankter Filipino-Körper und das »Krankheiten verbreitende« Filipino-Verhalten als physische Bedrohung zu empfinden. Edith Moses war der Meinung, ihr Haus in einen »hygienischen« Zustand zu bringen, verlange die »ständige Beaufsichtigung« von »zwölf unwissenden, abergläubischen Orientalen«; um die Ausbreitung von Keimen zu verhindern, bespritzte sie die ›China‹ Boys und Filipinos mit Desinfektionsmitteln. »Ich beschrieb ihnen einen Cholerakeim, so daß ihre Augen aus Furcht hervortraten … Sie gehen mit fest zusammengekniffenen Mündern herum, wagen es kaum, sie zu öffnen, damit keine Mikrobe hineinschlüpft.«[73] Nur wenige Schilderungen des häuslichen Lebens in den Kolonien aus dieser Zeit kommen ohne eine Erörterung des hinterhältigen Verhaltens und der Körperlichkeit von Dienstboten aus.

Idealerweise würde man die neue Forschung über die individuelle Immunreaktion auf spezifische Krankheiten bald dazu nutzen können, jedermann mit einem passenden Vorrat an Antikörpern und weißen Zellen auszustatten. Paul Freer rühmte Experimente, die auf der Theorie basierten, daß »eine natürliche Immunität gestärkt werden könnte oder eine Immunität, die kaum vorhanden ist, durch die Zugabe von Zellen oder der Produkte dieser Zellen zutage gefördert und abwehrwirksam gemacht werden könnte«.[74] Zur Verfolgung dieses Ziels produzierten die Serumlabore des Bureau of Science eine enorme Vielfalt von Versuchsimpfstoffen – aber ihr Nutzen blieb begrenzt. Ob nun aus technischen, finanziellen oder administrativen Gründen – die Gesundheitsbehörden verließen sich weiterhin auf Vorschriften zur persönlichen Hygiene, um die Übertragung von Krankheitserregern zu kontrollieren, anstatt den Versuch zu machen, einen automatischen immunologischen Schutz herbeizuführen, der solche Regeln richtigen Verhaltens medizinisch erübrigen würde. Bis 1915 war die Schutzimpfung gegen Pocken das einzige größere Programm biologischen Schutzes auf dem Archipel.

Da es eine durch biologische Produkte verliehene Immunität nicht gab, sprachen die Gesundheitsbeamten wiederholt – und un-

73 Moses: *Unofficial Letters* (Anm. 44), S. 222.

74 P. C. Freer: »Modern Theories of Immunity« (Anm. 12), S. 75. Zu einer typisch zuversichtlichen Darstellung des Potentials dieses Forschungsfeldes siehe W. M. Haffkine: »On Preventive Inoculation«, in: *J. Trop. Med.* 2, 1899, S. 322-327.

geschönt – von der Notwendigkeit strenger sozialer Kontrolle auf den Philippinen. »Solange dem Orientalen erlaubt war, von Krankheiten gebeutelt herumzulaufen, war er eine ständige Gefahr für den abendländischen Menschen, der sich an die Idee klammerte, er könne sich in einem kleinen, von Krankheiten umzingelten Kreis gesund erhalten«, erinnerte sich Dr. Victor G. Heiser. Außerdem, so fuhr der Direktor des Bureau of Health fort, sollte es »den Arbeitgebern von Arbeitskräften in den Kolonien einleuchten, daß Menschenleben einen unmittelbaren Geldwert haben«, da »jede erfolgreiche kommerzielle Entwicklung« der Inseln die gesunde Arbeitskraft des Filipinos erfordere.[75] Wenn »die schwachen, mickrigen Körper ... in eine gesunde, kräftige Rasse verwandelt« werden sollten,[76] müßte der Orientale ungeachtet aller Hindernisse »hygienisiert« werden. Die medizinische Überwachung des persönlichen Verhaltens und sozialen Lebens der Filipinos würde deshalb einen mehrfachen Nutzen haben. Während »es früher üblich war, die eingeborene Bevölkerung mit Hilfe einer Whiskeyflasche, der Bibel und der Krag zu ›zivilisieren‹«, würden es die Gesundheitsbehörden auf den Inseln mit modernen Techniken der Gesundheitserziehung und Beaufsichtigung probieren.[77]

Auch wenn sich die Amerikaner auf den Philippinen gern als weit wissenschaftlicher und fortschrittlicher einstuften als andere Imperialisten, standen sie mit der neuen Aufmerksamkeit für die Kontrolle persönlichen Verhaltens nicht allein da. Kenneth McLeod vom Indian Medical Service hatte unlängst beobachtet, daß »indische Einheimische für die Infektion mit der Pest leicht empfänglich zu sein scheinen, die Europäer hingegen eine vergleichsweise Immunität aufweisen, obwohl sie nicht völlig unempfänglich dafür

75 Victor G. Heiser: *An American Doctor's Odyssey. Adventures in Forty-Five Countries*, New York 1936, S. 37. Angesichts derart ausgeprägter Ähnlichkeiten zwischen der Tropenhygiene und der Medizin der Berufskrankheiten hat Heisers spätere Karriere beim Nationalverband der Fabrikanten eine gewisse Logik. Siehe Warwick Anderson: »Victor G. Heiser«, in: *American National Biography* (im Erscheinen).

76 H. L. Kneedler an Woodrow Wilson, 13. März 1913, Akte 2394-35, RG 350, USNA. Kneedler war ein Arzt, der seit der amerikanischen Besetzung auf den Philippinen praktiziert hatte.

77 Victor G. Heiser: *An American Doctor's Odyssey* (Anm. 75), S. 47. [*Krag*, umgangssprachlich für Krag-Jørgensen: Nach den norwegischen Entwicklern Krag und Jørgensen benanntes Gewehr; *Anm. d. Ü.*]

sind ... Diese Immunität ist zweifellos eine hygienische Immunität, die einem persönlichen, häuslichen und sozialen Leben mit mehr Reinlichkeit und vielleicht auch Umständen und Gewohnheiten zuzuschreiben ist, die eine Infektion erschweren«.[78]

Weitere Beispiele, die das stärker werdende Gewicht der Kultur in den Erklärungen für die Krankheitsanfälligkeit eines Individuums verdeutlichen, lassen sich mühelos finden. C. W. Daniels beobachtete in Britisch-Guyana: »Man kann nicht behaupten, daß die Rasse per se vor diesen Parasiten [*filariae*] schützt, da gut bekannt ist, daß keine Rasse immun ist und die Inder unter dafür günstigen Bedingungen mehrfach befallen werden können. Wir müssen deshalb fragen, welche Unterschiede bei den rasseeigenen Gewohnheiten für den unterschiedlich hohen Anteil an Menschen verantwortlich sind, die befallen werden, obwohl sie unter den gleichen klimatischen Bedingungen leben.«[79] Martin Hahn glaubte, wie viele andere, die Antwort darauf zu haben: Jeder offensichtliche rassenspezifische Unterschied in der Krankheitsanfälligkeit bestehe nur deshalb, weil »die eine Rasse hygienischer und intelligenter lebt als die andere«.[80] Dementsprechend schien die Kontrolle des persönlichen Verhaltens und der sozialen Interaktion, ob verinnerlicht oder verordnet, überall eine neue Aussicht auf Eindämmung der Krankheitsübertragung zu bieten.

Einsetzend mit den ersten Jahren des 20. Jahrhunderts und mit mehr Nachdruck nach 1910 forderten die Gesundheitsbeamten auf den Philippinen alle Rassen auf, diese »hygienische Immunität« zu erwerben – Filipinos, um die unvollständige physiologische Immunität, die jemanden zum Krankheitsträger mache, zu ergänzen, und Amerikaner, um ihre gänzlich fehlende klinische Resistenz aufzubauen. Wenn die vermeintlich unhygienischen »Sitten und Gebräuche« der Filipinos unterdrückt oder verändert werden konnten, würde sich diese Rasse möglicherweise weniger Krankheiten einhandeln und sie seltener übertragen – da sie letztlich zwangsläufig besser immunisiert wäre. Dies würde vermutlich zu Verbesserungen im Gesundheitszustand und zur Erhöhung der Arbeitsproduktivität

78 Mac Leod: »Scope and Aim« (Anm. 25), S. 296.

79 C. W. Daniels: »Filariae and Filarial Disease in British Guiana«, in: *J. Trop. Med.* 1, 1898, S. 15.

80 Martin Hahn in: Kolle und Wassermann, *Handbuch*, Band 1; zitiert bei Vaughan: *Infection and Immunity* (Anm. 67), S. 179.

führen und eine biologische Gefahr für die Ausländer beseitigen. Die Amerikaner hingegen benötigten weiterhin ihre altmodischen Kuren und Diätpläne, um ihre Abwehrkräfte – auf irgendeine unklare Weise – aufzubauen.[81] Auf der Straße zu den sanft geschwungenen Hügeln von Baguio sollte also noch einige Jahre reger Betrieb herrschen.

Mit der Entwicklung von Programmen, welche die Sitten und Gebräuche der Filipinos ändern sollten (entweder durch Erziehung oder Überwachung), versuchte das Bureau of Health, ein Mißtrauen gegenüber dem Körper und dessen Produkten, eine Furcht vor persönlichen Kontakten und Respekt vor der amerikanischen Amtsgewalt in Hygienefragen einzuschärfen.[82] Die Kolonialbehörden nahmen sich die Toilettenpraktiken, den Umgang mit Nahrungsmitteln, Ernährungsgewohnheiten und den Hausbau vor; sie bauten die Märkte um, indem sie den hygienischeren Beton verwendeten, und schafften die unhygienischen Volksfeste ab; sie maßten sich an, Filipinos willkürlich zu untersuchen und sie nach eigenem Ermessen zu desinfizieren, auszuräuchern und medikamentös zu behandeln. Die neuen Methoden der Krankheitsprävention sanktionierten die Neuordnung des Alltagslebens und des persönlichen Wissens, wie es das auf dem Archipel nie zuvor gegeben hatte. Der Kreuzzug für Reinlichkeit verschärfte soziale Gegensätze (und legitimierte rassische Kategorien) auf den Philippinen, trennte Kolonisierte und Kolonisatoren noch stärker, schied die Kranken von den Gesunden und einheimische Krankheitsträger von nichtimmunen Ausländern. Es wäre ein vergeblicher Aufwand gewesen, hätte man dieses Vorhaben in den ersten Jahren der amerikanischen Besetzung durchführen wollen: Die neue Kolonialmacht war noch nicht ausreichend organisiert, um überzeugen zu können, und sie hatten zu wenige Abgesandte in der Kolonie, um einen wirksamen

81 Die Beibehaltung alter Präventivmaßnahmen ähnelt dem therapeutischen Konservatismus, der bei John Harley Warner beschrieben wird: *The Therapeutic Perspective. Medical Practice, Knowledge, and Identity in America, 1820-1885*, Cambridge, Mass. 1986.

82 Diese Methoden werden eingehend beschrieben bei Warwick Anderson: »Colonial Pathologies. American Medicine in the Philippines, 1898-1920« (Ph. D. Dissertation, University of Pennsylvania 1992), Kapitel 3. Siehe auch Nicholas Thomas: »Sanitation and Seeing. The Creation of State Power in Early Colonial Fiji«, in: *Comp. Stud. Soc. Hist.* 32, 1990, S. 149-170.

Apparat für die Überwachung aufbauen zu können. Die Ausdehnung der Herrschaft über den Archipel jedoch erlaubte ein solches Eingreifen schon bald – was die koloniale Autorität selbst noch weiter stärken sollte. Und natürlich hatte die Politik der Erziehung und Überwachung auch andere Vorteile. Ihr Ziel, die Selbstkontrolle unter den Filipinos zu fördern, bot sowohl die Möglichkeit, die Behörden von größeren Reformen des Siedlungsraums und der Gesellschaft freizusprechen (verhieß also große finanzielle Einsparungen, die den Überlegungen eines Kolonialverwalters nie ganz fernlagen), als auch die Möglichkeit, der neuen Wissenschaft von der Krankheitsverursachung, Übertragung und Ansteckung auf die progressivste Art und Weise zu entsprechen.

Die meisten Amerikaner auf den Philippinen glaubten, es würde viele Generationen in Anspruch nehmen, die traditionellen Sitten und Gebräuche – anscheinend fast ebenso charakteristisch für die Rasse wie ihre Pigmentierung – durch einen hygienisch besser geregelten amerikanischen Lebensstil zu ersetzen. Die Ärzte der Kolonie hielten sich im allgemeinen an eine implizit Lamarcksche Dynamik, da sie der Ansicht waren, daß die hygienischen Gewohnheiten, die für weiterentwickelte Rassen bezeichnend seien, über Generationen hinweg vererbt werden könnten, wenn die Filipinos sie einmal erworben hätten.[83] Doch selbst diese verhältnismäßig optimistische Annahme mußte beträchtliche Unwägbarkeiten hinsichtlich des Zeitrahmens irgendeines Wandels in Kauf nehmen. Der allgemeine Fehlschlag, den Filipinos amerikanische Gewohnheiten der Exkretion beizubringen, wurde von Allan McLaughlin mit der Feststellung bedauert, daß »es eine lange Zeit dauern wird, die Gewohn-

83 Zum Neolamarckismus dieser Zeit siehe Peter J. Bowler: *Evolution. The History of an Idea*, Berkeley 1984, S. 243-253; und George W. Stocking, Jr.: »Lamarckianism in American Social Science, 1890-1915«, in: *Race, Culture, and Evolution. Essays in the History of Anthropology*, New York 1968, S. 234-269. Nach 1910 bestritt Franz Boas das Argument physisch argumentierender Anthropologen, die kulturellen Errungenschaften seien das Resultat der konstitutionellen Zusammensetzung der Rasse, aber sein Einfluß reichte damals eindeutig nicht bis zu den Philippinen. Siehe Franz Boas: *Mind of Primitive Man*, rev. Auflage, New York: Macmillan 1938 [1911]. Sein Werk spiegelt die zunehmende Würdigung der historischen Einflüsse auf die Kulturformen der Völker. Siehe auch George W. Stocking, Jr.: »Franz Boas and the Culture Concept in Historical Perspective«, in: *Race, Culture, and Evolution* (Anm. 83), S. 195-233; und Stephen Horigan: *Nature and Culture in Western Discourses*, New York 1988.

heiten der Menschen komplett zu ändern, und es wird wahrscheinlich eine weitere Generation nötig sein, um das Werk zu vollenden«.[84] Als die »einheimische Gewohnheit«, mit den Fingern zu essen, nicht einfach unterdrückt werden konnte, sah Heiser »Jahre entmutigenden Kampfes« voraus, »bevor sie von einer so starren Gewohnheit abgebracht werden können, deren Gefahr bislang völlig außerhalb ihres Verständnisses liegt«.[85] Dr. Thomas W. Jackson, der »von philippinischen Nachbarn umgeben« in einer Provinzstadt gelebt hatte, wo es unmöglich gewesen war, »sich einer genauen Kenntnis ihrer Lebensweise zu entziehen«, schloß sich dem allgemeinen Pessimismus an.[86] Die ersten sieben Jahre amerikanischer Herrschaft hatten für den Zustand des Marktes, bei der Beseitigung von Müll und bei »so persönlichen Gewohnheiten wie Defäkieren, Urinieren, Husten und Mit-den-Fingern-Essen« nur wenige Verbesserungen gebracht. Jackson schloß daraus, daß zwar die Lehre von den Hygieneprinzipien die »notwendige und vorbereitende Grundlage« für die Krankheitsprävention sein mag, daß aber die Einführung solcher Hygienelehren »in die Haushalte über die Schulkinder ganz bestimmt ein langsamer und mühseliger Vorgang sein wird, der binnen einer Generation wohl kaum Ergebnisse zeitigen kann«.[87] Bis die Lebensweise der Filipinos wirklich reformiert wäre, würde zweifellos noch für viele weitere Jahrzehnte eine amerikanische Gesundheitsverwaltung nötig sein. Und bis die Erziehungsprogramme die lokale Hygienekultur auf ein höheres Niveau gehoben hätten, würden die Kolonialbehörden dafür sorgen, daß die Filipinos wiederholt inspiziert, isoliert und mit Desinfektionsmitteln behandelt wurden.

Besonders bezeichnend für die neue Tropenhygiene war vielleicht das Anliegen, augenscheinlich »gesunde Einheimische« als einen Krankheitsherd zu identifizieren. Einst hatte man gemeint, die Filipinos seien gegen Typhus vollkommen immun; nun war ihre Rasse der glaubwürdige Beweis ihrer Keimträgerschaft. Als die Krankheit

84 Allan J. MacLaughlan: »The Suppression of a Cholera Epidemic in Manila«, in: *Philippine J. Sci.* 4B, 1909, S. 55.

85 Victor G. Heiser: »Unsolved Health Problems Peculiar to the Philippines«, in: *Philippine J. Sci.* 5, 1910, S. 176.

86 Thomas W. Jackson: »Sanitary Conditions and Needs in Provincial Towns«, in: *Philippine J. Sci.* 3B, 1908, S. 432.

87 Ebd., S. 435 f.

zwischen Juli und Oktober 1909 in Camp Eldridge ausbrach, versuchte der Arzt des Armeepostens, die Herkunft der Infektion zu ermitteln. Die ersten Verdächtigen waren »Eingeborene« in der Nähe, doch der Präsident des Board of Health vor Ort, »Arzt und seit 1902 amerikanischer Einwohner der Stadt«, wußte nichts von neueren Typhusfällen in Los Baños.[88] Danach richtete sich die Aufmerksamkeit auf das Aufspüren von »einem oder mehreren Ausscheidern von Typhusbazillen im Kommando« – doch sämtliche Fäkalproben waren negativ. Der Postenarzt glaubte trotzdem, es sei angebracht, dafür zu sorgen, daß zusätzliche Maßnahmen »ergriffen werden, um die Verunreinigung des Essens durch die Exkrete zu verhindern«. An den Latrinen postierte Wachen achteten darauf, daß »alle Ablagerungen umgehend mit einer großzügigen Schicht trockener Erde bedeckt wurden und daß jeder Mann seine Hände nach der Defäkation in einer einprozentigen Tricresol-Lösung wusch«. Alle Speisen und Nahrungsmittel wurden vor Fliegen abgeschirmt; Trinkwasser wurde gründlich abgekocht; die Verwendung rohen Gemüses aus der Region war strikt untersagt; und »zwei Einheimische, die in der Kompanie als Tellerwäscher beschäftigt waren, wurden entlassen« – obwohl sie negative Proben abgegeben hatten.[89] Der Begriff »gesunder Einheimischer« verwies in der Praxis auf ein täuschendes Äußeres und besagte nicht, daß man in ihm keinen Krankheitsträger sah. Er implizierte normalerweise ein Begleitwort: »scheinbar«.

Die Ärzte ließen nicht nach, die Bedrohung durch die mikrobielle Pathologie aufzubauschen, die in den Körpern von Einheimischen lauerte. Malaria, die typischste der Tropenkrankheiten, liefert uns das beste Beispiel. Wo immer eine mikroskopische Untersuchung durchgeführt wurde, offenbarte sie, daß viele Filipinos eine »sogenannte latente Malaria« in sich bargen«.[90] Charles F. Craig, ein fleißiger Arzt in Fort William McKinley, suchte nach dem Grund für das häufige Vorkommen von Malaria unter einfachen Soldaten in seinem Armeeposten. Sein Argwohn veranlaßte ihn zuerst, Blutpro-

88 Chief Surgeon, Philippines Division, an den Surgeon General, Washington, D. C., 31. Dezember 1909, Akte 24508/120, S. 12, RG 112-E26, USNA. Siehe auch »Report on Typhoid Fever«, 30. September 1909, Akte 68075/73, RG 112-E26.

89 Chief Surgeon an den Surgeon General (Anm. 88), S. 13.

90 Charles F. Craig: »Observations upon Malaria. Latent Infection in Natives of the Philippine Islands«, in: *Philippine J. Sci.* 1, 1906, S. 525.

ben zu untersuchen, die »eher zufällig« bei einer Reihe von »Eingeborenen« aus der nahe liegenden Stadt genommen wurden. Sie zeigten, »daß in dieser Gemeinschaft sowohl bei Kindern wie bei Erwachsenen dieselbe allgemeine latente Infektion der Filipinos vorhanden war, die auch anderswo auf den Inseln festgestellt worden war«: 28 von 45 erwachsenen Filipinos und 87 von 180 Kindern hatten latente Infektionen.[91] Craig folgerte daraus, daß »es angesichts der bekannten Neigung der einheimischen Soldaten, außerhalb des Quartiers zu schlafen, und angesichts der bequem erreichbaren Häuser der Einheimischen, in denen ihre Frauen und Kinder untergebracht sind, die keinerlei Vorkehrungen gegen Moskitos treffen, nicht überraschend ist, daß latente Malaria existiert«.[92] Die Ergebnisse hatten den – jetzt durchweg verbreiteten – Eindruck bestätigt, daß »die größte Gefahrenquelle für den weißen Mann in einer Malariagegend durch die einheimische Bevölkerung, insbesondere die einheimischen Kinder gegeben ist«. Es sei infolgedessen »sinnlos« zu versuchen, »irgendeine Gegend von Malaria zu befreien, solange das einheimische Element in der Frage vernachlässigt wird«.[93]

Schlußfolgerungen

Kein Wunder, daß sich die Begeisterung von Shaler und anderen für eine »Negerkolonisierung« der Philippinen so schnell verflüchtigte. General G. W. Davis war einer derjenigen, die darüber nachgedacht hatten, »diese Rasse in großer Zahl auf den kongenialen Boden der Philippinen zu überführen, wo sie zur Entwicklung des Landes bei-

91 Ebd.

92 Charles F. Craig: »Report«, zitiert in Chief Surgeon, Philippines Division, an Surgeon General, Washington, D. C., 7. März 1908, Akte 24508/38, S. 10, RG 112-E26, USNA.

93 Charles F. Craig: »Observations upon Malaria« (Anm. 90), S. 525. Das bedeutet nicht, daß zuvor empfohlene umweltverbessernde Maßnahmen aufgegeben wurden. Man versuchte nach wie vor, Moskitos auszumerzen, und Gebäude und Schlafquartiere wurden so gründlich abgeschirmt wie nie zuvor. Darüber hinaus wurde an die Amerikaner in Gebieten, in denen die Malaria herrschte, prophylaktisch Chinin ausgegeben. Die Krankheitsvorbeugung blieb pragmatisch, aber das Repertoire des Beamten im Gesundheitswesen war größer geworden.

tragen könnte«.[94] T. Thomas Fortune hatte in *The Voice of the Negro* argumentiert, die schwarzen Amerikaner könnten auf den neuen Insel-Besitzungen die Fahne am besten hochhalten, denn »alles in allem ertragen die Afroamerikaner das Klima auf den Philippinen besser, und ihre Verständigung mit den Filipinos ist besser und hilfreicher als bei weißen Amerikanern«.[95] Doch die Überzeugung, daß schwarze Amerikaner und Filipinos für das Klima und die gesundheitlichen Bedingungen der Philippinen von Natur aus besser geeignet seien, war nun eher ein Grund zur Sorge als eine Rechtfertigung für Selbstgefälligkeit. Die alte Zuversicht in rassebedingte Immunitäten wich zunehmend der Befürchtung, daß es diesen Rassen an dem rechten Hygiene-Charakter mangele. Tatsächlich tauchten bald Zweifel auf hinsichtlich der »moralischen Standhaftigkeit« der Afroamerikaner und der bei ihnen wahrgenommenen Neigung, mit »einheimischen Frauen« zu »fraternisieren«.[96] Die Amtsärzte wiesen nun darauf hin, daß jede natürliche Nähe zu den Sitten und Gebräuchen der Filipinos, kombiniert mit irgendeinem kleinen, noch verbliebenen Vorteil bei der Krankheitsresistenz, wahrscheinlich dazu führen werde, nur noch mehr Überträger der in den Tropen verbreiteten Krankheiten hervorzubringen.

Durch die Begeisterung der Tropenärzte für die Jagd nach Mikroben und ihre ständige Beschäftigung mit dem Aufspüren von Verbreitungswegen für die »auslösende Ursache« einer jeden Krankheit kann die Hartnäckigkeit des Vererbungsdenkens in der Medizin in

94 George W. Davis' Bericht vom April 1902 wird ausführlich zitiert bei Joseph O. Baylen und John H. Moore: »Senator John Tyler Morgan and Negro Colonization in the Philippines, 1901-1902«, in: *Phylon* 24, Frühjahr 1968, S. 65-67. (Davis kam in seiner Reaktion auf den Kolonisierungsplan des Senators aus Alabama zu dem Schluß, daß der Plan unzweckmäßig sei.)

95 T. Thomas Fortune: »The Filipino«, in: *Voice of the Negro* 1, 1904, S. 93-99, S. 199-203, S. 240-246; Zitat auf S. 202 f. (Fortune war von Roosevelt im November 1902 dazu ausersehen worden, die Arbeitsverhältnisse und Beziehungen zwischen den Rassen in den Besitzungen auf den Inseln zu untersuchen; siehe E. L. Thornborough: *T. Thomas Fortune. Militant Journalist*, Chicago 1972.) Trotz der Begeisterung von Fortune scheint die US-Regierung das Interesse an der Idee spätestens Ende 1903 verloren zu haben, siehe Gatewood: *Black Americans* (Anm. 5), S. 317. Ein Befürworter freiwilliger Auswanderung war W. S. Scarborough: »The Negro and Our New Possessions«, in: *Forum* 34, 1901, S. 341-349; ein Gegner war Rienzi B. Lemus: »The Negro and the Philippines«, in: *Colored Amer. Mag.* 6, 1903, S. 314-318.

96 *Congressional Record*, 57th Cong., 1. Sitzung, 7. Mai 1902, S. 5103

den Hintergrund geraten. Bei genauerer Untersuchung stellt man nämlich fest, daß Theorien rassenspezifischer Veranlagung nach wie vor die Konturen für die neuen Krankheitskonzepte nahelegten – selbst wenn sich die derart von der Rasse vorgezeichneten Grenzen etwas verschoben haben: Die Immunität gegen lokale Krankheiten wurde anscheinend häufiger durch Exposition in der Kindheit erworben. Sie war eher partiell als komplett und wurde selten, wenn überhaupt, durch rassische Abstammung vererbt. Darüber hinaus wurde die physiologische Anpassung der lokalen Bevölkerung an lokale Krankheiten nicht mehr als reiner Segen betrachtet, zumindest nicht im Hinblick auf Fremde – denn sie hatte offenkundig ein Reservoir für die Mikrobenstämme der Region geschaffen (von denen viele für die Ausländer vollkommen neu waren). Gleichzeitig schien die Tendenz »primitiver« Rassen, sich die übertragbaren Erreger einzuhandeln, sie zurückzuhalten und zu verbreiten, wichtiger zu sein als jemals zuvor. Obwohl dieser Vorgang kulturellen Charakter hatte, wurde er – in guter vor-boasianischer Manier – als eine Verhaltensbereitschaft angesehen, die grundlegend über die rassische Abstammung organisiert war. Es waren nicht so sehr die alten Vorstellungen von rassisch unterschiedlichen Physiologien, die im frühen 20. Jahrhundert zum Hauptbezugspunkt im Kampf gegen Tropenkrankheiten wurden; Dreh- und Angelpunkt war vielmehr die als wesenhaft verstandene Rassekultur.

Bis 1910 hatten sich die amerikanischen Ideale hygienischen Verhaltens, wenn nicht sogar die amerikanischen Körper in den Tropen eingebürgert. Ein Vertrauen in Wissenschaft und Hygiene half dabei, die somatischen Ängste der fremden Rasse zu verdrängen, wenn auch nicht ganz zu beschwichtigen. Es sah immer mehr danach aus, als könne die weiße Rasse in den Tropen überleben, ohne zu degenerieren und ohne sich die lokalen Krankheiten einhandeln zu müssen, wenn sie den allgemein zum Standard gehörenden Hygienevorschriften folgte. Doch diese tröstliche Ordnung war auch eine politische Ordnung, denn der neue Optimismus implizierte die Macht, sich in die intimsten Aspekte des Privatlebens einzumischen. Wenn dieses große moderne Experiment mit der Mobilität einer Rasse gelingen sollte, würden sich die Filipinos – mehr noch als die amerikanischen Eindringlinge – der völligen Umstellung ihres persönlichen Verhaltens und ihrer Sozialbeziehungen fügen müssen. Indem sie Mikroben zu sozialen Akteuren aufbauten, machten amerikanische Ärzte den Körper und das Verhalten der Filipinos, beides im Rahmen angepaßter Rassentypologien interpretiert, zu Objekten unaufhörlicher medizinischer Untersuchung und Regulierung. Es war der Beginn der modernen Tropenmedizin.

Übersetzt von Karin Wördemann

Marouf A. Hasian, Jr.
Macht, medizinisches Wissen und die rhetorische Erfindung der »Typhoid Mary«

1938 lag eine Frau namens Mary Mallon in einem Hospital auf einer unzugänglichen Insel vor New York im Sterben. Obwohl sie niemals irgendeines Verbrechens angeklagt worden war, war sie mehr als zwei Jahrzehnte lang in North Brother Island inhaftiert worden: von der Gesundheitsbehörde der Stadt New York. Die Behörden erfuhren nie ihr genaues Alter oder ihren Geburtsort, aber Gesundheitspolitiker, Akademiker und Laien sollten sie als »Typhoid Mary« in Erinnerung behalten.[1] Angeklagt, mindestens 53 Fälle von Typhusfieber verursacht zu haben,[2] stand Mary Mallon um 1910 im Zentrum eines Wirrwarrs von rechtlichen, medizinischen und sozialen Kontroversen.

Mehr als ein halbes Jahrhundert lang war der Name Mary Mallon dann vorübergehend aus dem öffentlichen und juristischen Blickfeld verschwunden; nur gelegentlich interessierte sich jemand dafür, ihre Geschichte noch einmal zu erzählen.[3] Als die Ansteckungskrankheiten – wie etwa Polio, Pocken und Fleckfieber – nach dem Zweiten Weltkrieg praktisch ausgerottet waren, bildete die Legende der Typhoid Mary nicht viel mehr als eine anekdotische Fußnote in der umfassenderen Geschichte der Entwicklung des öffentlichen Gesundheitswesens. Doch mit den 1980er Jahren erlebte man das Auftauchen neuer Krankheiten wie Aids, und auch die amerikani-

1 J. S. Gordon: »The passion of Typhoid Mary«, in: *American Heritage* 45, 1994, S. 119-121; M. Graf: *The story of Typhoid Mary*, New York 1998; J. A. Mendelsohn: »›Typhoid Mary‹ strikes again. The social and the scientific in the making of modern public health«, in: *Isis* 86, 1995, S. 268-277; J. W. Leavitt, *Typhoid Mary: Captive to the public's health*, Boston 1996.

2 G. A. Soper: »The curious career of Typhoid Mary«, in: *Bulletin of the New York Academy of Medicine* 15, 1939, S. 698-712, hier S. 712.

3 M. F. King: »Typhoid Mary's secret«, in: *American Mercury* 91, 1960, S. 124-128; M. C. McLaughlin: »Mary Mallon: Alias Typhoid Mary«, in: *The Recorder* 40, 1979, S. 44-57; S. Walker: »Profiles: Typhoid carrier No. 36«, in: *The New Yorker* 10, 1935, S. 21-25.

schen Gemeinden und Städte haben es nun wieder zu tun mit Krankheiten und Fiebern, von denen man dachte, sie seien hauptsächlich ein Problem der »Dritten Welt«. Infolgedessen scheinen wir mit »der endlosen Wiederkehr des Geistes von Mary Mallon in den Medien und im kollektiven Gedächtnis« konfrontiert zu sein.[4]

Die zentrale These dieses Artikels lautet, daß Mallons Geschichte viel über die rhetorische Natur dessen zu erzählen hat, was Gesellschaften als »Krankheit« und als »Gesundheit« charakterisieren. Es gibt nicht eine einzige Wahrheit über Mallon, so Leavitt,[5] sondern »verschiedene Geschichten über sie und vielfältige Produktionsweisen ihrer verschiedenen Bedeutungen«.[6] Dieser Essay untersucht einige der Ursprünge und die fortgesetzte Prominenz mancher dieser Bedeutungen. Gestützt auf die Arbeit von Foucault,[7] Gilman,[8] Parmet, Jackson[9] und anderer Theoretiker, hoffe ich die kontingente Natur der Epistemologien des öffentlichen Gesundheitswesens aufzeigen zu können. Genauer möchte ich erhellen, wie eine Politik des Repräsentierens an dem Mechanismus beteiligt ist, der »widerspenstige« Patienten zu Sündenböcken macht, insbesondere in Zeiten bewußt erlebter medizinischer Krisen. Leavitt[10] hat meisterhaft erklärt, wieso reduktionistische Ansätze zur öffentlichen Gesundheit ergänzender Studien bedürfen, die den »beeinflussenden sozialen Kontext« in den Blick nehmen,[11] doch manchmal scheint sie davon auszugehen, daß nach Mallon »neue Theorien des öffentlichen Gesundheitswesens« mit einer »sozial sensibleren« Politik aufgetaucht seien.[12] In dieser Behauptung steckt viel Wahres, doch ich glaube,

4 R. Porter: »Book Review: Typhoid Mary«, in: *Nature* 383, 31. Oktober 1996, S. 781 f., hier S. 782.

5 Leavitt: *Typhoid Mary* (Anm. 1).

6 Ebd., S. 231.

7 M. Foucault, *Die Ordnung der Dinge: eine Archäologie der Humanwissenschaften*, Frankfurt am Main 1978.

8 S. L. Gilman, *Disease and representation: Images of illness from madness to AIDS*, Ithaca, NY, 1988.

9 W. E. Parmet, D. J. Jackson: »No longer disabled: The legal impact of the new social construction of HIV«, in: *American Journal of Law & Medicine* 23, 1997, S. 7-43.

10 J. W. Leavitt: »›Typhoid Mary‹ strikes back. Bacteriological theory and practice in early twentieth-century public health«, in: *Isis* 83, 1992, S. 608-629.

11 Ebd., S. 609.

12 Ebd., S. 629.

daß sogar Leavitt die ideologische Macht einiger dieser Konfigurationen unterschätzt. Ich schließe mich Gilmans Aussage an, daß das »infizierte Individuum niemals wertneutral ist, d. h. nur eine Person mit spezifischen pathologischen Anzeichen oder Symptomen«.[13] Wie ich im weiteren zeigen werde, waren die in den Mallon-Fall verwickelten Gesundheitsbeamten nur ein kleiner Bestandteil sehr viel umfassenderer Episteme,[14] die weiterhin im juristischen, medizinischen und öffentlichen Bereich zirkulieren.

Unsere Interpretation dieser Texte und ihrer sich verändernden Wertigkeiten beeinflußt nicht nur unsere Akzeptanz der öffentlichen Gesundheitspolitik, sondern auch unsere Anerkennung spezieller juristischer Rechte und Pflichten. Diese rhetorischen Konfigurationen ändern unser Denken über Fragen wie etwa die Einschränkung von bürgerlichen Freiheiten in Notsituationen und die medizinischen Vorgehensweisen, die mit dem Arrest und der Quarantäne von »Bazillenträgern« zu tun haben. Wie Gibbins Anfang 1998 beobachtete, liefert uns die Mallon-Geschichte einen Kontext, um über die »Zusammenhänge zwischen Wissenschaft, Medizin, persönlichen Freiheiten und gesellschaftlicher Autorität« nachzudenken.[15]

Medizinische Technologie, Bakteriologie und die Erfindung des »Typhusbazillenträgers«

Im frühen 20. Jahrhundert konkurrierte die Bakteriologie mit anderen wissenschaftlichen Ansätzen um die wissenschaftliche Legitimität innerhalb des öffentlichen Gesundheitswesens. Die Gesundheitsfunktionäre wußten, daß kranke Menschen die Krankheit verbreiten konnten, doch Forschungsarbeiten über Krankheiten, die von gesunden Personen übertragen werden konnten, wurden gerade erst veröffentlicht.[16] Vor 1900 hatten die vorherrschenden Ansätze zur wirkungsvollen Bekämpfung von Typhus auf die Not-

13 Gilman, *Disease and representation* (Anm. 8), S. 6 f.

14 Foucault, *Die Ordnung der Dinge* (Anm. 7), S. 87.

15 L. N. Gibbins: »Mary Mallon: Disease, denial, and detention«, in *Journal of Biological Education* 32, 1998, S. 127-132, hier S. 127.

16 A. M. Kraut: *Silent travelers: Germs, genes, and the »immigrant menace«*, New York 1994, S. 46 f.

wendigkeit verbesserter sanitärer Einrichtungen und der Versorgung mit sauberem Wasser aufmerksam gemacht.[17] Diese Veränderungen halfen, das Auftreten von Typhus signifikant zu verringern, doch zu Beginn des 20. Jahrhunderts gab es immer noch Tausende von Fällen. Was viele Gesundheitsfunktionäre verwirrte, war die Tatsache, daß es selbst in den saubersten und wohlhabendsten Gegenden manchmal zu Typhusausbrüchen kam. 1906 gab es allein in New York 3467 registrierte Typhusfälle, darunter 639 mit tödlichem Ausgang.[18] Gesundheitsinspektoren suchten verzweifelt nach Wegen, um die Öffentlichkeit vor dieser verheerenden Krankheit zu schützen. Als der deutsche Bakteriologe Robert Koch die theoretische Möglichkeit erwog, daß scheinbar »gesunde« Personen Typhus übertragen konnten, verbreitete sich die Neuigkeit über den Atlantik, und man überlegte, ob die bestehenden Programme vielleicht um spezielle mikrobische Ansätze erweitert werden mußten, die auf diese »Bazillenträger« zugeschnitten waren.[19] Einige Forscher waren überzeugt, daß unsaubere »Finger und die schmutzige Fliege« als »wichtigste Zwischenträger« an der Ausbreitung von Typhus beteiligt waren, doch sie gestanden auch die Schwierigkeit ein, Präventivmaßnahmen zu ergreifen.[20] Damit die neuen bakteriologischen Ansätze Glaubwürdigkeit gewannen, brauchten ihre Fürsprecher Beweise für die Wirksamkeit und Durchführbarkeit von öffentlichen Gesundheitsmaßnahmen, die auf individuelle »Bazillenträger« ausgerichtet waren.

Zwischen 1905 und 1915 erhielten die Bakteriologen die Publizität (und Legitimation), nach der sie suchten.[21] Die Entdeckung der »Typhoid Mary« als erster bekannter chronischer oder zeitweiser Typhusträgerin zeigte klar den potentiellen Nutzen, der daraus resultieren konnte, wenn man seine Ressourcen auf die Entdeckung von Individuen konzentrierte, welche die Typhus-Mikroorganismen

17 S. H. Adams: »Typhoid: An unnecessary evil«, in *McClure's* 25, 1905, S. 145-156.

18 Soper: »The curious career of Typhoid Mary« (Anm. 2), S. 699; Gibbins: »Mary Mallon« (Anm. 15), S. 127.

19 P. Wald: »Culture and carriers. ›Typhoid Mary‹ and the science of social control«, in: *Social Text*, 52/53 (3/4), Herbst/Winter 1997, S. 181-214, hier S. 181.

20 »Typhoid fever«, in: *Scientific American*, 8. Mai 1915, S. 428.

21 In Kalifornien wurden neue Regeln verabschiedet, weil »die Gesundheitsfunktionäre geplagt« waren von den vielen »›Typhoid Margarets‹ und ›Typhoid Annas‹ und ›Typhoid Williams‹« (»California's war on typhoid carriers«, in: *The World's Work* 34, 1917, S. 250 f., hier S. 250).

übertrugen. Das sich in jenem Jahrzehnt abspielende soziale Drama zwischen George Soper, Josephine Baker und Mary Mallon erregte die Aufmerksamkeit zahlreicher Fachleute im amerikanischen Gesundheitswesen. Soper, ein Ingenieur im Sanitary Corps der Armee, sollte den Ruf eines Experten für Typhus-Untersuchungen erlangen.[22] In den Annalen der Medizingeschichtsschreibung noch berühmter wurde Dr. S. Josephine Baker, eine Inspektorin im Gesundheitswesen.[23] Zum Unglück für Mary Mallon wurde sie eine von Bakers schändlichsten Entdeckungen.

Die meisten Chroniken des Mallon-Falles beginnen mit den Ereignissen, die sich 1906 abspielten. Im August jenes Jahres erkrankten in einem gemieteten Sommerhaus in Oyster Bay auf Long Island mehrere Mitglieder der Familie von Charles Warren an Typhus.[24] Der Eigentümer der Wohnung, George Thompson, zog Untersuchungsbeamte hinzu, da er Sorgen hatte, seine Mieteinnahmen zu verlieren. Nachdem einer der von ihm engagierten Experten, Soper, einige der potentiellen Ursachen von Typhus ergebnislos überprüft hatte, kam er zur Überzeugung, daß ein »Bazillenträger« in die Sache verwickelt sein müßte. Eine der Schlüsselfragen, die später oft übersehen wurden, war, *welcher* Typhusüberträger oder welches Typhusopfer für die Übertragung der Krankheit ursprünglich verantwortlich gewesen war. Soper wies 1909 generell die Möglichkeit zurück, das erste im Sommer 1906 an Typhusfieber erkrankte Opfer könne selbst der Bazillenträger

22 Soper sollte 1939 verkünden, daß er als »epidemischer Kämpfer« für den Staat New York betrachtet wurde (Soper: »The curious career of Typhoid Mary« [Anm. 2], S. 700). Ein Reporter der New York Times bemerkte 1915 daß die »Entdekkung von Mary Mallon den Anstrengungen von Dr. Soper geschuldet war« und daß dieser »mehr als irgend jemand sonst in diesem Land« das »Interesse am sogenannten Typhus-Träger« geweckt hatte (»›Typhoid Mary‹ has reappeared«, in: *The New York Times*, 4. April 1915, S. V3-V4, hier S. V-3.). Fünfundfünfzig Jahre später berichtete Sufrin, daß nach Mallons erneuter Inhaftierung »das Auftreten von Typhus auf ein paar hundert Fälle im Jahr zurückging, was vor allem das Verdienst von Soper war« (M. Sufrin: »The case of the disappearing cook«, in: *American Heritage* 21, 1970, S. 37-43, hier S. 43).

23 Eine ausgezeichnete Erörterung von Bakers Rolle beim Umgang mit Typhus findet sich in Walker: »Profiles: Typhoid carrier No. 36« (Anm. 3). In diesem Kommentar im *The New Yorker* wird Soper kaum erwähnt.

24 G. A. Soper: »The extraordinary trail of death and disease left by Mary Mallon«, in: *The New York American*, 20. Juni 1909, S. V-6; Sufrin: »The case of the disappearing cook« (Anm. 22), S. 37.

gewesen sein.[25] Sopers unermüdliche Suche nach den bakteriologischen Ursachen der Oyster-Bay-Fälle führte ihn zu dem Schluß, daß eine der Köchinnen für die Verbreitung des Typhus verantwortlich sein könnte. Durch eine lokale Agentur gewann er Zugang zu einigen Beschäftigungsakten von Mary Mallon, und im März 1907 begegnete er ihr schließlich persönlich. Soper beschrieb sie als »eine irische Frau, ungefähr vierzig Jahre alt, groß, grob, unverheiratet«.[26] Später behauptete er, einer ihrer Arbeitgeber habe angemerkt, daß Mallon »nicht besonders sauber war«.[27] Offenbar nicht ahnend, daß sie unter Verdacht stand, hatte Mallon die Oyster Bay kurz nach dem Ausbruch des Typhus verlassen. Soper fand sie in einem Haus an der Park Avenue, wo die Tochter und ein Dienstmädchen des Besitzers unter Typhusfieber litten. In einem Artikel, den er im Juni 1907 im *Journal of the American Medical Association* veröffentlichte, erklärte Soper, daß sie sich anfänglich »weigerte«, mit ihm »zu sprechen« oder mit »irgend jemandem über sich oder ihre Geschichte, außer über Dinge, von denen sie wußte, daß sie bereits bekannt waren«.[28]

Dieser Bericht von Mallons Wiederentdeckung wurde mit jeder erneuten Wiedergabe umfangreicher. In einer Version der Geschichte ging Soper in die Küche, wo Mallon arbeitete, erklärte ihr, was es bedeutete, ein Typhus-»Träger« zu sein, und daß er »Proben von ihrem Urin, Stuhl und Blut« haben wolle.[29] Eine wütende Mallon habe daraufhin angeblich »eine Tranchiergabel gepackt« und ihn aus dem Haus »verjagt«.[30] Mehrere Tage später, diesmal begleitet von einem New Yorker Arzt namens Raymond Hoobler, versuchte Soper erneut, Mallon vor Typhus zu warnen, und legitimierte sein

25 Viele der Opfer in Oyster Bay waren wohlhabende Gäste von Sopers Auftraggeber, und Sopers Erzählung wurde allzuoft unkritisch nacherzählt. Soper war sicher, daß keiner »der nachfolgenden Fälle offenbar vom ersten resultierte« (G. A. Soper: »The work of a chronic typhoid germ distributor«, in: *Journal of the American Medical Association* 48, 1907, S. 2019-2022, hier S. 2019). Mehrere Jahre später erklärte er, daß er nicht in der Lage gewesen war, einige der Familien, die in der Park Avenue wohnten, zu befragen, weil »sie von Kummer niedergeschmettert« waren (»›Typhoid Mary‹ has reappeared« [Anm. 22], S. V-3.).

26 Soper: »The extraordinary trail of death« (Anm. 24), S. V-6.

27 Ders.: »The curious career of Typhoid Mary« (Anm. 2), S. 701.

28 Ders.: »The work of a chronic typhoid germ distributor« (Anm. 25), S. 2021.

29 Ders.: »The curious career of Typhoid Mary« (Anm. 2), S. 704.

30 Gordon: »The passion of Typhoid Mary« (Anm. 1), S. 120.

Handeln, indem er darlegte, daß »Mary eine große Epidemie auslösen könnte«.[31] Soper, inzwischen davon überzeugt, daß er noch mehr Hilfe benötigte, sprach sowohl mit dem New Yorker Gesundheitsbeauftragten Thomas Darlington als auch mit Hermann M. Briggs von der Gesundheitspolizei. Dieser Schritt mag teilweise dadurch motiviert gewesen sein, daß Soper erkannte, daß er selbst in keiner offiziellen Funktion für die Stadt handelte.

Er muß wohl überzeugend gewirkt haben, denn beide, Darlington und Briggs, baten nun Dr. Josephine Baker, sich Mary Mallon anzusehen. Mit dem Gefühl, alle anderen Hilfsmittel erschöpft zu haben, besorgten diese New Yorker Gesundheitsfunktionäre einen Krankenwagen, trommelten mehrere Polizeibeamte zusammen, und Mallon wurde nun gegen ihren Willen von Baker zum William Parker Hospital für ansteckende Krankheiten gebracht.[32]

Aus Mary Mallon, dem Individuum, wurde bald Typhoid Mary – ein Beispiel für das, was Foucault als eine Kategorie bezeichnet, die zum Raster von »Identitäten, Ähnlichkeiten, Analogien« des epistemischen Wissens gehört.[33] Mallon verlor ihre soziale Handlungsfähigkeit in dem Maße, wie sie in die Typhuskrankheit selbst verwandelt wurde. Mehr als drei Jahrzehnte später erinnerte sich Soper daran, daß er Mary »ein lebendes Kulturröhrchen und eine chronische Produzentin von Typhuskeimen« genannt hatte;[34] sie wurde in eine Isolierzelle gesperrt, damit die Ärzte Stuhlproben von ihr sammeln konnten.[35] »Die Untersuchungen«, bemerkte Sufrin mehr als ein halbes Jahrhundert später, »wiesen ohne Zweifel nach, daß eine äußerlich gesunde Person Typhusfieber hegen und verbreiten konnte«.[36] Die Berichte differieren darin, was genau als nächstes geschah, doch es gibt Hinweise, daß mehrere Personen von ihr verlangten, sie solle ihr Einverständnis zur Entfer-

31 Soper: »The curious career of Typhoid Mary« (Anm. 2), S. 704.

32 Ebd., S. 705 f.

33 Foucault, *Die Ordnung der Dinge* (Anm. 7), S. 22.

34 Soper: »The curious career of Typhoid Mary« (Anm. 2), S. 705.

35 Der Ausdruck »menschliches Kulturröhrchen« tauchte 1915 in einem Zeitungsinterview mit Soper auf (Soper: »›Typhoid Mary‹ has reappeared« [Anm. 22], S. V-3.). Dreiundzwanzig Jahre später bemerkte die *New York Times*, daß »einige Ärzte« sie als »menschliches Kulturröhrchen« bezeichnet hatten (»›Typhoid Mary‹ Dies«, in: *The New York Times*, 12. November 1938, S. 17.).

36 Sufrin: »The case of the disappearing cook« (Anm. 22), S. 41.

nung ihrer Gallenblase geben.[37] Während dieser Zeit begannen Zeitungen und wissenschaftliche Zeitschriften in Artikeln von der öffentlichen Gefahr zu sprechen, die mit Mallon verknüpft sei.

Zwischen 1908 und dem Beginn des Zweiten Weltkriegs findet man kaum eine medizinische oder administrative Diskussion über Typhusträger, die Sopers oder Bakers Detektivarbeit bei der Suche nach Mallon nicht zumindest erwähnte. Westliche Vorstellungen der Medizin verlangen oft, daß Leiden und Krankheiten lokalisiert und domestiziert werden müssen;[38] die Geschichten über Typhoid Mary charakterisierten Soper als einen rationalen, besorgten, halboffiziellen Untersuchungsbeamten, der die Hoffnungen der Nation im Hinblick auf die Bewältigung epidemischer Krankheiten verkörperte. Angeblich hatte er letztlich herausgefunden, daß Mallon vor ihrer Verhaftung für acht verschiedene wohlhabende Familien gearbeitet hatte und daß bei sieben von ihnen Familienmitglieder oder Hausangestellte an Typhus erkrankt waren.[39] Baker wird manchmal als eine einfühlsame und hilfsbereite Beamtin charakterisiert, die Sopers Arbeit fortsetzte. Wie Huber 1911 behauptete, bedeutete die Präsenz von »herumlaufenden Typhus«-Patienten,[40] daß die »richtigen« Personen als »Beamte im Gesund-

37 Siehe die Erörterung der Gallenblasenfrage durch Mallon beim Interview durch einen Reporter (Walker: »Profiles: Typhoid carrier No. 36« [Anm. 3], S. 23.). Soper machte manchmal widersprüchliche Angaben sowohl über die Forderung nach dieser Gallenblasenoperation als auch über die Wirksamkeit eines solchen chirurgischen Eingriffs. In einer Rede vor der Biologischen Gesellschaft von Washington bemerkte er 1907, daß »die Gallenblase die mutmaßliche Quelle der Infektion« war, und deutete an, daß Mallon der Operation nicht zugestimmt hatte (M. C. Marsh: »The biological society of Washington«, in: *Science* 25, 31. Mai 1907, S. 862-865, hier S. 863.). Später behauptete er anscheinend, daß er nie gedacht hatte, dies sei eine effektive Maßnahme (vgl. Sufrin: »The case of the disappearing cook« [Anm. 22], S. 41).

38 Gilman: *Disease and representation* (Anm. 8), S. 1.

39 Soper: »The work of a chronic typhoid germ distributor« (Anm. 25). Dieses mit dem Mallon-Fall verknüpfte Zahlenverhältnis wurde zu einer derart mächtigen rhetorischen Struktur, daß es lange nach Sopers Tod Bestandteil des Lehrbuchwissens für das öffentliche Gesundheitswesen wurde. So konnte Boycott 1971 ohne irgendwelche Literaturangaben oder Zitate schreiben, daß »Typhoid Mary« eine Köchin gewesen war, die »verantwortlich war für mindestens sieben Ausbrüche von Typhus« (S. 6).

40 J. B. Huber: »Fighting American typhoid«, in: *American Review of Reviews* 43, 1911, S. 944-949, hier S. 946.

heitswesen« eingestellt werden mußten, damit »der Staatskörper stets wachsam« blieb.[41]

Mallon und Soper/Baker wurden so zu reziproken Typologien, die hinsichtlich kultureller Rechtfertigung und sozialer Bedeutung wechselseitig voneinander abhängig waren. Soper und Baker repräsentierten die unermüdlichen fortschrittlichen Sozialreformer, die gewillt waren, im Kampf gegen Laster, Schmutz und Sittenlosigkeit gesellschaftliche Kontrolle dort einzusetzen, wo es notwendig war. Die allgegenwärtige, unverwüstliche und proteushafte Natur der rhetorischen Erfindung, die als »Typhusträger« bekannt wurde, erforderte strukturell den komplementären Charakter des entschlossenen Gesundheitsbeamten. Zu einer Zeit, in der die Bakteriologie auf Legitimation angewiesen war und das »öffentliche Gesundheitswesen« Anerkennung suchte, war Typhoid Mary eine rhetorische Vermittlungsinstanz, anhand deren verschiedene Öffentlichkeiten sehen konnten, wie wichtig es war, Gesundheitsbeamten medizinische Macht zu übertragen, so daß sie Krankheitsursachen entdekken, der Ausbreitung der Ansteckung vorbeugen und wenn notwendig Typhusträger in Quarantäne halten konnten.

Die Frage lautete natürlich, wie lange Gesundheitsfunktionäre eine offenbar gesunde Person gegen ihren Willen festhalten konnten. Sah das Rechtssystem irgendwelche verfahrensmäßigen oder substantiellen Rechte für Menschen wie Mary Mallon vor?

Eine Genealogie von Inhaftierung, Isolation und Quarantänegesetzen

In der formalen juristischen Theorie muß der Staat den Einsatz von Zwangsmitteln normalerweise und behutsam rechtfertigen, wenn er es mit individuellen Rechten zu tun hat, doch in Notsituationen – bei »Notwendigkeit«[42] – kann er unter dem Deckmantel der Selbsterhaltung diese Rechte aussetzen. Die Ausbreitung der Krankheit aufzuhalten wurde als ein »zwingendes« staatliches Interesse betrachtet, das weit über ein »bloß« rational begründetes staatliches Interesse hinausging. »Vor dem Bürgerkrieg«, bemerkte Benedict,

41 Ebd., S. 348.

42 J. A. Gleason: »Quarantine: An unreasonable solution to the AIDS dilemma«, in: *University of Cincinnati Law Review* 55, 1986, S. 217-235, hier S. 233.

»wurden wenige verfassungsmäßige Rechte als so feststehend betrachtet, wie das der Macht, eine Quarantäne zu verhängen.«[43] Im Namen des Schutzes des amerikanischen Staatswesens wurden im 18. und 19. Jahrhundert alle möglichen Typen von Inspektionen, Inhaftierungen und anderen Regulationen eingeführt. Städtische, staatliche und bundesstaatliche Beamte orientierten sich an einer Überfülle medizinischer Theorien, die Begriffe wie »Miasma«, »Ansteckung« und »Hygiene« diskutierten.

Mit dem Beginn des Ersten Weltkriegs schienen Typhus-»Träger« folgende Optionen im Zusammenhang mit ihrer sozialen Handlungsfähigkeit zu haben: Sie konnten experimentelle Impfungen über sich ergehen lassen, im Krankenhaus bleiben, bis alle Spuren der Krankheit verschwunden waren, oder versprechen, niemals Beschäftigungen wie Essenszubereitung oder Milchverkauf nachzugehen. In der großen Mehrzahl der Fälle scheint es, daß Tausende individueller Bazillenträger mit Gesundheitsbeamten zusammenarbeiteten und nicht inhaftiert wurden.[44] Einige verließen ihre Farmen und Küchen, und solange sie kooperativ zu sein schienen, blieben sie von strafrechtlichen oder zivilrechtlichen Anklagen verschont.

Doch was geschah, wenn die Richter widerspenstige Patienten vor sich hatten? Wenn kompetente medizinische Autoritäten uneins waren über die Rolle von Typhus-»Trägern«, schränkte dies die potentielle Macht der Gerichte ein? Wie und warum richteten Gesundheitsinspektoren ihre Aufmerksamkeit auf Mary Mallon, während sie andere Bazillenträger in Ruhe ließen, die die Ansteckung sogar noch stärker verbreitet haben konnten?

43 M. L. Benedict: »Contagion and the constitution: Quarantine agitation from 1859 to 1866«, in: *Journal of the History of Medicine and Allied Sciences* 25, 1970, S. 177-193, hier S. 177.

44 »›Typhoid Mary‹ has reappeared« (Anm. 22), S. V 3.

Rassen-, Klassen- und Geschlechterfragen in Mallons Auseinandersetzung mit der rechtlichen Autorität

Wann immer Individuen verdächtigt wurden, »Typhusträger« zu sein, hing ihre Behandlung von seiten der behördlichen Vertreter des Gesundheitswesens und der Friedensrichter weitgehend von ihrer sozial konstruierten »Rasse«, Klasse oder Geschlechtszugehörigkeit ab. In der amtlichen und der juristischen Literatur der Zeit war man der Ansicht, daß bestimmte »Rassen« mehr dazu neigten, zu Typhusträgern zu werden. Dies verlangte eine besondere Aufmerksamkeit etwa gegenüber Ausländern, wenn es um Überwachung, Internierung, Isolierung oder Quarantäne ging. Der berühmte Erzähler Jack London behauptete in einem Artikel für *Collier's* mit dem Titel »Stalking the Pestilence«:

> Typhus war für nordeuropäische und amerikanische Armeen schon immer ein gräßliches Ungeheuer. Die Lateinamerikaner und Asiaten sind immuner, was zweifellos einer strengen Auslese über viele Jahrhunderte zuzuschreiben ist, durch die all jene getötet wurden, die eine Veranlagung für Typhus hatten … Die Vereinigten Staaten mobilisierten 1898 in Florida 12 000 Mann für einen Zeitraum von vier Monaten. In dieser Zeitspanne gab es 2600 Typhusfälle und 480 Typhustote.[45]

Londons sozialdarwinistische Erklärung für die Immunität bestimmter Rassen wurde allerdings nicht von allen seinen Zeitgenossen geteilt. Einige Darstellungen dieser Zeit argumentierten vielmehr umgekehrt, die »Asiaten« seien mehr, nicht weniger anfällig für Krankheiten.

Nehmen wir beispielsweise den Fall der im letzten Viertel des 19. Jahrhunderts in Kalifornien lebenden Chinesen. In den 1870er Jahren behaupteten einige Autoren, die chinesischen Arbeiter kämen nach Amerika und würden dort die schlechten hygienischen Bedingungen (und »Ausdünstungen«) schaffen, die Krankheiten hervorriefen. 1877 erwähnte J. L. Meares, ein Gesundheitsbeamter, daß während einer Epidemie drakonische Maßnahmen ergriffen worden seien. Diese hielt man für angebracht wegen der »30 000 …

45 J. London: »Stalking the pestilence«, in: *Colliers* 53, 6. Juni 1914, S. 11 f. und 28 f., hier S. 11.

skrupellosen, lügenden und verräterischen Chinesen, die unsere Hygienevorschriften mißachtet haben, ihre Pockenfälle verheimlichten und noch verheimlichen«.[46]

Es war schon schwer genug, Behauptungen entgegenzutreten, daß die Einwanderer die amerikanischen Bürger vor wirtschaftliche Probleme stellten, doch wenn diese Rationalisierungen zusätzlich mit medizinischen Argumenten verbunden wurden, wonach gewisse »Rassen« für die Verbreitung von Krankheiten verantwortlich seien, wurden diese Schwierigkeiten noch größer. Als 1899 in Hawaii zwei Fälle von Beulenpest entdeckt wurden, sperrte man 4500 Chinesen in ein Quarantänelager. Honolulus chinesisches Viertel wurde niedergebrannt.[47] Zugegebenermaßen gab es einen starken oppositionellen Diskurs, der die Umsetzung vieler diskriminierender Vorhaben verhinderte. Eisenbahnstrecken mußten gebaut werden, Bürgermeister sorgten sich um den guten Ruf ihrer Städte, und es gab auch kompetente Gesundheitsbeamte, denen das Freiheitsinteresse bestimmter Individuen nicht gleichgültig war. Doch die Wahrnehmung eines ursächlichen Zusammenhangs zwischen Rasse und Krankheit seitens der Öffentlichkeit und der Elite war nicht leicht zu bekämpfen.

Das vielleicht unverfrorenste und umstrittenste Beispiel für rassisch diskriminierende Politik auf dem Gebiet des Gesundheitswesens, bevor der Fall von Mary Mallon publik wurde, ereignete sich im Frühjahr 1900 in San Franciscos Chinatown.[48] In jenem Jahr wachten Zehntausende Chinesen eines Morgens auf und entdeckten, daß die städtischen Behörden eine Absperrung um Chinatown errichtet hatten, weil sie die Beulenpest fürchteten.[49] Obgleich gerichtliche Anordnungen ein solches Vorgehen einstweilig untersagten, lag damit offen zutage, daß viele Amerikaner an phantastische Märchen glaubten, in denen das Gespenst eines erkrankten und

46 Zitiert bei J. B. Trauner: »The Chinese as medical scapegoats in San Francisco, 1870-1905«, in: *California History* 57, 1, Frühjahr 1978, S. 70-87, hier S. 73.

47 Trauner: »The Chinese as medical scapegoats in San Francisco, 1870-1905« (Anm. 46), S. 77.

48 Einer der besten Aufsätze über die rechtlichen und kulturellen Aspekte dieser Situation findet sich bei C. McClain: »Of medicine, race, and American law: The bubonic plage outbreak of 1900«, in: *Law and Social Inquiry* 13, 19[illegible], S. 447-513.

49 Trauner: »The Chinese as medical scapegoats in San Francisco, 1870-1905« (Anm. 46), S. 78.

unkontrollierbaren fremden »Anderen« herumgeisterte. Einige kalifornische Quarantänegesetze, die in diesem Zeitraum in Kraft traten, sahen spezielle Ausnahmen für Häuser vor, die Nichtasiaten gehörten.[50]

Zu jedem Zeitpunkt der Geschichte finden wir Symbolfiguren, die wegen ihrer Verletzung der gesellschaftlichen Normen unvergeßlich werden, und Typhoid Mary war eine solche Figur. Wie viele andere Hausangestellte betrachtete man sie als eine Angehörige der Unterschichten, die sozial Höhergestellten gegenüber Ehrerbietung zu zeigen hatte. In einer Zeit, die noch dem Kult »wahrer Weiblichkeit« huldigte,[51] wurde ihr vorgeworfen, sie habe männliche Wesenszüge[52]. Während eines ihrer vermeintlichen Opfer in der Park Avenue als »ein junges begabtes Mädchen« beschrieben wurde, schilderte man Mallon als jemanden, der sich vorsätzlich weigere, den Tatsachen ins Auge zu sehen oder anderen helfen zu wollen.[53] Ihre irische Abstammung schien zu ihrer sturen Weigerung beizutragen, die Autorität medizinischer und rechtlicher Institutionen anzuerkennen.[54]

Zu allem Übel strengte sie in New Yorks Rechtssystem wenigstens drei verschiedene Gerichtsverfahren an. Nach mehreren Jahren Internierung im Riverside Hospital hatte Mary Mallon genug. Sie war wütend über ihre Internierung und darüber, daß die Presse sie als Typhoid Mary charakterisierte, und sie dachte nicht daran, sich zu fügen. Sie beauftragte einen eigenen Anwalt, George Francis

50 W. E. Parmet: »AIDS and quarantine: The revival of an archaic doctrine«, in: *Hofstra Law Review* 14, 1985, S. 53-90, hier S. 70 f.

51 B. Welter: »The cult of true womanhood: 1820-1860«, in: *American Quarterly* 18, 1966, S. 151-174.

52 Soper: »The curious career of Typhoid Mary« (Anm. 2), S. 698.

53 »›Typhoid Mary‹ has reappeared« (Anm. 22), S. V-3.

54 Kraut: *Silent travelers* (Anm. 16), S. 97. In einem Interview, das einige Jahre vor ihrem Tod stattfand, erwähnte ein Reporter, Mallon habe gesagt, daß »sie in den Vereinigten Staaten geboren wurde«, aber sie würde nicht »verraten wo oder wer ihre Familie sei« (Walker: »Profiles: Typhoid carrier No. 36« [Anm. 3], S. 24). Dieser Journalist spekulierte weiter, »vor langem wurde sie als irischstämmig bezeichnet«, wahrscheinlicher sei jedoch, daß sie »überwiegend englischer« Abstammung sei und etwas »irisches Blut« habe (ebd.). McLaughlins Untersuchungen ergaben, daß Mary Mallon die Tochter von John Mallon und Catherine Igu war und daß sie am 23. September 1869 in County Tyrone, Irland, geboren wurde (McLaughlin: »Mary Mallon: Alias Typhoid Mary« [Anm. 3]).

O'Neill, und sagte vor einem Richter des obersten Gerichts des Staates New York aus, daß sie als eine Gefahr [für die Öffentlichkeit] behandelt werde. An einem gewissen Punkt in den Gerichtsverhandlungen sagte Mallon einem Reporter des *New York American*:

Ich hatte mein Leben lang niemals Typhus und war immer gesund. Warum sollte ich also wie ein Leprakranker verbannt werden und zu einem Leben in Einzelhaft gezwungen sein, nur mit einem Hund, der mir Gesellschaft leistet? Es ist wahr, daß bei einer Familie, wo ich vor zwei Jahren angestellt war, drei Dienstboten Typhus hatten, aber was heißt das schon? Das Trinkwasser hat das Problem verursacht, nicht ich. Ich habe davor bei vielen anderen Familien gearbeitet, und keine von ihnen hatte Typhus.[55]

Während der *Habeas-corpus*-Anhörungen taten Mallon und ihre Befürworter alles, um ihr öffentliches Image zu verändern. Vor Gericht machte man sich die Vorurteile des Publikums zunutze, indem man sie abwechselnd als eine hilflose Frau schilderte, die des patriarchalen Schutzes bedurfte, oder als eine ungläubige Freiheitskämpferin, die ihre Freiheit einforderte. Kritiker sollten später bemängeln, Mallon sei nicht ausreichend verteidigt worden, doch bei näherer Durchsicht der erhalten gebliebenen Rechtsdokumente und amtlichen Schriftstücke zeigt sich, daß den Vertretern der New Yorker Gesundheitsbehörden und Gerichte eine Fülle rechtskundlicher Argumente präsentiert wurde. Ihr Anwalt argumentierte, ihr sei kein Verbrechen zur Last gelegt worden und sie hätte wissentlich überhaupt nichts verbreitet.[56] Verfahrensrechtlich war ihr vor ihrer Inhaftierung keine Anhörung gewährt worden, und es sah danach aus, als versuche der Staat New York, sie auf unbeschränkte Zeit der Quarantäne zu unterstellen, was bedeutete, daß sie praktisch so etwas wie eine lebenslange Haftstrafe erhielt.[57] Der *New York American* teilte seinen Lesern mit, Mallon beunruhige sich mit dem Gedanken, die Ärzte auf North Brother Island könnten sie »mit Äther betäuben und eine chirurgische Operation an ihr vornehmen, um ihre Theorie zu beweisen«.[58] Der Richter in diesem ersten Prozeß behauptete, er empfinde durchaus Mitgefühl für sie, aber er sei auch

55 »›Typhoid Mary‹ never ill, begs freedom«, in: *The New York American*, 30. Juni 1909, S. 1-3.
56 Soper: »The curious career of Typhoid Mary« (Anm. 2), S. 708.
57 Sufrin: »The case of the disappearing cook« (Anm. 22), S. 42.
58 »›Typhoid Mary‹ never ill« (Anm. 55), S. 1-3.

der Auffassung, das Gericht würde fahrlässig handeln, wenn es zuließe, daß solche Gefühle auf die Pflicht Einfluß nähmen, die Allgemeinheit zu schützen.

Schon im Juni 1909 konnte Dr. William Park, ein Mitglied des New York Board of Health, zuversichtlich verkünden, Mallon würde »für lange Zeit, vielleicht lebenslänglich, Gefangene auf North Brother Island« sein, weil sie »die ansteckende Krankheit viele Jahre verbreitet hatte«.[59]

Mallon gab nicht auf. Im Juli 1909 entschied ein Supreme Court von New York (im Justizsystem dieses Staates sind Supreme Courts die unteren Gerichte), daß Mary Mallon auf North Brother Island bleiben müsse. Die *New York Times* berichtete, daß das Gesundheitsamt sie nach wie vor für »ein wandelndes Reservoir von Typhuskeimen« halte und daß sie selbst zwar »gegen die Krankheit immun« sei, gleichwohl aber »die Fähigkeit habe, das Fieber auf andere zu übertragen«.[60] Das Gericht war von der sachlichen Richtigkeit der Berichte überzeugt, die geltend machten, es habe während ihrer letzten acht Beschäftigungsverhältnisse sieben verschiedene Ausbrüche der Krankheit gegeben. Richter Erlanger, der im Namen des New Yorker Supreme Court sprach, wies darauf hin, daß diese juristische Körperschaft »die Allgemeinheit vor der wiederholten Verbreitung der Krankheit schützen« müsse«.[61] Allem Anschein nach hing Mallons Freiheit von ihrer Selbstheilung ab oder davon, daß sie andere Richter fände, die ihren *Habeas-corpus*-Eingaben Gehör schenken würden.[62]

In den Debatten darum, ob Typhoid Mary die bürgerlichen Grundrechte vorenthalten wurden, ergriffen Journalisten, Inspektoren des Gesundheitswesens, Ärzte und Laien sehr schnell Partei für die eine oder andere Seite.[63] Eine Karikatur im *New York Ameri-*

59 Soper: »The extraordinary trail of death and disease left by Mary Mallon« (Anm. 24), S. V-6.

60 »›Typhoid Mary‹ must stay«, in: *The New York Times*, 17. Juli 1909, S. 3.

61 Ebd.

62 Im Dezember 1911 verklagte Mallon die Stadt New York und ihr Gesundheitsamt auf 50 000 Dollar (»›Typhoid Mary‹ asks $ 50 000 from city«, in: *The New York Times*, 3. Dezember 1911, S. 9).

63 Der Fairneß halber muß darauf hingewiesen werden, daß sich einige Beamte wie Soper der bürgerrechtlichen Fragen, die mit diesen Ermittlungen berührt wurden, ganz und gar bewußt waren. Im Jahr 1915 sollte er sich über die Notwendigkeit eines Privatlebens für »Keimträger« äußern, über die Bedeutung von Unter-

can zeigte Mallon beim Braten von Typhusbazillen in einer Küche.[64] Ein Leitartikelschreiber für eine konkurrierende Zeitung verteidigte Soper und beklagte Mallons mangelnde Bereitschaft, die Untersuchungen und Operationen auf sich zu nehmen, die für die Gesundheit der Allgemeinheit »unerläßlich« seien. Ohne Kooperationswilligkeit dieser halsstarrigen »Keimträger«, so glaubten viele Beteiligte dieser Debatten, würde man die Typhusepidemien nie beseitigen können.

Einige Zeitgenossen Mallons verteidigten weiterhin stärker umweltorientierte Ansichten zur Typhusbekämpfung und versuchten die Aufmerksamkeit verstärkt auf soziale Aspekte von Epidemien zu lenken. Mitfühlende Beobachter beschrieben sie als eine sehr einsame Person, als ein Opfer des Zufalls und der Umstände. Ein anonymer Beiträger zu *Current Literature* meinte, wenn »es gerecht sein soll, eine junge Frau als Krankheitsquelle einzusperren, dann wäre es richtig, die Hälfte der Landesbevölkerung wegen desselben Vergehens zu inhaftieren«.[65] In einem Brief an den Herausgeber der *New York Times* wurden ähnliche Ansichten geäußert. Ein »New Thought Student« fragte sich, warum es neben der Typhoid Mary nicht auch »Masern Sammy, Tonsilitis Joseph, Scharlach Sally, Mumps Matilda und Meningitis Matthew« gebe.[66]

Rechtsnormen werden nie allein von juristischen Eliten geschaffen, und Mallon versuchte, ihre eigene Subjektposition zu bestimmen und ihre soziale Handlungsfähigkeit herzustellen, indem sie sowohl öffentliche wie private Foren dazu nutzte, sich zu erklären. Sie bestritt die Thesen von Soper, Baker und anderen Gesundheitsbeamten innerhalb wie außerhalb des Gerichtssaals. Wütend darüber, daß die Presse und die Medizinerzunft offenbar erpicht darauf waren, sie als Typhoid Mary zu etikettieren, erklärte sie einem Bekannten, warum sie sich zur Wehr setze:

weisung anstelle von Schuldzuweisung und über die Notwendigkeit, die Isolierung lediglich als eine letzte Maßnahme zu verstehen (»›Typhoid Mary‹ has reappeared« [Anm. 22], S. V-3).

64 W. Park: »Typhoid Mary: The extraordinary predicament of Mary Mallon«, in: *The New York American*, 20. Juni 1909, S. 6; Walker: »Profiles: Typhoid carrier No. 36« (Anm. 3), S. 21.

65 »The average individual as a carrier of typhoid«, in: *Current Literature* 47, 1909, S. 569.

66 New Thought Student: »Proposes a medical monarchy«, in: *The New York Times*, 2. Juli 1909, S. 6.

Ich habe ein bißchen Angst vor den Leuten + ich habe ein gutes Recht dazu – denn wenn ich zum Amt kam, sagten sie, sie wären in meinem Darmtrakt, ein anderer sagte, sie seien in den Muskeln meiner Därme + und später dachten sie an die Gallenblase Ich war im Grunde genommen für jeden zu begaffen sogar die Internisten mußten kommen, um mich zu sehen und zu befragen zu den Tatsachen, die bereits der ganzen Welt bekannt sind die Tuberkulose Männer würden sagen daß sie die entführte Frau ist Dr. Pars ließ mich in Chicago zeichnen Ich frage mich, wie der besagte Dr. Wm H Park es finden würde, wenn er beleidigt werden würde und in die Zeitung käme + wenn man ihn oder seine Frau Typhoid William Park nennen würde.[67]

Leider sind von William Parks Reaktion keine Aufzeichnungen erhalten geblieben. Mallons Äußerungen verschaffen uns einige entscheidende rhetorische Einsichten. Erstens zeigt uns der Absatz, wie umstritten der Wissensstand über den Typhus zur damaligen Zeit war – Mallon mochte sich völlig klar darüber gewesen sein, daß die Entfernung der Gallenblase in Typhusfällen nicht von allen Entscheidungsträgern befürwortet wurde. Zweitens zeigt er, daß Mallon die asymmetrische Beziehung zur Kenntnis genommen hatte, die zwischen denjenigen mit der Macht zu benennen und denjenigen, die es ertragen müssen, »beleidigt« zu werden, bestand. Drittens zeigt er die symbolische Bedeutung von Typhoid Mary in dieser Zeit: Sie ist eine Person, die man zur Schau stellt, an der man herumexperimentiert, über die geschrieben wird.

Zum Zweck von *Habeas-corpus*-Verhandlungen vor Gericht zu gehen ist in der *Progressive Era* vermutlich nicht einmal so ungewöhnlich gewesen, doch Mallons Auftreten bei diesen Prozessen muß die Gesundheitsbeamten wütend gemacht haben, weil sie sich als eine durchtriebene Gegenspielerin erwies. Schon Monate vor diesen Verhandlungen hatte Mallon ihre eigenen Ärzte bestellt, die für sie Stuhlproben untersuchten und einen medizinischen Nachweis lieferten, daß sie keinen Typhus in sich trug. Leavitt hat versucht, mehrere mögliche Erklärungen für die abweichenden Ergebnisse des städtischen und des privaten Labors in Mallons Fall zu geben:

67 Zitiert bei Wald: »Culture and carriers« (Anm. 19), S. 194. Auf North Brother Island sollte Mallon offenbar einem Labor als Versuchsperson für gewisse Typhus-Experimente zur Verfügung stehen. In einem Interview mit Mallon aus dem Jahr 1935 berichtete ein Reporter des *New Yorker* seinen Lesern, daß der »Typhoid

Wir wissen nicht, wie Mallons Fäkalien zu dem privaten Labor transportiert wurden, und es ist denkbar, daß die Proben nicht mehr frisch waren, als sie dort eintrafen. Es besteht auch die Möglichkeit, daß das Labor die Arbeit nicht umgehend oder sorgfältig ausführte oder daß es Anreize dafür gab, nachlässig zu sein. Hinzu kommt die Gefahr falscher Negativresultate. Da Mallon eine intermittierende Keimträgerin war, mußte es Wochen geben, in denen ihre Fäzes Bakterien enthielten, und solche, in denen sie keine enthielten.[68]

Zudem besteht die Möglichkeit, daß sie gar kein »intermittierender Typhusträger« war, was allerdings von fast allen zeitgenössischen und modernen Kommentatoren als höchst unwahrscheinlich angesehen wird.

Wie bereits erwähnt, wurde Mallons Situation dadurch erschwert, daß die Typhoid Mary offenbar einen Frauentypus verkörperte, der den Status quo gefährdete. Leavitt und andere Forscher haben dargestellt, welche Wut Gesundheitsbeamte verspürten, wenn sie mit einer widerspenstigen Patientin konfrontiert waren. Doch handelt es sich dabei lediglich um eine Dimension einer komplexen Struktur, die aus Unsicherheiten und Vorstellungen von Dekadenz, Krankheit, Anarchie und Degeneration bestand, die wiederum mit Ängsten verbunden waren.[69] In den sozialen Visionen vieler Progressiver war »Amerika« ein zerbrechliches Schiff, das durch das ungehemmte Auftauchen von Einwanderer- und Ausländerhorden unterzugehen drohte, die nicht verstanden, was es hieß,

Mary« eine Reihe von Pillen verabreicht und subkutane Nadeln gesetzt worden seien (Walker: »Profiles: Typhoid carrier No. 36« [Anm. 3], S. 23).

68 Leavitt: *Typhoid Mary* (Anm. 1), S. 619. Meine Recherchen stützen Leavitts Behauptungen. Eine Durchsicht der noch vorhandenen Literatur zeigt, daß es mehrere Gelegenheiten gab, bei denen Mallons Tests negativ ausfielen. Soper zum Beispiel erwähnte 1907 am Rande, daß tägliche Untersuchungen im Zeitraum von zwei Wochen »nur zweimal« ein Fehlen des Bacillus typhosus ergeben hatten (»The work of a chronic typhoid germ distributor« [Anm. 25], S. 2022). Später, als Mallon im William Parker Hospital in Isolierung lebte, gab es in einem achtmonatigen Zeitraum nur ein »paar« Fälle, in denen ihre Stuhlproben nicht positiv waren (McLaughlin: »Mary Mallon« [Anm. 3], S. 50). Zu einigen Schwierigkeiten, die bei der Entdeckung von Typhusbazillen in Urin oder Stuhl auftreten, siehe C. L. Overlander: »The typhoid carrier problem«, in: *Boston Medical and Surgical Journal* 169, 10. Juli 1913, S. 37-40.

69 Zur obsessiven Beschäftigung mit »Degeneration« und Eugenik in dieser Zeit, siehe M. Hasian Jr., *The rhetoric of eugenics in Anglo-American thought*, Athens, GA, 1996.

zivilisiert zu sein.[70] Makro- und Mikroerklärungen für die Verbreitung von Krankheiten machten es den Menschen schwer, den Unterschied zwischen der Krankheit selbst und den Nationalitäten, Rassen, Geschlechtern und Klassen zu erkennen. Die Macht, zu definieren und zu benennen, wurde zu einem politischen, medizinischen und rechtlichen Akt.

Ein Jahr nachdem Mallon nach North Brother Island zurückgeschickt worden war, begann das New Yorker Gesundheitsamt mit »Blutuntersuchungen bei ungefähr 90 000 Köchen, Kellnern und anderen Lebensmittelverarbeitenden in der Stadt.[71] Die große Mehrheit der Typhusträger galt nicht als uneinsichtig, so daß sich der Staat New York mit gelegentlicher Überwachung, der Abnahme von Versprechen und etwas beruflicher Ausbildung zufriedengab. Doch der Gedanke, auch nur einen Typhusträger auf Dauer in Quarantäne zu halten, behagte nicht allen Gesundheitsbeamten der Region. Und im Februar 1910 hatte Mallon endlich eine Glückssträhne. Ernest Lederle, ein neuer Commissioner, der für ihre Internierung zuständig war, erläuterte den Lesern der New York Times, warum sie North Brother Island verlassen dürfte:

> Sie ist entlassen worden, weil sie lang genug eingesperrt war [drei Jahre], um die Vorsichtsmaßnahmen zu erlernen, die sie ergreifen muß. Solange sie diese Maßnahmen befolgt, befürchte ich nicht, daß sie für ihre Mitmenschen eine Gefahr darstellt. Die wichtigsten Punkte, die sie einhalten muß, sind persönliche Sauberkeit und Fernhaltung von der Essenszubereitung für andere Menschen ... Sie hat versprochen, sich regelmäßig bei mir zu melden und keine Stellung als Köchin anzunehmen.[72]

Der *Commissioner* spürte vielleicht den umstrittenen Charakter seiner Entscheidung, denn er bemühte sich, diese damit zu begründen, daß es andere Personen gebe, die »ebenso gefährlich für ihre Mitmenschen seien wie die ›Typhoid Mary‹«, und damit, daß sie während der Zeit, die sie in der Quarantäne verbracht hatte, »von allen anderen Einwohnern der Insel« gemieden worden sei.[73] Eine solche Haltung wirkte ihrem Wesen nach reformistisch und zeigte, wie Beamte das prekäre Gleichgewicht zwischen Überwachung und

70 K. R. Johnson: »Race, the immigration laws, and domestic race relations: A ›magic mirror‹ into the heart of darkness«, in: *Indiana Law Journal*, 1998, S. 1111-1159.

71 Mendelsohn: »›Typhoid Mary‹ strikes again« (Anm. 1), S. 270.

72 »›Typhoid Mary‹ freed«, in: *The New York Times*, 21. Feb. 1910, S. 18.

73 Ebd., S. 18.

Freiheit wahren konnten.[74] Der Autor eines Beitrags zum *Boston Medical and Surgical Journal* versicherte den Lesern, man habe sie »von ihrer Berufstätigkeit als Köchin ausgeschlossen«.[75]

Mary Mallon verschwand für einige Jahre aus den Schlagzeilen, und die Gesundheitsbeamten verloren jeden Kontakt zu ihr, bis schließlich 1915 ein weiterer Ausbruch von Typhus zu ihrer erneuten Festnahme führte. Diesmal lagen im Sloan Hospital for Women 25 Personen mit Typhus darnieder.[76] Soper wurde wieder zu den Ermittlungen hinzugezogen, und Mallon mußte sich aufs neue mit allen früheren epistemischen Präfigurationen und Annahmen befassen. Sie wurde als eine unstete Person geschildert, die andauernd den Arbeitsplatz wechselte und sich ihren Verfolgern vorsichtig entzog, indem sie keine Arbeit in Privathaushalten annahm. Sie nannte sich manchmal »Mary Brown«, und unter diesem Namen soll Mallon Anstellungen in einem Broadway-Restaurant, in einigen Hotels auf Long Island und in einem Sanatorium in New Jersey gefunden haben.[77]

Zeitungsredakteure und Mitglieder der Öffentlichkeit, die ihrer Sache einst mit Wohlwollen begegnet waren, bezichtigten sie nun, bewußt und fahrlässig eine abscheuliche Krankheit zu verbreiten. Der Verfasser eines Leitartikels für die *New York Tribune* urteilte, daß ihr »vor fünf Jahren die Chance gewährt (wurde), in Freiheit zu leben«, und daß sie »sie bewußt verwirkt« habe.[78] Soper goß zusätzlich Öl ins Feuer, indem er offen darüber nachdachte, ob mit Marys Geisteszustand irgend etwas nicht in Ordnung sei, weil sie offenbar »unter Müttern und Babys, Ärzten und Krankenschwestern Typhuskeime verbreite wie ein Todesengel«.[79] Commissioner Lederle wurde dafür gegeißelt, eine wandelnde Zeitbombe in die Freiheit entlassen zu haben. Der Tod von zwei Opfern der Epidemie im

74 Die Zeitungen und Zeitschriften dieser Zeit berichteten oft davon, daß es Hunderte anderer Typhusträger in der Stadt New York gebe, die nicht der Quarantäne unterstellt worden seien (»Typhoid Mary«, in: *The Outlook*, 7. April 1915, S. 803 f.)

75 »›Typhoid Mary‹ at large«, in: *The Boston Medical and Surgical Journal* 162, 3. März 1910, S. 294.

76 »Hospital epidemic from Typhoid Mary«, in: *The New York Times*, 28. März 1915, S. II-11.

77 Sufrin: »The case of the disappearing cook« (Anm. 22), S. 42.

78 Zitiert bei Leavitt: *Typhoid Mary* (Anm. 1), S. 248.

79 Sufrin: »The case of the disappearing cook« (Anm. 22), S. 42.

Sloan Hospital überzeugte viele von der juristischen »Notwendigkeit«, jetzt dafür zu sorgen, daß Mallon »Freiheit« nicht in einen »Freibrief« verwandeln könne. Wie Porter geltend machte, »sollte ihre Behandlung« für andere Keimträger und unbotmäßige Patienten »ein Exempel statuieren«.[80]

Die sedimentierten Schichten von Charakterisierungen, mit denen Mary Mallon überhäuft worden war, sorgten nun dafür, daß sie sich glücklich schätzen konnte, wenn sie sich nicht vor einem Strafgericht zu verantworten hatte. Sie wurde nicht mehr als »unschuldige« Keimträgerin hingestellt, sondern als die Bazillenträgerin einer ansteckenden Krankheit, die man isolieren mußte. Zuschreibungen von Rasse, Klasse und Geschlecht verdichteten sich in ihrem sozial konstruierten ›Charakter‹. Die »Typhoid Mary« war offenbar eine Zusammensetzung aus der angeblichen Dickschädligkeit der Iren, dem Mangel an Ehrerbietung, wie ihn Hausangestellte hatten, und den männlichen Zügen eines Messerschweißers, mit denen sie gegen die Grundsätze des Kults wahrer Weiblichkeit verstoßen hatte. Nach ihrer erneuten Festnahme im Mai 1915 erschien ein Leitartikel im *Scientific American*, der behauptete,

> das große Problem mit der Typhoid Mary ist ihre Uneinsichtigkeit, die selbst noch diejenige übertrifft, die in dem unzuverlässigsten ihrer Berufe gang und gäbe ist. Sie hat niemals zugegeben, daß sie eine Gefahr ist; sie hat die Hygieneanweisungen, die man ihr gab, nicht befolgt; auch ihre alte Beschäftigung hat sie nicht gewechselt, damit sie das Leben anderer nicht gefährde; unter falschem Namen wetteiferte sie mit dem Wandernden Juden, indem sie auf ihrem Weg ein Werk der Zerstörung hinterließ. Typhusträger, die der Vernunft zugänglich sind, die gewissenhaft, umsichtig und peinlichst sauber sind, brauchen niemandes Existenz zu gefährden.[81]

Auf diese Weise wurde Mallon zu einem anschaulichen Beispiel dafür, was geschieht, wenn ein Individuum oder eine Gesellschaft gegen die Gesundheitsvorschriften der Stadt New York oder irgendeiner anderen Gemeinschaft verstößt. Wie Gilman scharfsinnig erklärt, verdankt sich die Macht des Bildes einer Krankheit unserer Fähigkeit, den »Erkrankten« die Beweislast aufzuerlegen, »ihre elementare Gesundheit nachzuweisen«.[82] Die symbolische Macht der

80 Porter: »Book Review: Typhoid Mary« (Anm. 4), S. 82.

81 »Typhoid fever« (Anm. 20), S. 428.

82 Gilman, *Disease and representation* (Anm. 8), S. 6.

»Typhoid Mary« – angefüllt mit all der präfigurierten Angst, den Vorurteilen und den Sorgen aus den Epistemen der Krankheit – überstieg die begrenzten Kräfte von Mary Mallon, die nur ein Mensch war.

Während ihrer letzten Lebensjahre arbeitete Mallon als Laborassistentin im Hospital auf North Brother Island, und ihr wurde gelegentlich erlaubt, unter dem Siegel der Verschwiegenheit Ausflüge in andere Teile der Stadt zu unternehmen. Einem Interviewer erzählte sie 1935, daß ihre Arbeit weitgehend darin »bestand, Proben auf Objektträgern für die Pathologen zu präparieren, Buch zu führen und sich um den Routinekram im Gebäude zu kümmern«.[83] Ein Jahrzehnt zuvor hatte ihr die Stadt New York ein kleines Landhaus zur Verfügung gestellt, in dem sie Gäste unterhielt – bis zur Essenszeit. Soper beteuerte später, sie habe wohl »nach ihrer zweiten Verhaftung ihre Freiheit nicht wiedererlangen wollen« und sei »mit einem Leben in Gefangenschaft versöhnt« gewesen.[84] Das setzt natürlich voraus, daß sie die Macht hatte, den Spitznamen der »Typhoid Mary« zu bekämpfen.

Die Vergangenheit als Prolog

In modernen rhetorischen Kulturen bildet die »Typhoid Mary« einen bleibenden Teil im Gedächtnis der Elite und der Öffentlichkeit. Garrett, ein mit dem Pulitzer-Preis ausgezeichneter Autor, machte einmal die geistreiche Bemerkung, »jedem amerikanischen Schulkind werden die traurigen Geschichten von zwei irischen Einwanderinnen beigebracht«, von Catherine O'Leary und Mary Mallon.[85] Ein Eintrag auf der »Medical and Public Health Law Site« vermerkt: »Typhoid Mary entwickelte sich zu einem allgemeinen Ausdruck für eine Person, die eine übertragbare Krankheit verbreitet«.[86] Eine Nachrichtenmeldung für den United Press International Service berichtete, daß man Mary Mallon »dafür verantwortlich

83 Walker: »Profiles: Typhoid carrier No. 36« (Anm. 3), S. 24.
84 Soper: »The curious career of Typhoid Mary« (Anm. 2), S. 10.
85 L. Garrett: »Prisoner of New York City«, in: *New Scientist* 52, 27. Juli 1996, S. 52.
86 »Carrier State«, in: *The medical and public health law site*, 1999 ⟨http://plague.law.umkc.edu/default.htm: 1⟩. Porter stellte fest, daß die »Typhoid Mary als einer der schillerndsten Bösewichte der Medizingeschichte immer wieder ein-

machte, den Typhus im Jahr 1903 unter mindestens 1300 Menschen in New York verbreitet zu haben«.[87]

Solche rhetorischen Überformungen veranschaulichen, wie sehr Veränderungen von Mentalitäten im Gesundheitswesen nicht nur Paradigmenwechsel beinhalten,[88] sondern auch Machtverhältnisse und Begehren einbeziehen. Solange sich die Mitglieder der Öffentlichkeit einigermaßen sicher fühlten, daß ansteckende Krankheiten wie beispielsweise Typhus durch Überwachung, Arzneimittel oder andere staatliche Vorgehensweisen unter Kontrolle waren, konnte die »Typhoid Mary« als »die Andere« karikiert werden, als eine Anomalie, ein abnormes Individuum, das die Lektionen der fortschrittlichen Medizin törichterweise ignorierte. Doch mit dem Auftreten von HIV und der Rückkehr der Tuberkulose wurde es möglich, die Schwierigkeiten und Widerwärtigkeiten, mit denen Mary Mallon zu kämpfen hatte und denen sie ausgesetzt war, auf eine neue Art und Weise anzuerkennen.

Leavitts bahnbrechende Arbeit[89] hat Mallon menschlicher gemacht, indem sie sie als eine entschlossene Frau zeigte, die in die Strudel der Öffentlichkeit geriet, deren Turbulenzen nur teilweise von ihr selbst verursacht wurden. Gordon stellte in einem Beitrag für eine Ausgabe von *American Heritage* fest,

> das traditionelle Image der Typhoid Mary ist das einer Schlampe, unwissend, ungepflegt und ohne Rücksichtnahme auf andere. Die Wahrheit verhält sich ganz anders. Mary Mallon war zu der Zeit etwa vierzig Jahre alt, mit blonden Haaren und klaren, strahlend blauen Augen und einem ›entschieden wirkenden Mund und Kiefer‹. Sie war ungefähr 1,70 Meter groß und hatte eine gute Figur, obwohl sie ziemlich füllig war, eine durchaus übliche Schwäche unter professionellen Köchinnen. Sie war auch nicht im mindesten unwissend. Sie hatte eine gute, leserliche Handschrift und las zu ihrem Vergnügen.[90]

mal auftaucht – ganz gewiß eine *femme fatale* im buchstäblichen Sinne« (Porter: »Book Review: Typhoid Mary« [Anm. 4], S. 781).

87 »Now you know«, in: *Domestic News, United Press International*, 4. Juni 1981 ⟨http://web.lexis-nexis.com/universe/docum…5a3&_md5=1c87bbd4 f0 f64975e1 7c9cefe4d: 1⟩.

88 Leavitt: *Typhoid Mary* (Anm. 1).

89 Leavitt: *Typhoid Mary* (Anm. 1).

90 Gordon: »The passion of Typhoid Mary« (Anm. 1), S. 120.

Einmal abgesehen von dieser modernistischen Wiedergutmachung der Vergangenheit – dem Bedürfnis, Mißinterpretationen aus dem Weg zu räumen – könnten wir auch von postmodernen Auffassungen der rekursiven Natur diskursiver Strukturen lernen.[91] Wir müssen selbstreflexiv genug sein, um uns einzugestehen, daß sich die Herausforderungen durch »widerspenstige« Patienten nicht bloß auf Mißverständnisse oder auf die Ignoranz medizinischer Fortschritte beschränken, sondern auch Meinungsverschiedenheiten in bezug auf diejenige Politik umfassen, die an der Konstruktion von Krankheit und Gesundheit beteiligt ist.[92] Aus der Perspektive der kritischen Rhetorik liefert uns Mallons Fall ein schlagendes Beispiel für einige bürgerrechtliche Fragen, die *immer* im Spiel sind, wenn sich Gemeinschaften mit sozialer Stigmatisierung auseinandersetzen müssen. Wie Gibbins scharfsinnig bemerkte, ist Mallons Geschichte deshalb so wichtig, weil sie die Dilemmata widerspiegelt, mit denen Individuen und Gesundheitsbehörden bis heute konfrontiert sind, wenn sie versuchen, Epidemien ansteckender Krankheiten zu bekämpfen. Dies veranschaulichen uns zeitgenössische Krankheiten wie Aids, das hämorrhagische Fieber des Ebola-Virus und die Bovine Spongiforme Enzephalopathie (»Rinderwahnsinn«).[93]

Die Entdeckung von HIV in den 1980ern bedeutete, daß sich Beamte des Gesundheitswesens um Personen mit Aids und wegen ›asymptomatischer‹ HIV-positiver Individuen Gedanken machen mußten. Die Mitglieder der letzten Personengruppe wurden als »das hauptsächliche epidemiologische Reservoir für Aids angesehen, weil sie jahrelang, wenn nicht gar jahrzehntelang infektiös sein können«.[94] Obwohl die Forschung später medikamentöse Behandlungen entdecken sollte, die dazu beitrugen, diese Angst in Grenzen zu halten, wurden diejenigen, die frühzeitig infiziert worden waren, oft als von der sozialen Norm abweichende Individuen charakterisiert. Das bestärkte frühere, aus der Geschichte bekannte Vorurteile, die die Krankheitsverbreitung mit einem moralischen Verschulden ver-

91 Foucault: *Die Ordnung der Dinge* (Anm. 7).
92 D. Altman: *Aids in the mind of America*, Garden City, NY, 1987.
93 Gibbins: »Mary Mallon« (Anm. 15), S. 127.
94 M. Mills, C. B. Wofsy und J. Mills: »The acquired immunodeficiency syndrome: Infection control and public health law«, in: *The New England Journal of Medicine* 314, 1986, S. 931-936, hier S. 931.

knüpften. »In den ersten fünfzehn Jahren der HIV-Epidemie betrachteten viele die Krankheit als die moderne Pest«, stellten Parmet und Jackson fest.[95] Einige juristische Kritiker gingen so weit, die Meinung zu vertreten, daß »widersetzliche« Aids-Träger trotz des damit einhergehenden »Stigmas« gegebenenfalls in Quarantäne gehalten werden müßten.[96] So wie sich Mallon mit den Befürchtungen und Ängsten auseinandersetzen mußte, die zur Jahrhundertwende mit »Typhusträgern« verknüpft waren, bedeutete das Aufkommen des Aids-Virus nun, daß jeder, der etwas mit der Krankheit zu tun hatte, damit rechnen mußte, Gefährdungen gesundheitlicher wie sozialer Art ausgesetzt zu sein.[97]

Die Geschichte von Mary Mallon, der »Typhoid Mary«, erinnert uns daran, daß viele dämonisierende Märchen auf reziproken Strukturen aufbauen, die unsere begrifflichen und unsere materiellen Realitäten beeinflussen. Aber nicht jeder ist der gleichen Ansicht bei der Frage, wer als unschuldig und wer als Opfer anzusehen ist. Finkbeiner hat z. B. argumentiert, wenn Mary ebenso »verständig« gewesen wäre wie manch anderer Typhusträger, »hätte sie ihr Leben nicht im Gefängnis verbracht«.[98] Mendelsohn stellte fest, daß die »Typhuspolizei« in der überwältigenden Mehrzahl der Fälle »human« und nicht mit Zwang vorgegangen sei.[99] Und schließlich: Wie oft haben eigentlich Forscher die Tatsache in Frage gestellt, daß Mallon »ihr ganzes Leben lang infektiös und ansteckend blieb«.[100]

Die Namen und Charakteristika der Krankheiten wechseln, doch die verknöcherten sozialen Schablonen, die solche Krankheiten und ihre Behandlungen begleiten, leben in unseren öffentlichen, rechtlichen und ärztlichen Erzählungen weiter. Der Kampf zwischen Soper und der »Typhoid Mary« erlaubt es weiteren Generationen von medizinischen Detektiven und sozialen Kontrolleuren, neue

95 W. E. Parmet, D. J. Jackson: »No longer disabled: The legal impact of the new social construction of HIV«, in: *American Journal of Law & Medicine* 23, 1997, S. 7-43, hier S. 7.

96 E. A. Fallone: »Preserving the public health: A proposal to quarantine recalcitrant AIDS carriers«, in: *Boston University Law Review* 68, 1988, S. 441-505, hier S. 505; Gleason: »Quarantine« (Anm. 42).

97 S. Burris: »Law and the social risks of health care: Lessons from HIV testing«, in: *Albany Law Review* 61, 1998, S. 831-893, hier S. 831.

98 A. K. Finkbeiner: »Quite contrary«, in: *The Sciences* 36, 1996, S. 38-43, hier S. 40.

99 Mendelsohn: »›Typhoid Mary‹ strikes again« (Anm. 1), S. 271.

100 Finkbeiner: »Quite contrary« (Anm. 98), S. 40.

Anhaltspunkte und neue Keimträger zu verfolgen. Der potentiell unerschöpfliche Nachschub an sich entziehenden Feinden in unserer Mitte verpflichtet uns, einen Zustand äußerster Wachsamkeit aufrechtzuerhalten, wenn wir individuelle Freiheiten und staatliche Notwendigkeiten gegeneinander abwägen. Wegen der wiederkehrenden Macht symbolischer und diskursiver Verkörperungen, die sich im Laufe der Zeit verfestigt haben, gehört zur Bekämpfung pejorativer Figurationen auch mehr als das Projekt einer Gegenüberstellung von »Fakten« und »Fiktionen«. Wir müssen statt dessen lernen, die zugrundeliegenden diskursiven Strukturen und Machtverhältnisse permanent zu hinterfragen, denn sie liefern die Schablonen für die austauschbaren Namen der Opfer und Dämonen, die jene Positionen besetzen. Mary Mallon mag 1938 auf einer New Yorker Insel einen einsamen Tod gestorben sein, die »Typhoid Mary« hingegen lebt in unserem kollektiven, öffentlichen Gedächtnis weiter.

Übersetzt von Gustav Roßler und Karin Wördemann

Drucknachweise

Ackerknecht, Erwin H.: »Anticontagionism between 1821 and 1867«, in: *Bulletin of the History of Medicine* 22, 5, 1948, S. 562-593. © The Johns Hopkins University Press. Reprinted with permission of The Johns Hopkins University Press.

Anderson, Warwick: »Immunities of Empire: Race, Disease, and the New Tropical Medicine, 1900-1920«, in: *Bulletin of the History of Medicine* 70, 1, 1996, S. 94-118. © The Johns Hopkins University Press. Reprinted with the permission of The Johns Hopkins University Press.

Geison, Gerald L.: »Organization, Products, and Marketing in Pasteur's Scientific Enterprise«, in: *History and Philosophy of the Life Sciences* 24, 2002, S. 37-51. © Taylor & Francis Ltd. ⟨http://www.tandf.co.uk/journals⟩.

Gradmann, Christoph: »Invisible Enemies: Bacteriology and Laguage of Politics in Imperial Germany«, in: *Science in Context* 13, 1, 2000, S. 9-30. © Cambridge University Press. Translated and reproduced with permission.

Hasian, Marouf A., Jr.: »Power, Medical Knowledge, and the Rhetorical Invention of ›Typhoid Mary‹«, in: *Journal of Medical Humanities* 21, 3, 2000, S. 123-139. © 2000 Human Science Press. With kind permission from Springer Science and Business Media.

Latour, Bruno: *Les microbes: Guerre et Paix suivi de Irréductions*, Chapitre Premier : »Force et Faiblesse des Microbes, Faiblesses et Forces des Hygiénistes«, Paris 1984, S. 19-66. © Editions A. M. Métailié.

Mendelsohn, J. Andrew: »The Microscopist of Modern Life«, in: *Osiris* 18, 2003) S.150-170. The University of Chicago Press. © 2003 by The History of Science Society.

Mendelsohn, J. Andrew: »Von der ›Ausrottung‹ zum Gleichgewicht: Wie Epidemien nach dem Ersten Weltkrieg komplex wurden«, in: Christoph Gradmann, Thomas Schlich (Hg.), *Strategien der Kausalität: Konzepte der Krankheitsverursachung im 19. und 20. Jahrhundert,* Pfaffenweiler 1999, S. 226-268. © 1999 Centaurus Verlags-GmbH.

Ogawa, Mariko: »Uneasy Bedfellows: Science and Politics in the Refutation of Koch's Bacterial Theory of Cholera«, in: *Bulletin of the History of Medicine* 74,4, 2000, S. 671-707. © The Johns Hopkins University Press. Reprinted with permission of The Johns Hopkins University Press.

Sarasin, Philipp: »Die Visualisierung des Feindes: Über metaphorische Technologien der frühen Bakteriologie«, in: *Geschichte und Gesellschaft*

30, 2, 2004, S. 250-276. © Vandenhoeck & Ruprecht 2004. Nachdruck mit freundlicher Genehmigung des Verlags.
Stern, Alexandra Minna: »Buildings, Boundaries, and Blood: Medicalization and Nation-Building on the U.S.-Mexico Border, 1910-1930«, in: *Hispanic American Historical Review* 79, 1, 1999, S. 41-81. © 1999 by Duke University Press. Translated and reproduced with permission.
Temkin, Owsei: »An Historical Analysis of the Concept of Infection«, in: Owsei Temkin. *The Double Face of Janus and Other Essays in the History of Medicine*, S. 456-471. © 1977 The Johns Hopkins University Press. Reprinted with the permission of The Johns Hopkins University Press.
Weindling, Paul: »A virulent strain: German Bacteriology as Scientific Racism, 1890-1920«, in: Bernard Harris, Ernst Waltraud (Hg.), *Race, Science and Medicine, 1700-1960*, S. 218-234. © 1999 Taylor & Francis Ltd.

Verzeichnis der verwendeten Abkürzungen

Amer. J. Dermat. Genito-Urin. Dis.	American Journal of Dermatology and Genito-Urinary Diseases
Amer. J. Epidemiol.	American Journal of Epidemiology
Ann. Med. Hist.	Annals of Medical History
Arch. f. path. An.	Archiv für pathologische Anatomie
Arch. Gén.	Archives Générales
Arch. Gesch. Med.	Archiv für Geschichte der Medizin
Arch. Phys. Heilkunde	Archiv für physiologische Heilkunde
Brit. For. Med. Chir. Rev.	British and foreign medico-chirurgical review
Brit. Med. J.	British Medical Journal
Bull. H. Med.	Bulletin of the History of Medicine
Bull. Hist. Med.	Bulletin of the History of Medicine
Bull. N. Y. Ac. Med.	Bulletin of the New York Academy of Medicine
Colored Amer. Mag.	Colored American Magazine
Comp. Stud. Soc. Hist.	Comparative Studies of Social History
Crit. Inquiry	Critical Inquiry
Deut. med. Wo.	Deutsche medizinische Wochenschrift
Dict. Encycl. Sc. Med.	Dictionnaire encyclopédique des sciences médicales
Dict. Sci. Biog.	Dictionary of Scientific Biographies
Hist. Sci.	History of Science
Indian Ann. Med. Sci.	Indian Annals of Medical Science
Indian J. Pub. Health	Indian Journal of Public Health
J. Assoc. Milit. Surgeons	Journal of the Association of Military Surgeons
J. Bacter.	Journal of Bacteriology
J. Hist. Biol.	Journal of the History of Biology
J. Hist. Med. & Allied. Sci.	Journal of the History of Medicine and Allied Sciences
J. Milit. Service Inst. United States	Journal of the Military Service Institution of the United States
J. Pathol.	Journal of Pathology
J. Prakt. Chem.	Journal für praktische Chemie

J. Trop. Med.	Journal of Tropical Medicine
JAMA	Journal of the American Medical Association
JAMS	Journal of the Association of Military Surgeons
JMSI	Journal of the Military Service Institution of the United States
Med. Hist.	Medical History
Med. News	Medical News
Med. Rec.	Medical Record
Med. Surg. Reporter	Medical and Surgical Reporter
Perspect. Biol. Med.	Perspectives in Biology and Medicine
Philippine J. Sci.	Philippine Journal of Science
Pop. Sci. Monthly	Popular Science Monthly
Proc. Roy. Soc. London	Proceedings of the Royal Society of London
Soc. Hist. Med.	Social History of Medicine
Trans. Epidemiol. Soc.	Transactions of the Epidemiological Society
Trans. Inst. Brit. Geog.	Transactions of the Institute of British Geographers
Trans. Roy. Soc. Trop. Med. Hygiene	Transactions of the Royal Society of Tropical Medicine and Hygiene
USNA	United States National Archives, Washington, D. C.

Hinweise zu den Autorinnen und Autoren, Herausgeberinnen und Herausgebern

Erwin H. Ackerknecht (1906-1988) war von 1947 bis 1957 Professor für Medizingeschichte an der University of Wisconsin-Madison, USA, und vertrat das Fach anschließend bis 1971 in Zürich. Er hatte bei Henry Ernest Sigerist über die Medizinalreform von 1848 promoviert und war 1933 zuerst nach Paris emigriert, wo er am Musée de l'homme Ethnologie studierte, und anschließend 1941 in die USA. Zu seinen wichtigsten Werken gehören: *Kurze Geschichte der Psychiatrie*, 1957 (3. Aufl. 1985); *Rudolf Virchow*, 1957; *Geschichte der Medizin*, 1959 (7. Aufl. 1992); *Medicine at the Paris Hospital 1794-1848*, 1967; *Medicine and Ethnology*, 1971.

Warwick Anderson, M. D., Ph. D., ist Robert Turell Professor für Medical History and Population Health, Professor für Wissenschaftsgeschichte und Leiter des Departments of Medical History and Bioethics an der University of Wisconsin-Madison, USA. An der University of Melbourne ist er Professorial Fellow an der School of Population Health. 2006 erscheint von ihm *Colonial Pathologies: American Tropical Medicine, Race, and Hygiene in the Philippines*; 2006 wird auch sein Buch *The Cultivation of Whiteness: Science, Health and Racial Destiny in Australia* neu aufgelegt.

Silvia Berger arbeitet als Historikerin an der Forschungsstelle für Sozial- und Wirtschaftsgeschichte der Universität Zürich. Sie hat in Zürich und Berlin Geschichte, Politikwissenschaft und Völkerrecht studiert. 2001/02 war sie Kollegiatin am Collegium Helveticum der Eidgenössischen Technischen Hochschule (ETH) in Zürich, 2002/03 predoctoral research fellow am Max-Planck-Institut für Wissenschaftsgeschichte in Berlin. Ihre Dissertation *Menschen und Bakterien in Krieg und Frieden: Eine Geschichte der deutschen Bakteriologie, 1890-1930* wird voraussichtlich 2007 erscheinen.

Gerald L. Geison (1943-2001) war Professor für Geschichte an der Princeton University, USA. Geison forschte zur Geschichte der Lebenswissenschaften, insbesondere zur Geschichte der Physiologie und zur Mikrobiologie von Louis Pasteur. Zu seinen wichtigsten Publikationen zählen *Michael Foster and the Cambridge School of Physiology*, 1978, und *The Private Science of Louis Pasteur*, 1995.

Christoph Gradmann ist Professor für Geschichte der Medizin an der University of Oslo, Norwegen. Publikationen u.a. zur Theorie und Praxis historischer Biographik, zu Medizin und Krieg im 20. Jahrhundert und vor allem zur Geschichte der Medizinischen Bakteriologie. Publikationen: *Krankheit im Labor. Robert Koch und die Medizinische Bakteriologie*, 2005; Hg. des Themenheftes „Die Deutsche Forschungsgemeinschaft (DFG) und die medizinisch-biologische Forschung im 20. Jahrhundert", *Medizinhistorisches Journal* 40 (2005), Heft 2; Hg., mit Wolfgang Eckart: *Die Medizin und der Erste Weltkrieg*, 2. Aufl., 2003.

Marianne Hänseler ist Philosophin und Wissenschaftshistorikerin an der Forschungsstelle für Sozial- und Wirtschaftsgeschichte der Universität Zürich. Sie hat in Zürich und Barcelona Philosophie, deutsche Literaturwissenschaft und Geschichte studiert. Von 2002 bis 2003 war sie Visiting Scholar an der Stanford University im Program of History and Philosophy of Science bei Prof. Dr. Timothy Lenoir. Ihre Dissertation *Metaphern unter dem Mikroskop. Epistemisch-konstitutive Metaphorik anhand der Bakteriologie Robert Kochs* wird 2007 erscheinen.

Marouf Hasian, Jr. ist Ordinarius am Department of Communication der University of Utah, USA. Seine Arbeitsfelder umfassen die Rhetorik in den Wissenschaften, Recht und Rhetorik, postkoloniale Studien sowie Genozid-Studien. Aktuellste Buchpublikation: *In the Name of Necessity: Military Tribunals and the Loss of American Civil Liberties*, 2005.

Bruno Latour unterrichtet Soziologie in Paris. Nach wissenschaftssoziologischen Studien beschäftigte er sich mit der Geschichte des Pasteurismus und bewahrte sich ein ausgeprägtes Amateur-Interesse an der Wissenschaftsgeschichte. Er kuratierte zwei umfangreiche Ausstellungen in Deutschland, die eng mit der Wissenschaftsgeschichte verknüpft waren, »Iconoclash« (2002) und »Making things public« (2005). Einige seiner eher philosophischen Bücher sind auf deutsch erschienen, allerdings sind seine auf Wissenschaft, Technologie und Recht fokussierten Bücher nicht übersetzt worden. Die meisten Angaben und Aufsätze sind auf www.bruno-latour.net zu finden.

J. Andrew Mendelsohn ist Lecturer für Wissenschafts- und Medizingeschichte am Imperial College London. Er hat zahlreiche Artikel zur Geschichte der Infektionswissenschaften und deren Beziehungen zur Medizin, öffentlichen Gesundheitspflege und Gesellschaft veröffentlicht und war Mitherausgeber von *Science and the City* (*Osiris* 18, University of Chicago Press, 2003). Auf deutsch sind von ihm erschienen: »Die Leben der Zelle«, in: *Paragrana: Internationale Zeitschrift für Historische Anthropologie* (2006); »Das wilde Gehirn: Über Natur und Kultur im Zeitalter des Strukturalismus«, in: Michael Hagner (Hg.), *Ecce Cortex: Beiträge zur Geschichte des modernen Gehirns*, 1999.

Mariko Ogawa ist Professorin für Science Studies und Wissenschaftsgeschichte an der Mie (National) University, Japan. Sie ist die Verfasserin von »The Mysterious Mr. Collins«, in: *Journal of the History of Biology* 34, 2001, und »Robert Koch's 74 Days in Japan«, Kleine Reihe (Mori-Ôgai-Gedenkstätte der Humboldt-Universität zu Berlin), Heft 27, 2003 sowie von zwei auf japanisch erschienenen Büchern: *Feminism and Science/Technology* (Tokio: Iwanami, 2001) und *Darwin Redux* (Tokyo: Iwanami, 2003). Sie hat zahlreiche Bücher vor allem aus dem Bereich Geschlecht und Wissenschaft ins Japanische übersetzt. Zur Zeit schreibt sie an einem Buch mit dem Titel *Sanitary Measures and Politics in Victorian England.*

Philipp Sarasin ist Professor für Neuere Geschichte an der Forschungsstelle für Sozial- und Wirtschaftsgeschichte der Universität Zürich und Mitglied des Zentrums »Geschichte des Wissens« der Universität und der ETH Zürich ⟨*www.zgw.ethz.ch*⟩. Seine Arbeitsgebiete umfassen die Geschichte des Wissens, die Theorie der Geschichtswissenschaft, Körper- und Sexualitätsgeschichte. Er publizierte u. a. *Reizbare Maschinen. Eine Geschichte des Körpers 1765-1914*, 2001; *Geschichtswissenschaft und Diskursanalyse*, 2003; *»Anthrax«. Bioterror als Phantasma*, 2004 (amerikanische Ausgabe 2006); *Michel Foucault zur Einführung*, 2005, und als Hg. (zusammen mit Jakob Tanner): *Physiologie und industrielle Gesellschaft. Studien zur Verwissenschaftlichung des Körpers im 19. und 20. Jahrhundert*, 1998.

Myriam Spörri hat an der Universität Zürich Allgemeine Geschichte und Anglistik studiert. Sie schreibt an der Forschungsstelle für Sozial- und Wirtschaftsgeschichte (Universität Zürich) an einer Doktorarbeit mit dem Titel *›Fremdes Blut‹: Zur Kulturgeschichte der Blutgruppenforschung und des Blutes, 1918-1933* und hat in diesem Bereich einige Aufsätze publiziert, so etwa zur Zirkulation von »jüdischem Blut« in Literatur, Wissenschaft und politischer Presse in der ÖZG 2005, H. 3. Im Jahr 2003 war sie Predoctoral ResearchFellow am Max-Planck-Institut für Wissenschaftsgeschichte, Berlin. Ihre Forschungsschwerpunkte sind Wissenschafts-, Kultur- und Geschlechtergeschichte.

Alexandra Minna Stern ist Associate Professor des Center for the History of Medicine und Assistant Professor of Obstetrics and Gynaecology und American Culture an der University of Michigan, USA. Sie studierte an der University of California in San Diego und promovierte in Geschichte an der University of Chicago. Ihr Buch *Eugenic Nation: Faults and Frontiers of*

Better Breeding in Modern America, 2005, untersucht die Geschichte der Eugenik im Westen der USA. Stern hat zahlreiche Artikel zur Immigrations- und Medizingeschichte der USA publiziert.

Owsei Temkin (1902-2002) emigrierte 1905 mit seinen Eltern von Minsk nach Leipzig, wo er 1927 in Medizin und Medizingeschichte promovierte und 1931 habilitierte. Nach der Emigration in die USA wurde er 1932 Professor für Medizingeschichte an der Johns Hopkins University in Baltimore, wo er das medizinhistorische Institut von 1958 bis 1968 leitete; von 1948 bis zu seiner Emeritierung war er überdies Herausgeber des *Bulletin of the History of Medicine*. Zu seinen wichtigsten Veröffentlichungen gehörten *The Falling Sickness: A History of Epilepsy from the Greeks to the Beginning of Modern Neurology*, 1945; *Galenism: The Rise and Decline of a Medical Philosophy*, 1973; *The Double Face of Janus and Other Essays in the History of Medicine*, 1977; *Hippocrates in a World of Pagans and Christians*, 1991; *»On Second Thought« and Other Essays in the History of Medicine and Science*, 2002.

Paul Weindling ist Wellcome Trust Research Professor für die Geschichte der Medizin am Department of History, Oxford Brookes University, Großbritannien. Zu seinen wichtigsten Publikationen zählen: *Health, Race and German Politics between National Unification and Nazism*, 1989; *Epidemics and Genocide in Eastern Europe 1890-1945*, 2000; sowie *Nazi Medicine and the Nuremberg Trials: From Medical War Crimes to Informed Consent 1945-55*, 2004. Seine Forschungsinteressen umfassen internationale Gesundheitsorganisationen im 20. Jahrhundert, medizinische Flüchtlinge in England in den 1930er und 1940er Jahren sowie nationalsozialistische medizinische Kriegsverbrechen und Eugenik.

Kulturwissenschaft und Kulturtheorie im Suhrkamp Verlag Eine Auswahl

Aleida Assmann/Ulrich Gaier/Gisela Trommsdorff (Hg.). Positionen der Kulturanthropologie. stw 1724. 391 Seiten

Michail M. Bachtin. Rabelais und seine Welt. Volkskultur als Gegenkultur. Übersetzt von Gabriele Leupold. Herausgegeben und Vorwort von Renate Lachmann. stw 1187. 546 Seiten

Mieke Bal. Kulturanalyse. Herausgegeben von Thomas Fechner-Smarsly und Sonja Neef. Übersetzt von Joachim Schulte. Mit zahlreichen Abbildungen. 372 Seiten. Gebunden

Roland Barthes
- Fragmente einer Sprache der Liebe. Übersetzt von Hans-Horst Henschen. st 1586. 279 Seiten
- Die Körnung der Stimme. Interviews 1962-1980. Übersetzt von Agnès Bucaille-Euler, Birgit Spielmann und Gerhard Mahlberg. es 2278. 404 Seiten
- Mythen des Alltags. Übersetzt von Helmut Scheffel. es 92. 152 Seiten

Hans Blumenberg. Arbeit am Mythos. stw 1805. 699 Seiten

Günter Burkart/Gunter Runkel (Hg.). Luhmann und die Kulturtheorie. stw 1725. 391 Seiten

Peter Burke. Was ist Kulturgeschichte? Übersetzt von Michael Bischoff. Gebunden. 204 Seiten

Jonathan Crary. Aufmerksamkeit. Wahrnehmung und moderne Kultur. Übersetzt von Heinz Jatho. Mit zahlreichen Abbildungen. 408 Seiten. Gebunden

NF 118/1/3.06

Martin Ludwig Hofmann/Tobias F. Korta/Sibylle Niekisch (Hg.). Culture Club. Klassiker der Kulturtheorie. stw 1668. 304 Seiten

Eva Illouz. Gefühle in Zeiten des Kapitalismus. Übersetzt von Martin Hartmann. Broschur. 170 Seiten

Vladimir Jankélévitch.
- Das Verzeihen. Essays zur Moral und Kulturphilosophie. Herausgegeben von Ralf Konersmann. Übersetzt von Claudia Brede-Konersmann. Mit einem Vorwort von Jörg Altwegg. Gebunden und stw 1731. 292 Seiten
- Der Tod. Übersetzt von Brigitta Restorff. Gebunden. 576 Seiten

Ralf Konersmann. Kulturelle Tasachen. stw 1774. 406 Seiten

André Leroi-Gourhan. Hand und Wort. Die Evolution von Technik, Sprache und Kunst. Übersetzt von Michael Bischoff. Mit 153 Zeichnungen des Autors. stw 700. 532 Seiten

Winfried Menninghaus
- Ekel. Theorie und Geschichte einer starken Empfindung. stw 1634. 592 Seiten
- Das Versprechen der Schönheit. 386 Seiten. Gebunden

K. Ludwig Pfeiffer. Das Mediale und das Imaginäre. Dimensionen kulturanthropologischer Medientheorie. 624 Seiten. Gebunden

Paul Rabinow
- Anthropologie der Vernunft. Studien zur Wissenschaft und Lebensführung. Herausgegeben und übersetzt von Carlo Carduff und Tobias Rees. stw 1646. 252 Seiten
- Was ist Anthropologie? Herausgegeben und übersetzt von Carlo Carduff und Tobias Rees. stw 1687. 168 Seiten

NF 118/3/4.06

Philipp Sarasin. Reizbare Maschinen. Eine Geschichte des Körpers 1765-1914. stw 1524. 512 Seiten

Philipp Sarasin/Jakob Tanner (Hg.). Physiologie und industrielle Gesellschaft. Studien zur Verwissenschaftlichung des Körpers im 19. und 20. Jahrhundert. stw 1343. 529 Seiten

Thomas Schlich/Claudia Wiesemann (Hg.). Hirntod. Zur Kulturgeschichte der Todesfeststellung. stw 1525. 352 Seiten

Alfred North Whitehead
- Denkweisen. Herausgegeben und übersetzt von Stascha Rohmer. stw 1532. 208 Seiten
- Kulturelle Symbolisierung. Herausgegeben und übersetzt von Rolf Lachmann. stw 1497. 147 Seiten

Slavoj Žižek
- Die gnadenlose Liebe. Übersetzt von Nikolaus G. Schneider. stw 1545. 192 Seiten
- Körperlose Organe. Bausteine für eine Begegnung zwischen Deleuze und Lacan. Übersetzt von Nikolaus G. Schneider. stw 1698. 297 Seiten
- Die Puppe und der Zwerg. Das Christentum zwischen Perversion und Subversion. Übersetzt von Nikolaus G. Schneider. stw 1681. 190 Seiten
- Die Revolution steht bevor. Dreizehn Versuche über Lenin. Übersetzt von Nikolaus G. Schneider. es 2298. 192 Seiten
- Die Tücke des Subjekts. Übersetzt von Eva Gilmer, Anne von der Heiden, Hans Hildebrandt und Andreas Hofbauer. 552 Seiten. Gebunden

Slavoj Žižek/Mladen Dolar/Stojan Pelko u. a. Was Sie schon immer über Lacan wissen wollten und Hitchcock nie zu fragen wagten. stw 1580. 259 Seiten

NF 118/4/4.06

Michel Foucault
im Suhrkamp Verlag

Analytik der Macht. Ausgewählt und mit einem Nachwort von Thomas Lemke. stw 1759. 400 Seiten

Archäologie des Wissens. Übersetzt von Ulrich Köppen. stw 356. 301 Seiten

Die Heterotopien. Der utopische Körper. Zwei Radiovorträge. Zweisprachige Ausgabe mit CD. Übersetzt von Michael Bischoff. Mit einem Nachwort von Daniel Defert. 104 Seiten. Gebunden

Der Mensch ist ein Erfahrungstier. Gespräch mit Ducio Trombadori. Übersetzt von Horst Brühmann. Vorwort von Wilhelm Schmid. stw 1274. 144 Seiten

Die Ordnung der Dinge. Eine Archäologie der Humanwissenschaften. Übersetzt von Ulrich Köppen. stw 96. 470 Seiten

Psychologie und Geisteskrankheit. Übersetzt von Anneliese Botond. es 272. 132 Seiten

Raymond Roussel. Übersetzt von Renate Hörisch-Helligrath. es 1559. 193 Seiten

Schriften zur Literatur. Übersetzt von Michael Bischoff, Hans-Dieter Gondek und Hermann Kocyba. Auswahl und Nachwort von Martin Stingelin. stw 1675. 402 Seiten

NF 116/1/3.06

Schriften. Dits et Ecrits. Herausgegeben von Daniel Defert und François Ewald unter Mitarbeit von Jacques Lagrange. Übersetzt von Michael Bischoff, Hans-Dieter Gondek, Hermann Kocyba, Reiner Ansén und Jürgen Schröder. Einzeln und im Schuber.

- Band 1. 1954-1969. Gebunden und kartoniert. 1088 Seiten
- Band 2. 1970-1975. Gebunden und kartoniert. 1031 Seiten
- Band 3. 1976-1979. Gebunden und kartoniert. 1028 Seiten
- Band 4. 1980-1988. Mit Gesamtregister. Gebunden und kartoniert. 1129 Seiten

Sexualität und Wahrheit

- Band 1. Der Wille zum Wissen. Übersetzt von Ulrich Raulff und Walter Seitter. stw 716. 190 Seiten
- Band 2. Der Gebrauch der Lüste. Übersetzt von Ulrich Raulff und Walter Seitter. stw 717. 327 Seiten
- Band 3. Die Sorge um sich. Übersetzt von Ulrich Raulff und Walter Seitter. stw 718. 316 Seiten

Überwachen und Strafen. Die Geburt des Gefängnisses. Übersetzt von Walter Seitter. Mit Abbildungen. stw 184 und st 2271. 396 Seiten

Vorlesungen am Collège de France

- Die Anormalen. (1974-1975). Übersetzt von Michaela Ott und Konrad Honsel. 480 Seiten. Gebunden
- In Verteidigung der Gesellschaft. (1975-1976). Übersetzt von Michaela Ott. 312 Seiten. Gebunden. stw 1585. 342 Seiten
- Geschichte der Gouvernementalität I. Sicherheit, Territorium, Bevölkerung. (1977-1978). Übersetzt von Claudia Brede-Konersmann und Jürgen Schröder. 600 Seiten. Gebunden
- Geschichte der Gouvernementalität II. Die Geburt der Biopolitik. (1978-1979). Übersetzt von Jürgen Schröder. 518 Seiten. Gebunden

NF 116/2/3.06

- Hermeneutik des Subjekts. (1981-1982). Übersetzt von Ulrike Bokelmann. 694 Seiten. Gebunden
- Die Macht der Psychiatrie. (1973-1974). Übersetzt von Claudia Brede-Konersmann und Jürgen Schröder. 596 Seiten. Gebunden

Wahnsinn und Gesellschaft. Eine Geschichte des Wahns im Zeitalter der Vernunft. Übersetzt von Ulrich Köppen. stw 39. 562 Seiten

Die Wahrheit und die juristischen Formen. Übersetzt von Michael Bischoff. Mit einem Nachwort von Martin Saar. stw 1645. 192 Seiten

Herculine Barbin/Michel Foucault. Über Hermaphrodismus. Herausgegeben von Wolfgang Schäffner und Joseph Vogl. Übersetzt von Annette Wunschel. es 1733. 247 Seiten

Zu Michel Foucault

Gilles Deleuze. Foucault. Übersetzt von Hermann Kocyba. Kartoniert und stw 1023. 192 Seiten

Didier Eribon. Michel Foucault. Eine Biographie. Übersetzt von Hans-Horst Henschen. st 3086. 517 Seiten

Foucault und die Künste. Herausgegeben im Auftrag des Zentrums für Kunst- und Medientechnologie von Peter Gente. stw 1667. 338 Seiten

Gouvernementalität der Gegenwart. Studien zur Ökonomisierung des Sozialen. Herausgegeben von Ulrich Bröckling, Susanne Krasmann und Thomas Lemke. stw 1490. 320 Seiten

NE 116/3/3.06

Thomas Schäfer. Reflektierte Vernunft. Michel Foucaults philosophisches Projekt einer antitotalitären Macht- und Wahrheitskritik. stw 1219. 215 Seiten

Wilhelm Schmid. Auf der Suche nach einer neuen Lebenskunst. Die Frage nach dem Grund und die Neubegründung der Ethik bei Foucault. stw 1487. 466 Seiten

Wilhelm Schmid. Die Geburt der Philosophie im Garten der Lüste. Michel Foucaults Archäologie des platonischen Eros. st 3215. 224 Seiten

Spiele der Wahrheit. Michel Foucaults Denken. Herausgegeben von François Ewald und Bernhard Waldenfels. es 1640. 340 Seiten

Paul Veyne. Foucault: Die Revolutionierung der Geschichte. Übersetzt von Gustav Roßler. es 1702. 84 Seiten

Zwischenbilanz einer Rezeption. Frankfurter Foucault-Konferenz 2001. Herausgegeben von Axel Honneth und Martin Saar. stw 1617. 400 Seiten

NF 116/4/3.06

›Mediengeschichte‹ im Suhrkamp Verlag Eine Auswahl

Stefan Andriopoulos/Bernhard J. Dotzler (Hg.). 1929. Beiträge zur Archäologie der Medien. stw 1579. 392 Seiten

Rudolf Arnheim
- Film als Kunst. Mit einem Nachwort von Karl Prümm und zeitgenössischen Rezensionen. stw 1553. 336 Seiten
- Rundfunk als Hörkunst. Mit einem Nachwort von Helmut H. Diederichs und zeitgenössischen Rezensionen. stw 1554. 237 Seiten
- Die Seele in der Silberschicht. Medientheoretische Texte. Photographie – Film – Rundfunk. Herausgegeben und mit einem Nachwort von Helmut H. Diederichs. stw 1654. 433 Seiten

Béla Balázs
- Der Geist des Films. Mit einem Nachwort von Hanno Loewy und zeitgenössischen Rezensionen. stw 1537. 237 Seiten
- Der sichtbare Mensch oder die Kultur des Films. Mit einem Nachwort von Helmut H. Diederichs und zeitgenössischen Rezensionen. stw 1536. 177 Seiten

Wolfgang Beilenhoff (Hg.). Poetika Kino: Theorie und Praxis des Films im russischen Formalismus. stw 1733. 250 Seiten

Walter Benjamin. Medienästhetische Schriften. Mit einem Nachwort von Detlev Schöttker. stw 1601. 443 Seiten

NF 142/2/1.06

Siegfried Kracauer

- Werke. Band 3. Theorie des Films. Die Errettung der äußeren Wirklichkeit. Herausgegeben von Inka Mülder-Bach unter Mitarbeit von Sabine Biebl.
  Gebunden und Broschur. 599 Seiten
- Werke. Band 6. Kleine Schriften zum Film. Herausgegeben von Inka Mülder-Bach unter Mitarbeit von Mirjam Wenzel und Sabine Biebl. In drei Teilbänden.
  Gebunden und Broschur. 1676 Seiten
- Theorie des Films. Die Errettung der äußeren Wirklichkeit. Vom Verfasser revidierte Übersetzung von Friedrich Walter und Ruth Zellschau. Mit zahlreichen Abbildungen.
  stw 546. 454 Seiten
- Von Caligari zu Hitler. Eine psychologische Geschichte des deutschen Films. Übersetzt von Ruth Baumgarten und Karsten Witte. stw 479. 632 Seiten

Albert Kümmel/Petra Löffler (Hg.). Medientheorie 1888-1933. Texte und Kommentare. stw 1604. 568 Seiten

Karl Ludwig Pfeiffer. Das Mediale und das Imaginäre. Dimensionen kulturanthropologischer Medientheorie. 618 Seiten. Gebunden

Stefan Rieger

- Die Ästhetik des Menschen. Über das Technische in Leben und Kunst. Mit zahlreichen Abbildungen.
  stw 1600. 512 Seiten
- Die Individualität der Medien. Eine Geschichte der Wissenschaften vom Menschen. stw 1520. 519 Seiten
- Kybernetische Anthropologie. Eine Geschichte der Virtualität. Mit zahlreichen Abbildungen. stw 1680. 556 Seiten

Yvonne Spielmann. Video. Das reflexive Medium. stw 1739. 480 Seiten

NF 142/3/1.06

Georg Christoph Tholen. Die Zäsur der Medien. Kulturphilosophische Konturen. stw 1552. 219 Seiten

Dieter Thomä. Totalität und Mitleid. Richard Wagner, Sergej Eisenstein und unsere ethisch-ästhetische Moderne. stw 1765. 278 Seiten

Hartmut Winkler. Diskursökonomie. Versuch über die innere Ökonomie der Medien. stw 1683. 258 Seiten

Herta Wolf (Hg.)

- Diskurse der Fotografie. Fotokritik am Ende des fotografischen Zeitalters. Band 2. Mit zahlreichen Abbildungen. stw 1599. 492 Seiten
- Paradigma Fotografie. Fotokritik am Ende des fotografischen Zeitalters. Band 1. Mit zahlreichen Abbildungen. stw 1598. 480 Seiten

NF 142/4/1.06